Psicología para Enfermería y Ciencias de la Salud

Psicología para Enfermería y Ciencias de la Salud

DARÍO DÍAZ MÉNDEZ
Coordinador del Área Docente de Psicología,
Facultad de Medicina de Ciudad Real

JOSÉ MIGUEL LATORRE POSTIGO
Responsable de la Unidad de Psicología
Cognitiva Aplicada del Instituto de Investigación
en Discapacidades Neurológicas (IDINE),
Facultad de Medicina de Albacete

CÉSAR LEAL-COSTA
Decano de la Facultad de Enfermería,
Universidad de Murcia

SANDRA SALDIVIA BÓRQUEZ
Profesora Titular del Departamento de Psiquiatría y Salud Mental,
Facultad de Medicina,
Universidad de Concepción, Chile

ELSEVIER

ELSEVIER

Avda. Josep Tarradellas, 20-30, 1.° 08029 Barcelona, España

Psicología para Enfermería y Ciencias de la Salud, de Darío Díaz Méndez, José Miguel Latorre Postigo, César Leal-Costa y Sandra Saldivia Bórquez

ISBN: 978-84-1382-181-8
eISBN: 978-84-1382-436-9

Advertencia
La Enfermería es una disciplina en constante evolución. Aunque deben seguirse unas precauciones de seguridad estándar, a medida que aumenten nuestros conocimientos gracias a la investigación habrá que introducir cambios en la atención que se presta a personas, familias y comunidad. Es responsabilidad ineludible de la enfermera determinar los mejores cuidados a cada persona en función de su experiencia y del conocimiento de cada caso concreto. Ni los editores ni los directores asumen responsabilidad alguna por los daños que pudieran generarse a personas o propiedades como consecuencia del contenido de esta obra. Con el único fin de hacer la lectura más ágil y en ningún caso con una intención discriminatoria, en esta obra se ha podido utilizar el género gramatical masculino como genérico, remitiéndose con él a cualquier género y no solo al masculino.

Servicios editoriales: DRK Edición
Depósito legal: B. 19.026 - 2022
Impreso en España

El **Dr. Darío Díaz Méndez** es licenciado en Psicología por la Universidad Autónoma de Madrid y doctor europeo en Psicología por la misma universidad, habiendo realizado el periodo europeo de investigación en el Institute of Social Psychology de la London School of Economics and Political Sciences. Su tesis, de título *La evaluación del bienestar y su relación con la salud. El modelo del estado completo de salud,* obtuvo el premio extraordinario de doctorado en la convocatoria del año 2007. Ha sido profesor en diferentes universidades, y en la actualidad es el coordinador del Área Docente de Psicología de la Facultad de Medicina de Ciudad Real. Es el investigador principal del grupo de investigación consolidado Emoción y Cognición Social en Contextos Básicos, Clínicos y Educativos (EMOCOG) de la UCLM, y sus líneas de investigación se centran en el estudio del bienestar, la cognición y la metacognición social en ámbitos vinculados con la salud.

El **Dr. José Miguel Latorre Postigo** es licenciado y doctor en Psicología por la Universidad de Valencia. Es profesor de Psicología de la Universidad de Castilla-La Mancha desde 1986, habiendo impartido docencia en diferentes titulaciones, y profesor visitante en distintas universidades. Desde la creación de la Facultad de Medicina de Albacete en 1998 se viene encargando de la coordinación de la docencia del Área de Psicología, tanto en pregrado como en posgrado y doctorado. Actualmente, es el responsable de la Unidad de Psicología Cognitiva Aplicada del Instituto de Investigación en Discapacidades Neurológicas (IDINE). Sus líneas de investigación se centran en el estudio de los procesos cognitivos y emocionales en ámbitos aplicados, como la gerontología, la psicopatología o el desarrollo en la etapa preescolar. Desde hace una década está trabajando en el estudio de la memoria autobiográfica, tanto desde un punto de vista neuropsicológico y experimental como en su relación con la psicopatología y la psicoterapia.

El **Dr. César Leal-Costa** es doctor por la Universidad Miguel Hernández, enfermero y psicólogo. Profesor titular de universidad en el Departamento de Enfermería y Decano de la Facultad de Enfermería de la Universidad de Murcia. Facilitador en simulación clínica. Investigador en el grupo ICEBE (Investigación en Cuidados de Enfermería y Práctica Basada en la Evidencia). Editor asociado de las revistas *Psicología de la Salud,* editada por la Universidad Miguel Hernández, y *Revista Española de Comunicación en Salud,* editada por la Universidad Carlos III. Editor académico de las revistas indexadas en JCR *Plos One* (Q2), *Healthcare* (Q3) (número especial sobre simulación clínica) y *Signa Vitae* (Q4) (número especial sobre humanización en cuidados críticos y emergencias). Sus principales líneas de investigación son: a) comunicación y salud; b) simulación clínica; c) diseño y validación de instrumentos de medida; d) enfermería en cuidados críticos, urgencias y emergencias; e) enfermería basada en la evidencia, y f) violencia de género. Es autor de más de 100 trabajos publicados en revistas de alto impacto científico.

La **Dra. Sandra Saldivia Bórquez** es licenciada en Psicología y psicóloga por la Universidad de Concepción (Chile); es doctora en Psicología y máster en Cuidados Comunitarios al Enfermo Mental por la Universidad de Granada (España), y magíster en Salud Pública por la Universidad de Chile. En 2010-2011 realizó una estadía posdoctoral en el Department of Mental Health Sciences de la University College London (UCL). Desde 1995 es académica del Departamento de Psiquiatría y Salud Mental de la Facultad de Medicina de la Universidad de Concepción. Ha realizado docencia de pregrado y postítulo y en los programas de Doctorado en Psicología y Doctorado en Salud Mental de la Universidad de Concepción, y en programas de doctorado en la Universidad Nacional de Lanús (Argentina) y en la Universidad de Granada (España). Sus líneas de investigación incluyen epidemiología psiquiátrica, salud mental en atención primaria, evaluación y organización de servicios de salud mental y prevención en salud mental; actualmente, investiga sobre salud mental en personas mayores. Es presidenta de la Red MARISTAN y, desde mayo de 2018, directora de Posgrado de la Universidad de Concepción.

Verónica Astillero-López
Profesora Ayudante, Facultad de Medicina de Ciudad Real, Universidad de Castilla-La Mancha

Miriam Bajo, PhD
Profesora Contratada Doctora Interina, Facultad de Medicina de Ciudad Real, Universidad de Castilla-La Mancha

Purificación Bernabeu, MSc
Psicóloga Sanitaria, Hospital General Universitario de Alicante
Profesora Asociada, Facultad de Medicina, Universidad Miguel Hernández de Elche

Amalio Blanco, PhD
Catedrático de Universidad, Facultad de Psicología, Universidad Autónoma de Madrid

Rubén Blanco, NP, PhD
Enfermero, Servicio de Cirugía Cardiaca Infantil, Hospital Universitario Ramón y Cajal

Pablo Briñol, PhD
Profesor Titular de Universidad, Facultad de Psicología, Universidad Autónoma de Madrid

Iraida Delhom, PhD
Profesora de Universidad Privada, Facultad de Psicología, Universidad Internacional de Valencia

Darío Díaz, PhD
Catedrático de Universidad, Facultad de Medicina de Ciudad Real, Universidad de Castilla-La Mancha

Enrique Fernández-Abascal, PhD
Catedrático de Universidad, Facultad de Psicología, Universidad Nacional de Educación a Distancia

Pablo Fernández-Berrocal, PhD
Catedrático de Universidad, Facultad de Psicología, Universidad de Málaga

Alicia Flores-Cuadrado, PhD
Profesora Contratada Doctora Interina, Facultad de Medicina de Ciudad Real, Universidad de Castilla-La Mancha

Beatriz Gandarillas, PhD
Profesora Ayudante Doctor, Facultad de Psicología, Universidad Autónoma de Madrid

José Antonio García del Castillo, PhD
Catedrático de Escuela Universitaria, Director del Instituto de Investigación de Drogodependencias, Universidad Miguel Hernández de Elche

Margarita Gascó, PhD
Investigadora Posdoctoral, Facultad de Psicología, Universidad Autónoma de Madrid

Magdalena Gómez-Díaz, PhD
Profesora de Universidad Privada, Facultad de Enfermería, Universidad Católica San Antonio de Murcia

Diana Jiménez-Rodríguez, PhD
Profesora Ayudante Doctor, Facultad de Enfermería, Universidad de Almería

José Miguel Latorre, PhD
Catedrático de Universidad, Facultad de Medicina de Albacete, Universidad de Castilla-La Mancha

César Leal-Costa, NP, PhD
Profesor Titular de Universidad, Facultad de Enfermería, Universidad de Murcia

Alino Martínez-Marcos, PhD
Catedrático de Universidad, Facultad de Medicina de Ciudad Real, Universidad de Castilla-La Mancha

Juan Carlos Meléndez, PhD
Profesor Titular de Universidad, Facultad de Psicología, Universitat de València

Marta Miret, PhD
Profesora Contratada Doctora Interina, Facultad de Medicina, Universidad Autónoma de Madrid

Isabel Morales-Moreno, PhD
Profesora de Universidad Privada, Facultad de Enfermería, Universidad Católica San Antonio de Murcia

Lorena Moreno
Investigadora, Facultad de Psicología, Universidad Autónoma de Madrid

Beatriz Navarro-Bravo, PhD
Profesora Titular de Universidad Doctor, Facultad de Medicina de Albacete, Universidad de Castilla-La Mancha

M.ª Carmen Neipp, PhD
Profesora Titular de Universidad, Facultad de Ciencias Sociosanitarias, Universidad Miguel Hernández de Elche

Marta Nieto, PhD
Profesora Contratada Doctor, Facultad de Medicina de Albacete, Universidad de Castilla-La Mancha

Néstor Ortiz, MSc
Profesor Asociado, Facultad de Enfermería, Universidad de Concepción, Chile

M.ª Pilar Pamplona-Valenzuela, MD, PhD
Médico Adjunto de Neurofisiología, Hospital General Universitario de Ciudad Real

Cecilia Peñacoba, PhD
Catedrática de Universidad, Facultad de Ciencias de la Salud, Universidad Rey Juan Carlos

Olga Pellicer, PhD
Profesora Contratada Doctor, Facultad de Psicología, Universidad Miguel Hernández de Elche

Nieves Pons, PhD
Profesora Contratada Doctor, Facultad de Farmacia, Universidad Miguel Hernández de Elche

Cristina Reche-García, PhD
Profesora de Universidad Privada, Facultad de Enfermería, Universidad Católica San Antonio de Murcia

Blanca Requero, PhD
Profesora Ayudante Doctor, Facultad de Psicología, Universidad Autónoma de Madrid

Jorge Javier Ricarte-Trives, PhD
Profesor Titular de Universidad, Facultad de Educación de Albacete, Universidad de Castilla-La Mancha

Náyade Riquelme, MSc
Profesora Asociada, Facultad de Enfermería, Universidad de Concepción, Chile

Jesús Rodríguez-Marín, PhD
Catedrático de Universidad, Facultad de Medicina, Universidad Miguel Hernández de Elche

Laura Ros, PhD
Profesora Titular de Universidad, Facultad de Medicina de Albacete, Universidad de Castilla-La Mancha

Carlos de la Rosa-Prieto, PhD
Profesor Titular de Universidad, Facultad de Medicina de Albacete, Universidad de Castilla-La Mancha

Nora Rovira-Cano, MSc
Psicóloga y Trabajadora Social, Madrid

Elías Rovira-Gil, PhD
Profesor Titular de Universidad, Facultad de Enfermería de Albacete, Universidad de Castilla-La Mancha

Daniel Saiz-Sánchez, PhD
Profesor Contratado Doctor Interino, Facultad de Medicina de Ciudad Real, Universidad de Castilla-La Mancha

Sandra Saldivia, PhD, MPH
Profesora Titular, Facultad de Medicina, Universidad de Concepción, Chile

Francisco Javier Sancho-Bielsa, PhD
Profesor Contratado Doctor Interino, Facultad de Medicina de Ciudad Real, Universidad de Castilla-La Mancha

David Santos, PhD
Profesor de Universidad Privada, Facultad de Psicología, IE University

Encarnación Satorres, PhD
Profesora Ayudante Doctor, Facultad de Psicología, Universidad de Valencia

Juan Pedro Serrano, PhD
Profesor Titular de Universidad, Facultad de Medicina de Albacete, Universidad de Castilla-La Mancha

Esther Sitges, PhD
Profesora Titular de Universidad, Facultad de Medicina, Universidad Miguel Hernández de Elche

María Stavraki, PhD
Profesora Contratada Doctora Interina, Facultad de Ciencias de la Salud y de la Educación, Universidad a Distancia de Madrid

Sonia Tirado-González, PhD
Profesora Contratada Doctor, Facultad de Ciencias Sociosanitarias, Universidad Miguel Hernández de Elche

Isabel Úbeda-Bañón, PhD
Profesora Titular de Universidad, Facultad de Medicina de Ciudad Real, Universidad de Castilla-La Mancha

Carlos J. van-der Hofstadt, PhD
Psicólogo Clínico, Hospital General Universitario de Alicante
Profesor Asociado, Facultad de Ciencias Sociosanitarias, Universidad Miguel Hernández de Elche

María Eugenia Visier-Alfonso, PhD
Profesora Asociada, Facultad de Enfermería de Cuenca, Universidad de Castilla-La Mancha

PRÓLOGO

La sociedad del siglo XXI se enfrenta a un nuevo reto: la salud mental. Este reto se ha hecho todavía más acuciante con la pandemia de la COVID-19. El lema de la salud mental del año 2021 fue «Atención de salud mental para todos: hagámosla realidad», con el que se pretendió instar a los gobiernos de todo el mundo a que establecieran servicios de salud mental de calidad en todos los niveles. De este lema se deduce que la salud mental abarca muchos aspectos, que es cuestión de todos y que necesita una atención de calidad.

La salud mental es un componente esencial de la salud. La Organización Mundial de la Salud (OMS) define salud como «un estado de completo bienestar físico, mental y social, y no solamente la ausencia de afecciones o enfermedades». Una consecuencia fundamental de esta definición es que considera la salud mental como algo más que la ausencia de trastornos o discapacidades mentales. La salud mental es parte integral de la salud; tanto es así que no hay salud sin salud mental. Además, sabemos que numerosos factores socioeconómicos, biológicos y medioambientales son determinantes de la salud mental y que existen estrategias e intervenciones eficaces para su promoción, protección y tratamiento.

La pandemia de la COVID-19 ha tenido consecuencias importantes en la salud mental de toda la población. Numerosos estudios publicados a raíz de la COVID-19 sostienen que las consultas de salud mental se han visto incrementadas hasta 10 veces. En España, y según datos del Centro de Investigaciones Sociológicas, en el primer año pospandemia, un 6,4% de la población acudió a un profesional de la salud mental por algún tipo de síntoma, el mayor porcentaje (un 43,7%) por ansiedad y un 35,5% por depresión. Más del doble de las personas que acudieron a estos servicios de salud mental eran mujeres, por lo que la perspectiva de género es muy importante a la hora de tratar y prevenir la salud mental en la población.

No obstante, la salud mental en el continente europeo ya era preocupante antes de la pandemia. En Europa, hay más de 84 millones de personas con trastornos mentales; un total de 165.000 personas mueren al año por enfermedad mental, de las cuales 50.000 son por suicidio. La enfermedad mental es la segunda causa más común de discapacidad en Europa. A modo de ejemplo, se observa que la esperanza de vida de las personas con esquizofrenia es de 68 años en las mujeres y de 60 años en los hombres, es decir, entre 13 y 15 años menor que la del resto de la población. Además, el suicidio es la sexta causa de muerte en la población general y la cuarta causa de muerte entre la población joven y, en algunos países, la repercusión de los trastornos mentales en los jóvenes es mayor que la de todos los demás trastornos médicos juntos.

Expertos mundiales sostienen que los problemas de salud mental serán la principal causa de discapacidad en el año 2030 y cerca de un 25% de la población sufrirá algún trastorno de salud mental a lo largo de su vida. Por todo ello se requiere una reflexión, así como medios sanitarios adecuados para no solo tratar, sino promover protocolos y políticas adecuados de prevención de la salud mental.

El manual que tengo en mis manos y del que tengo el honor de escribir el prólogo aborda de una forma muy exhaustiva todos los ámbitos que las enfermeras y los enfermeros deben conocer para promover la salud mental y prevenir los trastornos, así como para tratarlos una vez que aparecen los primeros síntomas.

Enfermería tiene un rol fundamental en la atención de la salud mental. Numerosos modelos y teorías de atención de enfermería se han centrado en la salud mental. A modo de ejemplo, tenemos la Teoría Psicodinámica de Hildegard Peplau, la Teoría Humanística de Josephine Paterson y Loretta Zderad, el modelo de Relación Persona a Persona que propone Joyce Travelbee o el modelo de la Marea en la Recuperación de la Salud Mental de Phil Barker. No obstante, me atrevería a decir que todos los modelos de atención de enfermería tienen un componente de prevención de la salud mental, puesto que tratan de forma holística el bienestar de la persona y, por tanto, todos incluyen el bienestar mental.

Con el paso del tiempo la disciplina de enfermería ha tenido un avance significativo en el ámbito de la salud mental, propiciado por el desarrollo y la divulgación de los modelos conceptuales que sustentan su práctica. Cabe destacar que España estuvo presente en la Conferencia y firmó la Declaración de Alma-Ata, donde se acuñó el concepto de salud tal y como hemos comentado. A partir de aquí se desarrollaron algunas acciones políticas, entre otras, la enfermería de atención primaria fundamentada en la definición de salud y, por tanto, con un rol crucial no solo en el tratamiento, sino en la promoción y prevención de la salud y, por consiguiente, de la salud mental.

Todo el manual es clave para entender y atender la enfermedad mental, aunque si tuviera que escoger algunos capítulos clave escogería la parte de «Psicología de la salud» (caps. 16 a 25). Dicha sección me parece fundamental para dar respuesta a lo que la OMS está exigiendo para la mejora de la salud mental. Para ello se requiere el desarrollo, y en mi opinión, avanzado de las habilidades de comunicación y relación enfermera-paciente. Este manual, en su capítulo 17, expone cómo estas constituyen una de las competencias esenciales de los diferentes profesionales de la salud. Las habilidades interpersonales y de comunicación no son algo que dependa de la manera de ser de cada profesional o una dimensión secundaria frente a las dimensiones clínicas, sino que se consideran una dimensión susceptible de enseñarse, aprenderse y evaluarse. Los problemas vinculados a la relación profesional sanitario-usuario de salud son frecuentes en la práctica sanitaria, y la insatisfacción de muchos usuarios está relacionada con dichos problemas. Los autores del libro sostienen que las habilidades de interacción social pueden, y deben, ser enseñadas a los profesionales de la salud desde el comienzo de su formación y durante el ejercicio de su profesión. Aunque existen diferentes modelos para explicar la relación profesional sanitario-usuario de salud, en el modelo centrado en el usuario los profesionales sanitarios ejercen una influencia social sobre los usuarios mediante la utilización de habilidades relacionales como el uso de la información que les proporcionan y el modo en que lo hacen. Comparto plenamente estas palabras del manual. Una adecuada formación de las enfermeras y los enfermeros en habilidades de comunicación y relación es clave para la mejora del bienestar de nuestros pacientes y de nuestra población. Por ello, apostar por el aprendizaje y la adquisición de estas competencias contribuirá, en mi opinión, a una mejor salud mental de nuestra población.

Manuales como este ayudan a los profesores a preparar sus clases con temario actual y bien fundamentado, y a los profesionales de la enfermería, a seguir aprendiendo y formarse en este ámbito tan necesario. Nos orientan, nos dan perspectiva y nos ayudan a unificar criterios profesionales. Asimismo, para los estudiantes, esta obra ayuda en el desarrollo de su autonomía profesional y aumenta su seguridad en la atención de la persona con problemas de salud mental.

Agradezco a los autores, a los coordinadores de este manual, a los Dres. Darío Díaz Méndez y José Miguel Latorre Postigo de la Universidad de Castilla-La Mancha, al Dr. César Leal-Costa de la Universidad de Murcia y a la Dra. Sandra Saldivia Bórquez de la Universidad de Concepción (Chile) tan inestimable contribución, así como su compromiso con la salud mental. Gracias de veras por este magnífico manual y por facilitar el trabajo de todos los profesores universitarios y enfermeras y enfermeros de salud mental.

Dra. Cristina Monforte Royo
Presidenta de la Conferencia Nacional
de Decanas y Decanos de Enfermería
Directora del Departamento de Enfermería,
Universitat Internacional de Catalunya

ÍNDICE DE CAPÍTULOS

PARTE 1 Fundamentos básicos de psicología

PARTE 2 Psicología de la salud

PARTE 1

Fundamentos básicos de psicología

CAPÍTULO 1

Introducción a la psicología

Darío Díaz · Miriam Bajo

PUNTOS CLAVE

- El objeto de estudio de la psicología es el análisis de los comportamientos de las personas, así como de aquellos procesos emocionales y cognitivos que los regulan.
- Aunque el conocimiento psicológico cuenta con una larga historia vinculada a la filosofía y los saberes populares, la ciencia psicológica es relativamente moderna.
- La psicología científica ha pasado por diferentes etapas o cambios paradigmáticos. Los más importantes son: la psicología científica de la mente, la psicología científica de la conducta, la psicología holística o gestáltica, la psicología cognitiva y la psicología neurocientífica.
- La psicología actual es una ciencia con un espectro de estudio enormemente amplio y muy diferentes campos de especialización que tiene muchas cosas que aportar en la práctica profesional de la enfermería.
- La aproximación clásica que ha existido desde un punto de vista histórico en las ciencias de la salud se denomina modelo biomédico. Aunque este modelo ha permitido conseguir avances importantes, no considera suficientemente la influencia de los factores psicológicos y sociohistóricos en la salud.
- La alternativa al modelo biomédico es el modelo biopsicosocial. Desde esta aproximación se señala la necesidad de considerar los factores biológicos, psicológicos y sociales, así como las complejas interacciones que surgen entre ellos, para comprender adecuadamente los procesos de salud y enfermedad.
- La psicología y la enfermería son dos disciplinas complementarias que se enriquecen mutuamente a pesar de contar con tradiciones propias y bases teóricas diferentes.

Introducción

> *La psicología tiene un largo pasado pero una corta historia.*
>
> HERMANN EBBINGHAUS

La psicología es la ciencia que estudia el comportamiento de las personas y, en términos generales, de los organismos vivos, así como los procesos mentales (cognición) y emocionales que los regulan.

Hemos querido comenzar este manual de psicología para enfermería y otras ciencias de la salud con una cita del profesor Hermann Ebbinghaus. Su elección no ha sido casual, esta afirmación resume a la perfección el camino que ha recorrido el saber en esta disciplina. La psicología cuenta con un largo pasado, constituido por todo el conocimiento psicológico generado durante siglos por la filosofía y los saberes populares y cuyo origen tentativo podemos situar en los siglos V y IV a. C. en la Grecia clásica. Estos conocimientos están basados en el método filosófico y son eminentemente esencialistas, de carácter cualitativo y con un objetivo delimitado: definir, analizar y describir la *psyché* o alma de las personas. Sin embargo, la psicología también se define en base a una corta historia, la que está relacionada con el método científico aplicado a los *fenómenos psíquicos* y cuyo comienzo podemos situar en el año 1879 con la fundación por parte de Wilhelm Wundt del primer laboratorio experimental de psicología en la Universidad de Leipzig. En definitiva, un segundo periodo de poco más de un siglo.

Si algo nos demuestra esta larga historia global —en palabras de Ebbinghaus— es el enorme interés que las personas han tenido y tienen en el análisis de la mente y de la conducta de sus semejantes. Un conocimiento marcado por la pasión y que, como ejemplo de su importancia, impregna una buena parte de las mejores creaciones literarias. Seleccionando únicamente dos ejemplos como muestra podemos consultar las obras de teatro de William Shakespeare o las novelas de Miguel de Cervantes, y de manera más específica su *Quijote*. Este conjunto de conocimientos acumulados durante siglos por la cultura y el saber popular no sustituye al conocimiento científico, aunque ha aportado ideas claves que han sido contrastadas posteriormente empleando metodologías experimentales.

La psicología actual, por ahora de corta historia, se basa en la búsqueda de evidencias científicas y genera el conocimiento empleando una metodología rigurosa y sistemática que permite la replicabilidad, es decir, que permite que nuevos investigadores comprueben los resultados obtenidos previamente realizando experimentos conceptualmente idénticos.

La psicología basada en el método filosófico

Lo que caracteriza al conocimiento psicológico generado durante este amplio periodo es la existencia de un método común consistente en la reflexión y el uso de la inducción a partir de la experiencia subjetiva e íntima de una esencia psíquica. Sin embargo, los objetos de reflexión han variado a lo largo del tiempo, delimitándose dos etapas que vamos a desarrollar brevemente a continuación: la psicología del alma y la psicología de la mente.

LA PSICOLOGÍA DEL ALMA

El alma ha sido uno de los objetos de estudio más relevantes para los seres humanos desde el siglo IV a. C., como podemos comprobar en los textos clásicos de Platón y Aristóteles, hasta prácticamente el siglo XVI, época en la que destaca la filosofía humanista y se producen obras como *De anima et vita* (1538), de Luis Vives.

Durante este periodo se concibe el alma o *psyché* como la sustancia o estructura que da vida a las personas. De hecho, etimológicamente el término *psyché* se refiere inicialmente al hálito o aliento que exhala el ser humano al morir. Como ese aire frío permanece dentro de la persona hasta su muerte, su significado se torna en *vida*. En función de los autores, el alma nos permitiría explicar la actividad vital, la capacidad de raciocinio de los seres humanos que permite la generación de conocimiento, o la emergencia de la moral.

LA PSICOLOGÍA FILOSÓFICA DE LA MENTE

Ya en el siglo XV, con la emergencia de la Edad Moderna, comienza una importante transformación intelectual marcada por la aparición de la ciencia moderna. Fruto de este cambio conceptual se empieza a considerar que los fenómenos psíquicos son la manifestación de una sustancia especial, la *sustancia pensante,* tal y como la denominó Descartes. Esta sustancia sería diferente de los cuerpos físicos que se conciben como *sustancias extensas.* Con las ideas de Descartes se manifiesta el dualismo físico-psíquico. Este dualismo mente-cuerpo todavía impregna la visión actual e influye en las teorías implícitas o ingenuas que las personas construyen sobre la base de sus experiencias vitales sobre diversos fenómenos psicológicos. Un ejemplo característico sería pensar que mi «personalidad» no estaría ligada a mi cerebro. Como veremos en próximos capítulos, lesiones cerebrales provocadas por traumatismos o tumores pueden modificar significativamente la personalidad de los afectados (Barrash et al., 2018). Lo cierto es que el pensamiento filosófico de Descartes y de los filósofos denominados racionalistas, así como el de los filósofos empiristas ingleses, permitió mejorar y perfeccionar un modelo basado en la investigación racional sobre una realidad concebida como *sustancial,* allanando el camino para la aplicación posterior del método científico en la psicología.

La psicología científica y la noción de paradigma

En las ciencias en general, y en la psicología científica de manera particular, se pueden distinguir una serie de etapas marcadas por una evolución rupturista en la generación del conocimiento. Desde la historia de la ciencia se ha empleado habitualmente el concepto de cambio de «paradigmas» para hacer referencia a estos profundos cambios conceptuales. Thomas Kuhn, en su obra titulada *La estructura de las revoluciones científicas* (1962), planteó que las ciencias no avanzan de manera uniforme, sino que lo hacen en dos etapas diferenciadas. En un primer momento se van perfeccionando las teorías existentes de manera que vayan dando mejores respuestas a los problemas planteados y se genere un *modelo* sólido que permita explicar la realidad. En todo este proceso termina por alcanzarse un amplio acuerdo en la comunidad científica, y se genera un «paradigma». El paradigma hace referencia a un conjunto de compromisos compartidos por todos los científicos. Durante esta fase el *modelo* permite la resolución de las diferentes cuestiones nuevas que se van planteando y que, a su vez, se añaden al conocimiento ya generado.

En ocasiones, sin embargo, se plantea un problema o una serie de problemas que el paradigma no permite resolver. Entonces el paradigma actual puede llegar a ser cuestionado al no permitir explicar los resultados científicos encontrados, produciéndose una etapa de crisis que puede finalizar con el establecimiento de uno nuevo mediante una revolución científica. En este caso, el nuevo paradigma debe permitir explicar todos los resultados científicos que explicaba el paradigma anterior y, a su vez, ser capaz de resolver los nuevos problemas encontrados.

Uno de los ejemplos clásicos de cambio paradigmático se produce en la sustitución, dentro de la astronomía, de la concepción «geocéntrica» o «ptolemaica» por la «heliocéntrica» o «copernicana». Es el cambio de considerar la Tierra como centro del sistema celeste a situar el Sol como centro, girando la Tierra, por tanto, a su alrededor. En este caso, Nicolás Copérnico (1473-1543) decidió abandonar el paradigma geocéntrico porque no permitía explicar con exactitud los movimientos de los planetas ni era capaz de predecir los eclipses con la suficiente precisión. El nuevo modelo resolvía estas cuestiones y, además, los resultados de sus cálculos se ajustaban mejor a los datos.

La evolución del conocimiento científico psicológico presenta una serie de etapas que, en cierta medida, representan «modelos» diferentes o cuasi-paradigmas diferenciados en función de su «objeto de estudio» y del «método» empleado para conocerlo. Aunque dichas etapas no pueden ser consideradas como «verdaderos paradigmas», se consideran modelos diferentes y conocerlos nos permite comprender mejor el curso histórico de esta ciencia, así como su situación actual. Por esta razón, en el siguiente epígrafe vamos a profundizar en cada uno de ellos.

Diferentes etapas en la psicología científica

LA PSICOLOGÍA CIENTÍFICA DE LA MENTE

Como comentábamos en la introducción, la psicología científica cuenta con una *corta historia* cuyo comienzo podemos situar en el siglo XIX con la fundación en 1879 por parte de Wilhelm Wundt del primer laboratorio experimental de psicología en la Universidad de Leipzig. Este primer cambio paradigmático dentro de la psicología se produce cuando varios investigadores comienzan a aplicar los conceptos de la ciencia moderna al campo de la mente, entendida como un conjunto de capacidades que permiten la existencia de una experiencia consciente. Por tanto, se produce un cambio que consiste en la sustitución de las *sustancias* por la metodología experimental, la generación de teorías y la búsqueda de leyes universales. De esta manera en esta etapa tiene lugar un importante cambio conceptual, al considerar el conocimiento de los fenómenos mentales no como algo filosófico, sino científico positivo, aproximándose a otros saberes como la biología o la fisiología.

Durante esta etapa, el objetivo fundamental de los investigadores consiste en intentar explicar la experiencia subjetiva propia de los seres humanos mediante el estudio de los principales fenómenos mentales (el pensamiento, la memoria, los sentimientos, la imaginación, etc.) y su relación con los procesos biológicos que se producen en el cuerpo (cerebrales, metabólicos, etc.) y con los cambios fisicoquímicos que se producen en el medio físico que rodea a dicho organismo. En definitiva, los investigadores intentaron aplicar la metodología y los conceptos provenientes fundamentalmente de la fisiología al estudio de los fenómenos de vida subjetiva y consciente que define la experiencia humana. Como ejemplo, una de las ideas fundamentales dentro del estudio de la percepción visual fue la «constancia de estímulo», que relacionaba una sensación con un estímulo particular. Por tanto, cada cambio en el estímulo daba lugar a un cambio sensorial-experiencial. Es la interacción inconsciente entre elementos y asociaciones de sensaciones lo que provoca que la percepción nos parezca constante a pesar de la existencia de variaciones sensoriales.

Al aplicar la metodología experimental para intentar estudiar la mente, los científicos de la época tuvieron que basarse en los datos subjetivos provenientes de la introspección. Para ello se entrenaba a los sujetos para que fueran capaces de observar con precisión sus estados internos. Fue precisamente la subjetividad de los datos empleados la que provocó la emergencia de una nueva etapa, al buscar los investigadores una ciencia más rigurosa que empleara datos objetivos.

LA PSICOLOGÍA CIENTÍFICA DE LA CONDUCTA

Los investigadores interesados en el estudio del comportamiento humano buscaron una nueva perspectiva para intentar hacer más objetiva la psicología como ciencia positiva, así como crear una metodología que permitiera la replicabilidad o repetición de los experimentos por parte de otros colegas. Dado que la mente y los fenómenos mentales no podían, a principios del siglo XX, ser estudiados más allá de las experiencias individuales subjetivas comentadas por los propios sujetos que eran objeto de análisis, y que, por tanto, difícilmente podían ser sometidos a contraste por otros estudios, los investigadores buscaron otro objeto que pudiera ser objetivable, medible y cuantificable, y sobre todo que pudiera observarse directamente. Y se fijaron en la conducta de las personas.

Tras este giro conceptual, al comienzo del siglo XX, John B. Watson propuso que la psicología debía considerarse la «ciencia de la conducta» fundando la escuela conductista, de la que hablaremos en el siguiente epígrafe. Watson propuso que todas las conductas de las personas podían descomponerse en un entramado, más o menos complejo, de estímulos y respuestas. Por esta razón, este paradigma también es conocido como «paradigma de estímulo-respuesta o E-R». La idea de Watson era aplicar a las personas los principios del condicionamiento clásico desarrollado por Ivan Pavlov en perros, y por el que obtuvo el premio Nobel en Fisiología o Medicina en 1904. Estos principios, que fueron revolucionarios en su época, los estudiaremos dentro de las leyes del aprendizaje en el capítulo 6.

Para demostrar que las ideas de Pavlov se podían aplicar al estudio del comportamiento humano, Watson y su asistente Rosalye Rayner diseñaron una investigación conocida como «el experimento del pequeño Albert», que fue publicada en el año 1920 en el *Journal of Experimental Psychology*. El objetivo era saber si un niño de corta edad podía condicionarse a la presentación simultánea de un ratón (al cual no tenía miedo) y un ruido fuerte al golpearse una barra (que sí que le producía miedo), y si dicho miedo podría generalizarse a otros animales. Tras la presentación simultánea durante varios ensayos de ambos estímulos, la mera presencia del ratón producía que el niño llorara en presencia del animal (aunque no se golpeara la barra ni estuviera presente). Los investigadores también consiguieron que el miedo se generalizara a otros animales como perros e incluso objetos (lana, abrigos, etc.). Este experimento produjo un gran debate sobre los límites de la experimentación conductual con personas, y actualmente se considera contrario a los principios éticos que deben guiar la experimentación científica.

Este periodo conductista se caracterizó por ser marcadamente objetivista, y a día de hoy todavía tiene una gran influencia en la psicología científica, aunque ha integrado sus conocimientos con los producidos desde otras perspectivas. A pesar del conocimiento generado, y dada la existencia de resultados científicos que no podían explicarse empleando únicamente este paradigma, poco a poco emerge otra perspectiva con la que se solapa parcialmente en el tiempo, la psicología *holística* o *gestáltica*.

LA PSICOLOGÍA HOLÍSTICA O GESTÁLTICA

El psicólogo alemán Max Wertheimer siempre había estado interesado en el estudio de la percepción óptica del movimiento. Durante un viaje en tren, en el año 1910, se sorprendió al contemplar un anuncio luminoso compuesto por bombillas que se encendían y apagaban en una rápida secuencia transmitiendo la sensación de las que luces se movían a lo largo del borde del cartel publicitario. Le llamó poderosamente la atención el hecho de que, aunque las bombillas estaban fijadas en el soporte, él percibía fundamentalmente un «movimiento aparente». Parecía una contradicción: bombillas fijas y luz en movimiento. Para intentar resolver sus inquietudes, junto con dos asistentes, Wolfgang Köler y Kurt Koffka, comenzó a experimentar utilizando un estroboscopio, un instrumento que permite emitir destellos de luz con una frecuencia regulable para iluminar imágenes. Sus investigaciones estaban relacionadas con los descubrimientos de la época, dado que a finales del siglo XIX la sociedad estaba fascinada con el invento del cinematógrafo: la proyección de una serie de fotografías fijas de un determinado movimiento, con un adecuado lapso de tiempo entre ellas, permitía observar el movimiento. Lo que Wertheimer y sus colaboradores descubrieron es que las personas no vemos una fiel reproducción de la realidad, en el ejemplo anteriormente comentado bombillas que se encienden y se apagan, sino un movimiento que bautizó como fenómeno *phi*.

Con los experimentos sobre la percepción del movimiento comenzaron a gestarse las bases de la psicología de la Gestalt, que trataremos más profundamente cuando hablemos de la percepción en el capítulo 5. Estos experimentos demostraron que, cuando miramos, no percibimos los elementos de forma aislada como piezas de un mosaico que luego constituyen la imagen total, sino que percibimos una «estructura global» que puede condicionar la percepción de los elementos individuales. Este es uno de los puntos esenciales de esta escuela: los investigadores son contrarios a toda posición «elementalista» o atomista. Lo más importante es la vivencia total y global. De ahí su radical oposición tanto a Wundt como al conductismo. Además, se trata de describir el fenómeno tal y como es; es decir, adopta una posición «fenomenológica» heredera de la filosofía de Edmund Husserl.

Las investigaciones sobre las imágenes «reversibles», como el jarrón o copa diseñado por el psicólogo danés Edgar Rubin, son otras de las investigaciones clásicas de los psicólogos gestálticos. Sin que cambie la sensación —imagen— cambia su organización o forma, lo que provoca que se vea la copa/jarrón o los dos rostros humanos. Por tanto, la forma sería una realidad de «segundo orden» que permite organizar y dar sentido a las partes que componen la escena. Las ideas propuestas desde la psicología gestáltica pueden resumirse con una única frase: «El todo es mayor que la suma de sus partes». En el caso del jarrón de Rubin (fig. 1.1), un elemento puede percibirse como el cuello central del jarrón o como dos narices enfrentadas; es decir, cambia su sentido en función de la forma dominante. En esta misma ilustración podemos observar la noción de «figura» y «fondo». La percepción se organiza mediante una «figura» de contornos más nítidos que emerge sobre un

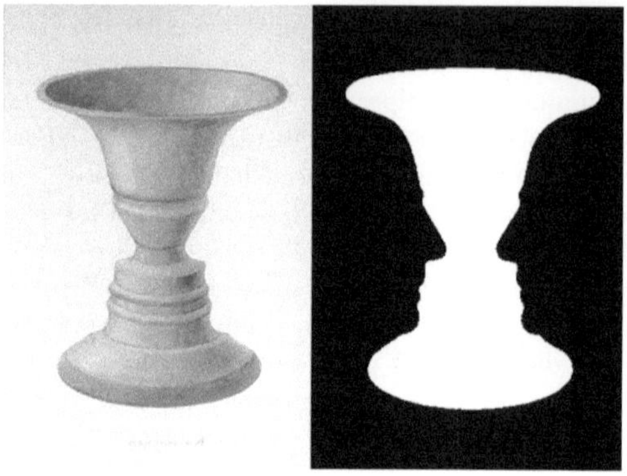

Figura 1.1 Jarrón o copa de Rubin.

«fondo» menos determinado que parece extenderse detrás del objeto. En función de que alternemos la figura y el fondo, observaremos las dos caras o el jarrón. Esta organización de figura-fondo permite comprender nuestra percepción del mundo, por qué vemos el mundo como lo vemos. Percibimos objetos más cercanos o lejanos que destacan sobre un espacio que hace de fondo.

Frente a las propuestas de Wundt, basadas en la «constancia del estímulo», la psicología de la Gestalt considera la constancia como algo primario, mientras que los elementos o partes constituyentes son secundarios. Es lo que se conoce como «constancia de objeto». Existe, por ejemplo, la constancia del color, de la forma, del tamaño, como veremos en el capítulo 5.

LA PSICOLOGÍA COGNITIVA

Como señalábamos anteriormente, la psicología científica de la conducta se caracterizaba por emplear un paradigma de estímulo-respuesta (E-R). De forma análoga al desarrollo de la ciencia computacional, diferentes investigadores comenzaron a preguntarse en la segunda mitad del siglo XX si al igual que pasa con un ordenador que proporciona resultados en función de un *software* que permite procesar los datos, no debería prestarse más atención a la cognición o pensamiento para entender las conductas de las personas. Dicho de otro modo, la conducta no puede ser explicada considerando únicamente los estímulos y las respuestas (E-R), sino que también debemos considerar los procesos mentales que producen dichas respuestas. No es algo nuevo, pero en este momento histórico existe una importante ventaja, la tecnología ha mejorado, y ahora existen herramientas (computadores) que nos permiten simular el funcionamiento de la mente humana. Pasamos, por tanto, a un paradigma de estímulo-organismo-respuesta (E-O-R).

La psicología cognitiva surge hacia 1960 y se construye en torno a la metáfora del ordenador: el cerebro puede compararse con un ordenador. El ordenador recibe entradas de información *(inputs)* y mediante diversas operaciones empleando programas (o *software*) que se ejecutan mediante unos componentes determinados (o *hardware*) produce un resultado que puede considerarse como una respuesta *(output)*. El cerebro también emplea símbolos y reglas para realizar operaciones (incluso tiene un lenguaje para referirse a sus propias operaciones denominado metalenguaje), y posee unos componentes específicos (o *hardware*). Empleando esta metáfora, una de las líneas de investigación iniciales más desarrollada desde esta perspectiva es la de la «simulación» de procesos de comportamiento mediante el uso de computadoras. Una de las ideas más importantes que ha emergido de la psicología cognitiva es la idea de modularidad propuesta por Jerry Fodor: la mente estaría constituida por un conjunto de módulos específicos especializados en un tipo de proceso o actividad. Frente a las teorías tradicionales de la mente en las que se considera que tiene una arquitectura horizontal (la mente es como una «navaja de Albacete» con un solo filo multifuncional), desde la «hipótesis de la modularidad» se la concibe de manera modular (la mente es como una navaja suiza compuesta por diferentes herramientas especializadas en tareas muy específicas).

Desde la psicología cognitiva se han estudiado multitud de fenómenos. Uno de los experimentos clásicos más conocidos es el que realizó George A. Miller (que posteriormente sería nombrado presidente de la American Psychological Association en 1969) en 1957. Esta investigación de título «The magical number seven, plus or minus two: Some limits on our capacity for processing information» («El número mágico siete, más menos dos: Algunas limitaciones a nuestra capacidad para procesar información») fue publicada en la revista *Psychological Review* y es una de las más citadas en la historia de la psicología. En dicho trabajo se propone que somos capaces de retener unos siete ítems de información, con un margen de dos más o menos. La clave es cómo estructuramos o codificamos esos bloques de información. Por ejemplo, podemos retener aproximadamente siete dígitos sueltos, pero si los agrupamos en bloques de tres entonces podríamos recordar unos 21; si quiere hacer la prueba dirija su atención a la figura 1.2. Dado que nuestro cerebro no es capaz de procesar toda la información del entorno, como señalaba Miller, los investigadores se interesaron por cómo se selecciona la información. Es el estudio de la atención, que desarrollaremos en el capítulo 5. En esta área, Donald Broadbent (1958) realizó una serie de experimentos donde los participantes oían series de números diferentes a través del oído izquierdo y del derecho, una metodología denominada «escucha dicótica», que luego debían intentar repetir al experimentador. En base a estos estudios desarrolló una teoría sobre la atención basada en la idea de que los canales de procesamiento tenían una capacidad limitada que obligaba a que, tras almacenar la información en un «almacén» a corto plazo, se seleccionaran aquellos contenidos (o canales de información) con los que se iba a trabajar mediante un filtro. El estudio de esos «almacenes» o de cómo se estructura la memoria es otro de los temas que recupera la psicología cognitiva, empleando la metáfora del ordenador. Los computadores tienen una «memoria» donde se almacena la información necesaria para realizar las operaciones solicitadas. Las personas tienen también una memoria que permite conservar y recuperar informaciones que previamente han sido almacenadas. Richard Atkinson y Richard Shiffrin propusieron en 1968 uno de los primeros modelos sobre la memoria humana. Esta estaría compuesta por una serie de «almacenes» diferentes: memorias sensoriales (vinculadas a las modalidades sensoriales y de duración menor a un segundo o dos), memoria a corto plazo (MCP) (que conserva sus materiales durante segundos) y memoria a largo plazo (MLP). A día de hoy disponemos de modelos actualizados mucho más precisos, como veremos en el capítulo 9.

En el cuadro de la derecha se presenta una serie de 18 números. Por favor, dedique unos minutos a memorizarlos y no continúe leyendo hasta no haberlo hecho.	256987541235487545
Ahora coja lápiz y papel e intente reproducir los números en el mismo orden. La memoria humana es capaz de retener entre 5 y 9 ítems, por lo que no habrá podido reproducir la secuencia completa. Si quiere conseguirlo, agrupe los números en conjuntos de tres, tal y como muestra el cuadro de la derecha. Verá como ahora sí será capaz.	256 987 541 235 487 545

Figura 1.2 Comprobación del número mágico 7 ± 2.

Finalmente, otro de los aspectos que llamó especialmente la atención de los psicólogos cognitivos fue el estudio del lenguaje. De hecho, esta nueva perspectiva teórica surge, entre otros factores, por la necesidad de generar una teoría del lenguaje que permitiera explicar los resultados científicos encontrados, y que los psicólogos conductistas no podían construir al no considerar la mente. Muchos investigadores trabajaron en este campo, como Noam Chomsky, Walter Kintsch o Jacques Mehler entre otros, tal y como veremos en el capítulo 10.

LA PSICOLOGÍA NEUROCIENTÍFICA: NEUROCIENCIA COGNITIVA Y NEUROCIENCIA SOCIAL

Para explicar el último cambio de paradigma acontecido en la psicología debemos recuperar el nombre de alguien que ya hemos mencionado, George A. Miller. En esta ocasión en compañía de otro gran investigador, Michael S. Gazzaniga, y situarlos a finales de la década de 1970 en los asientos traseros de un taxi que recorre Nueva York. En ese lugar surgió por primera vez el nombre de *neurociencia cognitiva,* en un intento de reforzar el estudio del sustrato cerebral de la mente. Dentro de un ámbito más formal, el término se utiliza por primera vez en un curso dirigido por ambos investigadores e impartido en 1976 en el Cornell Medical College. Comienza un nuevo cambio impulsado por la necesidad de comprender cómo la función cerebral produce las actividades mentales estudiadas por los psicólogos cognitivos (percepción, memoria, lenguaje, etc.). Fruto de un cierto agotamiento de los enfoques empleados hasta ese momento se dirige el foco de atención hacia el cerebro. Esta nueva perspectiva termina por cimentarse en 1984 con la publicación del libro *Handbook of Cognitive Neuroscience* por parte de Gazzaniga.

La rápida expansión de esta aproximación conceptual, así como la emergencia de resultados novedosos, están muy vinculadas con el desarrollo de las modernas técnicas de neuroimagen. Aunque los investigadores siempre han estado muy interesados en el estudio de las bases biológicas vinculadas con la cognición, la emoción y el comportamiento, históricamente han existido importantes limitaciones metodológicas que han lastrado considerablemente la investigación experimental. Los principales instrumentos que han permitido superar estas dificultades son la electroencefalografía (EEG), la magnetoencefalografía (MEG), la tomografía por emisión de positrones (PET) y la resonancia magnética nuclear funcional (RMNf). Las dos primeras tienen una excelente resolución temporal, es decir, nos permiten conocer el curso de los procesos psicológicos (obtienen información en milisegundos). Además, implican una medición directa de la actividad eléctrica (magnética) cerebral. La EEG cuenta con una baja resolución espacial, mientras que en la MEG es aceptable. Tanto la PET como la RMNf tienen una pobre resolución temporal (la actividad cerebral se produce en milisegundos, mientras que las imágenes obtenidas con estas técnicas tardan segundos o minutos en generarse), pero una buena resolución espacial, excelente en el caso de esta última (menos de unos 10 mm generalmente), y nos permiten estudiar el metabolismo implicado en los procesos psicológicos (PET) y la localización precisa de las áreas cerebrales implicadas en dicho procesamiento (RMNf). En el capítulo 2 desarrollaremos con más profundidad los fundamentos de cada una de ellas.

La emergencia de todas estas técnicas, así como los avances en otras disciplinas relacionadas como la genética, han contribuido notablemente al estudio del comportamiento humano desde una perspectiva multidisciplinar (van Erp et al., 2018). De hecho, la psicología científica actual emplea un enfoque multidimensional considerando variables de análisis biológicas, psicológicas y sociales. No solo las estudia aisladamente, sino que analiza las mutuas influencias que se producen entre cada una de ellas desde una perspectiva interaccionista. Además, para explicar el comportamiento (y la cognición) emplea niveles de análisis que van desde enfoques micro (p. ej., moleculares) hasta macro (socioculturales). Asimismo, la generación de conocimiento a día de hoy se basa en el método científico, que es lo que conocemos como psicología basada en la evidencia.

La psicología en la enfermería y en otras ciencias de la salud

Tradicionalmente desde las ciencias de la salud clásicas se ha considerado la psicología como una «ciencia blanda», alejada del rigor científico y metodológico necesario para generar un conocimiento válido y fiable. Como hemos visto en el apartado anterior, el estudio de la mente y del comportamiento ha estado muy condicionado por las técnicas existentes en cada momento histórico, lo que en cierta manera puede justificar esa concepción. Estas creencias, junto con otros factores, han limitado hasta hace relativamente poco tiempo su expansión, a pesar de que puede aportar un conocimiento realmente útil para el ejercicio profesional de la enfermería y otras ciencias de la salud. Además, la psicología es una ciencia con un espectro de estudio enormemente amplio y muy diferentes campos de especialización. Este hecho dificulta enormemente que los profesionales puedan conocer qué pueden aportar las ciencias del comportamiento en la práctica clínica de los trabajadores relacionados con la salud (Motyka et al., 1997). En la tabla 1.1 se presentan los principales campos de especialización de la psicología y cuáles pueden ser algunas de sus contribuciones.

A pesar de estas reticencias históricas, durante las últimas décadas en prácticamente todos los planes de estudio de las titulaciones clásicas vinculadas a las ciencias de la salud de los países

TABLA 1.1 **Ámbitos de especialización en la psicología**

Especialidad	Ámbito de estudio	Relevancia para la enfermería y otras ciencias de la salud
Psicología básica	Procesos básicos: percepción y atención; motivación y emoción; lenguaje; pensamiento	Comprensión y gestión de las emociones del paciente y de otros profesionales sanitarios Incremento de la adherencia al tratamiento Mejora de la comunicación con el paciente Análisis de las conductas de riesgo Conocimiento sobre cómo se ven afectados estos procesos por diferentes patologías
Psicología educativa y del desarrollo	Aprendizaje y educación. Desarrollo y cambio a lo largo de los ciclos vitales	Desarrollo de nuevas herramientas y metodologías para la formación de profesionales de enfermería y otras ciencias de la salud Mejora de los programas de educación en salud
Psicología social y de las organizaciones	Interacciones sociales, grupos y organizaciones	Mejora de las interacciones entre personal de enfermería (profesional sanitario) y enfermo Desarrollo de habilidades para el trabajo en equipo en el ámbito de la salud
Psicología clínica	Trastornos mentales	Mejora en la comprensión de los trastornos mentales Conocimiento de los tratamientos y técnicas de intervención más eficaces
Psicología de la salud	Aspectos psicológicos relacionados con la salud	Conocimiento y promoción de las conductas saludables y erradicación de las no saludables Incremento del bienestar de las personas enfermas Aumento de la calidad de vida en dolencias crónicas Manejo eficaz del dolor y reducción del sufrimiento del enfermo

europeos y americanos, y especialmente en los grados de enfermería, se han incrementado considerablemente los contenidos relacionados con la psicología. Aunque existen muchos factores que pueden explicar este fenómeno (como el trabajo realizado por los colegios y asociaciones profesionales o las sociedades científicas), una de las principales razones son las demandas y requerimientos que realizan los propios pacientes. No debemos olvidar su papel central en todos los sistemas de salud. Vamos a citar un único ejemplo: la comunicación asistencial. En primer lugar, como veremos con más detalle en el capítulo 24, es uno de los factores más importantes para lograr una buena adhesión terapéutica (Zolnierek y DiMatteo, 2009), entendida como el grado de cumplimiento por parte del paciente de las instrucciones proporcionadas por el personal sanitario (toma de medicación, seguimiento de una dieta, modificación de hábitos de vida). Por tanto, formar a los futuros profesionales para que tengan unas adecuadas habilidades de comunicación que permitan una buena interacción con los pacientes es fundamental, como veremos en el capítulo 18, y los factores psicológicos son clave para ello.

LA PSICOLOGÍA Y EL CONCEPTO DE SALUD

Health is a state of complete physical, mental and social well-being and not merely the absence of disease or infirmity.

PREAMBLE TO THE CONSTITUTION OF THE WORLD HEALTH ORGANIZATION AS ADOPTED BY THE INTERNATIONAL HEALTH CONFERENCE, NEW YORK, 19-22 JUNE, 1946; SIGNED ON 22 JULY 1946 BY THE REPRESENTATIVES OF 61 STATES (OFFICIAL RECORDS OF THE WORLD HEALTH ORGANIZATION, NO. 2, P. 100) AND ENTERED INTO FORCE ON 7 APRIL 1948.

Comenzamos este epígrafe con la definición de salud propuesta por la Organización Mundial de la Salud (OMS) dentro de sus estatutos fundacionales: «La salud es un estado de completo bienestar físico, mental y social, y no solamente la ausencia de afecciones o enfermedades». A pesar de esta declaración, lo cierto es que la concepción *de facto* que emplea una gran mayoría de profesionales la vincula únicamente a la ausencia de patologías. Es el lenguaje de la «ideología de la enfermedad» que durante muchos años ha estado presente en la práctica clínica: si no estamos enfermos es que tenemos salud. Como reacción a esta perspectiva, diferentes autores como Aaron Antonovsky o Corey Keyes han propuesto modelos que consideran la salud como un continuo comprendido entre un estado óptimo de bienestar y un estado de completa enfermedad, tal y como muestra la figura 1.3. En el caso del modelo de Corey Keyes, conocido como Modelo del Estado Completo de Salud (Keyes, 2005), incluso se proponen una serie de indicadores para cuantificar el bienestar, así como instrumentos para su medición como las *Escalas de Bienestar Psicológico*, las *Escalas de Bienestar Social* o la *Escala de Satisfacción con la Vida*. Por tanto, la salud es mucho más que la ausencia de enfermedad; el bienestar de los pacientes, así como su calidad de vida, también forma parte de ella (Seligman y Csikszentmihalyi, 2000). Estos modelos han permitido el desarrollo de

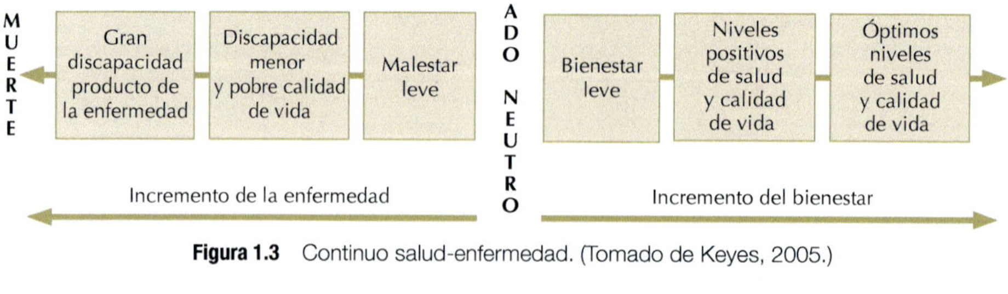

Figura 1.3 Continuo salud-enfermedad. (Tomado de Keyes, 2005.)

técnicas de intervención destinadas a mejorar la presencia de salud positiva en los pacientes (Shi et al., 2020) e incluso en el propio personal sanitario (Kloos et al., 2019). Evidentemente uno de los objetivos más importantes de las ciencias de la salud consiste en intentar tratar las enfermedades, pero debemos hacerlo desde un enfoque *holista,* considerando la salud del paciente desde diferentes niveles de análisis.

Cuando repasábamos en epígrafes anteriores las diferentes etapas que ha atravesado la psicología, prestábamos una especial atención a las ideas de René Descartes y cómo condujeron a un dualismo mente-cuerpo que todavía se encuentra presente de manera implícita entre muchos profesionales sanitarios. Este dualismo explica la existencia de una perspectiva excesivamente biologicista en las ciencias de la salud: hay que buscar en el interior del sujeto los procesos anatomofisiológicos vinculados con las causas de la patología. El problema de esta aproximación es que conduce a un modelo de paciente encasillado dentro de los estrechos límites de un organismo individual donde se prescinde de todo lo que acontece a su alrededor a la hora de analizar las diversas manifestaciones de su salud; es decir, se considera al sujeto suspendido en un vacío sociohistórico. Se trata, por tanto, de una perspectiva ciertamente reduccionista.

De hecho, en las últimas décadas se han realizado importantes estudios que han demostrado la importancia de los factores sociales en la salud. Citaremos dos ejemplos. En primer lugar, un riguroso artículo titulado «Social Relationships and Health» publicado por el equipo del doctor James House (1988) en la revista *Science.* En los resultados de este estudio se demostraba por primera vez en una revista de alto impacto científico que el aislamiento social era uno de los principales factores de riesgo para la mortalidad, es decir, que podía provocar efectos biológicos directos. En este sentido, profundizaremos en la influencia social en el capítulo 14. El segundo ejemplo tiene que ver con uno de los resultados más sólidos encontrados por los investigadores en salud pública: las personas de clases sociales humildes tienen un mayor riesgo de sufrir enfermedades (morbilidad) y de morir (mortalidad). Vilhem Borg y Tage S. Kristensen (2000) investigaron cuáles podrían ser las causas y encontraron que el diferente estilo de vida (p. ej., la existencia de una dieta menos equilibrada compuesta por productos de menor calidad) y las condiciones más duras de trabajo eran dos de las principales. El acceso a los recursos de salud es otro de los factores fundamentales, algo que debe tenerse muy en cuenta a la hora de diseñar las políticas públicas de salud. Por tanto, los factores psicosociales desempeñan un papel extraordinariamente importante en la salud de las personas, y por eso deben ser considerados para dar una respuesta satisfactoria a los ciudadanos. Es algo que vamos a desarrollar en el siguiente epígrafe, el paso del modelo biomédico clásico al modelo biopsicosocial.

DIFERENTES APROXIMACIONES AL ESTUDIO DE LA SALUD: EL MODELO BIOMÉDICO CLÁSICO Y EL MODELO BIOPSICOSOCIAL

La aproximación clásica que ha existido desde un punto de vista histórico en las ciencias de la salud se denomina modelo biomédico. Como ya hemos señalado, esta perspectiva asume que todas las enfermedades pueden ser explicadas en términos de procesos anatomofisiológicos. Por esta razón, se considera implícitamente que el tratamiento actúa sobre la enfermedad, no sobre la persona. Otra consecuencia es que no se consideran los factores psicológicos y sociales, dado que desde esta perspectiva se presta atención únicamente al interior del individuo. Aunque este modelo ha permitido conseguir avances importantes, durante las últimas décadas ha recibido numerosas críticas desde diversos ámbitos y especialmente desde la enfermería, por no considerar la influencia de los factores psicológicos y sociohistóricos en la salud, tal y como veíamos en el apartado anterior. Un ejemplo de la importancia de los factores psicológicos, y en concreto de las creencias o pensamientos que tenemos sobre nuestra propia salud, es el efecto placebo. Habitualmente se ha estudiado el efecto placebo en fármacos, comparando los efectos que se producen en un grupo que recibe el principio activo frente a otro que recibe una sustancia no activa. Pero la importancia de las creencias sobre la propia salud va mucho más allá. En un interesante estudio, Moseley et al. (2002) compararon tres grupos de pacientes con osteoartritis de rodilla. A las personas de los dos primeros grupos se les realizaron cirugías reales (lavado o desbridamiento artroscópico), mientras que al tercer grupo se le hizo una cirugía placebo en la que se simularon todos los pasos de la cirugía artroscópica pero no se llegó a insertar el aparato. Los resultados de este estudio publicado en *New England Journal of Medicine* fueron sorprendentes: todos los pacientes mejoraron, pero no hubo diferencias significativas entre los tres grupos, ni en las medidas iniciales ni durante los 2 años posteriores.

Para intentar aportar un marco conceptual más amplio y multidisciplinar, Engel publicó en la revista *Science* en 1977 un artículo titulado «The need for a new medical model: a challenge for biomedicine» que establecía las bases de un nuevo modelo: el modelo biopsicosocial. En esta aproximación se señala la necesidad de considerar los factores biológicos, psicológicos y sociales, así como las complejas interacciones que surgen entre ellos, para comprender adecuadamente los procesos de salud y enfermedad. De manera global, debemos considerar variables tanto externas como internas a la persona. Los factores externos incluyen variables macro, como el entorno sociocultural (red de apoyo social, recursos económicos, acceso a los servicios de salud, etc.) o los marcos legislativos y reguladores, y variables micro, como la exposición a patógenos (p. ej., virus). Los factores internos también incluyen aproximaciones macro o micro como la historia personal del sujeto, mecanismos fisiológicos o bioquímicos, entre otros. La clave es que todos estos factores están interrelacionados e interaccionan entre sí, pero mejor vamos a verlo con un ejemplo: fumar. Fumar es una conducta bastante curiosa y llamativa. Cuando preguntamos a cualquier fumador si la primera vez que dio una calada a un cigarrillo le gustó, casi siempre responde que no. Es más, considera que fue una experiencia desagradable. Como estudiaremos en el capítulo 6, tendemos a repetir aquellas conductas que nos provocan resultados agradables o placenteros y a no repetir las que nos resultan desagradables. Explicar, por tanto, cómo un fumador repite esta conducta hasta convertirse en adicto es complejo. La clave está en que no debemos buscar la explicación únicamente en factores internos. Si ampliamos nuestra visión y consideramos variables sociales, todo empieza a tomar algo más de sentido. La mayor parte de las personas comienzan a fumar en la adolescencia, un momento en el que la identidad social es muy relevante y, por tanto, preguntas como «¿Qué pensarán de mí si no lo hago?» pueden guiar el comportamiento. Es importante sentirse aceptado por el grupo y, si me lo ofrecen, cómo voy a decir que no. Pero no todos los grupos tienen miembros que fuman, es más fácil que lo hagan aquellos que viven rodeados de pobreza; por tanto, las variables socioculturales también ejercen un papel. Eso sin contar con el aprendizaje por modelado (si en mi casa he observado que mis padres fuman, también es más probable que lo haga). La legislación influye igualmente; el cambio normativo en España producido por la Ley 42/2010 ha reducido en este país el número de fumadores. Para un adolescente que vive en una cultura y una sociedad que fomenta el consumo de tabaco y cuyo grupo de amigos fuma, rechazar un cigarrillo es una conducta compleja. Evidentemente, existen factores internos vinculados a las diferencias individuales (como el *self-monitoring* o tendencia a controlar la imagen que transmitimos a los demás) que influyen en la capacidad de las personas de resistirse a la presión grupal (algo que veremos en el cap. 15), al igual que lo hacen el nivel de habilidades sociales y, más específicamente, la asertividad.

Asumamos que al final la persona acepta el cigarrillo y acaba convirtiéndose en adicto. Los patógenos que contienen los cigarrillos provocan un aumento en el riesgo de sufrir cáncer de pulmón, enfermedad obstructiva pulmonar crónica, enfermedades del corazón, cáncer de laringe, impotencia, infertilidad y diabetes tipo 2, entre otras enfermedades. Sin embargo, el hecho de que al final la persona desarrolle o no algunas de estas patologías depende de otros muchos factores dentro del modelo biopsicosocial, como su vulnerabilidad individual, la existencia de otros patógenos o su estilo de vida. Como hemos visto en este ejemplo, para realizar un análisis adecuado de la salud de una persona debemos considerar una gran cantidad de variables desde una perspectiva multidisciplinar. Por tanto, la salud y la enfermedad están causadas por diferentes factores y no solo por los patógenos, como proponía el modelo biomédico clásico, por lo que los tratamientos deben

TABLA 1.2 **Comparación del modelo biomédico clásico y el modelo biopsicosocial**

	Modelo biomédico	Modelo biopsicosocial
Relación mente-cuerpo	Independencia (dualismo físico-psíquico)	Ambos forman parte de un sistema dinámico; se influencian mutuamente
Aproximación a la salud y la enfermedad	Reduccionista (factores biológicos)	Holista (factores biológicos, psicológicos y sociales)
Factores causales de la enfermedad	Patógenos	Múltiples factores en diferentes niveles de análisis
Promoción de la salud y tratamientos	Eliminación de patógenos y erradicación de la patología	Reducción de riesgos biológicos, psicológicos y sociales. Intervención sobre todos los niveles
Causalidad	Lineal	Circular
Responsabilidad de la salud	Profesionales sanitarios	Personas/sociedad

considerar factores biológicos, psicológicos y sociales, y no solo factores orgánicos individuales aislados, tal y como muestra la tabla 1.2. Una consecuencia importante de este modelo teórico es que la responsabilidad sobre la salud y la enfermedad reside en los individuos y la sociedad en su conjunto, y no solamente en los profesionales sanitarios. Todos somos responsables del cuidado de nuestra propia salud y de la salud pública.

Psicología y enfermería: una alianza natural

Para el último epígrafe de este capítulo hemos tomado prestado el nombre de un artículo publicado por Patrick Henry DeLeon (1985), antiguo presidente de la American Psychological Association (APA), en la revista *American Psychologist*, una de las revistas con mayor prestigio dentro del ámbito académico de la psicología. Con ello pretendemos señalar que, aunque la psicología y la enfermería poseen modelos y perspectivas teóricas diferentes, comparten también muchos elementos comunes en su forma de aplicar el método científico. Por ejemplo, tanto en medicina como en psicología se suele emplear una metodología de investigación muy similar. Además, ambas disciplinas sitúan a los seres humanos como objeto principal de estudio y emplean enfoques profundamente multidisciplinares, huyendo de posiciones teóricas reduccionistas (Mitchell et al., 1986). Por todo ello son dos disciplinas aliadas en el estudio de las ciencias de la salud, que se enriquecen mutuamente fruto de la colaboración.

Bibliografía

Atkinson RC, Shiffrin RM. Human memory: a proposed system and its control processes. In: Spence KW, Spence JT, editors. The psychology of learning and motivation. New York: Academic Press; 1968. Vol. 2, p. 3-16.

Barrash J, Stuss DT, Aksan N, Anderson SW, Jones RD, Manzel K, et al. "Frontal lobe syndrome"? Subtypes of acquired personality disturbances in patients with focal brain damage. Cortex 2018;106:65-80.

Borg V, Kristensen TS. Social class and self-rated health: can the gradient be explained by differences in life style or work environment? Soc Sci Med 2000;51(7):1019-30.

Broadbent D. Perception and Communication. London: Pergamon Press; 1958.

DeLeon PH, Kjervik DK, Kraut AG, VandenBos GR. Psychology and nursing: A natural alliance. Am Psychol 1985;40(11):1153-64.

Engel GL. The need for a new medical model: a challenge for biomedicine. Science 1977;196(4286):129-36.

Gazzaniga MS. Handbook of Cognitive Neuroscience. New York: Plenum Press; 1984.

House JS, Landis KR, Umberson D. Social relationships and health. Science 1988;241(4865):540-5.
Keyes CL. Mental illness and/or mental health? Investigating axioms of the complete state model of health. J Consult Clin Psychol 2005;73(3):539-48.
Kloos N, Drossaert CHC, Bohlmeijer ET, Westerhof GJ. Online positive psychology intervention for nursing home staff: A cluster-randomized controlled feasibility trial of effectiveness and acceptability. Int J Nurs Stud 2019;98:48-56.
Miller GA. The magical number seven, plus or minus two: some limits on our capacity for processing information. Psychol Rev 1956;63(2):81-97.
Mitchell SK, Barnard KE, Booth CL, Magyary DL, Spieker SJ. The natural alliance of psychology and nursing: Substance as well as practice. Am Psychol 1986;41(10):1170.
Moseley JB, O'Malley K, Petersen NJ, Menke TJ, Brody BA, Kuykendall DH, et al. A controlled trial of arthroscopic surgery for osteoarthritis of the knee. N Engl J Med 2002;347(2):81-8.
Motyka M, Motyka H, Wsołek R. Elements of psychological support in nursing care. J Adv Nurs 1997;26(5):909-12.
Seligman MEP, Csikszentmihalyi M. Positive psychology: an introduction. Am Psychol 2000;55(1):5-14.
Shi Y, Cai J, Wu Z, Jiang L, Xiong G, Gan X, et al. Effects of a nurse-led positive psychology intervention on sexual function, depression and subjective well-being in postoperative patients with early-stage cervical cancer: A randomized controlled trial. Int J Nurs Stud 2020;111:103768.
Van Erp TGM, Walton E, Hibar DP, Schmaal L, Jiang W, Glahn DC, et al. Cortical brain abnormalities in 4474 individuals with schizophrenia and 5098 control subjects via the Enhancing Neuro Imaging Genetics through Meta Analysis (ENIGMA) Consortium. Biol Psychiatry 2018;84(9):644-54.
Watson JB, Rayner R. Conditioned emotional reactions. J Exp Soc Psychol 1920;3(1):1-14.
Zolnierek KBH, DiMatteo R. Physician communication and patient adherence to treatment: a meta-analysis. Med Care 2009;47(8):826-34.

CAPÍTULO 2

Neurociencia cognitiva. Elementos básicos en enfermería

Daniel Saiz-Sánchez ■ Verónica Astillero-López ■ Carlos de la Rosa-Prieto
Alicia Flores-Cuadrado ■ Isabel Úbeda-Bañón ■ Alino Martínez-Marcos

PUNTOS CLAVE

- El sistema nervioso está compuesto por una parte periférica especializada en la percepción de estímulos externos, la conducción motora y el control autónomo, y una parte central donde se integra la información y se elaboran respuestas específicas.
- La neurociencia es un enfoque científico pluridisciplinar que estudia la estructura y función del cerebro tanto sano como enfermo.
- El cerebro contiene regiones especializadas funcionalmente conectadas donde se construyen los procesos cognitivos que preceden a una conducta.
- Existen áreas de asociación fuertemente interconectadas en el cerebro encargadas de integrar y procesar la información.
- Existen distintas técnicas como la resonancia magnética nuclear funcional, la tomografía por emisión de positrones, la electroencefalografía y la magnetoencefalografía que nos permiten evaluar procesos cognitivos complejos. Recientemente, se ha propuesto el término «conectómica», en la cual las técnicas tractográficas han demostrado ser muy útiles en el conocimiento de la conectividad cortical.

Introducción

La neurociencia investiga el sistema nervioso desde un punto de vista multidisciplinar y en diferentes niveles como el desarrollo, la neuroanatomía o neurofarmacología, entre otros, tanto en su aspecto sano como en sus diversas patologías. El extenso e intrincado sistema de redes que comunica unas neuronas con otras en diferentes regiones del cerebro constituye la base fundamental del funcionamiento del cerebro. El cerebro recibe gran cantidad de información sensitiva que necesariamente transformará y reinterpretará en forma de pensamiento. Las capacidades cognitivas superiores no son fácilmente atribuibles a una región cerebral; más bien son el resultado de la integración de varias áreas cerebrales. Comprender un problema y resolverlo implica la sinergia de varias de estas regiones.

Uno de los mayores retos en la actualidad es comprender cómo están conectadas las diferentes áreas cerebrales entre sí y cómo esas conexiones originan los diversos y complejos procesos cognitivos que culminarán con una conducta concreta.

Clásicamente, la mayor parte de la investigación se ha centrado en entender los principales sistemas funcionales del cerebro, como son los sistemas sensitivos, motor, la memoria, el aprendizaje, etc. La neurociencia también trata de esclarecer los procesos químicos que se dan en el sistema nervioso y cómo se organizan sus conexiones para llegar a comprender funciones cognitivas complejas (v. cap. 10). El presente capítulo se centra en una descripción de la neuroanatomía funcional del encéfalo, las principales conexiones entre las diversas regiones cerebrales, así como su implicación en la creación de procesos cognitivos superiores.

La ventana abierta por el avance científico y tecnológico en la exploración del cerebro sitúa la neurociencia como una poderosa herramienta para entender una multitud de paradigmas aún hoy desconocidos. Cómo el cerebro procesa la información que le llega del exterior, cómo utiliza las experiencias vividas y cómo establece los razonamientos necesarios para resolver los problemas que se le plantean diariamente es la excitante labor que intenta resolver la neurociencia.

Generalidades del sistema nervioso

Cuando hablamos del sistema nervioso, hacemos referencia al conjunto de estructuras anatómicas que permiten al organismo reaccionar frente a cambios o estímulos tanto en su medio interno como en el medio ambiente que lo rodea. Su organización le permite controlar e integrar multitud de actividades del organismo tales como la circulación y la respiración. Estas funciones se realizan gracias al trabajo de las unidades estructurales y funcionales del sistema nervioso, las neuronas. Son células especializadas que se comunican entre sí mediante señales eléctricas, lo que denominamos impulso nervioso. Dependiendo de su forma o función se puede realizar la siguiente clasificación de tipos de neuronas:

- Según su morfología:
  - Neuronas unipolares o monopolares: una única prolongación desde el soma.
  - Neuronas bipolares: dos prolongaciones (axón y dendrita) desde el soma.
  - Neuronas pseudounipolares: variante de la unipolar.
  - Neuronas multipolares: gran cantidad de dendritas y un único axón desde el soma.
- Según su función:
  - Neuronas sensoriales: recogen información/señales de los distintos órganos sensoriales.
  - Neuronas motoras: envían información/señales a la musculatura.
  - Interneuronas: conectan neuronas próximas en la corteza cerebral.
  - Neuronas de proyección: conectan neuronas de regiones distantes del cerebro.

Para entender la organización y nomenclatura referentes al sistema nervioso es necesario conocer el desarrollo embriológico de sus estructuras anatómicas. A partir de la tercera semana de gestación aparece en el embrión la placa neural. A partir de ella se formará el tubo neural a lo largo del eje longitudinal del embrión. En la región cefálica, este tubo se especializa formando tres vesículas cefálicas denominadas prosencéfalo, mesencéfalo y rombencéfalo. A partir del prosencéfalo se diferenciarán más tarde el telencéfalo (futura corteza cerebral) y el diencéfalo (futuros tálamo, epitálamo e hipotálamo), y a partir del rombencéfalo se formarán el metencéfalo (futuro puente y suprayacente cerebelo) y el mielencéfalo (futuro bulbo raquídeo). El resto del tubo neural formará la futura médula espinal (tabla 2.1).

Para simplificar su estudio, el sistema nervioso se puede subdividir desde un punto de vista estructural o funcional (fig. 2.1):

- Estructural: sistema nervioso central (SNC) (encéfalo y médula espinal) y periférico (SNP) (nervios craneales y raquídeos).
- Funcional: esta división separa, por un lado, el componente somático (voluntario) del SNC y SNP, y por otro, su componente autónomo (visceral o involuntario).

SISTEMA NERVIOSO CENTRAL

El SNC es el «centro de mando» del sistema nervioso. Entre sus funciones principales se encuentran las de integrar y coordinar las señales nerviosas de entrada y de salida, además de llevar a cabo

TABLA 2.1 **Divisiones estructurales del sistema nervioso central (SNC)**

			Telencéfalo	Córtex	
		Prosencéfalo	Diencéfalo	Epitálamo	
				Tálamo	
				Hipotálamo	
SNC	Encéfalo	Metencéfalo			
		Rombencéfalo	Mesencéfalo	Puente o protuberancia	Tronco del encéfalo
				Cerebelo	
			Mielencéfalo	Bulbo raquídeo	
	Médula espinal				

funciones superiores como el pensamiento, el habla o el aprendizaje. Dentro del SNC se engloban las estructuras que encontramos en el interior de la cavidad craneal y en el conducto vertebral, es decir, el encéfalo (del griego *en,* dentro, y *cefalé,* cabeza, «dentro de la cabeza») y la médula espinal, respectivamente. El encéfalo, a su vez, está conformado por la corteza cerebral (fig. 2.2 A), el diencéfalo (epitálamo, tálamo e hipotálamo), el mesencéfalo, el puente y el bulbo raquídeo (que constituyen el tronco del encéfalo) y el cerebelo (fig. 2.2 B; v. tabla 2.1). Desde un punto de vista anatómico y funcional, el cerebro está dividido en un hemisferio derecho y un hemisferio izquierdo conectados, principalmente, mediante el cuerpo calloso y separados por la fisura longitudinal. En cada uno de los hemisferios podemos distinguir diversas cisuras o surcos que lo dividen en lóbulos denominados como los huesos de la bóveda craneal donde se encuentran. La corteza cerebral, a su vez, se puede dividir en un total de 47 áreas descritas neuroanatómicamente por Korbinian Brodmann (v. fig. 2.2 B, C y D):

- Lóbulo frontal: el más anterior, delimitado por el surco lateral (o cisura de Silvio) y el surco central (o cisura de Rolando).
- Lóbulo temporal: lateral, delimitado por el surco lateral (de Silvio).
- Lóbulo parietal: superior, entre el surco central (de Rolando) y el surco parietooccipital.
- Lóbulo occipital: posterior, delimitado por el surco parietooccipital.

SISTEMA NERVIOSO PERIFÉRICO

El SNP se compone de fibras nerviosas (nervios) y sus cuerpos celulares de dos tipos fundamentales de neuronas: motoras, situadas en el asta anterior de la médula espinal, y sensitivas, agrupadas en los ganglios espinales, que envían sus axones hacia la médula espinal a través de las astas posteriores. Estas fibras conducen los impulsos nerviosos desde los órganos de los sentidos y receptores corporales hacia el SNC (sensitivas) o desde el SNC hasta los músculos y glándulas (motoras). Estos nervios participan en el sistema nervioso voluntario y se entremezclan con fibras del sistema nervioso autónomo (simpático y parasimpático). Se pueden clasificar en nervios craneales (12 pares) y nervios espinales o raquídeos (31 pares) (v. fig. 2.1).

Los nervios craneales son fibras nerviosas recubiertas de vainas tubulares procedentes de las meninges craneales, que parten de la base del encéfalo a nivel del tronco del encéfalo y atraviesan la base del cráneo mediante diversos forámenes. Presentan fibras sensitivas y motoras que inervan músculos, glándulas o piel. Además, se encargan de transportar la información de los órganos de los sentidos hasta el SNC. Se identifican por su nombre descriptivo o mediante un número romano (I-XII) (v. figs. 2.1 y 2.2):

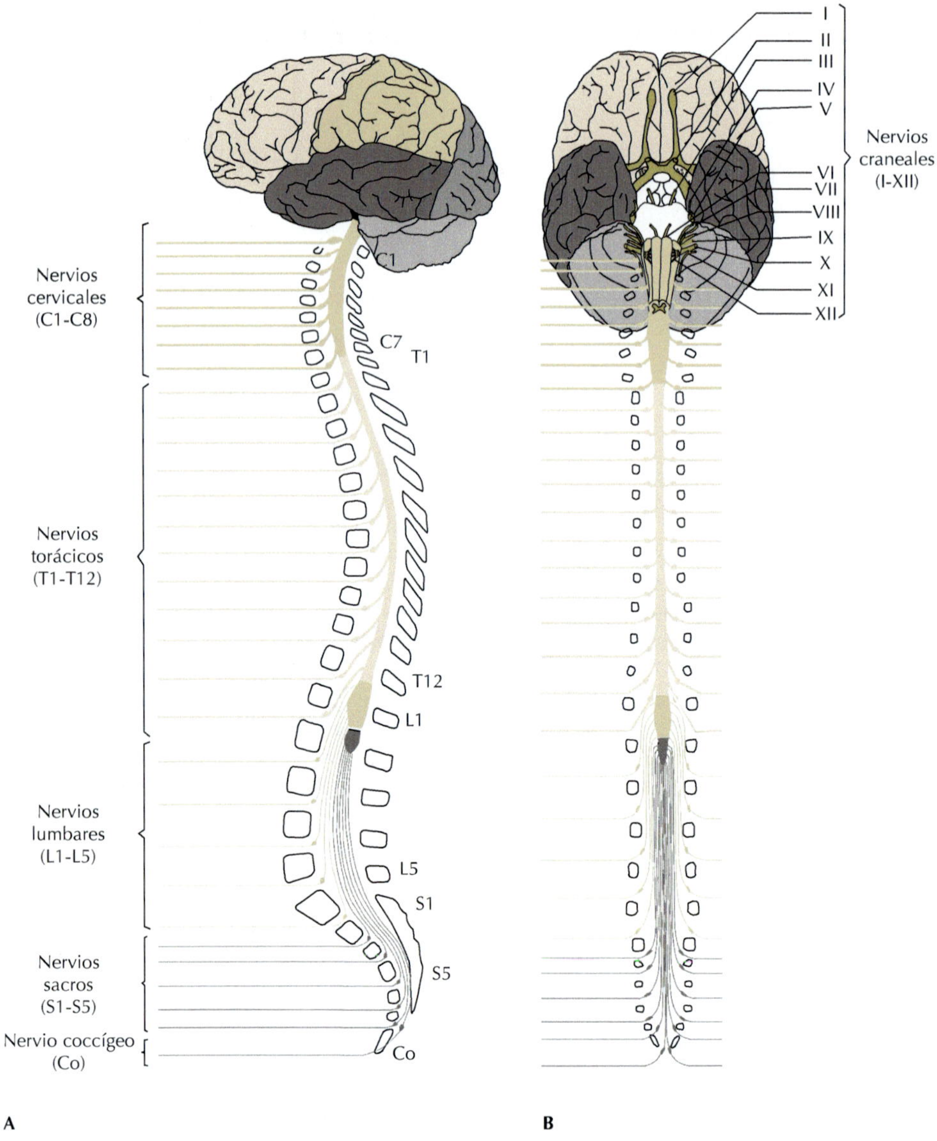

Figura 2.1 Organización general del sistema nervioso; visión lateral (A) y visión inferior (B). El sistema nervioso central está compuesto por el encéfalo y la médula espinal. El sistema nervioso periférico está formado por nervios craneales y raquídeos. Los nervios craneales se designan por su nombre descriptivo o por números romanos: I-XII. Los nervios raquídeos se clasifican con la misma letra y numeración que la vértebra en cuyo borde inferior se ha formado, excepto en la región cervical: nervios cervicales (C1-C8), nervios torácicos (T1-T12), nervios lumbares (L1-L5), nervios sacros (S1-S5) y nervio coccígeo (Co).

- NC I, nervio olfatorio: se trata de un nervio sensitivo especial para el olfato.
- NC II, nervio óptico: fibras sensitivas especiales para el sentido de la visión.
- NC III, oculomotor: encargado de inervar la mayoría de los músculos del ojo; contiene fibras de tipo motoras somáticas y motoras viscerales (parasimpáticas).

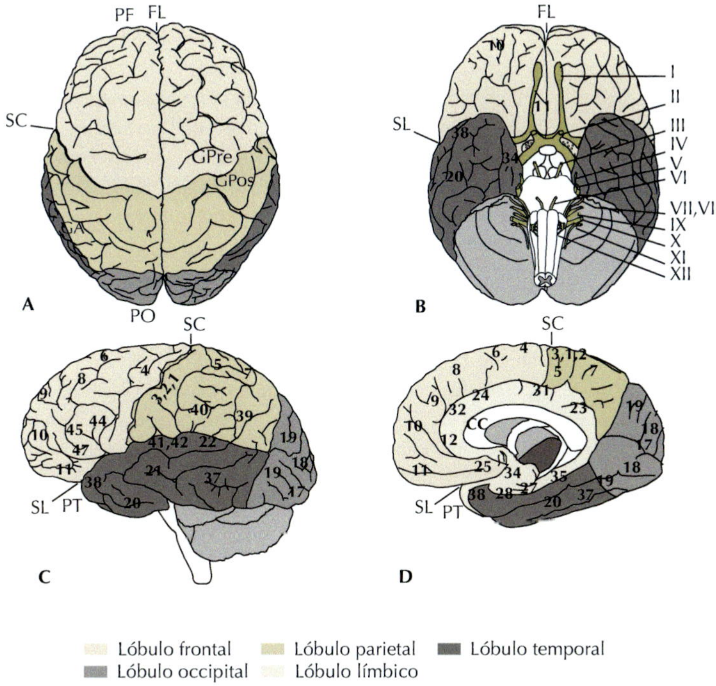

Figura 2.2 Lóbulos cerebrales, giros y surcos principales y áreas de Brodmann de los hemisferios cerebrales; visión superior (A), visión inferior (B), visión lateral (C) y visión sagital (D). El cerebro compone la mayor parte del encéfalo y se divide por la fisura longitudinal (FL) en dos hemisferios. Cada hemisferio cerebral está dividido en cuatro lóbulos: frontal, parietal, temporal y occipital. Entre los polos cerebrales se distinguen el polo frontal (PF), el polo temporal (PT) y el polo occipital (PO). Entre los diversos surcos de la corteza cerebral destacan el surco central (SC), el surco lateral (SL), el surco parietooccipital (SPO), el surco calcarino (SCa) y el surco cingular (SCi). Entre los giros destacan el giro precentral (GPre), el poscentral (GPos) y el angular (GA). También se pueden observar los pares craneales (B). Los números que hacen referencia a las áreas de Brodmann se detallan a continuación: áreas 3, 2, 1 (córtex somatosensorial primario); áreas 5, 40 (córtex somatosensorial asociativo); área 39 (giro angular); área 17 (córtex visual primario); áreas 18, 19 (córtex visual asociativo); área 20 (circunvolución temporal inferior); área 21 (circunvolución temporal media); área 22 (área de Wernicke); área 27 (córtex olfativo piriforme); área 41 (córtex auditivo primario); área 42 (córtex auditivo asociativo); área 4 (córtex motor primario); área 6 (córtex premotor); área 9 (córtex dorsolateral prefrontal); áreas 44, 45 (área de Broca); área 11 (córtex orbitofrontal).

- NC IV, troclear: fibras motoras somáticas que inervan el músculo oblicuo superior del ojo.
- NC V, trigémino: nervio motor somático para musculatura de la masticación y sensitivo somático para recoger la sensibilidad de la piel de la cara.
- NC VI, *abducens:* se encarga de inervar el músculo recto lateral del ojo.
- NC VII, facial: posee fibras motoras somáticas para los músculos de la expresión facial, fibras sensitivas especiales para la lengua y el paladar y motoras viscerales parasimpáticas que inervan las glándulas lagrimales, salivales, nasales y palatinas.
- NC VIII, vestibulococlear: sus fibras son sensitivas especiales que transportan la información de la audición y el equilibrio desde el órgano espiral y el conducto semicircular hasta el SNC.
- NC IX, glosofaríngeo: presenta fibras motoras para el músculo estilofaríngeo, fibras motoras (parasimpáticas secretomotoras) y sensitivas para las glándulas parótidas, fibras sensitivas

especiales gustativas para el tercio posterior de la lengua y fibras sensitivas somáticas para la piel del oído externo.

- NC X, vago: motor para musculatura de la faringe, laringe, paladar y esófago. Sensitivo para la piel de la oreja, sensitivo visceral para la base de la lengua, faringe, laringe, tráquea, bronquios, corazón, esófago, estómago y parte del intestino. También es sensitivo especial para el gusto en la epiglotis y el paladar y posee fibras motoras viscerales para el músculo liso de la tráquea, bronquios, tubo digestivo y músculo cardiaco (parasimpáticas).
- NC XI, accesorio: se trata de un nervio motor somático que controla los movimientos de los músculos esternocleidomastoideo y trapecio.
- NC XII, hipogloso: presenta fibras motoras somáticas para los músculos intrínsecos y extrínsecos de la lengua (excepto el palatogloso).

Los nervios espinales o raquídeos son aquellos que parten de la médula espinal por los agujeros intervertebrales para distribuirse por todo el cuerpo (v. fig. 2.1). Son nervios mixtos compuestos por fibras de neuronas motoras situadas en el asta anterior de la médula espinal (sustancia gris) y por fibras de neuronas sensitivas situadas en los ganglios espinales dorsales. Las fibras aferentes sensitivas son las encargadas de recoger la información de los receptores sensitivos corporales y llevarla hasta el SNC. Una vez allí se elabora una respuesta que será enviada a través las fibras eferentes motoras hasta los músculos correspondientes. Se denominan en relación al nivel vertebral por donde emergen, incluyendo nervios cervicales (8 pares), torácicos (12 pares), lumbares (5 pares), sacros (5 pares) y coccígeo (1 par). Estos nervios espinales se distribuyen por el cuerpo para inervar todos los músculos locomotores. En niveles correspondientes a las extremidades C5-T1 y L4-S5 los ramos anteriores de los nervios espinales forman los plexos (redes) braquial y lumbosacro, donde se entremezclan fibras de distintos niveles y forman nervios complejos.

SISTEMA NERVIOSO SOMÁTICO O VOLUNTARIO

La palabra *soma* proviene del griego y significa cuerpo. Esta porción del sistema nervioso proporciona inervación sensitiva y motora a casi la totalidad del cuerpo, exceptuando el músculo liso, las vísceras y las glándulas. Podemos dividirlo, por tanto, en dos porciones, un sistema somático sensitivo, que transmite información desde los diferentes receptores corporales (mecanorreceptores, termorreceptores y nociceptores) y un sistema somático motor, que inerva los músculos esqueléticos estriados, ya sea para movimientos voluntarios o movimientos reflejos en respuesta a algún estímulo.

SISTEMA NERVIOSO AUTÓNOMO O INVOLUNTARIO

Esta división del sistema nervioso se compone de fibras motoras que van a inervar musculatura lisa (involuntaria), musculatura cardiaca y glándulas secretoras. Este sistema se divide en sistema nervioso simpático y sistema nervioso parasimpático, con bases anatómicas y funcionales diferentes. Ambos tienen como característica común una neurona preganglionar mielinizada, que hace sinapsis (en un ganglio) con una neurona posganglionar no mielinizada que conecta con el órgano diana. La mayor parte de los órganos están inervados por fibras pertenecientes a ambas divisiones, que provocan, generalmente, efectos opuestos. Las diferencias se describen a continuación.

División simpática o toracolumbar

Se compone de dos relevos neuronales. El primero son las neuronas presinápticas situadas en las astas laterales (en los niveles T1-L2) de la médula espinal. Estas hacen sinapsis con las neuronas postsinápticas ubicadas en una serie de ganglios situados paralelos a la columna vertebral (paravertebrales) o delante de ella (prevertebrales), lejos de los órganos diana. Las neuronas postsinápticas de esta división se caracterizan por liberar noradrenalina (excepto en las glándulas sudoríparas). Las fibras simpáticas provenientes de nervios espinales que abandonan los ganglios para/prevertebrales van a inervar a estructuras como el corazón, hígado, pulmones o tubo digestivo, donde producen un aumento de la frecuencia y fuerza de contracción, favorecen la liberación de adrenalina en sangre y provocan broncodilatación o constricción de vasos sanguíneos y esfínteres. En general se ocupa de respuestas excitadoras, de estrés frente a estímulos de lucha y huida.

División parasimpática o craneosacra

En la división parasimpática también intervienen dos relevos neuronales, pero, a diferencia del sistema simpático, las neuronas presinápticas se ubican en el tronco del encéfalo (bulbo raquídeo, puente y mesencéfalo) y en las divisiones sacras de la médula espinal. Los ganglios que contienen los cuerpos de las neuronas de segundo orden (postsinápticas) se sitúan, a diferencia también del sistema simpático, cerca del órgano diana. Las neuronas postsinápticas de esta división se caracterizan por liberar acetilcolina. El nervio vago (NC X) presenta fibras parasimpáticas que inervan estructuras como el corazón, pulmones o tubo digestivo, provocando una disminución de la frecuencia y fuerza cardiaca, constricción de bronquios, estimulación de la secreción de jugos digestivos y relajación de los esfínteres. Además, encontramos diversos ganglios parasimpáticos en la región cefálica, cuyas fibras provienen de los nervios craneales, como el ganglio ciliar (iris y músculos ciliares), ganglio pterigopalatino (glándula lagrimal), ganglio ótico (glándula parótida) y ganglio submandibular (glándulas salivales). Los efectos de las fibras parasimpáticas que pasan por estos ganglios sobre los órganos diana son: constricción pupilar, acomodación del cristalino para visión cercana y promoción de la secreción lagrimal y salival, respectivamente. En general, el sistema parasimpático promueve los estados fisiológicos basales del organismo y ayuda en procesos como la digestión.

Por tanto, vemos que ambas divisiones presentan fibras nerviosas que, viajando por diferentes vías (nervios espinales-ganglios para-/prevertebrales y nervios craneales-ganglios periféricos) alcanzan los órganos diana (glándulas, corazón, pulmones, aparato excretor o digestivo) y provocan sobre ellos efectos opuestos.

Encéfalo frente a cerebro

Mientras que el cerebro es estrictamente la corteza cerebral, dividida en los lóbulos cerebrales y sus circunvoluciones, el encéfalo es el cerebro más el resto de estructuras del SNC, a excepción de la médula espinal. La base de los procesos cognitivos radica en la integración en la corteza cerebral de la información procedente de diversas regiones encefálicas. A continuación, se describe la organización del encéfalo, tanto del cerebro como de las estructuras subcorticales y sus conexiones.

CORTEZA CEREBRAL

Una conducta determinada es la manifestación del patrón de conexiones entre los diferentes tipos neuronales dentro de una región cortical y entre dos o más regiones corticales. En primer lugar, debemos saber que la corteza cerebral está organizada en diversas capas. Aunque dependiendo de la región del cerebro que analicemos la organización de la corteza puede variar, la forma más común de corteza, la isocorteza, se divide en seis capas (fig. 2.3). La capa I es una capa molecular que únicamente contiene dendritas y axones. La capa II es una capa granular que contiene los somas de pequeñas células. La capa III se denomina capa piramidal externa porque contiene gran cantidad de neuronas piramidales, que son las encargadas de emitir las proyecciones axónicas que conectarán con otras regiones del cerebro. La capa IV es otra capa granular más interna que, al igual que la capa II, contiene pequeños cuerpos celulares. La capa V o capa piramidal interna también se caracteriza, como la capa III, por contener las grandes neuronas piramidales de proyección. Finalmente, la capa VI es una capa polimórfica que contiene cuerpos celulares y gran cantidad de fibras. La corteza recibe y emite proyecciones hacia y desde regiones subcorticales, otras regiones corticales, médula espinal e incluso el hemisferio opuesto. Esta distribución en capas permite

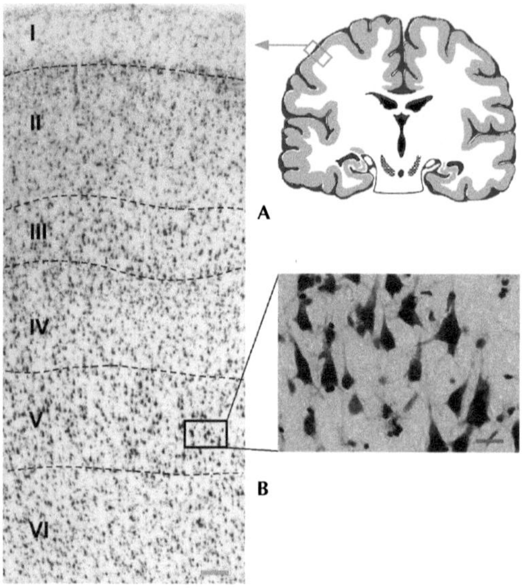

Figura 2.3 Tinción de Nissl de un fragmento de isocorteza. Obsérvense la distribución típica de seis capas de la isocorteza (A) y el detalle de las neuronas piramidales características de la capa V (B). La barra de escala corresponde a 150 µm (A) y 20 µm (B).

organizar las aferencias (proyecciones que entran) y las eferencias (proyecciones que salen), de tal forma que las conexiones entre las diferentes partes de la corteza cerebral están organizadas dentro de estas capas (Douglas y Martin, 2004).

GLÍA

La glía (o células de glía) constituye aproximadamente la mitad de las células del SNC (conformado por el encéfalo y la médula espinal). Tradicionalmente se consideró que el número de estas células superaba al de las neuronas con una ratio 10:1, pero se ha demostrado que se equiparan 1:1 (Von Bartheld et al., 2016). Existen distintos tipos de glía, en función de su morfología, localización anatómica en el sistema nervioso, funciones, origen embrionario y composición molecular. En el SNP, el principal tipo de células gliales son las células de Schwann, la célula satélite y la glía entérica (Rasband, 2016). En el SNC encontramos la glía radial, los astrocitos, las células progenitoras de oligodendrocitos, los oligodendrocitos y la microglía; los astrocitos son los más abundantes (Allen y Lyons, 2018).

Inicialmente, debido a la teoría neurocéntrica (la neurona como principal foco de estudio y funcionalidad), se determinó que la glía tenía una función estática o solo de soporte; sin embargo, las técnicas moleculares y de imagen han permitido demostrar sus diversas funciones (Rasband, 2016). En general, las funciones de las células gliales son la comunicación sináptica, la plasticidad, la mielinización, la homeostasis y la regulación del flujo sanguíneo y del metabolismo, pero también intervienen en procesos cruciales como el aprendizaje y la memoria (Cornell et al., 2022). A continuación, se describen algunos ejemplos más concretos.

La glía radial es la progenitora de las neuronas y de la glía, por vía directa o utilizando progenitores intermedios. Los astrocitos reciben su nombre por su forma estrellada y presentan multitud de procesos (estructuras similares a las dendritas de las neuronas), los cuales permiten el contacto con varias neuronas a la vez y con la vasculatura, siendo esenciales en los circuitos neurales al regular el flujo de sangre local. Además, son capaces de tomar la glucosa y transformarla en lactosa, favoreciendo la energía en la neurona (Rasband, 2016). Las células progenitoras de los oligodendrocitos son las células proliferativas del sistema nervioso y generan oligodendrocitos mielinizados. Estos oligodendrocitos maduros generan mielina que ayuda a la aceleración del impulso nervioso y proporciona el soporte metabólico para los axones. Por último, la microglía son los macrófagos residentes en el cerebro, que cambian su morfología en situaciones de daño cerebral y migran, liberando citocinas y fagocitando las células muertas (Garden y Campbell, 2016; Allen y Lyons, 2018). Las investigaciones sobre la glía han adquirido especial interés debido a su posible implicación en enfermedades neurodegenerativas como el Alzheimer y el Parkinson, trastornos psiquiátricos como la depresión y la esquizofrenia, e incluso neurooncológicos como los glioblastomas, aunque los mecanismos moleculares son aún objeto de estudio (Garden y Campbell, 2016).

INTERNEURONAS

Aproximadamente el 20% de las neuronas de la corteza cerebral son interneuronas; el 80% restante estaría formado por las neuronas de conexión. Como ya se ha comentado, las neuronas de proyección conectan regiones distales del cerebro, mientras que las interneuronas conectan neuronas próximas en la corteza cerebral; por tanto, son imprescindibles para la conformación de los microcircuitos corticales. La mayoría de las interneuronas expresan ácido γ-aminobutírico (GABA) y se dividen en tres clases: poblaciones de expresión de parvalbúmina, de receptor de 5-HT3A y de expresión de somatostatina (Riedemann, 2019). Recientemente, se ha demostrado el papel fundamental de las interneuronas positivas para somatostatina en la desinhibición (inhibiendo las interneuronas GABAérgicas y promoviendo la activación de las células piramidales), y parecen ser esenciales para la regulación a largo plazo y la metaplasticidad de la red, lo que puede ser importante para el aprendizaje dependiente del hipocampo y la memoria (Artinian y Lacaille, 2018). En general, se puede decir que las interneuronas regulan la acción de las neuronas principales para refinar su correcto funcionamiento.

ESTRUCTURAS SUBCORTICALES

La corteza cerebral no es la única región del encéfalo encargada de moldear la información. Cabe reseñar que el encéfalo contiene numerosas regiones subcorticales altamente organizadas compuestas por fibras y núcleos. Estos núcleos son grupos de neuronas especializadas en funciones específicas y son cruciales en el procesamiento previo de la información que más tarde llegará a la corteza. De la misma manera, la información que emerge de la corteza hacia otras regiones del encéfalo, así como hacia el resto del cuerpo, puede verse modificada en las zonas subcorticales.

Existe una gran cantidad de estructuras subcorticales cruciales en el procesamiento de la información nerviosa (fig. 2.4). Los ganglios basales (núcleo caudado, putamen y globo pálido, fundamentalmente) se encargan del control de la postura y del movimiento voluntario, principalmente. Sin embargo, existen estudios que confirman su implicación en procesos cognitivos como la planificación de las acciones (Grahn et al., 2008). El tálamo y el hipotálamo (Jones, 2001) constituyen la mayor parte del diencéfalo y son un compendio de núcleos especializados en el control motor, el procesamiento somatosensorial, la regulación de los ritmos circadianos y un largo etcétera (McCormick y Bal, 1997). Otros núcleos son fundamentales para asociar la información con estados emocionales, como los núcleos amigdalinos (Pessoa y Adolphs, 2010). Además, están directamente conectados con áreas corticales encargadas de almacenar la información en forma de memoria, como el hipocampo (Zola-Morgan y Squire, 1993). No es posible entender la neurociencia cognitiva, por tanto, sin entender cómo se relacionan los núcleos subcorticales con la corteza cerebral.

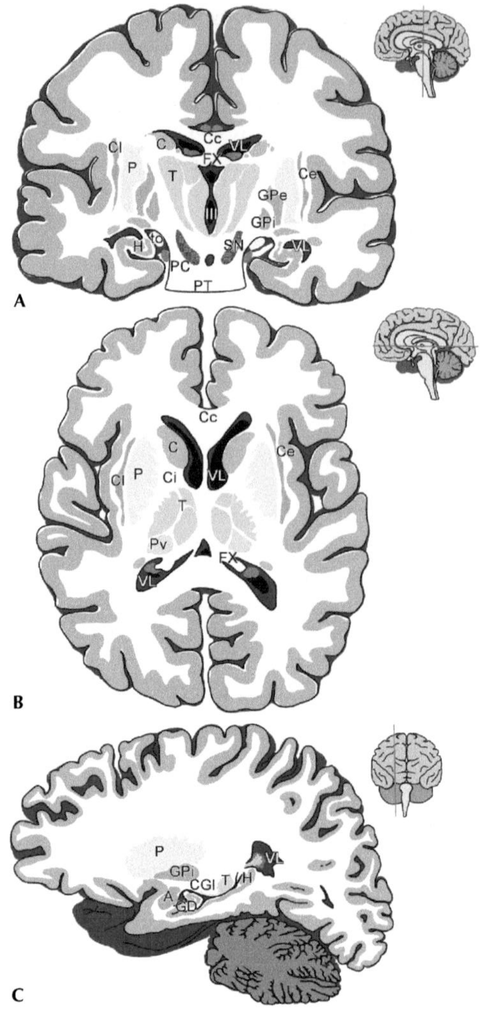

Figura 2.4 Estructura del sistema nervioso central en secciones coronal (A), axial (B) y parasagital (C). En esta figura se distinguen los núcleos corticales y subcorticales principales del encéfalo. A, cuerpo amigdalino; C, núcleo caudado; Cc, cuerpo calloso; Ce, cápsula extrema; CGl, cuerpo geniculado lateral; Ci, cápsula interna; Cl, claustro; FX, fórnix; GD, giro dentado; GPe, segmento externo del globo pálido; GPi, segmento interno del globo pálido; H, hipocampo; III, tercer ventrículo; P, putamen; PC, pedúnculo cerebral; PT, base de la protuberancia; Pv, pulvinar; SN, sustancia negra; T, tálamo; to, tracto óptico; VL, ventrículo lateral.

SISTEMAS MODULADORES DIFUSOS

Existe otro complemento en el encéfalo que, sumado al procesamiento de los núcleos subcorticales, influye a gran escala en la formación final de un estado cerebral: los sistemas moduladores difusos. Son vías que conectan núcleos situados en el tronco del encéfalo con los núcleos subcorticales y con la corteza cerebral. Utilizan neurotransmisores específicos que regulan de forma determinante respuestas cerebrales complejas e influyen directamente en procesos como la motivación, las emociones o la memoria. Los principales neurotransmisores implicados son la dopamina, la acetilcolina, la noradrenalina y la serotonina. En general, la producción de estos neurotransmisores ocurre en núcleos localizados en el tronco del encéfalo, como los núcleos del rafe, el *locus coeruleus*, la sustancia *nigra* y el área tegmental ventral. La disfunción de algunos de estos sistemas provoca enfermedades muy complejas como depresiones, trastornos del sueño, trastornos de personalidad y están relacionados con enfermedades neurodegenerativas como el Parkinson (Olanow y Tatton, 1999) o el Alzheimer (Rodríguez et al., 2012). El estado de estos sistemas, por tanto, influye sobre los procesos cognitivos del individuo.

VÍAS DE CONEXIÓN DENTRO DEL ENCÉFALO

La identificación de las conexiones entre distintas regiones cerebrales ha supuesto un gran avance. Es precisamente la forma cómo se organizan las conexiones entre las distintas partes del encéfalo la que gobierna la funcionalidad de cada área. Las capacidades cognitivas son el reflejo de cómo estas áreas se comunican unas con otras (Reid, 2012). Existe un patrón de conexiones en el encéfalo que permite la comunicación de áreas corticales próximas entre sí, entre áreas muy alejadas, de la corteza con el tronco encefálico e incluso entre las áreas corticales de cada hemisferio.

Cuerpo calloso

Es la principal vía de comunicación, aunque no la única, entre el hemisferio derecho y el izquierdo (fig. 2.5; v. figs. 2.2 y 2.4). Ambos hemisferios poseen, fundamentalmente, las mismas regiones. Sin embargo, existen excepciones, como es el caso del área de Wernicke y el área de Broca, implicadas en el lenguaje que, en la mayoría de los casos, se encuentran en el hemisferio izquierdo. No obstante, las áreas correspondientes del hemisferio derecho participan en el tono, los gestos emocionales y la expresión facial. El cuerpo calloso se encarga de comunicar ambos hemisferios para establecer

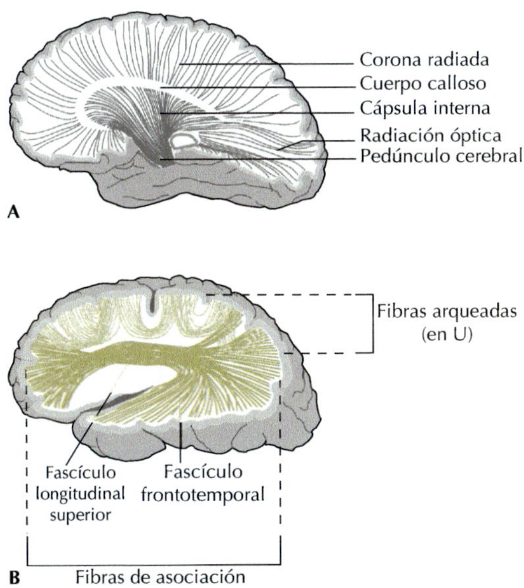

Figura 2.5 Vías de conexión en el encéfalo. A. Se observa la irradiación en forma de abanico de las fibras del cuerpo calloso y de las fibras de proyección (incluyendo la vía motora piramidal) de la corteza cerebral; la corona radiada. Obsérvese la compactación de estas fibras en la cápsula interna. B. Las fibras arqueadas o fibras de asociación cortas se localizan cerca de la corteza y conectan en forma de U giros cercanos. Las fibras de asociación largas (fascículo longitudinal superior y fascículo frontotemporal) se encuentran más profundas en la médula y conectan los lóbulos entre sí.

un significado correcto de una palabra y su contexto. Una lesión del cuerpo calloso en el individuo adulto implica trastornos cognitivos graves, llegando incluso a no reconocer una de las dos partes de su propio cuerpo (Bloom y Hynd, 2005) (v. apartado «Lateralización hemisférica»).

Fibras de proyección

Son dos grandes grupos de fibras que comunican el cerebro con el resto del cuerpo y viceversa. Los grandes haces de fibras aferentes que proceden de la médula y el tronco del encéfalo portan la información somatosensorial hasta la corteza cerebral, y los grandes haces de fibras eferentes que salen desde la corteza cerebral transportan la información para realizar una acción determinada. La gran proyección motora que emerge hacia la médula espinal se conoce como la vía piramidal (v. fig. 2.5 A). Ambos grupos de fibras se aproximan y forman una banda compacta en la región subcortical media del encéfalo conocida como cápsula interna, dejando medial al tálamo y al caudado y lateral al putamen (v. figs. 2.4 y 2.5 A). Cuando los haces de fibras han pasado las estructuras subcorticales se abren en un gran abanico para llegar a contactar con las diferentes regiones de la corteza cerebral. Esta irradiación de fibras se conoce como corona radiada (v. fig. 2.5 A).

Fibras de asociación

Se encargan de conectar diferentes regiones cerebrales dentro de cada hemisferio. Existen dos tipos de fibras principalmente: las fibras arqueadas, que son relativamente cortas y conectan circunvoluciones adyacentes, y fibras mucho más largas que forman grandes haces, denominados fascículos, que conectan regiones cerebrales distantes (v. fig. 2.5 B). De entre estas últimas destacan el fascículo longitudinal superior, que conecta las cortezas occipital y parietal con la corteza frontal, y el fascículo frontotemporal, que se une al anterior desde la corteza temporal hasta la corteza frontal. Estas fibras de asociación permiten la comunicación de áreas que reciben y procesan información sensitiva (occipital, parietal y temporal) con las áreas encargadas de realizar la acción correspondiente (corteza frontal), como sucede, por ejemplo, en el caso del lenguaje (Dick y Tremblay, 2012).

Neurociencia cognitiva

Este apartado describe la funcionalidad de las diversas regiones corticales y su implicación en la formación de procesos que posteriormente se desarrollarán a lo largo de este libro, como el aprendizaje, la emoción, la memoria, el pensamiento, el lenguaje o la inteligencia, entre otros, así como su correlación con algunas patologías clave.

En cada sistema funcional están implicadas varias áreas cerebrales que se encargan de tareas concretas en el procesado de la información. Además, estas regiones están conectadas entre sí por vías identificables y estas conexiones siguen, habitualmente, un mapa topográfico (Jbabdi et al., 2013). La información pasa a través de conexiones que portan información primaria y, a medida que surgen nuevas conexiones con otras regiones corticales, adquiere mayor complejidad. Esto último está directamente relacionado con la organización jerárquica del sistema nervioso, de manera que existen neuronas específicas que responden únicamente a unos estímulos concretos, mientras que sus vecinas lo harán con otros diferentes. Al principio de una manera primaria, unas neuronas responden a una forma o a un color y, a medida que la información se torna más compleja, podemos tener neuronas que responden ante un objeto y no ante otro. Si bien no se puede aseverar que existen regiones específicas para cada comportamiento o actividad, existen zonas funcionales bien definidas.

ÁREAS DE ASOCIACIÓN

Desde el siglo XVIII el ser humano ha clasificado funcionalmente el cerebro. Una de las primeras clasificaciones la hizo Franz Joseph Gall, quien, basándose en las protuberancias del cráneo, realizó un mapa topográfico funcional: la llamada frenología. Otorgaba una función a diferentes zonas del cráneo y a las regiones cerebrales situadas por debajo. Pronto se comprobó que no era una clasificación acertada. Durante el siglo XIX los avances de Paul Broca y Karl Wernicke en la descripción de las áreas implicadas en el lenguaje a partir de pacientes con lesiones inspiraron al anatomista Korbinian Brodmann, quien basándose en la citoarquitectura distinguió 47 regiones corticales diferenciables. Después de un siglo, las áreas de Brodmann siguen siendo utilizadas ampliamente (v. fig. 2.2).

Hoy por hoy, los neurocientíficos hablan de regiones cerebrales unimodales y polimodales, aunque muchas de estas regiones coinciden con la clasificación hecha por Brodmann. Las regiones unimodales están especializadas en procesar información relacionada con una modalidad sensorial, ya sea visual (área 17 de Brodmann), auditiva (área 41 de Brodmann), olfativa (área 27 de Brodmann) o gustativa (área 43 de Brodmann) (v. fig. 2.2). Las regiones polimodales son regiones en la corteza cerebral que reciben información de dos o más regiones unimodales y las integran. Destacan tres regiones polimodales por encima del resto: la región anterior, la región límbica y la región posterior (fig. 2.6). El área de asociación anterior comprende la corteza prefrontal fundamentalmente (áreas 9-12 de Brodmann) y se ocupa, entre otras, de planificar las acciones. El área de asociación límbica implica la corteza temporal, incluida la formación del hipocampo, el giro angular (área 39 de Brodmann), el giro cingular (áreas 12, 32, 24, 31 y 23 de Brodmann) y la corteza frontal, fundamentalmente. Incluye además estructuras subcorticales críticas como la amígdala (v. fig. 2.4), implicada en procesos de memoria y aprendizaje. Finalmente, el área de asociación posterior comprende parte de los lóbulos parietal, occipital y temporal y está implicada en multitud de funciones como el lenguaje, la visión o la exploración (Kandel, 2001).

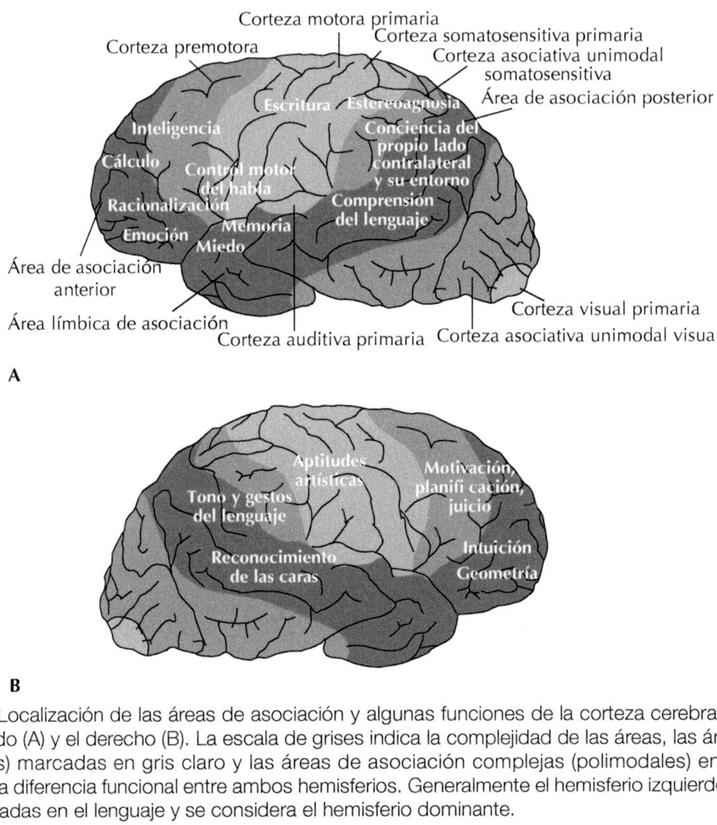

Figura 2.6 Localización de las áreas de asociación y algunas funciones de la corteza cerebral en el hemisferio izquierdo (A) y el derecho (B). La escala de grises indica la complejidad de las áreas, las áreas primarias (unimodales) marcadas en gris claro y las áreas de asociación complejas (polimodales) en gris oscuro. Obsérvese la diferencia funcional entre ambos hemisferios. Generalmente el hemisferio izquierdo contiene las áreas implicadas en el lenguaje y se considera el hemisferio dominante.

PRINCIPALES PROCESOS COGNITIVOS

Las funciones mentales rigen nuestras conductas. La inteligencia, el cálculo, la escritura, las emociones, el pensamiento, la motivación, la planificación o la memoria son algunas de ellas. Los procesos cognitivos permiten relacionar aquello que percibimos con nuestra experiencia y generar acciones coherentes. La base neuronal que posibilita esta interacción la hallamos en las diversas áreas de asociación de la corteza cerebral. Estas constituyen una base consistente para investigar sobre los procesos cognitivos que rigen nuestra conducta y desenmascarar cómo funcionan las diferentes regiones del cerebro, cómo se comunican entre ellas y qué funciones controlan. A continuación, se describen las principales áreas de asociación, así como la conexión que existe entre ellas y las funciones en las que están implicadas.

Área de asociación anterior

Situada en la corteza prefrontal, ocupa gran parte del lóbulo frontal y se relaciona directamente con las cortezas premotora (área 6 de Brodmann) y motora (área 4 de Brodmann), incluyendo el área de Broca (áreas 44 y 45 de Brodmann) implicada en el control motor del lenguaje (v. fig. 2.2). Habitualmente se subdivide en una región orbitofrontal asociada a funciones viscerales y emocionales y en otra región dorsolateral relacionada con funciones de conceptualización, planificación, capacidad de juicio y resolución de problemas (Miller, 2000) (v. fig. 2.6).

La lesión de la corteza prefrontal suele provocar la pérdida de iniciativa y la falta de juicio. El caso más conocido fue el sufrido por Phineas Gage, quien experimentó una lobotomía prefrontal cuando una barra de hierro le atravesó los lóbulos frontales. Sobrevivió y se recuperó. Este era considerado un trabajador ejemplar: incansable, puntual, educado. Sin embargo, tras el accidente era incapaz de organizarse en el trabajo, se volvió irresponsable, irascible e irreverente: era otra persona (Damasio et al., 1994; McCormick et al., 2018).

Otra de las funciones que implica la corteza prefrontal está relacionada con la atención selectiva. Es decir, la capacidad para limitar la cantidad de información visual hacia lo que nos resulta más interesante. Es el área asociativa posterior la que rige este proceso cognitivo (v. más adelante); sin embargo, se cree que la corteza prefrontal influye directamente sobre el área de asociación posterior a través de su conexión mediante el fascículo longitudinal superior (v. fig. 2.5 B) para optimizar la atención selectiva del individuo (Welberg, 2012).

Como hemos comentado, la parte orbitofrontal (área 11 de Brodmann) de la corteza prefrontal está relacionada con funciones viscerales y emocionales. La amígdala, situada en el lóbulo temporal, es la principal estructura en el procesamiento de la información asociada a la emoción. Está conectada directamente con el hipocampo y, a través de la corteza cingular, conecta con la corteza orbitofrontal (v. fig. 2.2 D). Estas conexiones recíprocas podrían asociar el aprendizaje y la experiencia con los aspectos cognitivos de la emoción (Rolls y Grabenhorst, 2008). Los pacientes con la región orbitofrontal lesionada producen respuestas viscerales normales (sudoración, erección del vello, etc.) frente a estímulos que les sobresaltan como ruidos fuertes o luces brillantes, pero reaccionan indiferentes ante imágenes que conllevan gran carga emocional presentadas entre imágenes más neutras. Simplemente, les son indiferentes. Un ejemplo ilustrativo de procesos cognitivos que siguen vías separadas, aunque complementarias, es la prosopagnosia. Los pacientes son incapaces de reconocer caras familiares e incluso la suya propia por afectación de las áreas temporales específicas 20 y 21 de Brodmann (v. más adelante), aunque de manera inconsciente reaccionan de forma visceral (sudoración, etc.) a ellas y no lo hacen con rostros que son desconocidos para ellos (Barton, 2003).

Otra función que podemos atribuir a la corteza asociativa prefrontal es el almacenaje a largo plazo del conocimiento episódico o autobiográfico, una forma de memoria declarativa (v. apartado «Área de asociación límbica») (Fletcher et al., 1997). La falta de este tipo de memoria provoca un trastorno conocido como amnesia de la fuente, donde los pacientes pueden recordar hechos concretos relativos a sus familiares o amigos, pero no son capaces de recordar cómo, cuándo o dónde sucedieron. Este es otro claro ejemplo de cómo las áreas asociativas multimodales integran información de otras regiones cerebrales.

Finalmente, cabe destacar la importante relación que existe entre la corteza prefrontal, (en especial de la zona dorsal) y el sistema modulador difuso dependiente de dopamina. La falta de neurotransmisor dopamina, como ocurre en la enfermedad de Parkinson, provoca efectos similares a la pérdida de dicha corteza. Los pacientes se encuentran carentes de motivación y tienen limitadas sus capacidades de planificación. Por otro lado, también se ha estudiado la relación de este sistema con el área prefrontal en relación a la esquizofrenia. Así, cuando existe un aumento de dopamina se provocarían los síntomas positivos (alucinaciones, delirios y trastornos de pensamiento y del movimiento) y cuando existe un déficit del neurotransmisor se explicarían los síntomas negativos (afecto plano, falta de satisfacción y de comunicación, etc.).

Área de asociación posterior

Como hemos visto, comprende parte del lóbulo occipital y temporal, pero fundamentalmente está compuesta por el lóbulo parietal (v. fig. 2.6). Contiene la corteza somatosensorial primaria (áreas 3, 2 y 1 de Brodmann), la corteza somatosensorial secundaria, la corteza gustativa (área 43 de Brodmann) (v. fig. 2.2) y el área de asociación. El área de asociación posterior recibe aferencias desde prácticamente todo el cerebro: corteza somatosensorial y motora, corteza visual, lóbulos frontal, temporal y occipital y sistema límbico (amígdala, hipocampo y corteza cingular) (v. figs. 2.2, 2.4 y 2.6). Procesa información vinculada con el reconocimiento del propio cuerpo y de los objetos que lo rodean e influye en que las actividades, especialmente las manuales, se ejecuten de manera ordenada y secuencial (Bisley y Goldberg, 2010; Vesia y Crawford, 2012).

Dentro del área de asociación posterior, la corteza parietal posterior es la región del encéfalo de la que mayor información respecto a su implicación funcional se dispone en la actualidad. Lesiones de esta región implican déficits sobre la conciencia del propio cuerpo y del medio que lo rodea. Mientras que la agudeza visual se mantiene, la capacidad exploratoria de los individuos e intentar alcanzar objetos con las manos es casi inexistente. Como se ha comentado anteriormente, se sabe que esta región responde a estímulos visuales y que lo hace con mayor intensidad si se presta atención a un estímulo dentro del campo visual. Se cree que esta atención selectiva incrementa la respuesta neuronal de regiones concretas del cerebro y facilita la planificación del movimiento (Andersen y Cui, 2009). Este proceso cognitivo está directamente relacionado con la comunicación directa entre la corteza prefrontal dorsal y la corteza parietal posterior. Dicha comunicación es especialmente relevante y tiene una funcionalidad evidente para dirigir las conductas (Welberg, 2013).

Área de asociación límbica

Situada en el lóbulo temporal (v. fig. 2.6), congrega información de las cortezas auditivas primaria y secundaria (áreas 41 y 42 de Brodmann) (v. fig. 2.2). Está implicada en los mecanismos relacionados con la actividad visceral y emocional y en funciones mentales como la memoria, el aprendizaje y el habla. Directamente relacionada con la región auditiva, el lóbulo temporal contiene la región asociativa auditiva 22 o área de Wernicke, implicada en la comprensión y formulación del lenguaje. Además, contiene los núcleos amigdalinos implicados en el procesamiento de las emociones (Pessoa, 2008) y la formación del hipocampo, directamente involucrada en los procesos de memoria y aprendizaje.

El caso más representativo de una lesión en esta región es el del paciente H. M., a quien se le extirparon ambos complejos amigdalinos, ambas formaciones del hipocampo y partes del área de asociación multimodal temporal (Annese et al., 2014). Su memoria retrógrada estaba prácticamente intacta, así como su coeficiente intelectual y su capacidad de comunicación. Sin embargo, había menguado fuertemente su capacidad para transformar la memoria nueva a corto plazo en memoria a largo plazo. Durante los siguientes años, su médico se tenía que presentar de nuevo en cada nueva consulta. Este paciente constituye la prueba de la función de la formación del hipocampo en la formación de nuevas memorias y de su relación directa con los núcleos amigdalinos para contextualizar emocionalmente las nuevas experiencias. Además, se sabe también que la corteza temporal, y en particular el hipocampo, recibe conexiones del resto de áreas asociativas para integrar la información percibida y, de nuevo desde el hipocampo, se proyecta dicha información integrada a la isocorteza. Sin embargo, no todos los tipos de memoria estaban afectados. Mientras que el paciente no podía generar memoria declarativa, es decir, memoria que requiere adquirir consciencia de las personas, los lugares y los objetos, sí era capaz de generar nueva memoria no declarativa, basada en tareas mecánicas o reflejas, que no implicaban un esfuerzo consciente de la tarea en sí misma. Esto es debido a que la información que construye una memoria que afecta a procesos cognitivos complejos necesariamente ha de ser integrada en el hipocampo (Fuster, 2009). El almacenaje de diferentes tipos de memoria declarativa se ha podido comprobar mediante lesiones de regiones específicas en la corteza asociativa. Se sabe, por ejemplo, que lesiones en esta región, concretamente en las áreas 20 y 21 de Brodmann, impiden el reconocimiento de caras y objetos: prosopagnosia (Barton, 2003). Cabe destacar que, puesto que la región temporal recibe aferencias desde el resto de áreas asociativas, la afectación de otras regiones distintas de la corteza temporal también provocará ciertos tipos de agnosias. Un ejemplo es la agnosia visual asociativa por lesión de la corteza parietal posterior, donde los pacientes son incapaces de nombrar los objetos que se les presentan, pero los reconocen y reproducen en dibujos perfectamente.

Lateralización hemisférica

Cada hemisferio controla, fundamentalmente, la parte contralateral de las funciones motoras y sensitivas del cuerpo y de su entorno. Habitualmente se ha considerado el hemisferio dominante aquel que controla los aspectos fundamentales del lenguaje, es decir, aquel que contiene las áreas de Broca y de Wernicke. Normalmente el hemisferio dominante es el izquierdo, tanto en personas diestras como zurdas, aunque no de forma exclusiva. Además, la funcionalidad hemisférica no es especular de un hemisferio al otro. Mientras que el hemisferio izquierdo se asocia a la racionalización, el cálculo, el significado del lenguaje o el pensamiento analítico, el derecho está implicado en el reconocimiento de caras, en las habilidades artísticas o en funciones emocionales. El corte del cuerpo calloso (callosotomía) no es habitual, pero cuando se realiza, por ejemplo, en el tratamiento de la esquizofrenia, se secciona la mayor y casi única comunicación interhemisférica. Habitualmente, los pacientes dejan de reconocer la parte contralateral no dominante como parte de su propio cuerpo y tienen dificultades para coordinar y realizar acciones concretas (Acciarresi, 2012). En la actualidad, poco se sabe sobre cómo actúa el cuerpo calloso integrando la información de ambos hemisferios (Bloom y Hynd, 2005; Paul et al., 2007). No obstante, se sabe que las personas que padecen agenesia del cuerpo calloso, es decir, que nacen sin esta estructura, no presentan los déficits cognitivos que en un individuo adulto se observan tras la callosotomía (Paul et al., 2007).

Patología vascular

Una de las causas más comunes de daño cerebral son los accidentes cerebrovasculares o ictus. Dado que el cerebro tiene un consumo metabólico muy elevado respecto a otros órganos (consume un 20% del total del aporte de oxígeno), un fallo vascular puede comprometer seriamente su funcionalidad a corto, medio o largo plazo. Los ictus se pueden clasificar en dos grandes grupos: hemorrágicos e isquémicos. Los primeros, si bien suelen ser más graves, son menos habituales y ocurren cuando existe una rotura de algún vaso y la hemorragia se extiende, habitualmente, por el espacio subaracnoideo. Esta situación suele originarse por la rotura de aneurismas que se corresponden con zonas débiles de las paredes de algunos vasos (fig. 2.7 A). Los segundos son los más frecuentes y se producen por estenosis o estrechamiento arterial, lo que se traduce en una reducción drástica del aporte sanguíneo y la generación de una situación de hipoxia o bajo aporte de oxígeno (Hankey, 2017).

El cerebro está irrigado por pares de arterias principales: las arterias cerebrales anteriores, las arterias cerebrales medias y las arterias cerebrales posteriores. Todas ellas derivan de una estructura

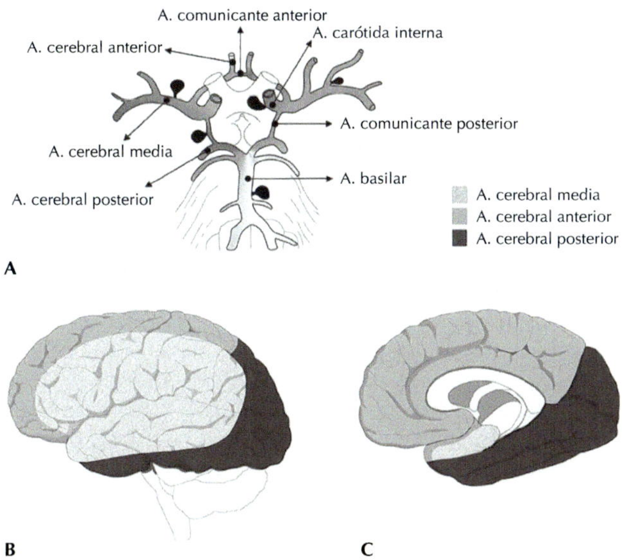

Figura 2.7 Sistema arterial del encéfalo. A. Representación del polígono de Willis, de donde derivan las principales arterias del encéfalo. Obsérvese la representación de aneurismas (destacados en negro) en zonas sensibles a sufrir una lesión vascular (hemorragias). B y C. Vistas lateral y medial, respectivamente, donde se representan los territorios cerebrales irrigados por cada una de las arterias principales (anterior, media y posterior). Obsérvese que los límites entre una y otra arteria están parcialmente solapados en la realidad.

que se sitúa estratégicamente en el centro de la base del cráneo, denominada polígono de Willis (v. fig. 2.7 A). La arteria cerebral anterior irriga la región medial de los lóbulos frontal y parietal. La arteria cerebral media irriga la región lateral de los lóbulos frontal, parietal y temporal. La arteria cerebral posterior irriga la parte inferior del lóbulo temporal y el lóbulo occipital (fig. 2.7 B y C). Como ya hemos visto, las diferentes regiones cerebrales se asocian con diferentes funciones y, por tanto, la lesión de una u otra arteria cerebral comprometerá unas funciones concretas. Así, una lesión de la arteria posterior suele relacionarse con problemas visuales (Nouh et al., 2014), y una lesión de la arteria cerebral anterior suele relacionarse con problemas motores de las extremidades inferiores (Arboix et al., 2009). El mayor porcentaje de ictus, sin embargo, se deben a la arteria cerebral media y la sintomatología está muy relacionada con deficiencias motoras de las extremidades superiores y la región facial, así como con trastornos del lenguaje o afasias (Heinsius et al., 1998). Determinar que una persona está sufriendo un ictus es de vital importancia, pues la gravedad de la lesión es proporcional al tiempo que pase hasta poder tratarla.

Técnicas presentes y futuras

El desarrollo de la neurociencia cognitiva ha sido paralelo a la evolución de las técnicas que han facilitado su estudio. En este sentido, la aparición de técnicas que han posibilitado el mapeado funcional cortical que permiten evaluar cómo la función cerebral subyace a las actividades mentales ha sido clave (Raichle, 2009). La tomografía por emisión de positrones (PET), la resonancia magnética nuclear funcional (RMNf), junto con la electroencefalografía (EEG) y la magnetoencefalografía (MEG), han sido las más destacadas. Por otro lado, la complejidad de las conexiones cerebrales ha supuesto uno de los mayores retos en la comprensión de los procesos mentales. La conectómica, una disciplina científica todavía por construir, trata de dar respuesta a ese desafío.

TOMOGRAFÍA POR EMISIÓN DE POSITRONES

La PET es una técnica de medicina nuclear (Soriano et al., 2009). Esta técnica detecta mediante tomógrafos la emisión de fotones γ emitida por el paciente al que se le ha administrado un radiofármaco (una molécula marcada con un isótopo radiactivo) por vía intravenosa. La PET es capaz de detectar la distribución cerebral del radiofármaco. Esta imagen habitualmente se combina con otras tales como la tomografía axial computarizada (TAC) para incrementar la resolución espacial.

RESONANCIA MAGNÉTICA NUCLEAR FUNCIONAL

La RMNf se basa en los cambios de flujo sanguíneo y en el consumo de oxígeno y glucosa. Estos cambios metabólicos se correlacionan con la actividad celular del cerebro, incluyendo los astrocitos y las neuronas. Las imágenes de RMNf ponen de manifiesto aquellas regiones cerebrales particularmente activas durante la realización de la prueba. Si por ejemplo se le pide al paciente que mueva la mano, se producirá una vasodilatación en la corteza motora provocada por la demanda de oxígeno de las células de esa región. El oxígeno es transportado por la hemoglobina en forma de oxihemoglobina, que es diamagnética. En las células tiene lugar un aumento de la concentración de la desoxihemoglobina, que es paramagnética. Esto provocará un cambio de magnetismo local que será detectado y destacará sobre las zonas adyacentes (Logothetis, 2008).

ELECTROENCEFALOGRAFÍA Y MAGNETOENCEFALOGRAFÍA

El registro de la actividad eléctrica rítmica de la corteza cerebral se denomina EEG. Se realiza mediante la aplicación de un dispositivo sobre el cráneo que cuenta con una serie de sensores de registro en localizaciones específicas. De ese modo se obtienen registros comparables, espaciados en el tiempo o interindividuales. Es una técnica especialmente útil en el diagnóstico neurológico, en particular en los trastornos epilépticos. El patrón normal del electroencefalograma consiste en una serie de ondas que dependen de diversos factores tales como el estado de consciencia, la edad, la localización de los electrodos y el estado de salud o enfermedad del sujeto (Harrison y Connolly, 2013).

La MEG registra la actividad cerebral mediante la captación de los campos magnéticos generados por la actividad postsináptica a través de un magnetómetro extracraneal. En concreto se registra la actividad generada por las dendritas apicales de las células piramidales corticales (v. fig. 2.3) a través de sus potenciales postsinápticos. Su principal ventaja es una alta resolución temporal (milisegundos) y espacial (milímetros) (Stefan et al., 2012).

CONECTÓMICA: *DIFFUSION TENSOR IMAGING* Y TRACTOGRAFÍA

Las técnicas descritas hasta ahora detectan, mediante procesos diferentes, la actividad de distintas zonas del cerebro. El desafío, sin embargo, consiste en tratar de comprender cómo unas zonas del cerebro influyen sobre otras de manera coordinada para dar una respuesta al mundo en cada momento. En 1993, Francis Crick y Edward Jones publicaron un editorial provocador (Crick y Jones, 1993) denunciando el atraso en el conocimiento de la neuroanatomía humana y en la necesidad de desarrollar nuevas técnicas globales para lograr comprender el funcionamiento del cerebro humano. En el año 2001 un enfoque genómico permitió a un consorcio liderado por Craig Venter secuenciar el genoma humano (Venter et al., 2001). En el año 2005 se propuso la conectómica como un enfoque global para desentrañar la complejidad estructural de este órgano en el que solo en la corteza se encuentran 10^{10} neuronas y 10^{13} sinapsis (Sporns et al., 2005). Este enfoque iría desde la microescala (neuronas y sinapsis individuales) a la mesoescala (minicolumnas y su patrón de conexiones) y, por último, a la macroescala (regiones cerebrales y sus vías de asociación). En este último nivel surgió la discrepancia entre la parcelación anatómica y la funcional (Craddock et al., 2013). Las regiones anatómicas *nodes* se conectan a través de *edges,* que cuando unen distintas regiones constituyen *paths.* Las regiones interconectadas son *clusters,* que constituyen *modules.* Los *nodes* especialmente conectados se denominan *hubs.* Esto se puede representar como gráficos que es posible matematizar mediante modelización, teoría de gráficos y neurociencia computacional (Van den Heuvel y Sporns, 2019). Este tipo de aproximación está resultando especialmente útil para correlacionar los mismos síntomas producidos por distintas lesiones cerebrales y cambiar la idea general de regiones cerebrales asociadas a funciones concretas por la del cerebro trabajando en red (Fox, 2018), incluso cuando aparentemente no hace nada durante los periodos de reposo *(resting state)* (Seitzman et al., 2019). No obstante, quizá la mayor dificultad continúa siendo vislumbrar la conectividad global del cerebro humano por las limitaciones técnicas que conlleva, así como su aplicación clínica (Wu et al., 2021). Existen, en la actualidad, dos proyectos internacionales que se están desarrollando en este sentido: uno estadounidense, el «Brain Activity Map» (Alivisatos et al., 2013; Alivisatos et al., 2012), y otro europeo, el «Human Brain Project».

Hace apenas dos décadas comenzó a desarrollarse una técnica basada en la implementación de imágenes de resonancia magnética, la llamada *diffusion tensor imaging* (DTI) (Mori et al., 2007). Esta técnica mide la isotropía de las moléculas de agua. Estas moléculas tienen una difusión isotrópica (al azar y, por tanto, de forma esférica) en un medio abierto, pero es anisotrópica (siguiendo, por ejemplo, los axones y, por tanto, de forma elipsoidal) en los tejidos vivos. Esta forma elipsoidal permite conocer cuál es la orientación de las moléculas de agua según los tres ejes del espacio X, Y, Z y asignarles un color rojo, verde y azul, respectivamente. Las imágenes de DTI, por tanto, revelan la orientación de las fibras dentro de la sustancia blanca, inapreciables en imágenes de resonancia convencionales. A partir de imágenes de DTI, y por un procesado ulterior comparando la orientación de los distintos píxeles de cada sección, se pueden reconstruir imágenes tridimensionales en las que la orientación de los vóxeles revela los tractos dentro del sistema nervioso, la llamada tractografía. Esta técnica tiene limitaciones técnicas, pero supone una poderosa herramienta para analizar la conectividad a macroescala del cerebro humano.

Bibliografía

Acciarresi M. Agnosia, apraxia, callosal disconnection and other specific cognitive disorders. Front Neurol Neurosci 2012;30:75-8.

Alivisatos AP, Chun M, Church GM, Deisseroth K, Donoghue JP, Greenspan RJ, et al. Neuroscience. The brain activity map. Science 2013;339(6125):1284-5.

Alivisatos AP, Chun M, Church GM, Greenspan RJ, Roukes ML, Yuste R. The brain activity map project and the challenge of functional connectomics. Neuron 2012;74(6):970-4.

Allen NJ, Lyons DA. Glia as architects of central nervous system formation and function. Science 2018;362(6411):181-5.

Andersen RA, Cui H. Intention, action planning, and decision making in parietal-frontal circuits. Neuron 2009;63(5):568-83.

Annese J, Schenker-Ahmed NM, Bartsch H, Maechler P, Sheh C, Thomas N, et al. Postmortem examination of patient H.M. 's brain based on histological sectioning and digital 3D reconstruction. Nat Commun 2014;5:3122.

Arboix A, García-Eroles L, Sellares N, Raga A, Oliveres M, Massons J. Infarction in the territory of the anterior cerebral artery: clinical study of 51 patients. BMC Neurol 2009;9:30.

Artinian J, Lacaille JC. Disinhibition in learning and memory circuits: new vistas for somatostatin interneurons and long-term synaptic plasticity. Brain Res Bull 2018;141:20-6.

Barton JJ. Disorders of face perception and recognition. Neurol Clin 2003;21(2):521-48.

Bisley JW, Goldberg ME. Attention, intention, and priority in the parietal lobe. Annu Rev Neurosci 2010; 33:1-21.

Bloom JS, Hynd GW. The role of the corpus callosum in interhemispheric transfer of information: excitation or inhibition? Neuropsychol Rev 2005;15(2):59-71.

Cornell J, Salinas S, Huang HY, Zhou M. Microglia regulation of synaptic plasticity and learning and memory. Neural Regen Res 2022;17(4):705-16.

Craddock RC, Jbabdi S, Yan CG, Vogelstein JT, Castellanos FX, Di Martino A, et al. Imaging human connectomes at the macroscale. Nat Methods 2013;10(6):524-39.

Crick F, Jones E. Backwardness of human neuroanatomy. Nature 1993;361(6408):109-10.

Damasio H, Grabowski T, Frank R, Galaburda AM, Damasio AR. The return of Phineas Gage: clues about the brain from the skull of a famous patient. Science 1994;264(5162):1102-5.

Dick AS, Tremblay P. Beyond the arcuate fasciculus: consensus and controversy in the connectional anatomy of language. Brain 2012;135(Pt 12):3529-50.

Douglas RJ, Martin KA. Neuronal circuits of the neocortex. Annu Rev Neurosci 2004;27:419-51.

Fletcher PC, Frith CD, Rugg MD. The functional neuroanatomy of episodic memory. Trends Neurosci 1997;20(5):213-8.

Fox MD. Mapping symptoms to brain networks with the human connectome. N Engl J Med 2018;379(23): 2237-45.

Fuster JM. Cortex and memory: emergence of a new paradigm. J Cogn Neurosci 2009;21(11):2047-72.

Garden GA, Campbell BM. Glial biomarkers in human central nervous system disease. Glia 2016;64(10): 1755-71.

Grahn JA, Parkinson JA, Owen AM. The cognitive functions of the caudate nucleus. Prog Neurobiol 2008;86(3):141-55.

Hankey GJ. Stroke. Lancet 2017;389(10069):641-54.

Harrison AH, Connolly JF. Finding a way in, a review, practical evaluation of fMRI, EEG for detection, assessment in disorders of consciousness. Neurosci Biobehav Rev 2013;37(8):1403-19.

Heinsius T, Bogousslavsky J, Van Melle G. Large infarcts in the middle cerebral artery territory. Etiology and outcome patterns. Neurology 1998;50(2):341-50.

Jbabdi S, Sotiropoulos SN, Behrens TE. The topographic connectome. Curr Opin Neurobiol 2013;23(2):207-15.

Jones EG. The thalamic matrix and thalamocortical synchrony. Trends Neurosci 2001;24(10):595-601.

Kandel ER. Integration of sensory and motor function: the association areas of the cerebral cortex and the cognitive capabilities of the brain. In: Kandel ER, editor. Principles of neural science. 4th ed. Madrid: McGraw-Hill/Interamericana de España; 2001. p. 349-80.

Logothetis NK. What we can do and what we cannot do with fMRI. Nature 2008;453(7197):869-78.

McCormick C, Ciaramelli E, De Luca F, Maguire EA. Comparing and contrasting the cognitive effects of hippocampal and ventromedial prefrontal cortex damage: a review of human lesion studies. Neuroscience 2018;374:295-318.

McCormick DA, Bal T. Sleep and arousal: thalamocortical mechanisms. Annu Rev Neurosci 1997;20:185-215.

Miller EK. The prefrontal cortex and cognitive control. Nat Rev Neurosci 2000;1(1):59-65.

Mori T, Ohnishi T, Hashimoto R, Nemoto K, Moriguchi Y, Noguchi H, et al. Progressive changes of white matter integrity in schizophrenia revealed by diffusion tensor imaging. Psychiatry Res 2007;154(2): 133-45.

Nouh A, Remke J, Ruland S. Ischemic posterior circulation stroke: a review of anatomy, clinical presentations, diagnosis, and current management. Front Neurol 2014;5:30.

Olanow CW, Tatton WG. Etiology and pathogenesis of Parkinson's disease. Annu Rev Neurosci 1999;22: 123-44.

Paul LK, Brown WS, Adolphs R, Tyszka JM, Richards LJ, Mukherjee P, et al. Agenesis of the corpus callosum: genetic, developmental and functional aspects of connectivity. Nat Rev Neurosci 2007;8(4):287-99.

Pessoa L. On the relationship between emotion and cognition. Nat Rev Neurosci 2008;9(2):148-58.

Pessoa L, Adolphs R. Emotion processing and the amygdala: from a «low road» to «many roads» of evaluating biological significance. Nat Rev Neurosci 2010;11(11):773-83.

Raichle ME. A paradigm shift in functional brain imaging. J Neurosci 2009;29(41):12729-34.

Rasband MN. Glial contributions to neural function and disease. Mol Cell Proteomics 2016;15(2):355-61.

Reid RC. From functional architecture to functional connectomics. Neuron 2012;75(2):209-17.

Riedemann T. Diversity and function of somatostatin-expressing interneurons in the cerebral cortex. Int J Mol Sci 2019;20(12):2952.

Rodríguez JJ, Noristani HN, Verkhratsky A. The serotonergic system in ageing and Alzheimer's disease. Prog Neurobiol 2012;99(1):15-41.

Rolls ET, Grabenhorst F. The orbitofrontal cortex and beyond: from affect to decision-making. Prog Neurobiol 2008;86(3):216-44.
Seitzman BA, Snyder AZ, Leuthardt EC, Shimony JS. The state of resting state networks. Top Magn Reson Imaging 2019;28(4):189-96.
Soriano AC, Martín-Comín J, García Vicente A. Medicina nuclear en la práctica clínica. Madrid: Aula Médica; 2009.
Sporns O, Tononi G, Kotter R. The human connectome: a structural description of the human brain. PLoS Comput Biol 2005;1(4):e42.
Stefan H, Nakasato N, Papanicolaou AC. Magnetoencephalography. Handb Clin Neurol 2012;107:347-58.
Van den Heuvel MP, Sporns O. A cross-disorder connectome landscape of brain dysconnectivity. Nat Rev Neurosci 2019;20(7):435-46.
Venter JC, Adams MD, Myers EW, Li PW, Mural RJ, Sutton GG, et al. The sequence of the human genome. Science 2001;291(5507):1304-51.
Vesia M, Crawford JD. Specialization of reach function in human posterior parietal cortex. Exp. Brain Res 2012;221(1):1-18.
Von Bartheld CS, Bahney J, Herculano-Houzel S. The search for true numbers of neurons and glial cells in the human brain: a review of 150 years of cell counting. J Comp Neurol 2016;524(18):3865-95.
Welberg L. Cognitive neuroscience: selection through synchrony. Nat Rev Neurosci 2012;13(11):738.
Welberg L. Cognitive neuroscience: rules of neural engagement. Nat Rev Neurosci 2013;14(1):1.
Wu C, Ferreira F, Fox M, Harel N, Hattangadi-Gluth J, Horn A, et al. Clinical applications of magnetic resonance imaging based functional and structural connectivity. Neuroimage 2021;244:118649.
Zola-Morgan S, Squire LR. Neuroanatomy of memory. Annu Rev Neurosci 1993;16:547-63.

CAPÍTULO 3

Funciones ejecutivas

Marta Nieto

PUNTOS CLAVE

- Las funciones ejecutivas son los procesos encargados de planear, organizar y controlar las conductas humanas más complejas.
- Las funciones ejecutivas no son un constructo unitario, sino diferentes procesos que convergen en una dimensión general de funcionamiento ejecutivo.
- Se han identificado tres funciones ejecutivas fundamentales: inhibición, memoria de trabajo y flexibilidad cognitiva.
- Otras funciones ejecutivas importantes son la fluidez verbal, la organización, la categorización, la planificación, la toma de decisiones, la resolución de problemas y la actualización.
- La corteza prefrontal está involucrada de manera crítica en los procesos de funcionamiento ejecutivo, y comprende tres importantes áreas: dorsolateral, medial y orbital.
- El área dorsolateral se relaciona más específicamente con el funcionamiento cognitivo; el área medial, con los procesos motivacionales, y el área orbital, con el comportamiento social.
- El síndrome disejecutivo se asocia a daños en el lóbulo prefrontal y presenta síntomas cognitivos, emocionales y conductuales, incluyendo déficits específicos en el funcionamiento ejecutivo.
- No existe un único instrumento que pueda evaluar el funcionamiento ejecutivo en su totalidad, sino distintas pruebas que valoran diferentes funciones.

Introducción

> *El que tenga usted una buena previsión y capacidad de hacer planes depende de lo bien que funcionen sus lóbulos frontales...*
>
> ELKHONON GOLDBERG

Las funciones ejecutivas (FE) se han convertido en dominios temáticos fundamentales para las neurociencias cognitivas contemporáneas. Hacen referencia a un conjunto de procesos mentales asociados a la actividad del lóbulo prefrontal, y constituyen un sistema complejo que se encuentra conectado con los restantes lóbulos de la corteza cerebral y con varias áreas subcorticales, como los ganglios basales, el sistema límbico y el hipocampo. Además, para su correcto funcionamiento dependen de las relaciones que establecen con los sistemas de neurotransmisión, como los circuitos dopaminérgicos (Ott y Nieder, 2019) (v. cap. 2). En la actualidad, las FE han cobrado una gran

CUADRO 3.1 ■ Principales procesos ejecutivos implicados en la consecución de objetivos

- Elegir entre diversos objetivos.
- Seleccionar y decidir entre objetivos.
- Preparar un plan de acción para el logro de objetivos.
- Ser consciente de las propias aptitudes para conseguir la mayor eficacia de logro.
- Programar pasos intermedios.
- Mantener un plan de acción activo mentalmente.
- Comenzar un plan de acción y mantenerlo.
- Inhibir información irrelevante y evitar distracciones durante el proceso.
- Cambio flexible entre estrategias.
- Anticipar las consecuencias de las acciones intermedias.
- Autorregular y evaluar el progreso para asegurar la consecución del objetivo.
- Verificar el resultado final e identificar fallos en la ejecución.
- Procesar planes alternativos por si no se ha logrado la meta propuesta.

Adaptado de Portellano y García (2014).

relevancia por reconocerse como habilidades esenciales para la salud física y mental, el éxito académico, la calidad de vida y el desarrollo cognitivo, social y psicológico (Diamond, 2013).

Como puede apreciarse en el cuadro 3.1, las FE son procesos cognitivos de alto nivel relacionados con la elección, la activación y el mantenimiento de diferentes cursos de acción necesarios para la consecución de objetivos (Friedman y Miyake, 2017). También se encargan de regular y controlar habilidades más básicas por medio de la repetición o la práctica, incluyendo capacidades cognitivas y motoras, como la memoria, el lenguaje y la lectura (Burgess, 2004). Es importante señalar que las FE no se consideran un constructo unitario, sino diferentes procesos que convergen en una dimensión general de funcionamiento ejecutivo (Miyake y Friedman, 2012). Así, teniendo como base los procesos atencionales, se han identificado tres componentes ejecutivos principales: *inhibición* (supresión de información irrelevante o de respuestas automáticas que resultan inapropiadas para la realización de una tarea), *memoria de trabajo* (mantenimiento activo en la mente de la información necesaria para la consecución de una meta) y *flexibilidad cognitiva* (alternancia entre tareas o procesos mentales). A partir de estas funciones básicas se desarrollan otros procesos más sofisticados, como la capacidad de razonamiento, la resolución de problemas y la planificación (fig. 3.1).

Como se ha comentado anteriormente, el funcionamiento ejecutivo se asocia a la actividad del lóbulo prefrontal, la región más neuroplástica del cerebro que muestra un desarrollo más rápido durante la infancia que durante cualquier otro periodo (Hodel, 2018). Las FE parecen seguir una trayectoria en forma de U invertida a lo largo de la vida y mejoran desde la infancia hasta la vejez (Hirsiger et al., 2017). Los bebés ya muestran formas elementales de estas habilidades, aunque la edad preescolar representa el periodo más crítico para su desarrollo (Best et al., 2009; Diamond, 2020; Nieto et al., 2016). A partir de la adolescencia, las FE comienzan a estabilizarse (Best y Miller, 2010) y, durante el envejecimiento normal, se han considerado vulnerables a las pérdidas relacionadas con la edad, especialmente cuando se compara el desempeño entre adultos jóvenes y adultos mayores (Nieto et al., 2020). En este sentido, también se ha analizado la evolución jerárquica de las FE, encontrando la flexibilidad cognitiva como la más compleja, porque demanda procesos de inhibición y memoria de trabajo (Garon et al., 2008).

Principales funciones ejecutivas

En los siguientes subapartados se exponen detalladamente los tres procesos fundamentales de la clasificación de las FE: inhibición, memoria de trabajo y flexibilidad cognitiva (Diamond, 2013).

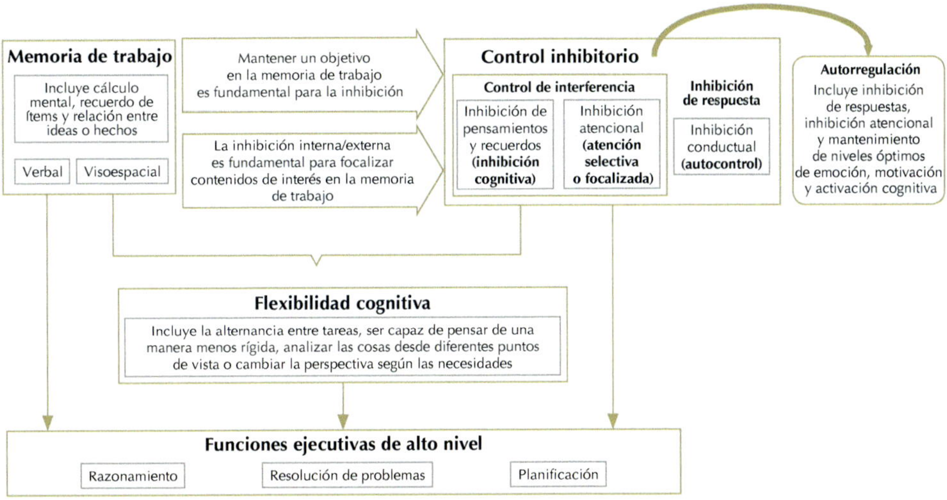

Figura 3.1 Esquema de las funciones ejecutivas (Diamond, 2013). (Reproducido con permiso de Annual Review of Psychology, Volume 64 © 2013 by Annual Reviews, http://www.annualreviews.org.)

INHIBICIÓN

La inhibición es una actividad cognitiva que implica el control de los propios procesos atencionales, comportamentales, de los pensamientos y de las emociones, con el fin de conseguir la supresión de predisposiciones internas o externas. Esta importante función permite cambiar nuestras reacciones para no estar a merced de impulsos, hábitos de pensamiento, acciones aprendidas ni estímulos del entorno que se asocian a respuestas automáticas.

El control inhibitorio permite centrarse en la información que resulta relevante en un momento determinado mientras se suprime la atención dirigida hacia otros estímulos distractores. Asimismo, esta actividad se relaciona con la supresión de pensamientos o recuerdos no deseados, lo que recibe el nombre de inhibición cognitiva.

El autocontrol también es un proceso inhibitorio que implica el control del propio comportamiento y de las emociones. Consiste en resistir las tentaciones y no actuar impulsivamente; por ejemplo, no comer dulces si se está a dieta o responder de forma reflexiva a alguien que ha herido nuestros sentimientos. Por otro lado, el autocontrol se refiere a la capacidad para iniciar y completar una tarea a pesar de las distracciones o de las tentaciones de abandonarla. Finalmente, consideramos el retraso en la gratificación como un proceso inhibitorio fundamental, que consiste en renunciar a una recompensa pequeña, pero inmediata, por conseguir una recompensa mayor demorada. Sin el esfuerzo por completar aquello que se inició o sin la capacidad para demorar las gratificaciones sería imposible llevar a cabo muchas tareas que implican dedicación y retraso en la consecución de recompensas como, por ejemplo, correr una maratón o estudiar una carrera universitaria.

Es interesante destacar que se ha propuesto que la inhibición es una habilidad básica necesaria para el desempeño ejecutivo general. Es decir, se ha sugerido que todas las FE podrían involucrar algún tipo de proceso inhibitorio para operar correctamente (Miyake y Friedman, 2012).

MEMORIA DE TRABAJO

Para comprender en su totalidad las principales FE, vamos a realizar una breve introducción a la memoria de trabajo. Posteriormente, en el capítulo dedicado a la memoria (v. cap. 9), abordaremos su descripción con mucha más profundidad. Podemos considerar la memoria de trabajo como un sistema atencional que utiliza contenidos de la memoria y cuya función es la manipulación de la información de modo activo. Esta función ejecutiva es fundamental para dar sentido a cualquier actividad que se desarrolla a lo largo del tiempo, ya que se trata de un sistema de almacenamiento a corto plazo que relaciona la información antigua con la nueva y promueve el razonamiento. La memoria de trabajo es necesaria, por ejemplo, cuando se realiza un cálculo matemático, para el lenguaje oral y escrito, para la actualización de pensamientos e ideas o cuando unas instrucciones deben traducirse en planes de acción.

El modelo clásico de memoria de trabajo de Baddeley es el más aceptado en el ámbito de las FE (Baddeley, 2000; Baddeley y Hitch, 1974) y propone cuatro componentes diferenciados: ejecutivo central, bucle fonológico, agenda visoespacial y búfer episódico. Para una descripción en profundidad de cada uno de ellos, véase el capítulo 9.

FLEXIBILIDAD COGNITIVA

La flexibilidad cognitiva es un proceso ejecutivo que puede definirse, en términos generales, como la capacidad de adaptación en respuesta a los cambios del entorno. Más concretamente, se refiere a la capacidad de cambiar entre diferentes tareas u objetivos, permitiendo a los individuos regular sus pensamientos y acciones de forma adaptativa. Por ejemplo, si una forma de resolver un problema no resulta efectiva, la flexibilidad cognitiva sería la encargada de considerar nuevas alternativas e incorporar estrategias adicionales para alcanzar la solución. Por otro lado, esta función implica ser lo suficientemente flexible como para ajustarse a los cambios, modificar nuestras prioridades, admitir que se está equivocado y saber aprovechar las nuevas oportunidades. Así, la flexibilidad cognitiva permite pensar de manera divergente, modificar las perspectivas y adaptarse a los cambios.

De acuerdo con el desarrollo jerárquico de las FE, se puede concluir que la flexibilidad cognitiva es el componente más complejo, ya que se basa en la inhibición y en la memoria de trabajo al demandar tanto la desvinculación de la información previa como la capacidad de manejar información relevante para la tarea o el proceso actual (Garon et al., 2008).

FUNCIONES EJECUTIVAS ADICIONALES

Además de las tres funciones principales (inhibición, memoria de trabajo y flexibilidad cognitiva), se han identificado otros procesos ejecutivos:

- *Fluidez verbal:* capacidad para procesar la información y emitir respuestas correctas en el menor tiempo posible.
- *Organización:* habilidad para ordenar la información e identificar las ideas principales en tareas de aprendizaje. Incluye también la habilidad para ordenar los objetos del entorno y asegurar que los materiales que se necesitan para la realización de una tarea están disponibles.
- *Categorización:* capacidad para clasificar objetos en categorías; implica la elaboración de hipótesis con el objetivo de deducir reglas de clasificación.
- *Planificación:* capacidad para identificar, seleccionar y organizar una secuencia de eventos para la consecución de una meta concreta; implica el planteamiento de un objetivo y la determinación de los medios para alcanzarlo mediante un conjunto de pasos adecuadamente secuenciados.
- *Toma de decisiones:* capacidad para elegir la opción más ventajosa entre las diferentes alternativas posibles para la resolución de problemas.
- *Actualización:* adquisición y gestión de nueva información para la resolución de problemas nuevos y complejos.

Funciones ejecutivas e inteligencia

El estudio de las FE y de la inteligencia ha estado tradicionalmente solapado, ya que ambas capacidades pueden considerarse actividades mentales de orden superior que permiten la resolución de problemas novedosos y la modificación del medio. Mientras que la inteligencia es un concepto acuñado en la tradición psicométrica, las FE surgen de la neurociencia cognitiva. Desde esta última perspectiva, el estudio de dichas capacidades se ha centrado históricamente en la observación de pacientes con lesiones cerebrales, asociando los déficits presentados a la localización de la lesión (Harlow, 1868).

Las personas con lesiones en el lóbulo prefrontal pueden presentar diversas alteraciones cognitivas o emocionales. A partir de estas observaciones, se ha propuesto la existencia de dos categorías[1] estrechamente relacionadas de funcionamiento ejecutivo:

- *Funciones ejecutivas emocionales-motivacionales.* Son las encargadas de coordinar actividades cognitivas y emocionales, incluyendo la inhibición, la regulación del estado de ánimo y los procesos de recompensa. Este tipo de FE emergen precozmente en el desarrollo, alrededor del primer año de vida.
- *Funciones ejecutivas metacognitivas.* Son procesos cognitivos habitualmente evaluados mediante pruebas neuropsicológicas, como resolución de problemas, clasificación, planificación, anticipación, desarrollo de estrategias, abstracción y memoria de trabajo. A diferencia de la categoría anterior, las denominadas funciones metacognitivas emergen evolutivamente más tarde (alrededor de los 3 años) y se encuentran muy relacionadas con el desarrollo del lenguaje (Ardila, 2013). Estas funciones metacognitivas son las que muestran una mayor equiparación con la inteligencia general *(g)*.

Correlatos neuroanatómicos de las funciones ejecutivas

Las FE constituyen una compleja y evolucionada red neuronal cuyos componentes se organizan jerárquicamente, en una estructura dinámica y sincronizada con el resto de las áreas cerebrales. Como ya se ha comentado, los estudios con pacientes lesionados y, más recientemente, las técnicas de neuroimagen han identificado que una parte del lóbulo frontal, la corteza prefrontal, está involucrada de manera crítica en los procesos de funcionamiento ejecutivo (Álvarez y Emory, 2006; Luria, 1979).

La corteza prefrontal humana es el área más especializada en el control de la cognición y la emoción. Se trata de la estructura más voluminosa del cerebro, que ocupa aproximadamente un tercio de los hemisferios. La corteza prefrontal está conectada con el resto de las áreas corticales, subcorticales y límbicas, y proporciona información al individuo sobre el medio interior y exterior donde se desenvuelve (v. cap. 2). En cuanto a su bioquímica, se relaciona con una serie de neurotransmisores, en particular con los pertenecientes a la familia de las aminas, siendo la serotonina, la acetilcolina y la dopamina las más importantes. Como ejemplo, las alteraciones en las concentraciones de serotonina pueden producir disminuciones en el flujo frontal, con efectos secundarios sobre el estado de ánimo; las alteraciones colinérgicas pueden traducirse en fallos memorísticos y atencionales, y, por último, la pérdida de dopamina puede ocasionar importantes trastornos en la función frontal y se ha asociado con psicopatologías como la esquizofrenia (Ott y Nieder, 2019; Tirapu et al., 2012).

Como vimos en el capítulo 2, la corteza prefrontal puede subdividirse en varias regiones relacionadas con procesos neuropsicológicos diferentes:

[1]De manera análoga se ha propuesto la distinción entre FE «frías», relacionadas fundamentalmente con las funciones de carácter cognitivo, y FE «cálidas», asociadas a procesos afectivos y sociales (Hongwanishkul et al., 2005).

- *Área dorsolateral:* se trata de la estructura cortical más desarrollada y filogenéticamente más nueva del lóbulo frontal (Fuster, 2002). En cuanto a sus funciones, se encuentra dividida en región dorsal y región anterior, y participa en procesos cognitivos de alto nivel, como la memoria de trabajo, la atención selectiva, la planificación, la seriación y la secuenciación, la fluidez, la solución de problemas complejos, la flexibilidad cognitiva y la formación de conceptos. El área dorsolateral también se ha relacionado con funciones de mayor jerarquía cognitiva, como la abstracción y la metacognición (Hawco et al., 2013; Maril et al., 2003; Shekhar y Rahnev, 2018).
- *Área medial:* se encuentra situada en la zona anterior de la circunvolución del cíngulo, alrededor del cuerpo calloso. Soporta procesos como la inhibición, la detección y la solución de conflictos, y el esfuerzo atencional. Participa activamente en la regulación de la agresión y en los estados motivacionales (Fuster, 2002). Asimismo, esta área desempeña una importante función en los procesos de aprendizaje y habituación al mantener la consistencia temporal durante las respuestas conductuales e integrar las respuestas atencionales asociadas a procesos afectivos. La porción inferior del área medial se relaciona con reacciones motoras y viscerales, el control autonómico y los cambios en la conductancia de la piel ante estímulos efectivos, mientras que las áreas anteriores participan en los procesos de mentalización (Flores y Ostrosky, 2012).
- *Área orbital:* esta zona de la corteza prefrontal recibe proyecciones desde los núcleos mediales del tálamo mediodorsal. Su nombre procede de su localización, ya que se sitúa justo encima de las órbitas de los ojos. Se encuentra estrechamente relacionada con el sistema límbico y es fundamental para los procesos de regulación emocional y para el comportamiento social. Así, controla y adapta la conducta en función de las demandas ambientales, y está implicada en la toma de decisiones y en la moralidad. También se ha observado una mayor activación de la corteza orbital en la planificación conductual asociada a los procesos de recompensa y castigo.

Por otro lado, es importante hacer referencia a las diferencias hemisféricas identificadas en la corteza prefrontal para determinar la especialización de cada área. La corteza prefrontal derecha interviene más específicamente en procesos de tipo espacial y visual, comportamiento social, aspectos afectivos, memoria episódica, autoconciencia y procesamiento de información novedosa (Flores y Ostrosky, 2012; Goldberg, 2001), mientras que la corteza izquierda está especializada en aspectos relacionados con la lógica, como la flexibilidad cognitiva, el contenido verbal (fluidez, estrategias memorísticas y memoria de trabajo) y el establecimiento y la consolidación de rutinas (Goldberg, 2001).

De acuerdo con las ideas expuestas, es indiscutible que la corteza prefrontal es un área fundamental en los procesos de funcionamiento ejecutivo; sin embargo, también es necesario considerar que para conseguir un óptimo funcionamiento no desempeña su papel aisladamente, sino que trabaja al unísono con otras estructuras cerebrales, estableciendo un sofisticado sistema de conexiones con el lóbulo temporal y parietal, el sistema límbico, el tálamo, el hipocampo, la amígdala, la ínsula, el cuerpo estriado y el tronco encefálico (Portellano y García, 2014).

Síndrome disejecutivo

El conocido caso de Phineas Gage, que ya comentamos brevemente en el capítulo 2, ha sido uno de los más utilizados para analizar el síndrome disejecutivo (Harlow, 1868) y marcó el inicio de las investigaciones modernas sobre el lóbulo prefrontal y sus conductas relacionadas (Thiebaut et al., 2015). Los graves daños sufridos por Gage en las regiones orbitofrontal y medial izquierdas de su corteza prefrontal convirtieron a un individuo sano en una persona altamente disejecutiva. Antes del accidente, Gage era un hombre responsable, inteligente, respetuoso, enérgico y perseverante. Sin embargo, su personalidad cambió drásticamente tras el desdichado suceso, pues se convirtió en una persona desinhibida, irreverente, caprichosa, irrespetuosa con las normas sociales e incapaz de planificar su propia vida. El cráneo de Phineas Gage se encuentra expuesto en el Museo de la Facultad de Medicina de Harvard, aunque el original no se puede examinar debido a su deterioro por el paso del tiempo. Un grupo de investigadores, liderados por el profesor Horn, reconstruyeron mediante un potente *software* la trayectoria de la barra de acero en el cerebro de Gage y posteriormente replicaron el procedimiento en cerebros escaneados de personas sanas con características físicas similares a las del obrero. Sus hallazgos muestran que la barra destruye zonas del hemisferio izquierdo y no afecta al hemisferio derecho. Un 4% de la corteza frontal izquierda es atravesada por la barra y en su orificio de salida afecta al 10% de la sustancia blanca, una capa cerebral con fibras que permiten realizar conexiones entre diversas zonas del encéfalo. Así, los autores concluyen que algunas zonas no dañadas directamente por la barra pueden presentar un funcionamiento deteriorado o disejecutivo porque no establecen las conexiones adecuadas debido al daño en la sustancia blanca (Horn et al., 2012).

Además de Phineas Gage, existen otros populares casos clínicos que han permitido ampliar el conocimiento sobre el denominado cerebro ejecutivo (Goldberg, 2015). Por ejemplo, el caso de Vladimir, a quien se le realizó una lobotomía completa de los lóbulos frontales tras un accidente ferroviario, muestra la incapacidad del paciente para iniciar o mantener cualquier tipo de comportamiento tras la pérdida de sus habilidades volitivas. El otro polo del continuo lo representa el caso de Charlie, con lesiones en el área orbitofrontal que le causaron la incapacidad de tener visión de futuro y la necesidad de obtener recompensas inmediatas. Es decir, Charlie presentaba un comportamiento impulsivo, baja capacidad de planificación y deficiencias en la toma de decisiones que le llevaron a la cárcel por un robo pésimamente planificado. Por último, el caso de Toby puso de manifiesto el impacto que puede tener un desequilibrio químico en el cerebro. Este paciente no representa un ejemplo de lesión o ablación de los lóbulos frontales, sino a un hombre con un trastorno bipolar y un trastorno de déficit de atención e hiperactividad, consecuencia de alteraciones neuroquímicas que afectaron a sus áreas tanto emocionales como cognitivas, incluyendo las FE. Así, la clínica de estos casos puso de manifiesto que los lóbulos frontales eran las estructuras cerebrales encargadas de controlar los procesos de funcionamiento ejecutivo, y marcaron un hito en el estudio del síndrome disejecutivo.

El síndrome disejecutivo es un cuadro clínico diverso que se define como aquel que comprende la alteración de las FE y que se encuentra estrechamente asociado a daños en el lóbulo prefrontal. Abarca síntomas cognitivos, emocionales y conductuales, y se identifica en una gran variedad de alteraciones en el área prefrontal o en sus conexiones con el resto del cerebro, como las ocurridas en traumatismos craneales, tumores, enfermedades neurodegenerativas, demencias y accidentes cerebrovasculares, así como en varias enfermedades psiquiátricas y en el abuso de sustancias (Kuczynski et al., 2011; Blanco et al., 2018; Cohen y Weinstein, 2018).

Los síntomas del síndrome disejecutivo pueden ser muy variados y dependerán de la localización, la naturaleza y el tipo de lesión. A pesar de estas particularidades, se han identificado algunas alteraciones comunes asociadas a los siguientes procesos:

- Metacognición: los pacientes a menudo no tienen consciencia de enfermedad, es decir, no son conscientes de las pérdidas cognitivas, conductuales y emocionales asociadas a la lesión. Además, son incapaces de valorar las consecuencias de sus actos y tienden a sobrevalorar su actuación.
- Perseveración: consiste en la tendencia a repetir de forma anormal una conducta concreta debido a la rigidez en el comportamiento y a las dificultades que presentan los pacientes para adaptarse a cambios en el ambiente (déficits en flexibilidad cognitiva). En ocasiones, esta perseveración puede llegar a ser de tipo compulsivo.
- Alteraciones en la planificación, en el control del pensamiento y en la capacidad para la resolución de problemas complejos.
- Déficits atencionales y memorísticos.

CUADRO 3.2 ■ Principales características del síndrome disejecutivo

- Déficits inhibitorios:
  - Déficits en la flexibilidad cognitiva.
  - Déficits en la memoria de trabajo.
  - Perseveración.
  - Control atencional deficitario.
  - Dificultades en la concentración.
  - Déficits en la planificación.
  - Disminución de la fluidez verbal.
  - Desmotivación.
  - Problemas motores.
  - Dificultad en la resolución de problemas complejos.
  - Déficits en la toma de decisiones.
- Dificultades de autorregulación conductual:
  - Impulsividad.
  - Desinhibición.
  - Inadaptación a las normas.
  - Déficits en la interacción social.
  - Conducta emocional inadaptada.
  - Irritabilidad.
  - Apatía.
  - Baja empatía.
  - Cambios de personalidad.
  - Cambios en el estado de ánimo.
  - Déficits en el manejo de contingencias.

- Disminución en la capacidad para inhibir impulsos.
- Cambios significativos en la personalidad, el estado de ánimo y el control emocional: los pacientes tienden a ser impulsivos e irritables y a presentar fluctuaciones en el estado de ánimo, comportamientos agresivos y déficits en el ajuste a las normas sociales. En casos graves, pueden aparecer pensamientos obsesivos y paranoides.

En el cuadro 3.2 se exponen las características más importantes del síndrome disejecutivo.

El síndrome disejecutivo puede clasificarse en tres categorías en función del área prefrontal donde se encuentre la lesión y de los síntomas que esta provoque. No obstante, es necesario indicar que en la práctica clínica esta división no es tan rigurosa, ya que los pacientes tienden a presentar síntomas mixtos y, además, el síndrome no suele manifestarse en su totalidad. Por tanto, se recomienda a los profesionales de la salud tener especial cuidado con el diagnóstico, que debe basarse en una adecuada exploración neuropsicológica y complementarse, siempre que sea posible, con técnicas de neuroimagen (Tirapu et al., 2012).

Así, según el área prefrontal afectada y los síntomas que provoca, el síndrome disejecutivo se clasifica en:

- Síndrome dorsolateral: es el síndrome que más significativamente se ha asociado con la denominación de disejecutivo. Como su propio nombre indica, se debe a lesiones en el área prefrontal dorsolateral y se caracteriza sobre todo por afectar a las FE y a sus procesos relacionados, tales como la memoria de trabajo, el razonamiento lógico, la comprensión y la solución de problemas, la planificación, la fluidez verbal, el lenguaje, la memoria episódica y semántica, la metamemoria, la secuenciación y la ordenación temporales, la atención y la toma de decisiones. Curiosamente, el sentido del humor también se ha visto afectado en este síndrome; puede parecer que se trata de un problema afectivo, pero en realidad es un déficit cognitivo asociado a la secuenciación que impide al paciente encajar las distintas partes de una historia, como un chiste, para que le cause risa (Shammi y Stuss, 1999). En el síndrome dorsolateral también resultan afectados los procesos motores, comportamentales y emocionales; por ejemplo, los pacientes pueden presentar dificultades en tareas motoras alternantes, desmotivación, apatía, distraibilidad y síntomas depresivos.

- Síndrome medial: las lesiones en esta área se encuentran particularmente relacionadas con los aspectos motivacionales del comportamiento. Los síntomas más característicos son desmotivación, déficits en la expresividad facial, disminución de la iniciativa conductual, verbal y motora, alteraciones en los procesos atencionales voluntarios, apatía, abulia y mutismo acinético (trastorno del comportamiento que consiste en la incapacidad para moverse o hablar en pacientes despiertos).
- Síndrome orbitario: una lesión en esta área de la corteza prefrontal afecta más a los procesos emocionales que a los cognitivos. De hecho, el rendimiento de estos pacientes en pruebas neuropsicológicas puede acercarse a la normalidad (Portellano y García, 2014). La clínica más evidente del síndrome orbitofrontal tiene que ver con el control de los impulsos, la desinhibición, los cambios en la personalidad y las dificultades para la gestión del comportamiento social. Más específicamente, se han identificado síntomas como falta de empatía, irritabilidad, baja tolerancia a la frustración, moria y poca autoestima. Con relación a las normas sociales, los pacientes suelen mostrar un lenguaje soez y procacidad, y dificultades para colaborar con otros, reconocer señales de autoridad, mantener relaciones estables y llevar a cabo conductas cooperativas. En casos graves, puede aparecer un síndrome pseudopsicopático comórbido.

Además de las manifestaciones descritas, el síndrome disejecutivo se extiende a otros dominios específicos del paciente y afecta a diferentes ámbitos de su funcionamiento diario. Por ejemplo, los problemas en el ámbito social ocasionan la reducción de las interacciones sociales del paciente e, incluso, el distanciamiento de su entorno más próximo, generando aislamiento. Asimismo, los déficits de memoria asociados al síndrome pueden dificultar el reconocimiento de amistades y familiares. En el ámbito académico y laboral son comunes los problemas derivados de los déficits atencionales, la falta de habilidades de planificación o la incapacidad para adaptarse a los cambios, lo que puede ocasionar un bajo rendimiento generalizado (Bluschke et al., 2018; Henri-Bhargava et al., 2018).

En cuanto al tratamiento del síndrome disejecutivo, dependerá de su etiología y será necesaria la participación de un equipo multidisciplinario de profesionales que, sin tener un objetivo curativo, consiga maximizar los recursos y la calidad de vida de los pacientes. En este sentido, tras una adecuada evaluación neuropsicológica, la rehabilitación cognitiva estará encaminada a mantener y potenciar las capacidades preservadas y paliar o recuperar las habilidades perdidas o dañadas. Adicionalmente, se pueden prescribir fármacos para el tratamiento de los síntomas comórbidos, como la depresión (DeRight, 2019; Lezak et al., 2012).

Evaluación de las funciones ejecutivas

Teniendo en cuenta que las FE son los procesos encargados de planear, organizar y controlar las conductas humanas más complejas, no es sorprendente que su evaluación esté incluida en cualquier protocolo de exploración neuropsicológica. Estas evaluaciones pueden realizarse tanto en personas sanas para que conozcan su desempeño ejecutivo y orientarlas en diferentes dominios vitales, como en personas con lesiones neurológicas o neuropsiquiátricas. La exploración neuropsicológica en los casos clínicos no se centra únicamente en la identificación de posibles alteraciones, sino que también se aplica para encontrar tratamientos adecuados en función de las características individuales. En este sentido, es muy recomendable conjugar aproximaciones cuantitativas y cualitativas en los procesos de evaluación. Las primeras son útiles para valorar la eficacia de los programas de rehabilitación, la existencia de síntomas comunes entre grupos de pacientes y evaluar el daño corporal, mientras que las segundas facilitan el análisis detallado de los errores de comisión y de las estrategias empleadas.

Siguiendo a Tirapu et al. (2012), como criterios generales en la selección de los instrumentos de evaluación se consideran fundamentales los siguientes: 1) adecuar los contenidos y la dificultad de las tareas a cada paciente; 2) obtener información de los procesos cognitivos alterados subyacentes; 3) tener en cuenta la validez ecológica de las medidas, es decir, que tengan relación con las actividades cotidianas que desarrolle la persona, y 4) considerar la sensibilidad al cambio.

Como ya es sabido, las FE son un constructo multimodal que incluye diferentes procesos cognitivos y áreas cerebrales, por lo que no existe un único instrumento que pueda evaluar el funcionamiento ejecutivo en su totalidad, sino sus distintos componentes (Portellano et al., 2011). A continuación, se exponen algunas de las principales adaptaciones y pruebas en español más utilizadas en el ámbito psicológico para la evaluación de las FE. De manera complementaria, la tabla 3.1 ofrece una síntesis de los procesos evaluados en cada una de las pruebas presentadas.

TRAIL MAKING TEST

El *Trail Making Test* (TMT) es una prueba de lápiz y papel creada inicialmente para la selección de personal de la armada estadounidense (Reitan, 1958). En la actualidad, es una de las herra-

TABLA 3.1 **Pruebas para evaluar el funcionamiento ejecutivo y los procesos implicados**

Prueba	Procesos evaluados
Trail Making Test	Planificación Velocidad de procesamiento Flexibilidad cognitiva Inhibición Memoria de trabajo
Test de los Senderos	Planificación Memoria de trabajo Flexibilidad cognitiva Inhibición Alternancia Atención sostenida Memoria prospectiva Velocidad perceptiva Fluidez de respuesta motora
Test de tarjetas de Wisconsin	Flexibilidad cognitiva Actualización Atención sostenida Inhibición Formación de conceptos Abstracción
Stroop/tareas *Go-No Go*	Inhibición Flexibilidad cognitiva Atención sostenida Resistencia a la interferencia
Torre de Hanói	Planificación Selección de objetivos Metamemoria Memoria espacial Memoria de trabajo
Torre de Londres	Planificación

TABLA 3.1 **Pruebas para evaluar el funcionamiento ejecutivo y los procesos implicados *(cont.)***

Prueba	Procesos evaluados
Test de las anillas	Planificación Velocidad de procesamiento Selección de objetivos Metamemoria Memoria espacial Memoria prospectiva Memoria de trabajo Monitorización
Matrices progresivas de Raven	Actualización Inteligencia fluida
Dígitos de Wechsler	Memoria de trabajo
Laberintos	Planificación
Cuestionario disejecutivo	Pensamiento abstracto Impulsividad Planificación Apatía Desinhibición Perseveración Toma de decisiones Reglas sociales Inquietud Agresión Control de impulsos Desinterés Distraibilidad Euforia Falta de *insight* Respuestas afectivas

mientas más utilizadas por los neuropsicólogos. La prueba consta de dos partes, A y B. La parte A consiste en una hoja en la cual se encuentran distribuidos al azar círculos numerados del 1 al 25. El participante debe unir los números con una línea recta en orden consecutivo creciente. En la parte B hay círculos numerados del 1 a 13 y círculos en cuyo interior están escritas las letras de la A a la L. La tarea consiste en unir círculos alternando números y letras, respetando el orden numérico ascendente y alfabético (1-A-2-B-3-C-4-D, etc.). Para la puntuación se tienen en cuenta el tiempo empleado y el tipo de errores (omisión de números, alternancia número-letra y orden). Los componentes implicados en el TMT son planificación, velocidad de procesamiento, flexibilidad cognitiva, inhibición y memoria de trabajo.

TEST DE LOS SENDEROS

El Test de los Senderos (TESEN) es una prueba de cribado que permite evaluar diferentes componentes ejecutivos en poblaciones variadas (Portellano y Martínez, 2014). Se trata de una tarea tipo TMT compuesta por cuatro senderos de dificultad creciente que se deben aplicar de manera consecutiva para la evaluación de la capacidad de planificación, memoria de trabajo, inhibición, flexibilidad cognitiva, alternancia, atención sostenida, memoria prospectiva, velocidad de procesamiento perceptivo y fluidez de respuesta motora. Los senderos 1 y 2 son los que presentan menor componente ejecutivo, ya que al tratarse de tareas poco complejas están más relacionadas con la velocidad de procesamiento. En los senderos 3 y 4 interviene más activamente el funcionamiento ejecutivo. En cada uno de los senderos se valoran la precisión y la velocidad, y se ofrece un índice total de ejecución. Puesto que las tareas son simples, los errores infrecuentes y no se impone límite de tiempo, cuanto más rápida sea la ejecución, mejor será el rendimiento en la prueba.

TEST DE CLASIFICACIÓN DE TARJETAS DE WISCONSIN

El Test de clasificación de tarjetas de Wisconsin (WCST) consiste en dos juegos de 64 cartas compuestas por la combinación de tres atributos: forma (triángulo, estrella, cruz y círculo), color (rojo, azul, verde y amarillo) y número (del 1 al 4) (Grant y Berg, 1948; Heaton, 1981). La tarea consiste en clasificar en primer lugar el color de las cartas, posteriormente la forma, y por último el número, repitiendo dos veces cada clasificación. No existen normas explícitas para la ejecución, sino que es el propio participante quien debe identificar las reglas de la prueba según las indicaciones del examinador. Cuando se consiguen diez respuestas correctas consecutivas, sin previo aviso, se cambia el criterio de clasificación. Mediante el WCST se evalúan la flexibilidad cognitiva, la actualización, la atención sostenida, la inhibición, la formación de conceptos y la abstracción.

STROOP

El conocido efecto Stroop es una interferencia semántica que se produce como consecuencia de la automaticidad del proceso de lectura (Stroop, 1935). Esto ocurre cuando el significado de la palabra interfiere en la tarea de nombrar, por ejemplo, el color en que está escrita. En la tarea Stroop se pide a los participantes que respondan en qué color están escritas unas series de palabras (rojo, azul, verde o amarillo). Las palabras presentadas son de dos tipos: nombres de colores (rojo, azul, verde o amarillo) y palabras inventadas. Así, las palabras pueden ser incongruentes con el color de la letra («rojo» escrito en color azul) o neutras (palabras inventadas escritas en cualquier color). Los participantes deben responder el color en que están escritas las palabras lo más rápido posible, ignorando el significado de estas. En esta prueba se toman medidas del número de respuestas correctas, del número de errores y de los tiempos de reacción ante ítems incongruentes y neutros. Finalmente, a partir de estas medidas se obtiene una puntuación global del efecto Stroop, esperando un aumento del tiempo de reacción ante los ensayos incongruentes en comparación con estímulos neutros. Mediante el Stroop se obtienen medidas de inhibición, flexibilidad cognitiva, atención sostenida y resistencia a la interferencia.

TAREAS *GO/NO GO*

Las tareas *Go/No Go* permiten la evaluación de los procesos de inhibición, flexibilidad cognitiva, resistencia a la interferencia y atención sostenida. En este tipo de pruebas existen dos condiciones de partida; por ejemplo, ensayos ante los que hay que responder *(Go)* y ensayos en los que no se debe ofrecer respuesta *(No Go)*. Hay otras versiones, como la tarea día/noche, en la que se pide a los participantes que respondan «noche» ante la imagen de un sol y «día» ante la imagen de una luna.

TORRE DE HANÓI

La Torre de Hanói es una prueba de construcción tridimensional mediante la cual se evalúan la planificación, la selección de objetivos, la metamemoria, la memoria espacial y la memoria de trabajo. La tarea consiste en trasladar una torre de discos a lo largo de tres ejes verticales. El examinador ofrece una configuración inicial en forma de pirámide e indica una nueva configuración final que tiene que conseguir el participante. Las condiciones de la prueba son las siguientes: 1) debe resolverse con el menor número posible de movimientos y con la mayor rapidez; 2) no se puede colocar un disco de mayor tamaño sobre otro más pequeño, y 3) los discos siempre estarán en uno de los tres ejes, pero nunca en la mano del participante ni sobre la mesa.

TORRE DE LONDRES

La Torre de Londres (Culbertson y Zillmer, 2001) es una prueba de construcción tridimensional y está basada en la Torre de Hanói, pero a diferencia de esta se compone de una base de madera con tres varillas verticales y tres esferas de diferente color. El participante determinará el orden de los movimientos que hay que realizar para introducir las esferas de colores en las varillas y reproducir una serie de modelos de complejidad creciente. La prueba se ha utilizado principalmente para la evaluación de los procesos de planificación.

TEST DE LAS ANILLAS

Es una tarea creada en España por Portellano y Martínez (2011), y está inspirada en pruebas similares, como la Torre de Hanói. Consiste en la construcción de 15 torres de dificultad creciente, formadas por anillas de diferentes colores situadas sobre un tablero con tres bases. El participante debe reproducir modelos presentados en una serie de láminas. Además de evaluar la planificación, la prueba valora otros procesos como la velocidad de procesamiento de la información, la selección de objetivos, la monitorización, la memoria espacial, la metamemoria, la memoria prospectiva y la memoria de trabajo.

MATRICES PROGRESIVAS DE RAVEN

El uso de ítems con formato de matrices es común en las pruebas de evaluación de aptitudes mentales superiores y de la capacidad cognitiva general *(g)*. Concretamente, el Test de Raven es una prueba para evaluar la inteligencia no verbal y su ejecución requiere el uso de estrategias de razonamiento analógico, perceptuales y observacionales estrechamente asociadas al componente de actualización de las FE (Raven et al., 1994). La tarea es de dificultad creciente, y consiste en encontrar la pieza que falta en una serie de láminas, teniendo en cuenta las disposiciones verticales y horizontales de las figuras presentadas.

DÍGITOS DE WECHSLER

La subprueba de dígitos de la Escala de Inteligencia de Wechsler para Adultos se utiliza para evaluar la capacidad de memoria de trabajo (Wechsler, 2012). La prueba consta de tres tareas: dígitos en orden directo (DD), dígitos en orden inverso (DI) y dígitos en orden creciente (DC). En la tarea DD, el examinador lee una secuencia de dígitos de longitud creciente y pide al participante que la repita de memoria en el mismo orden. En la tarea DI, el examinador lee una secuencia de dígitos y pide al participante que los repita en orden inverso a la secuencia presentada. Por último, en la tarea DC, el examinador lee una secuencia de dígitos que el participante debe repetir de memoria en orden ascendente. Para las tres tareas, la longitud de la secuencia varía entre dos y nueve dígitos (ocho secuencias), y se presentan dos secuencias diferentes para cada longitud (16 secuencias diferentes). Las tareas finalizan cuando el participante no puede recordar ninguna de las dos secuencias de la misma longitud. La medida de la memoria de trabajo es la suma de las puntuaciones obtenidas en las tres tareas de que consta la prueba.

LABERINTOS

Los laberintos han sido pruebas tradicionalmente utilizadas en la evaluación psicológica. Aunque al inicio se utilizaron para evaluar la deficiencia mental, es sabido que son útiles para valorar la capacidad de planificación. Los más conocidos son los Laberintos de Porteus (Porteus, 1999) y los incluidos en las *Escalas de Inteligencia de Wechsler*.

CUESTIONARIO DISEJECUTIVO

El cuestionario disejecutivo forma parte de la batería *Evaluación Conductual del Síndrome Disejecutivo* (Wilson et al., 1996). Consta de dos versiones: una que es completada por el paciente y otra que es cumplimentada por las personas de su entorno, preferiblemente con contacto diario. Las puntuaciones obtenidas en esta última versión tienen más validez que las obtenidas por el paciente, teniendo en cuenta la pobre conciencia de enfermedad que presentan los afectados por el síndrome disejecutivo. Por tanto, la versión autoadministrada puede tener valor como información de cribado. El cuestionario disejecutivo evalúa múltiples procesos, como pensamiento abstracto, impulsividad, problemas de planificación, apatía, desinhibición, perseveración, habilidad pobre en la toma de decisiones, desinterés por las reglas sociales, inquietud, agresión, control de impulsos, desinterés, falta de *insight*, euforia, distraibilidad y respuestas afectivas superficiales.

Bibliografía

Álvarez JA, Emory E. Executive function and the frontal lobes: a meta-analytic review. Neuropsychol Rev 2006;16(1):17-42.

Ardila A. Development of metacognitive and emotional executive functions in children. Appl Neuropsychol Child 2013;2(2):82-7.

Baddeley AD. The episodic buffer: a new component of working memory? Trends Cogn Sci 2000;4(11):417-23.

Baddeley AD, Hitch G. Working memory. In: Bower GH, editor. Psychology of learning and motivation. New York: Academic Press; 1974. p. 47-89.

Best JR, Miller PH. A Developmental perspective on executive function. Child Dev 2010;81(6):1641-60.

Best JR, Miller PH, Jones LL. Executive functions after age 5: changes and correlates. Dev Rev DR 2009;29(3):180-200.

Blanco L, Moreno A, Alonso S, Salvador R, Pomarol E, McKenna P. Cognitive impairment associated with cocaine use: the role of co-existent alcohol abuse/dependence. Drug Alcohol Depend 2018;189:70-5.

Bluschke A, von der Hagen M, Novotna B, Roessner V, Beste C. Executive function deficits in seriously ill children emerging challenges and possibilities for clinical care. Front Pediatr 2018;6:92.

Burgess PW. Theory and methodology in executive function research. In: Rabbitt P, editor. Methodology of frontal and executive function. Routledge; 2004.

Cohen K, Weinstein A. The effects of cannabinoids on executive functions: evidence from cannabis and synthetic cannabinoids: a systematic review. Brain Sci 2018;8(3):40.

Culbertson WC, Zillmer EA. Tower of London. Drexel University: TOLDX. Chicago, IL: Multi-Health Systems; 2001.

DeRight J. History of "frontal" syndromes and executive dysfunction. Hist Neuropsychol 2019;44:100-7.

Diamond A. Executive functions. Annu Rev Psychol 2013;64:135-68.

Diamond A. Executive functions. In: Gallagher A, Bulteau C, Cohen D, Michaud JL, editors. Handbook of Clinical Neurology. Amsterdam, The Netherlands: Elsevier; 2020. p. 225-40.

Flores JC, Ostrosky F. Desarrollo neuropsicológico de lóbulos frontales y funciones ejecutivas. México: Manual Moderno; 2012.

Friedman NP, Miyake A. Unity and diversity of executive functions: individual differences as a window on cognitive structure. Cortex J Devoted Study Nerv Syst Behav 2017;86:186-204.

Fuster JM. Frontal lobe and cognitive development. J Neurocytol 2002;31(3–5):373-85.

Garon N, Bryson SE, Smith IM. Executive function in preschoolers: a review using an integrative framework. Psychol Bull 2008;134(1):31-60.

Goldberg E. El cerebro ejecutivo, lóbulos frontales y mente civilizada. Madrid: Planeta; 2015.

Goldberg E. The executive brain, frontal lobes and the civilized mind. New York, NY: Oxford University Press; 2001.

Grant DA, Berg EA. A behavioral analysis of degree of reinforcement and ease of shifting to new responses in a Weigl-type card-sorting problem. J Exp Psychol 1948;38(4):404-11.

Harlow J. Recovery from the passage of an iron bar through. Mass Med Soc 1868;2:327-47.
Hawco C, Berlim MT, Lepage M. The dorsolateral prefrontal cortex plays a role in self-initiated elaborative cognitive processing during episodic memory encoding: rTMS evidence. PLoS One 2013;8(9):e73789.
Heaton RK. Wisconsin Card Sorting Test Manuel. Odessa: Psychological Assessment Resource Inc.; 1981.
Henri-Bhargava A, Stuss DT, Freedman M. Clinical assessment of prefrontal lobe functions. Contin Lifelong Learn Neurol 2018;24:704.
Hirsiger S, Koppelmans V, Mérillat S, Erdin C, Narkhede A, Brickman AM, et al. Executive functions in healthy older adults are differentially related to macro- and microstructural white matter characteristics of the cerebral lobes. Front Aging Neurosci 2017;9:373.
Hodel AS. Rapid infant prefrontal cortex development and sensitivity to early environmental experience. Dev Rev 2018;48:113-44.
Hongwanishkul D, Happaney KR, Lee WSC, Zelazo PD. Assessment of hot and cool executive function in young children: age-related changes and individual differences. Dev Neuropsychol 2005;28(2):617-44.
Horn JDV, Irimia A, Torgerson CM, Chambers MC, Kikinis R, Toga AW. Mapping connectivity damage in the case of Phineas Gage. PLoS One 2012;7(5):e37454.
Kuczynski B, Kolakowsky-Hayner SA. Dysexecutive syndrome. In: Kreutzer JS, DeLuca J, Caplan B, editors. Encyclopedia of clinical neuropsychology. New York, NY: Springer New York; 2011. p. 912.
Lezak MD, Howieson DB, Bigler ED, Tranel D. Neuropsychological assessment. New York, NY: Oxford University Press; 2012.
Luria AR. The making of mind. Cambridge: Harvard University Press; 1979.
Maril A, Simons JS, Mitchell JP, Schwartz BL, Schacter DL. Feeling-of-knowing in episodic memory: an event-related fMRI study. NeuroImage 2003;18(4):827-36.
Miyake A, Friedman NP. The nature and organization of individual differences in executive functions: four general conclusions. Curr Dir Psychol Sci 2012;21(1):8-14.
Nieto M, Romero D, Ros L, Zabala C, Martínez M, Ricarte JJ, et al. Differences in coping strategies between young and older adults: the role of executive functions. Int J Aging Hum Dev 2020;90(1):28-49.
Nieto M, Ros L, Medina G, Ricarte JJ, Latorre JM. Assessing executive functions in preschoolers using Shape School task. Front Psychol 2016;7:1489.
Ott T, Nieder A. Dopamine and cognitive control in prefrontal cortex. Trends Cogn Sci 2019;23(3):213-34.
Portellano JA, García J. Neuropsicología de la atención, las funciones ejecutivas y la memoria. Madrid: Síntesis; 2014.
Portellano JA, Martínez R. TESEN. Test de los Senderos para evaluar las funciones ejecutivas. Madrid: TEA Ediciones; 2014.
Portellano JA, Martínez R. Test de las anillas para la evaluación de las funciones ejecutivas. Madrid: TEA Ediciones; 2011.
Portellano JA, Martínez R, Zumárraga L. ENFEN. Evaluación de las funciones ejecutivas en niños. Madrid: TEA Ediciones; 2011.
Porteus SD. Laberintos de Porteus. Madrid: TEA Ediciones; 1999.
Raven JC, Court JH, Raven J. Advanced Progressive Matrices, Raven manual. Oxford: Oxford Psychologists Press; 1994.
Reitan RM. Validity of the Trail Making Test as an indicator of organic brain damage. Percept Mot Skills 1958;8:271-6.
Shammi P, Stuss DT. Humour appreciation: a role of the right frontal lobe. Brain 1999;122(Pt 4):657-66.
Shekhar M, Rahnev D. Distinguishing the roles of dorsolateral and anterior PFC in visual metacognition. J Neurosci 2018;38(22):5078-87.
Stroop JR. Studies of interference in serial verbal reactions. J Exp Psychol 1935;18(6):643-62.
Thiebaut de Schotten M, Dell'Acqua F, Ratiu P, Leslie A, Howells H, Cabanis E, et al. From Phineas Gage and Monsieur Leborgne to H.M.: revisiting disconnection syndromes. Cereb Cortex 2015; 25 (12): 4812-27.
Tirapu J, García A, Ríos M, Ardila A. Neuropsicología de la corteza prefrontal y las funciones ejecutivas. Barcelona: Viguera; 2012.
Wechsler D. Adaptación española de la Escala de Inteligencia de Wechsler para Adultos. WAIS 4.ª ed. Madrid: Pearson; 2012.
Wilson BA, Alderman N, Burgess PW, Emslie H, Evans JJ. Behavioural assessment of the dysexecutive syndrome. London: Harcourt Assessment; 1996.

CAPÍTULO 4

Conciencia y ritmos biológicos

Francisco Javier Sancho-Bielsa ▪ M.ª Pilar Pamplona-Valenzuela

PUNTOS CLAVE

- Los avances en el campo de la neurociencia nos han permitido relacionar la actividad mental con los estados mentales.
- En nuestro cuerpo se producen oscilaciones de los parámetros biológicos a lo largo del tiempo y se clasifican en ciclos anuales, mensuales, diarios, etc. Los factores ambientales marcan la actividad de los relojes biológicos.
- No existe una explicación definitiva del funcionamiento cíclico recíproco que marque la sucesión entre sueño y vigilia. Se cree que, tras un periodo de actividad prolongada, las neuronas se fatigan y aparecen los efectos ocasionados por los centros del sueño.
- El sueño es definido como un estado de inconsciencia del que se puede despertar mediante estimulación sensorial. Se divide en sueño no REM *(rapid eye movement),* formado a su vez por cuatro fases bien diferenciadas, y sueño REM.
- Nadie duda de la importancia del sueño, pero sus funciones fisiológicas específicas siguen sin conocerse. El sueño afecta al rendimiento cognitivo y físico, la productividad y la salud. Facilita el aprendizaje, la memoria y la conservación de energía metabólica. De ahí que la falta de sueño presente múltiples efectos sobre el organismo, como la alteración de la expresión génica, la supresión del sistema inmune o el funcionamiento metabólico y hormonal.
- Existen diferentes trastornos del sueño que afectan al desarrollo habitual del ciclo sueño-vigilia.

Introducción

El sueño es definido como un estado de inconsciencia que puede ser abandonado mediante estimulación sensitiva (Guyton y Hall, 2011). Se trata de un proceso neurológico activo. En 1913 se propuso por primera vez la posibilidad de la existencia de un factor inductor del sueño al descubrirse que el líquido cefalorraquídeo de perros privados de sueño inducía el sueño en aquellos perros a los que se les inyectaba y no habían sido privados previamente (Silverthorn, 2014). La duración del periodo de sueño es variable entre individuos, pero todo el mundo le dedica una parte muy importante de su vida. Pese a que la esperanza de vida de una persona es diferente en distintas regiones del planeta, se ha estimado que a lo largo de la vida de un ser humano se habrá dedicado una tercera parte de la vida a dormir, es decir, unos 25 años teniendo en cuenta una duración media del sueño de 6 a 8 h diarias. Sin embargo, desde el nacimiento, la tendencia es reducir el tiempo dedicado al sueño. Como se explicará más adelante, el sueño puede ser dividido en fases y el tiempo que se dedica a alguna de estas fases también se reduce con la edad, como en el caso de la fase REM *(rapid eye movement)*. Es en esta fase en la que se produce un aumento de la actividad de algunas regiones cerebrales como las áreas de asociación visual, al tiempo que decrece la actividad de la corteza prefrontal, la parietal y la visual primaria. Es decir, la fase en la que aumenta la emoción sin experimentar recepción externa.

¿Quién no ha despertado de un sueño alguna vez con una sensación de miedo, alegría o tristeza? Esto hace que las personas se pregunten qué es lo que ha sucedido durante ese estado de conciencia. La activación general fisiológica y psicológica del organismo es lo que conocemos como *arousal,* variando en un continuo que va desde el sueño profundo hasta la excitación intensa (Gould y Krane, 1992).

Podemos distinguir claramente la conciencia en estado de vigilia y en estado de sueño, pero también podemos encontrar otros estados como la hipnosis, la ensoñación o las alucinaciones producidas por consumo de drogas. Los estados de conciencia se corresponden con los distintos estados de actividad cerebral propios del sueño, la vigilia, la excitación extrema o los estados de ánimo de una persona (el miedo, la euforia o la depresión). La actividad cerebral del propio encéfalo genera las fuerzas activadoras o inhibidoras que regulan los estados mencionados.

Los avances producidos en el campo de la neurociencia nos han permitido relacionar la actividad cerebral con los distintos estados de conciencia, pudiéndose estudiar además estados alterados mediante fármacos o hipnosis (Solt, 2018). Se han podido correlacionar el nivel de actividad cerebral y la frecuencia media (número de repeticiones por unidad de tiempo de cualquier fenómeno) de los ritmos (movimientos regulares y recurrentes) obtenidos mediante registros electroencefalográficos, apareciendo ondas de frecuencias características en distintas circunstancias como aletargamiento, anestesia quirúrgica, sueño profundo, relajación y momentos de intensa actividad mental. Sin embargo, pese a todos los avances producidos, no es sencillo explicar los mecanismos fisiológicos exactos que subyacen en estos procesos, no pudiendo más que aproximarnos a su funcionamiento mediante hipótesis que deberán ser confirmadas.

Evolución del estudio de la conciencia

Para comprender lo que sucede cuando despertamos de un sueño hemos de entender un término clave para la psicología, pero, al mismo tiempo, de muy difícil definición: la conciencia. Como hemos visto en el capítulo 1, el estudio de la conciencia ha estado muy vinculado con los paradigmas dominantes. De hecho, originariamente incluso se definía la psicología como «la descripción de los estados de conciencia» (Ladd, 1887). Posteriormente, ese papel central como objeto de estudio se difuminó con la aparición del conductismo (psicología científica de la conducta). Como señalábamos en el capítulo 1, se pasó a emplear un modelo de estímulo-respuesta (E-R), donde este fenómeno no tenía cabida. Con la psicología cognitiva y el paso a un paradigma de estímulo-organismo-respuesta (E-O-R) los investigadores centraron de nuevo su atención sobre la conciencia. Además, nuevos avances permitieron relacionar la actividad cerebral con los distintos estados mentales, pudiéndose estudiar la vigilia, el sueño o el dormir, así como la conciencia alterada mediante fármacos o hipnosis. Actualmente, las ciencias del comportamiento entienden la conciencia como el conocimiento de uno mismo y de su ambiente. Esta estrategia que hace posible dirigir la atención hacia nuestros propios procesos internos nos permite obtener una información muy valiosa para, por ejemplo, desarrollar nuevas estrategias que nos permitan interactuar de manera más eficaz con el entorno.

A través del conocimiento consciente controlamos voluntariamente y comunicamos a los demás nuestros estados mentales. Además, como veremos en el capítulo 10, las personas procesamos una gran cantidad de información sin llegar a ser conscientes de ello, siendo capaces de percibir estímulos y reaccionar a ellos de forma automática. Según Kosslyn y Koenig (1992), la conciencia emerge de la interacción de las funciones cerebrales individuales después de los acontecimientos cerebrales que la evocan (Libet, 1985).

Ritmos biológicos

Entendemos el concepto de ritmo biológico como la oscilación de un parámetro biológico a lo largo del tiempo. Cualquier persona presenta una actividad que varía de manera regular, haciendo patente la existencia de ciclos o periodos. Los factores ambientales (ciclos de luz/oscuridad, cambios climáticos estacionales, etc.) van a marcar la actividad del reloj biológico. Los factores externos actúan sobre el organismo a través de su sistema nervioso y el sistema endocrino. También nos encontramos con fenómenos rítmicos no determinados por factores ambientales, aunque estos pueden modificarlos. A medida que transcurre el tiempo, el cuerpo fluctúa del mismo modo que la mente. El reloj biológico será el que se encargue de regular los ritmos biológicos. Podemos distinguir varios tipos de ciclos:

- Ciclos anuales: a lo largo de estos ciclos podemos sentir variaciones de nuestro apetito, duración del sueño o estados de ánimo. Puede incluso llegar a producirse un trastorno afectivo estacional (estado depresivo) durante los meses más fríos y oscuros del año.
- Ciclos mensuales: uno de los ejemplos más representativos es el ciclo menstrual femenino, que tiene una duración aproximada de 28 días. A lo largo del ciclo pueden aparecer cambios de humor (síndrome premenstrual o trastorno disfórico premenstrual).
- Ciclos diarios: este tipo de ciclo es frecuente en la secreción de algunas hormonas, como la hormona del crecimiento que oscila a lo largo del día, siendo mayor su liberación durante la noche.
- Ciclos de 90 min: estos ciclos son los que aparecen durante el sueño, atravesando diversas etapas que se explicarán más adelante.

RITMO CIRCADIANO

El ritmo circadiano consiste en la oscilación de una serie de variables biológicas en un intervalo regular de tiempo, en este caso próximo a 1 día de duración. A lo largo del día se producen múltiples variaciones en el organismo. Los ritmos circadianos son importantes para determinar los patrones de sueño y alimentación, pero también para la actividad de todos los ejes hormonales, la regeneración celular y la actividad cerebral. Por ejemplo, la liberación de corticotropina (ACTH) es mayor durante la noche y decae a lo largo del día, aunque sus valores fluctúan por procesos de retroalimentación negativa. Si una persona cambia sus hábitos, por ejemplo, trabajando en turnos de noche, la mayor liberación de ACTH tendrá lugar durante la mañana.

La luz es un potente estímulo para la activación de proteínas retinianas sensibles a esta, lo que estimula el reloj circadiano. De este modo se envían señales a las regiones cerebrales que controlan dicho reloj circadiano (Lavie, 2001; Young, 2000). El reloj se localiza en el núcleo supraquiasmático. Los fotorreceptores responden a la luz ambiental actuando como transductores para transformar el estímulo luminoso en una señal eléctrica que alcanza el núcleo supraquiasmático a través del tracto retinohipotalámico, proyectando sobre el núcleo paraventricular y consecuentemente sobre las neuronas simpáticas de la columna intermediolateral de la médula espinal. La neurona preganglionar alcanza el ganglio cervical superior y la posganglionar simpática regulará la liberación de melatonina por parte de la glándula pineal, que actúa a modo de transductor neuroendocrino. De este modo, se inhibe o estimula la producción de melatonina. Por ello se puede afirmar que el reloj biológico puede ser modificado mediante cambios en los esquemas de sueño. Podemos pues imaginar la enorme cantidad de genes, neuronas y circuitos implicados en los ritmos circadianos (cuadro 4.1).

Ciclo de sueño y vigilia

La comprensión de los mecanismos que subyacen en el control del sueño y la vigilia constituye un área importante de investigación en neurociencia (Kilduff et al., 2008). En el momento en el que se pasa del sueño a la vigilia se produce el *arousal* y la persona toma conciencia de aquello que le rodea (cuadro 4.2).

CUADRO 4.1 ■ Factores implicados en los ritmos circadianos

Genes

Genes «reloj»:
- Clock.
- Npas2.
- Bmal1, 2.
- Per1, 2.
- Cry1, 2.

Genes asociados a los genes «reloj»:
- Rorα, β.
- Rev-Ebrα, β.
- CK1δ, ε.
- CK2α, β.
- FBXL3.
- FBXBL21.
- DEC2.
- Dio2, 3.
- Gsk3β.
- Per3.

Genes potencialmente asociados.

Genes controlados por «reloj».

Genes de receptores:
- NMDAr.
- AMPAr.
- 5HTr.
- GABAr.
- NPYr.
- SPr.
- VPAC1, 2.
- MT1, 2.

Transcripción/factores de traslación/reguladores:
- cFos.
- unB.
- CREB.
- MAPK.
- mTOR.
- PGC1a.
- miRNA.
- Dbp.

Factores epigenéticos:
- Sir2.

Moléculas

Input:
- Melanopsina.
- PACAP.
- Glutamato.
- GABA.
- 5Ht.
- NPY.
- Sustancia P.
- Dopamina.

Agentes de sincronización y modulación del núcleo supraquiasmático:
- VIP.
- AVP.
- ON.
- AMPc.
- GMPc.
- Calbindina.
- Hormonas esteroideas (estrógenos, testosterona, progesterona).

Output:
- Melatonina.
- Cortisol.
- AVP.
- VIP.
- GABA.

Células

ipRGC; conos y bastones.

Células reloj del núcleo supraquiasmático.

Células periféricas al núcleo supraquiasmático.

Pinealocitos.

Circuitos

Input:
- Células retinianas.
- Tracto retinohipotalámico.
- Tracto retinogeniculado.
- Proyección del núcleo supraquiasmático-rafe.
- Intrínsecos al núcleo supraquiasmático:
- Núcleo supraquiasmático (core).

Output:
- Proyecciones del núcleo supraquiasmático a: PVN, DMH, zona supraventricular, PVT.
- Núcleo central de la amígdala.
- Células hipotalámicas neuroendocrinas.
- Proyecciones hipotalámicas de orexina.
- Amígdala basolateral-hipocampo.
- SCN/PVN/SCG/pineal.
- Eje HPA.
- Sistema nervioso simpático y parasimpático.
- Estacionales: SCN/PVN/SCG/pineal.

Fisiología

Expresión génica.

Actividad neuronal.

Neurotransmisores.

CUADRO 4.1 ■ Factores implicados en los ritmos circadianos *(cont.)*

Comportamiento

Actividad locomotora.
Sueño-vigilia.
Funciones de neurocomportamiento (alerta, vigilancia, memoria, etc.).
Enmascaramiento (efecto de los factores medioambientales).

Autoinformes

Fase, preferencia diurna, cronotipo.
Mediciones diarias de regularidad/ritmicidad.
Adormecimiento, alerta, humor (circadiano, estacional).

5Ht, serotonina; AMPc, adenosín monofosfato cíclico; AVP, arginina-vasopresina; DMH, hipotálamo dorsomedial; GABA, ácido γ-aminobutírico; GMPc, guanosín monofosfato cíclico; HPA, hipotálamo-pituitaria-adrenal; ipRGC, células del ganglio retiniano intrínsecamente fotosensibles; NPY, neuropéptido Y; ON, óxido nítrico; PACAP, *pituitary adenylate cyclase-activating polypeptide;* PVN, núcleo paraventricular; PVT, tálamo paraventricular; SCG, ganglio cervical superior; SCN, núcleo supraquiasmático; VIP, péptido intestinal vasoactivo.

CUADRO 4.2 ■ Factores implicados en el *arousal*

Genes

Receptores muscarínicos (mAChRs, M1-M5).
Receptores nicotínicos (genes 16 nAChR).
ACHE.
CHAT.
VAChT.
Receptores de serotonina (5HT1-7).
5HTT.
Triptófano hidroxilasa.
Receptores adrenérgicos (α1, α2; β1-3).
Receptores de histamina (H1-4).
Receptores de dopamina (D1-5).
OX1R, OX2R/HCRT1, HCRT2.
GABA-A, GABA-B, GABA-C.
Receptores de glutamato.
AMPA, kainato, NMDA, δ; mGluRs.
Receptores de adenosina (A1-3).
DBH.
NET.
DAT.
Leptina.
Receptores de grelina.
Receptores de citocinas.

Moléculas

Glutamato.
Noradrenalina.
Acetilcolina.
Histamina.
Dopamina.
Orexina.
CRF.
Serotonina.
Leptina.
Grelina.
Opioides.
Oxitocina.
Vasopresina.
Neuropéptido Y.
GABA.
Citocinas.

Células

Locus coeruleus.
Núcleo tuberomamilar.
LDT, PPT.
Núcleo basal del prosencéfalo.
Hipotálamo lateral, perifornical y dorsomedial.
Rafe dorsal.
Área ventral tegmental.
Núcleo central de la amígdala.

Circuitos

Proyecciones del núcleo monoaminérgico y colinérgico a tálamo y corteza.
Proyecciones recíprocas colinérgicas y monoaminérgicas.
Proyecciones hipotalámicas recíprocas al mesencéfalo y núcleo colinérgico y monoaminérgico pontino.
Circuitos del hipotálamo al tálamo y circuitos corticales.
Núcleo basal del prosencéfalo a circuitos corticales.
Circuitos corticales como el frontoinsular y el cingulado dorsal anterior.
Proyecciones troncoencefálicas monoaminérgicas y colinérgicas al prosencéfalo basal.

CUADRO 4.2 ■ Factores implicados en el *arousal (cont.)*

Amígdala central al núcleo monoaminérgico y colinérgico del prosencéfalo basal.
Circuitos relacionados con ritmos circadianos y sueño que modulan y son modulados por el *arousal.*

Fisiología

EEG.
EMG.
ERP.
Autónomos:
- Tasa cardiaca.
- Presión sanguínea.
- Tamaño pupilar.
- Respuesta galvánica de la piel.
- Respiración.

Eje HPA:
- Glucocorticoides.
- ACTH.
- CRF.

Diferencias sexuales específicas del *arousal.*
Activación cerebral.
Actividad neuronal.

Comportamiento

Despertar.
Asustarse.
Parpadear.
Actividad motora (aumentos y disminuciones).
Cognición:
- Aprendizaje y memoria.
- Atención.
- Ejecución.

Estados afectivos:
- Ansiedad.

Agitación.
Reactividad emocional.
Reactividad sensorial.

Autoinformes

Escalas de autorreportes de *arousal.*
Autoevaluación:
- Maniquí.

ACTH, corticotropina; CRF, factor liberador de corticotropina; EEG, electroencefalograma; EMG, electromiografía; ERP, potenciales relacionados con eventos; GABA, ácido γ-aminobutírico; HPA, hipotálamo-pituitaria-adrenal; LDT, núcleo laterodorsal; PPT, núcleo pedúnculo pontino.

No existe ninguna explicación definitiva del funcionamiento cíclico recíproco que marca la sucesión entre sueño y vigilia. Alcanzar dicha explicación supone una ardua tarea dada la gran cantidad de variables implicadas en el proceso y relacionadas entre sí (cuadro 4.3). Una posible explicación sería la siguiente: desde un punto de vista fisiológico, cuando los centros del sueño no están activos, los núcleos reticulares activadores del mesencéfalo y la parte superior de la protuberancia se encuentran liberados de su inhibición, lo que les permite una activación espontánea, lo que excita a su vez la corteza cerebral y el sistema nervioso periférico, los cuales retroalimentan positivamente los núcleos reticulares activadores. Esta retroalimentación es la que mantiene la vigilia una vez que comienza.

Tras un periodo de actividad prolongado, las neuronas acabarían fatigándose, desaparecería la retroalimentación positiva y aparecerían los efectos ocasionados por los centros del sueño volviendo a ese estado desde la vigilia. Se trata de una teoría que podría explicar el paso de sueño a vigilia y de vigilia a sueño, así como el despertar, el insomnio y la vigilia que produce la actividad física.

Sueño

El sueño es definido como un estado de inconsciencia del que se puede despertar, ya sea mediante estímulos sensitivos o de otros tipos. Hay que diferenciar el sueño del *coma,* entendiendo este como el estado de inconsciencia del que no se puede despertar. Sin embargo, también se puede soñar despierto. Casi todo el mundo sueña despierto o tiene fantasías en cualquier lugar o momento. El psicólogo clínico Jerome L. Singer (1975), tras realizar entrevistas y encuestas a cientos de adultos, confirmó esta afirmación. Quienes pasan más tiempo soñando despiertas son las personas jóvenes, más que las adultas, admitiendo tener más fantasías sexuales y encontrando diferencias entre hombres y mujeres (Cameron y Biber, 1973; Giambra, 1974; Leitenberg y Henning, 1995).

CUADRO 4.3 ■ Factores implicados en el ciclo sueño-vigilia

Genes

Genes relacionados con los ritmos circadianos (v. cuadro 4.1).
Genes relacionados con el *arousal* (v. cuadro 4.2).
Genes con efectos específicos del sueño:
Per3.
Clock.
Sur2.
Dec2.

Moléculas

Neurotransmisores y neuromoduladores, incluyendo:
Acetilcolina.
Noradrenalina.
Serotonina.
Dopamina.
Histamina.
GABA.
Galanina.
Adenosina.
Hipocreatina/orexina.
Glutamato.
CRF.
Vasopresina.
NPY.
Citocinas.

Células

Hipotálamo lateral y perifornical.
Hipotálamo basal y prosencéfalo.
Hipotálamo posterior (TMN).
Tronco cerebral (LC, rafe, LDT/PPT, VTA).
Tálamo (núcleo talámico medial, núcleo reticular).

Circuitos

Vigilia:
Circuitos del *arousal.*
Circuitos de los ritmos circadianos.
Sueño:
Ondas lentas: prosencéfalo basal y proyecciones hipotalámicas anteriores a grupos celulares que promueven el *arousal.*
Circuitos talamocorticales.
Sueño REM:
Núcleo mesopontino.

Fisiología

Actividad eléctrica cerebral (EEG) (ondas lentas, θ).
Actividad metabólica cerebral.
Actividad electromiográfica (EMG).
Electrooculograma (EOG).
Moduladores que ocurren durante el sueño (hormonas).
Sueño de ondas lentas y sueño REM, vigilia.
Organización temporal y topográfica de la dinámica del sueño.
Propensión al sueño fisiológico (latencia de sueño).
Capacidad de despertar con baja estimulación.
Fisiología sexual específica del sueño.

Comportamiento

Sueño (duración, continuidad/fragmentación, arquitectura), despertar.
Deprivación de sueño o sueño excesivo.
Variabilidad del tiempo de sueño.
Inercia del sueño.
Funciones del neurocomportamiento dependientes del sueño (consolidación de la memoria, vigilancia, impulsividad, etc.).
Comportamientos motores durante el sueño.
Estados intermedios entre sueño y vigilia.
Umbral sensorial de *arousal.*
Comportamientos sexuales específicos del sueño.

Autoinformes

Calidad del sueño, reparador, cantidad (insomnio, hipersomnia).
Tiempo de sueño.
Alerta.
Fatiga.
Recuerdo de sueños.
Síntomas específicos del sueño.
Síntomas modulados por el sueño.

CRF, factor liberador de corticotropina; GABA, ácido γ-aminobutírico; LC, *locus coeruleus;* LDT, núcleo laterodorsal; NPY, neuropéptido Y; PPT, núcleo pedúnculo pontino; TMN, núcleo tuberomamilar; VTA, área ventral tegmental.

Las fantasías deben ser entendidas como algo positivo, ya que constituyen una manera distinta de enfrentarnos a aquello que estamos realizando, de liberar tensión, aumentar la creatividad, solucionar problemas, no aburrirse escapando de la realidad o sustituir la conducta impulsiva. Los juegos infantiles nutren el desarrollo social y cognitivo. Es por ello que para algunos psicólogos evolutivos es un motivo de preocupación que los niños miren la televisión (Singer, 1986).

El estado de inconsciencia del sueño está formado por múltiples fases, desde el sueño más ligero hasta el profundo. Se pueden diferenciar dos tipos de sueño: el sueño no REM (SNREM) y el sueño REM. Por las noches, las personas atraviesan fases de estos tipos de sueño que alternan entre sí.

SUEÑO NO REM

El SNREM está formado por diferentes fases, mientras las fases I y II constituyen el sueño superficial, las fases III y IV constituyen el sueño lento, un sueño profundo y reparador. La mayor parte del sueño pertenece al SNREM. Entenderemos fácilmente las características de este sueño recordando algún momento en el que permanecimos despiertos más de 24 h y a continuación el sueño profundo en el que caímos durante la primera hora después de ir a dormir. En el periodo de SNREM el tono vascular periférico desciende, reduciéndose la presión arterial del 10 al 30%; también descienden la frecuencia respiratoria y el tono metabólico basal.

Habitualmente es denominado «sueño sin sueños», pero realmente sí los hay, incluso terrores nocturnos que no se recuerdan. Estos sueños del SNREM no suelen recordarse, ya que no se consolidan en la memoria. La diferencia más notable entre los sueños producidos en estas fases de sueño y los producidos en fase REM es que en los últimos se produce una mayor actividad muscular corporal.

SUEÑO REM

El sueño REM también es denominado sueño paradójico o desincronizado porque, pese a estar dormidos, se presenta una acusada actividad encefálica, aunque no hace a la persona adquirir conciencia de su medio. Son episodios que se repiten aproximadamente cada 90 min. No se trata de un sueño tan reparador como el sueño profundo y se asocia a sueños de gran viveza.

Las fases de sueño REM presentan una duración variable, entre 5 y 30 min cada 90 min. Mientras las personas presentan un gran agotamiento los episodios REM son cortos, incluso ausentes, pero a medida que se descansa su duración va aumentando. Podemos distinguir varias características importantes del sueño REM:

- El tono muscular corporal permanece deprimido, revelando una potente inhibición de las áreas medulares de control muscular.
- Pese a la inhibición muscular periférica, se producen movimientos musculares irregulares, aparte de los movimientos rápidos de los ojos.
- Se relaciona generalmente con sueños.
- Pese a que las personas despiertan espontáneamente por la mañana durante los episodios REM, es más costoso despertar a una persona mediante estímulos sensitivos que durante el sueño de ondas lentas.
- Las frecuencias cardiaca y respiratoria se vuelven irregulares (lo cual es típico de los estados de ensoñación).
- El encéfalo presenta gran actividad durante la fase REM, aumentando el metabolismo cerebral global hasta un 20%. El electroencefalograma (EEG) mostrará un patrón de ondas muy similares a las que aparecen durante la vigilia.

No se tiene conocimiento del motivo por el que el SNREM es interrumpido periódicamente por el sueño REM. Aquellos fármacos que imitan la acción de la acetilcolina favorecen la aparición de este sueño. Probablemente las grandes neuronas secretoras de acetilcolina de la formación reticular de la parte superior del tronco encefálico podrían activar porciones del encéfalo, generando un exceso de actividad en regiones encefálicas durante el sueño REM.

Etapas del sueño

Durante el sueño, se sigue un ritmo biológico. El sueño nocturno se organiza en cuatro o cinco ciclos (SNREM/REM) comprendidos a lo largo de unas 8 h. Cada ciclo dura aproximadamente 90-110 min.

Cada persona posee diferentes ciclos de sueño y cada ciclo se diferencia a su vez de los demás. Factores como la alimentación, el deporte, los medicamentos, el alcohol, las drogas y las perturbaciones externas pueden modificar estos ciclos.

Fase I SNREM: en esta etapa inicial del sueño se enlentece paulatinamente el ritmo respiratorio y las ondas cerebrales adoptan una forma irregular. Comienza con un sueño ligero de unos 5 min en el que pueden producir alucinaciones de tipo sensorial (visuales, táctiles o auditivas). Son sensaciones frecuentes las de caída o de estar flotando. Se trata de sensaciones *hipnagógicas,* es decir, en situación de tránsito entre la vigilia y el sueño, que pueden incorporarse más tarde a la memoria.

Fase II SNREM: en la segunda etapa, de unos 20 min de duración, se entra en un estado de relajación más profundo y se caracteriza por la aparición de *husos de sueño* que consisten en explosiones de actividad de las ondas cerebrales. Se considera que las personas en esta etapa están dormidas, pero se pueden despertar fácilmente. En esta etapa es posible hablar en sueños, aunque también ocurre en otras etapas (Mahowald y Ettinger, 1990).

Fases III y IV SNREM: la tercera etapa es de transición y dura pocos minutos antes de entrar en la cuarta etapa. Estas fases corresponden al sueño profundo. Es el sueño de ondas lentas. A partir de la tercera fase y durante la cuarta, el cerebro emite ondas δ amplias y lentas como veremos más adelante. La duración aproximada de la cuarta etapa es de unos 30 min, en los que el despertar resulta difícil. Es en esta cuarta etapa de sueño cuando los niños mojan la cama o caminan dormidos. Aproximadamente un 20% de los niños de 3 a 12 años tienen por lo menos un episodio de sonambulismo con una duración de 2 a 10 min, mientras que un 5% tienen episodios repetidos (Giles et al., 1994). Durante el primer tercio de la noche las fases profundas (fases III y IV) son más largas que las fases REM, pero en el transcurso de la noche, se van acortando. En el último tercio de la noche la fase profunda desaparece y las fases REM se prolongan.

La proporción de los estadios de sueño a lo largo de la noche varía en función de la edad. Así, en un adulto joven las proporciones de las diferentes fases con respecto al tiempo total de sueño son: fase I, un 5%; fase II, alrededor de un 50%; fase III, un 5%, y fase IV, un 15%. Conforme se envejece, el porcentaje de fase profunda de sueño de ondas lentas y REM disminuye.

A través de los EEG se ha demostrado que incluso durante el sueño profundo el cerebro procesa el significado de algunos estímulos. La corteza auditiva cerebral responde a estímulos sonoros incluso durante el sueño (Kutas, 1990). Esto refuerza la idea de que no percibimos conscientemente la mayor parte de la información que procesamos.

Cuando se cumple la primera hora de sueño, se sale del sueño profundo para volver al sueño inicial. Al entrar la etapa de sueño REM se aceleran las ondas cerebrales durante unos 10 min y se genera un perfil parecido al de la etapa I. Sin embargo, en la fase REM el ritmo cardiaco y la respiración aumentan, volviéndose esta última irregular, y cada 30 s, mientras los párpados se mantienen cerrados, los ojos giran activamente.

Aunque la corteza cerebral motora permanece activa durante el sueño REM, el tronco encefálico bloquea sus mensajes haciendo que los músculos corporales estén relajados. Tal como se ha comentado anteriormente, no es fácil despertar del sueño REM.

Las áreas visuales y acústicas están relativamente activas durante el sueño REM e inactivas en otras etapas del sueño (Fosse et al., 2001). Probablemente los movimientos oculares y los espasmos musculares ocasionales serían reflejo de la sobrecarga de actividad del sistema nervioso de la persona (Chase y Morales, 1983).

Es frecuente que durante el sueño REM los genitales se exciten, produciéndose erección en los hombres y un aumento de la lubricación y del tamaño del clítoris en las mujeres. Dicha excitación sexual ocurre, salvo en las pesadillas, aunque el contenido de los sueños no sea de índole sexual (Karacan et al., 1996).

Los sueños de fase REM suelen tener un contenido emocional y se generan en forma de historias. Se trata de sueños con características alucinatorias más enriquecidas, siendo más probable recordarlos al despertar en fase REM.

Importancia del sueño

Nadie duda de lo importante que es el sueño, pero sus funciones fisiológicas específicas siguen sin conocerse. Se producen importantes consecuencias si tienen lugar mutaciones en los genes implicados en el reloj circadiano que regula el ritmo del sueño. La privación de sueño modifica la expresión genética del cerebro. Ligeras restricciones del sueño durante unos días deterioran el rendimiento cognitivo y físico, la productividad y la salud. Se han atribuido distintas funciones al sueño, entre las que destacan la maduración nerviosa, la facilitación del aprendizaje o la memoria, la cognición y la conservación de energía metabólica. Probablemente el sueño restablece el equilibrio entre centros neuronales. Pese a ello, las funciones fisiológicas específicas del sueño siguen siendo un misterio.

Se ha demostrado que el sueño afecta a la expresión génica, y dichos hallazgos han proporcionado información valiosa que podría abrir el camino a tratamientos más eficaces para los trastornos del sueño (Cirelli, 2009).

Las necesidades de sueño varían con la edad. La teoría según la cual deben dormirse 8 h diarias es falsa. Los recién nacidos duermen aproximadamente dos tercios del día, mientras que los adultos lo hacen solo un tercio. Una persona suele dormir durante un tercio de su vida, unos 25 años. Probablemente, la necesidad de descanso tiene influencia genética, tal como se describió en 1983. Wilse Webb y Scott Campbell realizaron experimentos con gemelos homocigóticos y dicigóticos, observando un parecido impresionante en el sueño de los gemelos homocigóticos (Webb y Campbell, 1983).

La privación del sueño produce malestar en las personas y se acompaña de somnolencia (Mikulincer et al., 1989). Los adolescentes necesitan dormir de 8 a 9 h diarias, pero actualmente duermen unas 2 h menos al día que hace 80 años (Holden, 1993; Maas, 1999).

Según Dement (1999), el cerebro controlaría la deuda de sueño de las personas durante un periodo aproximado de 2 semanas. Esto explicaría que, si una persona no duerme suficientes horas durante varios días, tras dormir muchas horas se pueda levantar cansado.

La falta de sueño tiene diferentes efectos sobre el organismo. Puede suprimir el sistema inmune (Irwin et al., 1994), producir irritabilidad, bajada del rendimiento, dificultades en la creatividad, concentración y comunicación (Harrison y Horne, 2000). El déficit de sueño crónico puede alterar el funcionamiento metabólico y hormonal de manera parecida al envejecimiento, conduciendo a obesidad, hipertensión y deterioro de la memoria (Spiegel et al., 1999).

Entre las funciones más importantes del sueño podríamos destacar la protectora, la reparadora y la de crecimiento.

TRASTORNOS DEL SUEÑO

Podemos encontrar múltiples clasificaciones y definiciones de los trastornos del sueño, pero la más empleada es la Clasificación Internacional de los Trastornos del Sueño de la American Academy of Sleep Medicine. Los trastornos se clasificarían como:

- Disomnias: alteraciones en la iniciación y continuación del sueño o presencia de somnolencia. Entre las que encontramos los trastornos intrínsecos del sueño (insomnio psicofisiológico, dispercepción del estado de sueño, insomnio idiopático, etc.), los trastornos extrínsecos del sueño (higiene de sueño inadecuada, trastorno del sueño de causa ambiental, insomnio de altitud, etc.) y los trastornos del ritmo circadiano del sueño (síndrome de cambio de huso horario o *jet lag,* trastorno del sueño por trabajo a turnos, patrón irregular de vigilia-sueño, etc.).

- Parasomnias: fenómenos indeseables del comportamiento y de la fisiología del sueño que lo acompañan. Son manifestaciones de la activación del sistema nervioso central, usualmente transmitidas a través del músculo esquelético o de los canales del sistema nervioso autónomo. Son trastornos caracterizados por comportamientos o fenómenos fisiológicos anormales que tienen lugar coincidiendo con el sueño, con alguna de sus fases específicas o con las transiciones vigilia-sueño. Entre las parasomnias encontramos trastornos del despertar, es decir, manifestaciones de despertar parcial que suceden durante el sueño como despertares con confusión, sonambulismo y terrores nocturnos. También encontramos trastornos de la transición vigilia-sueño que ocurren principalmente durante la transición de vigilia a sueño o de una fase de sueño a otra, si bien en algunos casos pueden suceder en una fase específica de sueño y trastorno de movimiento rítmico, ataques de sueño, somniloquia y calambres de piernas nocturnos. Existen parasomnias normalmente relacionadas con sueño REM (pesadillas, parálisis de sueño, alteraciones de la erección peniana en el sueño, etc.) y otras parasomnias como el bruxismo en el sueño, la enuresis en el sueño o el síndrome de deglución anormal, entre otras.
- Trastornos del sueño asociados a enfermedades médicas y psiquiátricas: vinculados con trastornos mentales, a trastornos neurológicos y a otras enfermedades médicas.

Destacamos algunos de los trastornos más prevalentes:

- Insomnio: se puede definir como la dificultad o incapacidad para dormir o falta total de sueño. Puede tratarse de problemas para conciliar o mantener el sueño, o bien despertar temprano con incapacidad para volverse a dormir. Afecta a un 15-34% de la población, incrementándose con la edad. El uso de somníferos o alcohol para tratar el insomnio reduce el sueño REM y genera síntomas de depresión al día siguiente. Además, cada vez se necesitan dosis más altas para obtener el mismo efecto y, si se suspende su uso, el insomnio puede empeorar.
- Narcolepsia: trastorno de etiología desconocida que se caracteriza por una somnolencia excesiva típicamente asociada con cataplejía y otros fenómenos de sueño REM como la parálisis del sueño o las alucinaciones hipnagógicas. En su breve duración (aproximadamente 5 min), las personas se sumergen en un sueño REM con la consiguiente pérdida de tensión muscular. Estas crisis pueden darse en cualquier momento. Tras el despertar existe sensación de bienestar, pero al cabo de 2-3 h se siente de nuevo somnolencia.
- Apnea obstructiva del sueño: cuadro caracterizado por somnolencia y trastornos cardiorrespiratorios secundarios a una alteración anatomofuncional de la vía aérea superior que conduce a episodios repetidos de obstrucción de esta durante el sueño, provocando descensos de la saturación de O_2 y despertares transitorios que dan lugar a un sueño muy fragmentado, con dificultad para profundizar, y por tanto un sueño no reparador.
- Terrores nocturnos: es una parasomnia de SNREM caracterizada por un despertar brusco precedido de gritos, llantos o sensación de pánico, acompañados de conductas de intenso miedo y signos vegetativos, como taquicardia, taquipnea y enrojecimiento. Las personas con terrores nocturnos suelen hablar incoherentemente, se sientan o dan vueltas, aumentan sus ritmos cardiaco y respiratorio, y parecen aterrorizadas (Hartmann, 1981). El individuo no suele responder a los esfuerzos de terceros por despertarlo. En caso de hacerlo, suele mostrarse confuso durante unos momentos y no suele recordar más que fragmentos del contenido del terror. Su duración es de 1 a 10 min y no se trata de pesadillas, que ocurren durante el sueño REM.
- Enuresis nocturna: se trata de la persistencia de micciones incontroladas durante el sueño más allá de los 4-6 años.
- Síndrome de piernas inquietas: es un trastorno neurológico caracterizado por la presencia de sensaciones desagradables en las extremidades (menos frecuente en los brazos) y un impulso

incontrolable de moverse y andar cuando se está descansando. Quienes lo padecen suelen sufrir insomnio y ven reducida en un 50% la capacidad de cubrir sus necesidades diarias de sueño.

Teoría y aspectos relacionados con el sueño

Las primeras teorías sobre el sueño planteaban que este ocurre a nivel de todo el organismo y se rige por mecanismos de control central. Sin embargo, la evidencia actual indica que el sueño puede ser regulado a un nivel más local en el cerebro (Krueger et al., 2008).

Una teoría para explicar el sueño consiste en que el sistema reticular activador (áreas excitadoras de la parte superior del tronco encefálico) se agota tras permanecer la persona despierta durante todo 1 día, de manera que queda inactivo. Sin embargo, la sección transversal del tronco del encéfalo a una altura media de la protuberancia da lugar a un encéfalo cuya corteza nunca se va a dormir, lo que hizo pensar que el sueño era producido por un proceso inhibidor activo. Esto apunta a la existencia de algún centro ubicado por debajo del nivel medio de la protuberancia del tronco encefálico necesario para generar sueño por inhibición de otras partes del encéfalo.

La estimulación de determinadas zonas del encéfalo puede producir un sueño similar al natural. Podemos destacar las siguientes zonas:

- Los núcleos del rafe en la mitad anterior de la protuberancia y en el bulbo raquídeo, que comprenden una lámina fina de neuronas especiales situadas en la línea media. Sus proyecciones se expanden localmente por la formación reticular troncoencefálica, extendiéndose además hacia el tálamo, el hipotálamo, el sistema límbico y el neocórtex. Otras fibras descienden a la médula espinal, finalizando en las astas posteriores, donde inhibirán las señales sensitivas recibidas, incluyendo el dolor. Muchas de estas proyecciones segregan serotonina, y si se bloquea su formación en un animal se le impide dormir durante varios días. De ahí que se vincule la serotonina con el sueño.
- El núcleo del tracto solitario, que constituye el punto de finalización de las señales sensitivas viscerales conducidas por los nervios vago y glosofaríngeo.
- Regiones del diencéfalo: a) la porción rostral del hipotálamo, especialmente el área supraquiasmática, y b) una región en los núcleos de proyección difusa del tálamo.

Si los centros que favorecen el sueño son lesionados, se origina un estado de vigilia intensa. Al lesionar los núcleos del rafe o el área supraquiasmática rostromedial hipotalámica anterior, los núcleos reticulares excitadores del mesencéfalo y la parte superior de la protuberancia quedan liberados de su inhibición.

Se ha demostrado experimentalmente que animales mantenidos despiertos durante varios días presentan sustancias en líquido cefalorraquídeo, sangre y orina que al ser inyectadas en el sistema ventricular encefálico de otros animales generan sueño. Un compuesto de bajo peso molecular cuya acumulación ha sido identificada en líquido cefalorraquídeo y orina es el péptido de muramilo. Inyectando una escasa cantidad de este péptido en el tercer ventrículo se genera, en unos pocos minutos, un sueño casi natural de varias horas. Efectos similares son producidos por un nonapéptido aislado de la sangre de animales dormidos.

Probablemente, la vigilia provoque la acumulación de factores hipnóticos en el tronco encefálico y líquido cefalorraquídeo, produciendo sueño.

Electroencefalograma y ondas cerebrales

El EEG consiste en una exploración de la actividad cerebral. Los registros de la actividad eléctrica obtenidos en la superficie cerebral o craneal revelan una actividad constante en el encéfalo. Los registros vienen determinados por el estado en el que han sido realizados (sueño, vigilia, epilepsia, etc.).

La actividad EEG varía en función de la edad. En el recién nacido, el cerebro es inmaduro y la actividad cerebral es algo desorganizada. Durante la infancia se produce un modelado progresivo del cerebro y la actividad EEG adquiere con la edad su forma característica. Con el envejecimiento se producen también modificaciones en la actividad eléctrica del cerebro.

Para realizar la exploración de la actividad cerebral se colocan unos electrodos en diferentes zonas de la cabeza correspondientes a las áreas del cerebro: frontal, parietal, temporal y occipital (fig. 4.1 A). Cada área cerebral se encarga de realizar diferentes procesos; por ejemplo, la corteza frontal es el área que controla los actos motores y la voluntad, la corteza parietal procesa las sensaciones, en la corteza temporal está, entre otras funciones, el área de la memoria, y en la corteza occipital se procesan las imágenes y sensaciones visuales.

Se registra la corriente eléctrica de las neuronas y circuitos neuronales que hay en dos puntos distintos del cerebro. La localización de cada electrodo ha sido estandarizada y se define por una letra y un número. La letra corresponde al área cerebral (C, central; F, frontal; FP, frontopolar; O, occipital; P, parietal; PG, ocular; T, temporal; A, auricular). El número sigue dos reglas: primera, los impares corresponden al hemisferio izquierdo y los pares al hemisferio derecho; segunda, se numeran las áreas cerebrales. De acuerdo con estas reglas, que son estandarizadas por los organismos internacionales (American Electroencephalographic Society), se realizan diferentes montajes EEG (fig. 4.1 B), que son las combinaciones entre los electrodos para *leer* la actividad cerebral y saber a qué zona pertenece cada canal del EEG.

Las ondas registradas con el EEG son clasificadas según su frecuencia, entendida como el número de ondas en 1 s, medida en *hertzios* (Hz). Según una propuesta de Berger (1929), determinadas áreas de frecuencia son calificadas con letras griegas. Las frecuencias del EEG se dividen en cuatro grupos:

- δ: son las más lentas, con un ritmo de una a tres ondas cada segundo. Engloban todas las ondas del EEG con frecuencias inferiores a 3,5 ciclos por segundo y poseen voltajes elevados. Se registran de manera fisiológica a lo largo del sueño profundo, en la lactancia y de manera patológica en algunas alteraciones orgánicas del cerebro, entre otras etiologías.

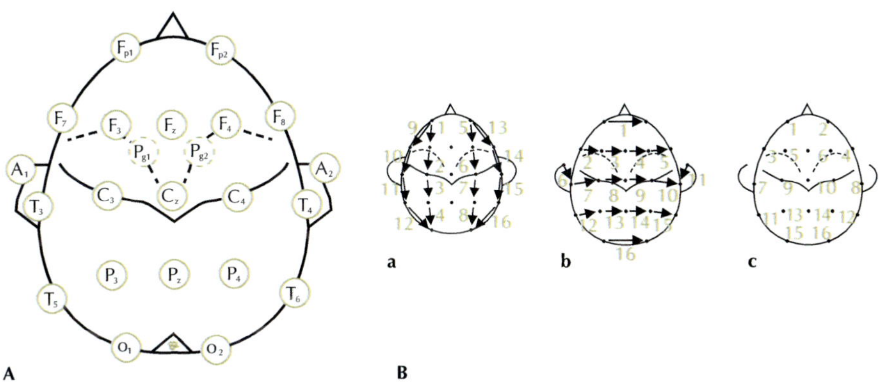

Figura 4.1 Sistema internacional 10-20 de colocación de electrodos de registro (A) y montajes para realizar registros (B). A. Sistema internacional 10-20 de colocación de electrodos (C, centrales; F, frontal; FP, frontopolar; O, occipital; P, parietal; PG, ocular; T, temporal; impares son izquierdos y pares son derechos). B. Los montajes son combinaciones de las distintas derivaciones entre sí: a) montaje longitudinal; b) montaje transverso; c) montaje concerniente a una referencia. Siempre se debe registrar un punto contra otro para poder captar una diferencia de potencial. Existen dos tipos de montajes: bipolares y de referencia. Los bipolares consisten en una serie de derivaciones que no tienen un electrodo común a todas ellas. En general, dichas derivaciones forman cadenas longitudinales (anteroposteriores) y transversas (a y b). Los de referencia consisten en la combinación de varias derivaciones que comparten el mismo electrodo conectado, llamado electrodo de referencia (c).

- θ: de cuatro a siete ondas por segundo. Aparecen generalmente en la región temporal y parietal de niños. Las ondas θ están presentes en muchos trastornos nerviosos y en los estadios iniciales de determinados estados degenerativos cerebrales.
- α: de 8 a 12 ondas por segundo. Se trata de ondas rítmicas presentes en el EEG de casi todos los adultos mientras permanecen despiertos y en un estado de reposo tranquilo en su actividad cerebral. Adquieren mayor intensidad en la región occipital, pero también se pueden recoger en las regiones parietal y frontal del cuero cabelludo. Estas ondas desaparecen durante el sueño. Cuando una persona despierta presta atención a algún tipo específico de actividad mental, las ondas α son sustituidas por unas ondas asincrónicas de mayor frecuencia pero de menor voltaje, las ondas β. Un estímulo visual interrumpe inmediatamente las ondas α. Estas adquieren la denominación de ritmo α cuando aparecen en áreas posteriores, manteniendo los párpados cerrados, en reposo mental y son reactivas a estímulos tanto psíquicos como físicos (apertura palpebral).
- β: por encima de 12 ondas por segundo, llegando a 80. Se registran sobre todo en las regiones parietal y frontal durante la activación específica de estas regiones.

La actividad EEG es diferente cuando se está despierto o dormido. Durante el sueño, en el trazado EEG predominan frecuencias lentas de mayor amplitud y aparecen ondas típicas que no se ven en la vigilia, como son las ondas vértex, los complejos K o los husos de sueño.

La descarga eléctrica de una única neurona no puede ser registrada desde la superficie de la cabeza, es necesario el disparo sincrónico de miles o millones de neuronas o fibras. Teniendo en cuenta este dato, la intensidad de las ondas cerebrales obtenidas en el cuero cabelludo la determinará el número de neuronas o fibras que disparen sincrónicamente, no el nivel de actividad eléctrica total del encéfalo.

Existe una correlación entre el nivel de actividad cerebral y la frecuencia media del ritmo en el EEG. Aparecen ondas δ en circunstancias de aletargamiento, anestesia quirúrgica y sueño profundo; ondas θ en los estados psicomotores y en lactantes; ondas α durante las situaciones de relajación, y ondas β en los momentos de intensa actividad mental.

Durante los periodos de actividad mental las ondas suelen desincronizarse en lugar de sincronizarse, por lo que su voltaje desciende considerablemente, pese al gran aumento de la actividad cortical.

CAMBIOS EN EL ELECTROENCEFALOGRAMA EN DIFERENTES FASES DE LA VIGILIA Y EL SUEÑO

Cuando estamos despiertos, la actividad bioeléctrica cerebral se explora estando relajados y con los ojos cerrados, momento en que se registra un ritmo en frecuencia α que desaparece al abrir los ojos o al concentrarse en una tarea. En el resto de áreas cerebrales se ven ondas de baja amplitud de varias frecuencias.

La vigilia en estado de alerta se caracteriza por las ondas β de alta frecuencia, con una amplitud de unos 30 µV y localizadas en áreas frontales y frontocentrales, mientras que en una situación de tranquilidad aparecen ondas α (fig. 4.2). Estos ritmos α se pueden registrar en áreas parieto-occipitales, bilaterales, con los párpados cerrados y el paciente relajado. Se atenúan o bloquean con la apertura palpebral, la actividad mental y la atención. De morfología sinusoidal y con una variación de amplitud media de 30-60 µV, son ritmos que no deben ser considerados estáticos, ya que existen múltiples variables que los modifican, ya sean fisiológicas (edad, ciclo menstrual, etc.) o psicofisiológicas (la tensión emocional atenúa los ritmos).

En la vigilia también podemos encontrar otros ritmos:

- Ritmos µ: su frecuencia oscila entre 7 y 12 Hz. Se localizan en áreas centrales y suelen ser bilaterales, aunque pueden encontrarse independientes en uno u otro hemisferio. Se bloquean con el movimiento y la reactividad suele ser bilateral, aunque de manera más acusada en el

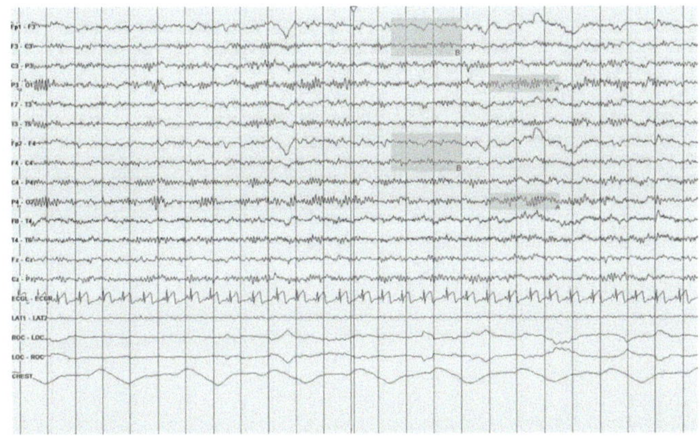

Figura 4.2 Captura de pantalla de un electroencefalograma en estado de vigilia. Pueden observarse los ritmos α (zonas sombreadas «A») en áreas posteriores, bilaterales y simétricas, y los ritmos β (zonas sombreadas «B») en áreas anteriores (frontales). Condiciones del registro: sensibilidad, 10 μV/mm; filtro de baja frecuencia, 1 Hz; filtro de alta frecuencia, 70 Hz; velocidad, 15 mm/s.

lado contralateral al estímulo. Un dato importante es que pueden bloquearse incluso con la ideación o la preparación mental para el movimiento.

- Ritmos θ: se localizan en áreas temporales, con frecuencias entre 4 y 7 Hz.
- Ondas λ: descritas por Gastaut (1951), aparecen en áreas occipitales, con la atención visual. Son actividades de morfología bifásica o trifásica, de una amplitud inferior a 50 μV, una duración de hasta 250 ms y suelen ser bilaterales en ambos hemisferios.
- Ritmos κ: se localizan en áreas temporales anteriores y tienen una frecuencia similar a los ritmos α.

El sueño es un estado de desconexión del entorno, inhibición motora y percepción de la actividad generada internamente por el propio cerebro: los ensueños.

En el SNREM el EEG muestra una actividad de gran sincronización (husos del sueño, actividad lenta). Se subdivide en cuatro fases, como ya hemos comentado. Durante la primera fase, una fase de sueño ligero, el voltaje de las ondas es de menor amplitud. Se caracteriza por una reducción de la frecuencia y su posterior sustitución por una actividad más irregular y lenta. Los ritmos β anteriores pueden acentuarse transitoriamente. Se puede acompañar de movimientos oculares lentos horizontales, normalmente a menos de 0,5 Hz. La actividad tónica de la electromiografía mentoniana es menor que la que se aprecia en vigilia. Pueden observarse puntas al vértex (ondas de polaridad positiva, aisladas, bilaterales y síncronas, de máxima amplitud en el vértex que a veces recurren en brotes) y ondas agudas positivas occipitales (fig. 4.3).

La situación queda interrumpida por los *husos del sueño* (trenes rítmicos de ondas de 10-14 Hz, con mayor amplitud en las áreas centrales), unas ráfagas fusiformes cortas de ondas α que suceden periódicamente.

En las fases II, III y IV del SNREM la frecuencia del EEG va bajando paulatinamente hasta llegar a un valor de 1-3 ondas por segundo, las ondas δ.

Concretamente en la fase II se observan complejos K (combinación de ondas de gran voltaje asociadas a husos del sueño) y husos del sueño sobre un patrón mixto de frecuencias y relativo bajo voltaje (fig. 4.4). La actividad δ representa menos del 20% del trazado (fig. 4.5). Persisten las puntas al vértex y las ondas agudas positivas.

En la fase III hay una moderada proporción (20-50%) de ondas muy lentas, con frecuencias iguales o menores a 2 Hz, y de gran amplitud (mayor de 75 μV). Pueden o no persistir los complejos K y los husos del sueño.

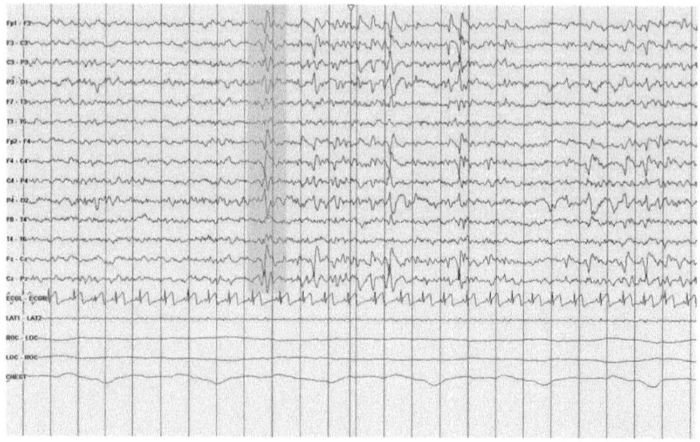

Figura 4.3 Captura de pantalla de un electroencefalograma en fase I del sueño no REM. En el registro pueden observarse las puntas al vértex. Condiciones del registro: sensibilidad, 10 μV/mm; filtro de baja frecuencia, 1 Hz; filtro de alta frecuencia, 70 Hz; velocidad 15 mm/s.

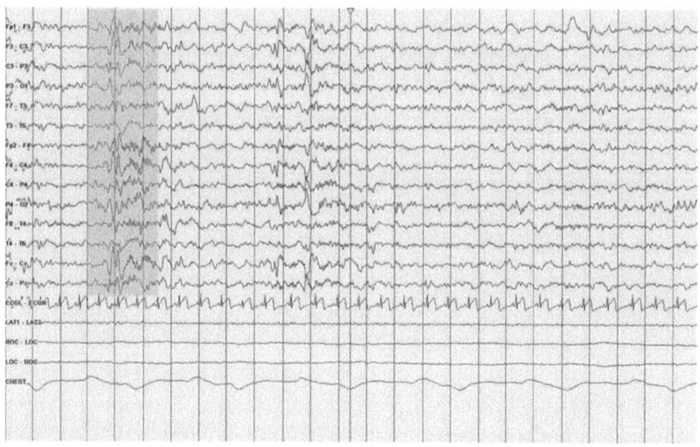

Figura 4.4 Captura de pantalla de un electroencefalograma en fase II del sueño no REM. Complejos K y husos del sueño. En la figura pueden observarse los complejos K y los husos del sueño. En cada línea de registro sombreada, la parte inicial corresponde al complejo K e inmediatamente después aparece el huso del sueño. Condiciones del registro: sensibilidad, 10 μV/mm; filtro de baja frecuencia, 1 Hz; filtro de alta frecuencia, 70 Hz; velocidad, 15 mm/s.

En la fase IV se continúa una actividad lenta de la fase III que ocupa más del 50% del trazado (fig. 4.6).

Durante el sueño REM las ondas son irregulares y de alta frecuencia, lo que es indicativo de una actividad nerviosa desincronizada como la que se observa en estado de vigilia. Por este motivo, el sueño REM se denomina *sueño desincronizado.* Se caracteriza por un patrón de polifrecuencias de baja amplitud, con movimientos oculares rápidos y actividad muscular reducida. Un dato característico es la habitual aparición de series de ondas a 2-5 Hz en forma de «dientes de sierra», a nivel central y frontal, de menos de 15 s de duración.

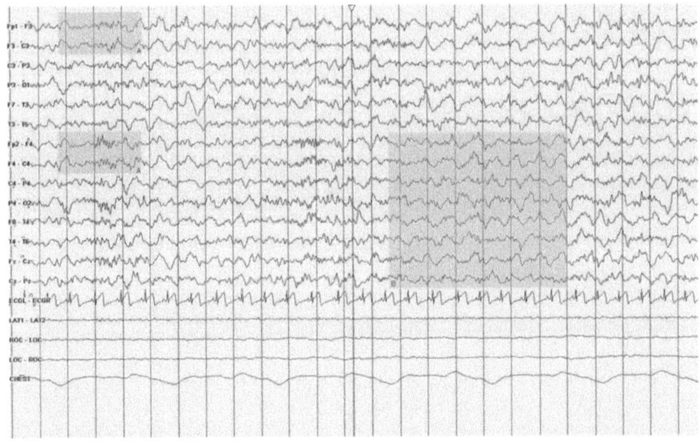

Figura 4.5 Captura de pantalla de un electroencefalograma en fase II del sueño no REM. Complejos K, husos del sueño y ondas δ. Pueden observarse los complejos K y los husos del sueño en las zonas sombreadas «A». La zona sombreada «B» corresponde a ondas δ. Condiciones del registro: sensibilidad, 10 μV/mm; filtro de baja frecuencia, 1 Hz; filtro de alta frecuencia, 70 Hz; velocidad, 15 mm/s.

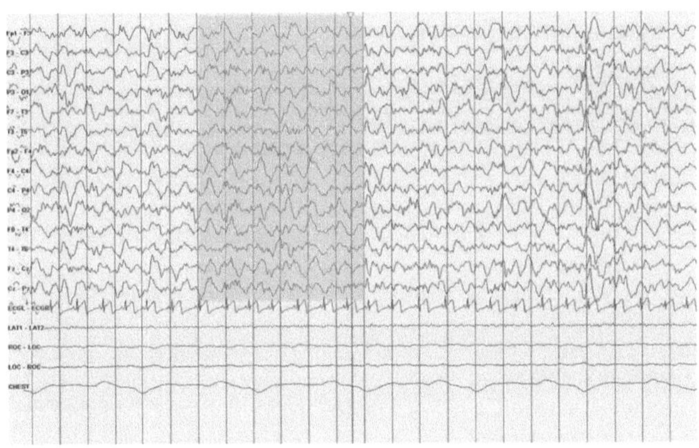

Figura 4.6 Captura de pantalla de un electroencefalograma en fase IV del sueño no REM. Pueden observarse en la zona sombreada ondas δ difusas, características de esta fase. Condiciones del registro: sensibilidad, 10 μV/mm; filtro de baja frecuencia, 1 Hz; filtro de alta frecuencia, 70 Hz; velocidad, 15 mm/s.

Bibliografía

Berger H. Über das ElektrenKephalogramm des Menschen. Archiv für Psychiatrie und Nervenkrankheiten 1929;87(1):527-70.

Cameron P, Biber H. Sexual thought throughout the life span. Gerontologist 1973;13(2):144-7.

Chase MH, Morales FR. Subthreshold excitatory activity and motoneuron discharge during REM periods of active sleep. Science 1983;221(4616):1195-8.

Cirelli C. The genetic and molecular regulation of sleep: from fruit flies to humans. Nat Rev Neurosci 2009;10(8):549-60.

Dement WC. The promise of sleep. New York: Delacorte Press; 1999. p. 64.

Fosse R, Stickgolt R, Hobson JA. Brain-mind states: reciprocal variation in thoughts and hallucinations. Psychol Sci 2001;12(1):30-6.

Gastaut Y. Un signe ëlectroencëphalographique peu connu: les pointes Occipitales survenant pendant l'ourverture des yeux. Rev Neurol 1951;84:640-3.

Giambra LM. Daydreaming across the life span: late adolescent to senior citizen. Int J Aging Hum Dev 1974;5(2):115-40.

Giles DE, Dahl RE, Coble PA. Childbearing, developmental, and familial aspects of sleep. En: Oldsham JM, Riba MB, editors. Reviews of psychiatry, Vol. 13. Washington, DC: American Psychiatric Press; 1994.

Gould D, Krane V. The arousal–athletic performance relationship: Current status and future directions. In: Horn TS, editor. Advances in sport psychology. Champaign, IL: Human Kinetics Publishers; 1992. p. 119-41.

Guyton A, Hall JE. Tratado de fisiología médica. 12. ª ed. Barcelona: Elsevier; 2011. p. 721-8.

Harrison Y, Horne JA. The impact of sleep deprivation on decision making: a review. J Exp Psychol Appl 2000;6(3):236-49.

Hartmann E. The strangest sleep disorder. Psychology Today 1981;14(16):18.

Holden C. Wake-up call for sleep research. Science 1993;259(5093):305.

Irwin M, Mascovich A, Gillin JC, Willoughby R, Pike J, Smith TL. Partial sleep deprivation reduces natural killer cell activity in humans. Psychosom Med 1994;56(6):493-8.

Karacan I, Goodenough DR, Shapiro A, Starker S. Erection cycle during sleep in relation to dream anxiety. Arch Gen Psychiatry 1996;15:183-9.

Kilduff TS, Lein ES, de la Iglesia H, Sakurai T, Fu YH, Shaw P. New developments in sleep research: molecular genetics, gene expression, and systems neurobiology. J Neurosci 2008;28(46):11814-8.

Kosslyn SM, Koenig O. Wet mind: the new cognitive neuroscience. New York: Free Press; 1992.

Krueger JM, Rector DM, Roy S, Van Dongen HP, Belenky G, Panksepp J. Sleep as a fundamental property of neuronal assemblies. Nat Rev Neurosci 2008;9(12):910-9.

Kutas M. Event-related brain potential (ERP) studies of cognition during sleep: is it more than a dream? In: Bootzin RR, Kihlstrom JF, Schacter D, editors. Sleep and Cognition. Washington, DC: American Psychological Association; 1990.

Ladd GT. Elements of physiological psychology. New York: Scribner's; 1887.

Lavie P. Sleep-wake as a biological rhythm. Annu Rev Psychol 2001;52:277-303.

Leitenberg N, Henning K. Sexual fantasy. Psychol Bull 1995;117:469-96.

Libet B. Unconscious cerebral initiative and the role of conscious will in voluntary action. Behav Brain Sci 1985;12:181-7.

Maas JB. The revolutionary program that prepares your mind for peak performance. New York: Harper Collins; 1999.

Mahowald MW, Ettinger MG. Things that go bump in the night: the parasomnias revisited. J Clin Neurophysiol 1990;7(1):119-43.

Mikulincer M, Babkoff H, Caspy T, Sing H. The effects of 72 hours of sleep loss on psychological variables. Br J Psychol 1989;80(Pt 2):145-62.

Silverthorn DU. Fisiología Humana. Un enfoque integrado. 6.ª ed. Editorial Médica Panamericana; 2014. p. 288-324.

Singer JL. Navigating the stream of consciousness: research in daydreaming and related inner experience. Am Psychol 1975;30:727-38.

Singer JL. Is television bad for children? Social Science 1986;71:178-82.

Solt K. Using anesthesia to reveal the elements of consciousness. Trends Cogn Sci 2018;22(11):961-2.

Spiegel K, Leproult R, Van Cauter E. Impact of sleep debt on endocrine and metabolic function. Lancet 1999;354(9188):1435-9.

Webb WB, Campbell SS. Relationships in sleep characteristics of identical and fraternal twins. Arch Gen Psychiatry 1983;40(10):1093-5.

Young MW. Circadian rhythms. Marking time for a kingdom. Science 2000;288(5465):451-3.

CAPÍTULO 5

Atención, sensación y percepción

Laura Ros

PUNTOS CLAVE

- La atención es el mecanismo implicado en la activación y el funcionamiento de los procesos de selección, distribución y mantenimiento de la actividad psicológica.
- La atención es una función básica necesaria para el funcionamiento de otras funciones cognitivas, por lo que las alteraciones atencionales afectan profundamente al desarrollo de la vida diaria de las personas que las padecen. Incluso determinados trastornos psiquiátricos presentan perfiles atencionales específicos.
- La sensación es el proceso por el cual los receptores sensoriales y el sistema nervioso reciben y representan la energía de los estímulos que provienen del ambiente.
- La percepción nos permite organizar e interpretar la información sensorial que recibimos y dotar de sentido al mundo que nos rodea.
- Los métodos psicofísicos pretenden estudiar la relación existente entre las propiedades de los estímulos físicos y las reacciones psicológicas humanas a dichas propiedades. Actualmente, estas técnicas se han aplicado de forma práctica a la resolución de diferentes problemas cotidianos.

Introducción

¿Cómo vemos, oímos, olemos, etc.? ¿Qué hacemos con la información que llega a nuestros sentidos? ¿A qué aspectos de nuestro entorno atendemos? La sensación, la percepción y la atención son procesos complejos que ayudan al funcionamiento de nuestra mente, pero no constituyen un fenómeno unitario, sino más bien representan un conjunto de funciones. Como veremos en este capítulo, la sensación consiste en recibir, convertir y transmitir la información sensorial de nuestro entorno a nuestro cerebro. La percepción permite que organicemos e interpretemos esta información sensorial dándole significado. Y la atención nos permite analizar de forma adecuada el entorno y centrarnos específicamente en aquello que nos resulta más relevante para nuestros objetivos.

Estos procesos son esenciales como mecanismo adaptativo. Uno de los objetivos principales de la percepción es proporcionarnos información sobre las propiedades del entorno que son importantes para nuestra supervivencia; por ejemplo, para cruzar una simple carretera debemos ser capaces de ver lo que hay fuera y de oír lo que está ocurriendo. Adicionalmente, la percepción también nos ayuda a actuar en función de nuestro entorno; por ejemplo, nos detenemos si vemos que se aproxima un coche cuando vamos a cruzar la calle. En resumen, la percepción nos permite crear una conciencia de nuestro entorno y actuar dentro de él.

En cuanto a la atención, esta generalmente ha sido vinculada a la percepción. De hecho, tradicionalmente la atención se consideraba como una propiedad de la percepción gracias a la cual seleccionamos de forma eficaz la información relevante. Esta selección de información posibilitaría, en primer lugar, que percibiésemos los objetos con mayor claridad, y, en segundo lugar, evitaría que nuestra experiencia perceptiva se presentase de forma desorganizada. Sin embargo, actualmente se considera que la atención es un proceso que está presente a lo largo de todas las etapas del procesamiento, no solo al inicio. Así, como veremos en este capítulo, hoy en día la atención se entiende como un mecanismo que articula los distintos procesos psicológicos y ejerce una función de control sobre ellos.

Atención

DEFINICIÓN Y CONCEPTO

El medio ambiente suele ser complejo, ya que nos envía una gran cantidad de información de forma simultánea. Por ejemplo, imaginemos que estamos en la calle hablando con un amigo. La información externa que recibimos es mucha y variada: el ruido del tráfico, una pareja que está hablando que pasa por nuestro lado, un niño que está llorando, etc. Sin embargo, no nos limitamos a recibir toda esta estimulación, ya que habitualmente solo nos importa una parte concreta de ella, por lo que buscamos y seleccionamos aquellos estímulos que nos interesan y nos concentramos en ellos. La atención es la que realiza estos procesos de búsqueda, selección y concentración. Así, la atención nos permitiría centrarnos en lo que nos está diciendo nuestro amigo, ignorando el resto de información presente en el ambiente.

Según García (2007), la atención podría definirse como el mecanismo implicado directamente en la activación y el funcionamiento de los procesos y/u operaciones de selección, distribución y mantenimiento de la actividad psicológica. Así, los *procesos selectivos* se activan cuando el ambiente nos exige dar respuesta a un único estímulo en presencia de otros estímulos distractores. Por ejemplo, cuando estamos estudiando en la biblioteca nos centramos en lo que estamos leyendo e ignoramos el resto de ruido ambiental, como las conversaciones de los estudiantes de la mesa de al lado. Por su parte, los *procesos de distribución* se activan cuando el ambiente nos exige atender a estímulos de forma simultánea en lugar de centrarnos en un único aspecto del ambiente. Por ejemplo, la actividad de conducir, en la que al mismo tiempo comprobamos el espejo retrovisor, controlamos el movimiento de los pedales y el cambio de marchas, hablamos con nuestro acompañante, etc. Por último, los *procesos de mantenimiento* se activan cuando tenemos que concentrarnos en una tarea durante periodos de tiempo prolongados, como es el caso de los controladores aéreos.

La atención no solo nos orienta hacia los estímulos que deseamos percibir, sino que también influye en el modo en el que procesamos la información que recibimos. Mediante la atención nos centramos en aquella parte de la información que nos interesa, lo que facilita su mejor identificación y reconocimiento, permite mejorar la percepción de los estímulos atendidos y disminuir la consciencia de los estímulos ignorados. Así, en nuestro ejemplo anterior de hablar por la calle con un amigo, la atención a la conversación se conseguiría mediante dos tipos de mecanismos: a) atender a lo que nos dice nuestro amigo implica que la información que él nos proporciona se ha convertido en prioritaria respecto al resto de información, y eso permite analizarla con más detalle, y b) nuestro sistema cognitivo inhibe la información no atendida de modo que esta apenas la analizamos. Sin embargo, aunque la información que generalmente atendemos es la que nos interesa en ese momento, en ocasiones nuestra atención es atraída «involuntariamente» por estímulos externos, por ejemplo, si la pareja que pasa por nuestro lado pronuncia nuestro nombre en su conversación. En estos casos atendemos de forma involuntaria porque ocurre algo novedoso e inesperado (p. ej., un saltamontes nos salta encima) o porque tiene un significado personal especial para nosotros (p. ej., oír nuestro nombre).

Pero la atención no solo afecta a la información externa, sino que también interviene en la selección de nuestra información interna (conceptos, imágenes, planes de acción, etc.), es decir, también controla nuestra actividad cognitiva y conductual. Análogamente, al igual que la selección de información externa favorece la rapidez y la precisión de la ejecución de tareas perceptivas, la selección de información interna sobre la acción que pretendemos efectuar en un momento concreto también ayuda a su realización rápida y precisa (LaBerge, 1995). Por ejemplo, la resolución de un problema matemático complejo requiere una selección atencional ordenada de los subobjetivos que permiten alcanzar la solución final y de las operaciones concretas que cada subobjetivo necesita.

Aparte de la selección de la información, la atención también nos permite reducir el tiempo necesario para responder ante un evento esperado (LaBerge, 1995). Es decir, cuando tenemos la expectativa de que va a ocurrir algo ante lo que debemos responder inmediatamente, lo haremos con más rapidez que cuando no lo esperamos. Esto es debido a la acción preparatoria de la atención sobre los procesos que llevan a la selección y realización de nuestras respuestas. Por tanto, la atención también nos permite estar preparados anticipadamente para responder con rapidez a un evento y mantenernos en estado de alerta hasta que este se produce. De hecho, saber dónde y cuándo va a presentarse un estímulo disminuye nuestro tiempo de reacción, ya que esa información nos permite orientar la atención hacia el lugar en el que ocurrirá el evento antes de que este se produzca.

Por último, cabe señalar que, aunque parece que la atención funciona como un mecanismo unitario, la evidencia científica sugiere que se trata más bien de un constructo compuesto por diferentes sistemas y componentes estrechamente relacionados entre sí, donde cada uno de los cuales se corresponde con diferentes estructuras cerebrales (Posner y Rothbart, 2007) y desempeñarían funciones diferentes (Fan et al., 2005).

PROCESOS CONTROLADOS FRENTE A PROCESOS AUTOMÁTICOS

Existen muchas situaciones en la vida diaria que necesitan el control de los mecanismos atencionales para su correcto desarrollo. En estas situaciones se considera que se activan los *procesos controlados* de la atención. Por ejemplo, cuando estamos aprendiendo a conducir un vehículo: las primeras veces que nos ponemos al volante debemos recordar que para cambiar la marcha primero debemos pisar el embrague, luego mover la palanca de cambio de marchas a la posición deseada, etc., y para realizar todas estas acciones en el orden correcto es necesario que prestemos atención a todo el proceso. A nivel cognitivo, comprender una argumentación o expresar ideas verbalmente también serían ejemplos de procesamiento controlado. Como estos procesos no pueden llevarse a cabo sin prestar atención, resulta difícil que se puedan realizar simultáneamente con otras actividades que también demanden atención. Por ejemplo, es complicado entender lo que estamos leyendo en un libro de texto si al mismo tiempo intentamos planificar el tiempo de estudio para los próximos exámenes.

Actualmente, se considera que este procesamiento controlado es una de las funciones más importantes de la atención (Rueda et al., 2004). Norman y Shallice (1980) denominaron a este procesamiento Sistema Supervisor Atencional (SAS) y, por un lado, se encargaría de planificar, dar respuesta y supervisar la atención ante situaciones novedosas, infrecuentes o distintas y, por otro lado, estaría relacionado con la toma de decisiones (Roselló, 1996) (cuadro 5.1).

CUADRO 5.1 ■ Funciones de la atención como mecanismo de control

- Dirigir el modo en que se orienta la atención.
- Guiar los procesos de exploración y búsqueda.
- Aprovechar al máximo los medios de concentración.
- Suprimir al máximo las distracciones.
- Inhibir las respuestas inapropiadas.
- Mantener la atención, a pesar del cansancio y/o el aburrimiento.
- Activar los esquemas de acción adecuados a las demandas del ambiente.
- Participar en la toma de decisiones.

Por otro lado, los *procesos automáticos* serían aquellos implicados en actividades que realizamos en nuestra vida cotidiana y que no necesitan control atencional. Por ejemplo, si sabemos mecanografiar, podemos escribir a máquina a la vez que centramos nuestra atención en lo que queremos decir o en el texto que estamos copiando y escribimos de forma fluida y casi sin errores, sin tener que fijarnos en el movimiento de los dedos sobre el teclado. La existencia de estos procesos facilita que podamos llevar a cabo diferentes actividades al mismo tiempo.

Con el aprendizaje y la práctica es posible convertir los procesos controlados en procesos automáticos. Por ejemplo, el proceso de cambio de marchas durante la conducción que al inicio del aprendizaje es controlado, con la experiencia se automatiza, de modo que podemos realizar todos los pasos necesarios en el orden correcto sin tener que prestar atención. Otro ejemplo sería el de la lectura comprensiva; el niño mejora la comprensión de lo que está leyendo a medida que puede centrar más su atención en el significado de lo que lee que en la identificación de cada una de las letras. En general, se considera que el control atencional suele ser necesario cuando la tarea es compleja o novedosa, mientras que no lo es en tareas bien aprendidas o rutinarias.

PROCESO ATENCIONAL

Cualquier actividad atencional se desarrolla a lo largo de tres etapas: inicio, mantenimiento y cese. La primera *fase de inicio o de captación de la atención* tiene lugar cuando se producen cambios en la estimulación ambiental o cuando comenzamos la ejecución de una tarea. En el primero de los casos, las propias características de los objetos (color, tamaño, novedad, etc.) captan involuntariamente nuestra atención, y la respuesta conductual más habitual suele ser la orientación de los receptores sensoriales a la fuente de estimulación. En la segunda situación, según el tipo de habilidades que demande la tarea se activarán diferentes estrategias atencionales. El estudio de la fase de captación de la atención ha sido una de las áreas que mayor interés ha suscitado en la investigación psicológica, y de hecho el concepto de orientación ha sido considerado como una de las propiedades más importantes de la atención (García, 2007).

La segunda fase es el *mantenimiento de la atención.* Si queremos procesar adecuadamente la información o queremos desarrollar correctamente una tarea, la atención ha de permanecer centrada durante cierto tiempo en aquello que nos interesa. Generalmente, se considera que el mantenimiento de la atención comienza cuando han transcurrido 4 o 5 s desde que se inicia la fase de captación y su duración es variable en función de nuestros objetivos en ese momento.

La última etapa se denomina *cese atencional* y tiene lugar cuando dejamos de prestar atención a un estímulo o dejamos de concentrarnos en la tarea que estábamos desempeñando. A nivel perceptivo, el cese atencional se hace evidente en aquellas situaciones en las que la estimulación es continua. En estos casos, nuestra sensibilidad hacia dicha estimulación disminuye y dejamos de interesarnos por el estímulo. Por ejemplo, si la tarea que estamos realizando es demasiado larga y hemos mantenido la atención durante mucho tiempo, normalmente aparece la sensación de cansancio o fatiga.

PRINCIPALES TIPOS DE ATENCIÓN

Según García (2007), si nos centramos en los mecanismos implicados en los procesos atencionales de selección, distribución y mantenimiento de la actividad mental, podemos encontrar tres tipos principales de atención: atención selectiva, atención dividida y atención sostenida (en la tabla 5.1 se hace una breve revisión de los distintos tipos atencionales en función de diferentes criterios de clasificación).

La *atención selectiva* sería la habilidad que tiene un individuo para responder a los aspectos que requieren una determinada situación/actividad e ignorar el resto de estimulación no necesaria para llevarla a cabo. La *atención dividida* se refiere a la habilidad que tiene una persona de atender a por lo menos dos estímulos al mismo tiempo o, cuando se encuentra frente a diferentes estímulos, el poder repartir los recursos atencionales de modo que pueda desempeñar una tarea compleja.

TABLA 5.1 **Diferentes clasificaciones de la atención**

Criterio de clasificación	Tipos de atención
Objeto al que va dirigida	Externa: orientada hacia estímulos ambientales externos Interna: orientada hacia nuestros recuerdos, emociones, conocimientos, etc.
Modalidad sensorial implicada	Visual: atención dirigida a estímulos de tipo visual Auditiva: atención dirigida a estímulos de tipo auditivo
Amplitud/intensidad con la que se atiende	Global: pretende conseguir una estructura organizada de los elementos que componen una información o tarea Selectiva: analiza los detalles que componen una información o tarea
Manifestaciones de los procesos atencionales	Abierta: la atención se manifiesta de forma directamente observable Encubierta: la atención no es observable de forma directa
Grado de control voluntario	Voluntaria: orientación de la atención bajo control de la propia persona e inhibición de respuestas inapropiadas. Implica cierto esfuerzo Involuntaria: no existe proceso volitivo alguno por parte de la persona. Suele depender fundamentalmente de las características de los estímulos ambientales (p. ej., la novedad)

Por último, la *atención sostenida* tiene lugar cuando una persona necesita permanecer concentrada en los requisitos necesarios para llevar a cabo una determinada actividad y poder desempeñarla durante un periodo prolongado de tiempo. Dentro del ámbito de la atención sostenida, algunas actividades pueden exigir mantener la atención durante un periodo temporal prolongado a la espera de un posible evento que ocurre ocasionalmente y cuya aparición es prácticamente impredecible para el individuo. Este tipo de tareas son conocidas como «de vigilancia». Un ejemplo típico de tareas de vigilancia es el trabajo que desempeña el trabajador encargado de controlar un radar. El rendimiento en este tipo de tareas depende de la capacidad personal de mantener la atención de forma prolongada sobre el entorno en el que puede aparecer el evento esperado, pero, generalmente, cuanto mayor es la duración de la tarea mayor es la disminución del rendimiento (Koelega, 1996).

ALTERACIONES ATENCIONALES

Actualmente la atención es considerada como una función neuropsicológica básica necesaria para el correcto funcionamiento de otras funciones cognitivas, como la memoria, el razonamiento, etc. Por tanto, cuando aparecen alteraciones atencionales, estas suelen afectar profundamente al funcionamiento de la vida diaria de las personas que las padecen. Por este motivo, es importante para el personal de enfermería ser conscientes de los posibles efectos atencionales que la enfermedad puede tener en los pacientes y las consiguientes implicaciones para la práctica de la enfermería. Por ejemplo, diferentes psicopatologías como la esquizofrenia, los trastornos depresivos y los trastornos por ansiedad muestran déficits globales en los procesos atencionales (Vance et al., 2013). Como en enfermería se proporciona cuidado a pacientes con trastornos neurológicos y psiquiátricos, es importante ser conscientes de cómo esos síntomas atencionales pueden influir en el funcionamiento diario de los pacientes, como el recuerdo de las citas clínicas, la adherencia a la medicación y la implicación en los ambientes ocupacionales y sociales. Por ejemplo, si la atención de un paciente está alterada por su enfermedad, esta alteración podría deteriorar su habilidad para permanecer centrado en la conversación en un entorno social. Y esto, a su vez, conllevaría un pobre ajuste al entorno, exacerbando los síntomas emocionales y conductuales.

A continuación, se van a comentar brevemente las patologías específicas de los procesos atencionales más habituales, los perfiles atencionales típicos presentes en los trastornos ansiosos, depresivos y esquizofrénicos, y la influencia de los sesgos atencionales en la enfermedad.

Patologías atencionales

Heminegligencia o heminegligencia unilateral izquierda. Generalmente, la heminegligencia aparece tras una lesión cerebral (Ríos et al., 2008) y consiste en que el paciente no presta atención a la mitad de su espacio atencional; en concreto, existe una incapacidad para atender a los estímulos presentados en el lado opuesto a la lesión, y esa incapacidad no puede atribuirse a problemas sensoriales o perceptivos (Parton et al., 2004). Esta patología ocurre independientemente de la modalidad sensorial implicada en la tarea e, incluso, aparece también en tareas de imaginación, es decir, en la representación mental que nos hacemos de los objetos y/o los espacios (Bisiach y Luzzatti, 1978).

La heminegligencia causada por lesión del hemisferio derecho es más habitual, más grave y de peor pronóstico que la producida por lesiones en el hemisferio izquierdo (Beis et al., 2004). Centrándonos en la heminegligencia unilateral izquierda (es decir, lesión en el hemisferio derecho), los síntomas más habituales del trastorno suelen ser: a) los pacientes ignoran los estímulos situados en su lado izquierdo; b) incapacidad para realizar actividades motoras intencionales con la extremidad izquierda; c) lectura y escritura de la mitad derecha del texto, ignorando el lado izquierdo, lo que provoca dificultades en la comprensión de textos (fig. 5.1 A); d) incapacidad para establecer relaciones espaciales precisas debido a la ignorancia del lado izquierdo, lo que provoca dificultad para realizar dibujos, diseños y/o construcciones (fig. 5.1 B); e) el paciente suele vestir solo su lado derecho; f) incapacidad para reconocer las sensaciones táctiles procedentes del lado izquierdo del cuerpo, y g) el paciente no sabe que está ignorando parte de su entorno, es decir, no tienen conciencia de su déficit (anosognosia).

Estas alteraciones aparecen tanto en tareas de laboratorio de búsqueda atencional en el lado izquierdo (Laeng et al., 2002) como en la vida diaria de los pacientes; por ejemplo, no comer la parte izquierda del plato o golpearse contra objetos situados a la izquierda (Husain y Rorden, 2003). Incluso, en los casos más graves, los pacientes pueden negar que la parte izquierda de su propio cuerpo les pertenece (Mesulam, 1999).

Generalmente, la gravedad del trastorno es elevada tras la lesión. Sin embargo, suele mejorar con el tiempo, de forma que poco a poco se va atendiendo al lado izquierdo, aunque el trastorno nunca llegue a superarse completamente (Heilman et al., 2000). En pacientes menos graves o en fases avanzadas tras la lesión aparece la denominada «doble extinción simultánea». Esta dificultad

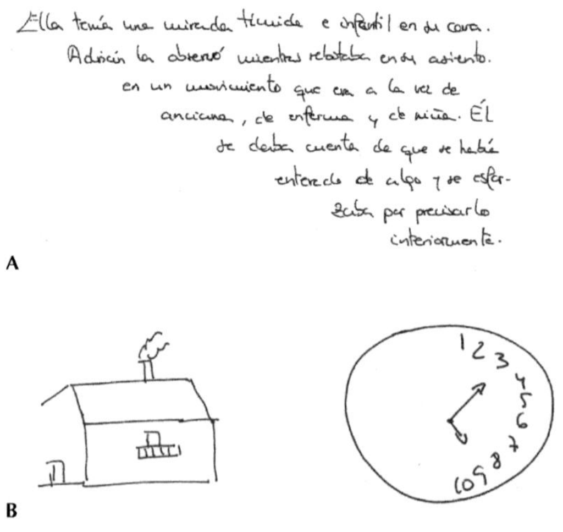

Figura 5.1 Ejemplo de escritura (A) y dibujos prototípicos (B) de un paciente con heminegligencia unilateral izquierda.

se caracteriza por la posibilidad de atender a los estímulos presentados en el lado izquierdo, siempre que no se presente simultáneamente un estímulo en el lado derecho. Cuando los pacientes se enfrentan a situaciones de estimulación bilateral suelen prestar atención principalmente al lado derecho de los objetos.

Trastorno por déficit de atención. El trastorno por déficit de atención, con hiperactividad (TDAH) o sin ella, es uno de los trastornos psicológicos más frecuentes en la edad infantil (Faraone y Larsson, 2019). Suele aparecer entre los 4 y los 7 años de edad y se caracteriza principalmente por la presencia de problemas atencionales, impulsividad (caracterizada por la impaciencia, la disminución del sentido de peligro y una baja tolerancia a la frustración) e hiperactividad (física y verbal) (Ochoa et al., 2010). A estos síntomas centrales suelen asociarse otros secundarios como dificultades de aprendizaje, conductas agresivas, dificultades en las relaciones interpersonales, ansiedad o depresión.

Se considera que existen tres modalidades principales del TDAH según la sintomatología que presentan: a) tipo combinado (ambos síntomas, atencionales e hiperactividad, están incrementados significativamente); b) predominio del déficit de atención, y c) predominio de la hiperactividad-impulsividad.

Básicamente, las alteraciones atencionales que presentan los niños que sufren un TDAH suelen ser las siguientes: a) incapacidad parar concentrarse en los estímulos relevantes, especialmente en tareas complejas; b) atención desproporcionada a estímulos/tareas irrelevantes; c) problemas de concentración en tareas rutinarias; d) déficits en tareas de atención sostenida, y e) bajo control atencional (en el cuadro 5.2 se encuentra un listado de los síntomas diagnósticos del TDAH según el *Manual diagnóstico y estadístico de los trastornos mentales* [DSM-5]).

CUADRO 5.2 ■ Síntomas diagnósticos del trastorno por déficit de atención e hiperactividad según el DSM-5

Síntomas atencionales

- No presta atención suficiente a los detalles y suele cometer errores por descuido en sus tareas/actividades.
- Generalmente tiene dificultades para mantener la atención.
- Parece no escuchar cuando se le habla directamente.
- No sigue instrucciones y no finaliza tareas, encargos u obligaciones.
- Tiene dificultades para organizar tareas y actividades.
- Evita dedicarse a tareas que requieren un esfuerzo mental sostenido (como trabajos escolares o domésticos).
- Extravía objetos necesarios para tareas o actividades (p. ej., juguetes, lápices, etc.).
- Se distrae fácilmente.
- Es descuidado en la realización de sus actividades.

Síntomas hiperactivos

- Mueve en exceso manos o pies, o se remueve en su asiento.
- Abandona su asiento en clase o en otras situaciones en que se espera que permanezca sentado.
- Corre o salta excesivamente en situaciones en las que es inapropiado hacerlo.
- Tiene dificultades para jugar o dedicarse tranquilamente a actividades de ocio.
- «Está en marcha» o suele actuar como si tuviera un motor.
- Habla en exceso.
- Responde precipitadamente antes de haber sido finalizada la pregunta.
- Tiene dificultades para guardar turno.
- Interrumpe o se inmiscuye en las actividades de otros (p. ej., se entromete en conversaciones o juegos).

Por último, cabe señalar que más del 50% de los niños diagnosticados con TDAH siguen presentando este problema durante la edad adulta, lo que se denomina «trastorno atencional residual». Mientras que en la infancia son más frecuentes los síntomas de inatención, impulsividad e hiperactividad, en la adolescencia y en la edad adulta el predominio es de las alteraciones emocionales y de conducta (Portellano, 2005).

Perfiles de alteración atencional en trastornos mentales

Esquizofrenia. Las alteraciones atencionales son una característica esencial de los trastornos de tipo esquizofrénico. Los pacientes con esquizofrenia suelen presentar déficits en el desplazamiento atencional, en la inhibición de respuestas, en el rastreo espacial y en la detección de señales (Morris et al., 2013). En general, se considera que la alteración de las funciones selectivas e inhibitorias de la atención son un déficit primario de la esquizofrenia (Ruiz-Vargas y Botella, 1987), incluso algunos investigadores sugieren que las alteraciones en atención selectiva podrían ser consideradas como un factor causal de este desorden (García, 2007).

Respecto a la atención selectiva, en general, estos pacientes tienen problemas para organizar selectivamente la información entrante y, por tanto, se ven más afectados por estímulos distractores. No son capaces en muchas ocasiones de focalizar su atención en aquello que se les pide y, cuando lo hacen, procesan la información de forma mucho más lenta. Sin embargo, los efectos son mucho mayores cuando deben procesar simultáneamente material en más de una modalidad sensorial. Esto sugiere que los problemas de procesamiento de la información en la esquizofrenia son proporcionales al aumento de la carga cognitiva que requieren las tareas.

Los pacientes con esquizofrenia también presentan un peor rendimiento en tareas de atención sostenida. Según Park et al. (2002), este deterioro estaría relacionado con una alteración de la capacidad de inhibición atencional. Adicionalmente, la persona con esquizofrenia también tiene dificultades en el procesamiento controlado: resulta casi imposible que realicen dos tareas controladas simultáneamente, incluso cuando alguna de ellas está automatizada. También, en este caso, cuanto mayores son las demandas atencionales de las tareas, peor es el rendimiento. Solo cuando la actividad exige una capacidad atencional mínima, no presentan déficit en su ejecución (Ruiz-Vargas y Botella, 1987). Gjerde (1983) sugiere que los déficits atencionales selectivos y sostenidos en la esquizofrenia estarían relacionados de forma directa con problemas en la activación de los mecanismos de procesamiento controlado.

Por último, la evidencia empírica sugiere que algunos síntomas esquizofrénicos podrían estar causados por las alteraciones atencionales. Por ejemplo, la formación y la experiencia de alucinaciones tendrían relación con la atención a señales no relevantes (Corlett et al., 2007).

Trastornos del estado de ánimo. Las alteraciones atencionales son frecuentes en los trastornos del estado de ánimo, más concretamente en el trastorno depresivo mayor y en el trastorno bipolar. Respecto al primero, algunos trabajos muestran que la alteración atencional en la depresión estaría relacionada principalmente con el procesamiento de tipo controlado. Esta alteración de los procesos controlados estaría causada por un fallo en la asignación de recursos suficientes para la correcta realización de las tareas y, a su vez, la mala asignación sería debida a una focalización selectiva de la atención sobre contenidos depresivos, ignorando el resto de estímulos. De hecho, estudios empíricos demuestran que los pacientes que padecen depresión muestran un sesgo atencional hacia los estímulos que presentan un contenido emocional negativo (MacLeod et al., 1986). Adicionalmente, también se ha encontrado que los pacientes con depresión mayor muestran un peor rendimiento en tareas de vigilancia o atención sostenida y tareas de atención dividida (Baños y Belloch, 1995).

Respecto al trastorno bipolar, las alteraciones atencionales aparecen tanto en las fases maniacas como en las fases depresivas de la enfermedad (Ríos et al., 2008) y suelen estar relacionadas con problemas de atención selectiva (Gruber et al., 2007) y de atención sostenida (Harmer et al., 2002). Por último, algunos autores consideran que los déficits atencionales encontrados en el trastorno bipolar podrían constituir un marcador de riesgo para esta enfermedad, ya que se han observado en muestras de niños con alto riesgo de padecer el trastorno (Klimes-Dougan et al., 2006).

Trastornos de ansiedad. Las personas que padecen trastornos de ansiedad ante determinados estímulos suelen responder con un nivel de ansiedad desproporcionado para el grado de amenaza real que dichos estímulos representan, lo que provoca alteraciones significativas en su vida diaria. En este sentido, numerosos autores han encontrado que las personas que padecen ansiedad presentan un sesgo para atender y procesar información de contenido amenazante (Williams et al., 1996).

Eysenck (1992) sugirió que las personas con ansiedad presentaban problemas de hiper-selectividad atencional. Al inicio, la persona atiende a todo lo que ocurre en su entorno, tanto lo relevante como lo irrelevante, a la espera de que aparezcan aquellos estímulos percibidos por él como amenazantes, lo que le produce problemas de capacidad y de atención dispersa. Una vez que la persona ha detectado estos estímulos, aparece el fenómeno denominado «hipervigilancia específica»: la persona tiende a focalizar su atención en los estímulos amenazadores y cualquier otra información, por muy importante que sea, es ignorada. Este estrechamiento del foco atencional que tiene lugar en la ansiedad produce un procesamiento distorsionado de la información que ayuda a mantener el miedo y el malestar en el paciente.

Sesgos atencionales hacia la enfermedad

Los sesgos atencionales se pueden definir como los procesos por los cuales un estímulo concreto captura la atención de una persona. En la actualidad, existen numerosos estudios que analizan la presencia de sesgos atencionales en diferentes poblaciones con enfermedades crónicas, como la fibromialgia (FM) o el síndrome de fatiga crónica (Orbell y Phillips, 2019). La importancia de estos sesgos radica en que podrían servir para mantener causalmente las condiciones de discapacidad crónica e impedir la recuperación (MacLeod et al., 2002).

Por ejemplo, si nos centramos en el caso de la FM, se ha demostrado que los pacientes con FM presentan un sesgo atencional hacia la información corporal y ambiental relacionada con el dolor, lo que aumentaría su experiencia dolorosa (Brosschot, 2002; Crombez et al., 2013). Es decir, en estos pacientes el procesamiento atencional normal se interrumpe y es reemplazado por un procesamiento mejorado de los estímulos relacionados con el dolor. En consecuencia, esta atención selectiva hacia el dolor conduce a detectar más dolor (Crombez et al., 2000) e incluso a experimentar como dolorosas sensaciones que podrían ser consideradas normales (Deary et al., 2007). En este sentido, se ha demostrado un aumento de la hipervigilancia al dolor en pacientes con FM (González et al., 2010).

Por otro lado, la evidencia científica sugiere que estos sesgos atencionales pueden ser modificados utilizando el denominado Paradigma de Modificación Atencional (PMA; Koster et al., 2009). Su objetivo es facilitar el cambio del foco atencional de estímulos amenazantes a estímulos neutrales. Los estudios sugieren que enseñar a las personas que padecen dolor crónico a centrar su atención lejos de los estímulos relacionados con el dolor produce reducciones importantes en sus experiencias dolorosas. Adicionalmente, también se han empleado técnicas de distracción para abordar estos sesgos (p. ej., Van Ryckegen et al., 2018). Aunque la investigación realizada hasta el momento sobre la posibilidad de modificación de los sesgos atencionales como medio para mejorar los síntomas experimentados es reciente y en ocasiones presenta evidencia contradictoria, en general los estudios sugieren que este tipo de intervenciones podrían beneficiar a los pacientes con dolor crónico (Heathcote et al., 2018).

Sensación y percepción

DEFINICIÓN Y CONCEPTO

Cuando olemos un perfume, ¿experimentamos una sensación o una percepción? En el lenguaje cotidiano, los términos sensación y percepción se suelen utilizar indistintamente. Sin embargo, para la psicología son términos diferentes que desempeñan roles complementarios en la interpretación de nuestro mundo.

La *sensación* se refiere al proceso de detección de estímulos de nuestro alrededor a través de los sentidos del tacto, gusto, vista, oído y olfato. Se inicia cuando los órganos sensoriales reciben energía de los estímulos físicos del entorno. Esta información sensorial recibida por nuestros sentidos es convertida en impulsos nerviosos que son enviados a nuestro cerebro, y este es el momento en el que la percepción entra en acción. La *percepción* se define como la forma de interpretar estas sensaciones sensoriales y, mediante su interpretación, dar sentido a todo lo que nos rodea. Dicho de otro modo, la sensación sería el proceso por el cual los receptores sensoriales y el sistema nervioso reciben y representan la energía de los estímulos que provienen del ambiente, mientras que el proceso perceptivo sería el encargado de organizar e interpretar la información sensorial recibida. Desde este punto de vista, la sensación es un mero proceso pasivo en el sentido de que no somos conscientes de estar participando en una actividad de detección de estimulación ambiental, mientras que la percepción es un proceso activo en el que elaboramos la información sensorial recibida para dotarla de significado.

Una característica de la percepción es que nuestros sentidos suelen adaptarse a los estímulos que están presentes de forma continua, es decir, la intensidad con la que los percibimos tiende a disminuir con el tiempo si no se modifican. Por ejemplo, sentimos la presión de nuestro reloj en la muñeca cuando nos lo ponemos por la mañana, pero unos momentos más tarde ya no lo notamos. Esta adaptación sensorial es adaptativa en el sentido de que nos permite ignorar estímulos que ya no nos proporcionan información nueva relevante (la sensación del reloj en la muñeca) y centrar nuestra atención en otros estímulos más importantes. Sin embargo, una excepción a esta regla general sería la percepción del dolor: nuestra adaptación sensorial es mucho menor a los estímulos dolorosos continuos. Esta excepción también se explica desde un punto de vista adaptativo: si sentimos dolor significa que tenemos algo que no va bien, un «problema» en nuestro cuerpo que debe ser solucionado. Pero si dejamos de sentirlo cuando el «problema» todavía está presente, podría conllevar un agravamiento (lesiones más graves, incluso muerte). Por este motivo, sentir el dolor resulta importante para la supervivencia.

PROCESAMIENTO ASCENDENTE FRENTE A PROCESAMIENTO DESCENDENTE

La inclusión de nuestro propio conocimiento en el proceso perceptivo permite que distingamos dos tipos de procesamiento (fig. 5.2). En primer lugar, encontramos el denominado *procesamiento ascendente* o de abajo-arriba (también denominado procesamiento dirigido por los datos). Este procesamiento se inicia con la información recibida de los receptores y consiste en hacer un seguimiento del proceso perceptivo desde la estimulación sensorial inicial hasta la integración de la información sensorial en el cerebro. Es decir, el procesamiento ascendente explica cómo los receptores sensoriales registran los estímulos. La información fluye desde un nivel «inferior» hacia

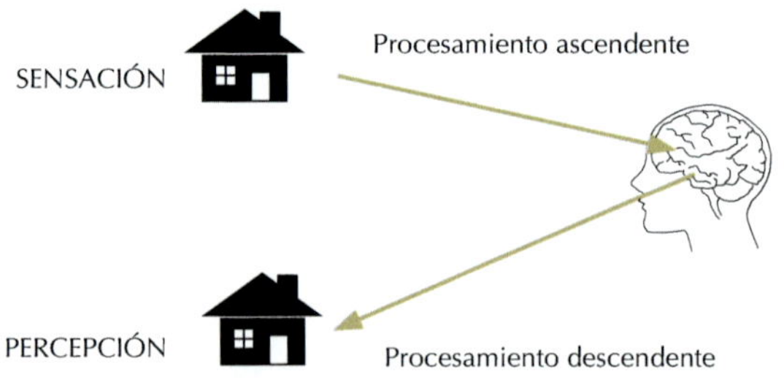

Figura 5.2 Procesamiento ascendente y procesamiento descendente.

un nivel cognitivo más elevado: se inicia con los datos sensoriales y estos son transformados y combinados para conseguir como resultado final percepciones y cogniciones.

Pero la percepción no está formada solo por la combinación de la información de los receptores sensoriales, sino que se ve modificada por nuestros procesos cognitivos superiores. Los conocimientos que tenemos (hechos, recuerdos, expectativas, etc.) completan nuestra percepción. Aquí es donde entra en juego el denominado *procesamiento descendente* o de arriba-abajo (procesamiento dirigido por conceptos), el cual es un procesamiento de la información que está guiado por nuestros conocimientos y experiencias previas a partir de los cuales construimos nuestras percepciones. Son estos conocimientos y expectativas los que utilizamos cuando intentamos dar sentido o interpretar la información recibida de estímulos ambiguos o que no han sido percibidos nítidamente por nuestros sentidos.

Generalmente, la percepción implica trabajar con ambos tipos de procesamiento al mismo tiempo. Por ejemplo, cuando estamos leyendo los apuntes de nuestro compañero de clase, el cual tiene una letra ilegible, iniciamos un procesamiento ascendente basado en la imagen que crea en nuestra retina esos apuntes, pero también utilizamos un procesamiento descendente, ya que usamos tanto nuestro conocimiento de la asignatura como nuestra experiencia previa con su escritura para poder leer lo que ha escrito.

PROCESO PERCEPTIVO

El proceso perceptivo consta de una serie de fases (fig. 5.3). La primera fase se inicia con la estimulación ambiental. Esta estimulación está compuesta por todos los aspectos del entorno que potencialmente podemos percibir. La cantidad de estímulos suele ser tan numerosa que nos resulta imposible percibir toda la información entrante, por lo que solemos concentrar nuestra atención en aquellos aspectos que nos resultan interesantes.

La segunda fase estaría relacionada con la estimulación de los sentidos. Una vez que atendemos al estímulo que nos interesa, centramos nuestros sentidos en dicho estímulo, de modo que nuestros receptores sensoriales se activan y transforman la información recibida en cada modalidad sensorial (vista, oído, etc.) en señales eléctricas que, a través de los nervios, son enviadas a nuestro cerebro. Allí, diversas estructuras cerebrales, como el tálamo y las áreas primarias de la corteza cerebral, registran y codifican los diferentes estímulos sensoriales.

A continuación, tendría lugar la tercera fase: el procesamiento neuronal. Las señales eléctricas emitidas por nuestros sentidos se transmiten por los nervios sensitivos hasta llegar a las neuronas cerebrales. A lo largo de todo este camino tiene lugar el procesamiento neuronal, el cual se define como el conjunto de operaciones que actúan sobre las señales eléctricas y que posibilitan la consecución de la percepción.

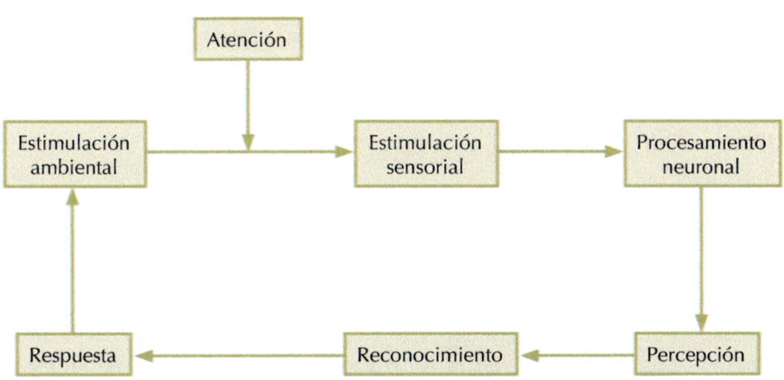

Figura 5.3 Etapas del proceso perceptivo.

Así llegaríamos a la etapa de la percepción. Esta se produce cuando las señales eléctricas que representan la estimulación atendida son transformadas en el cerebro para dar lugar a la experiencia de haber visto, oído, olido, etc. (en función del órgano sensorial utilizado) el estímulo atendido. Es decir, llegamos a tener una experiencia sensorial consciente del estímulo.

Tras la percepción todavía tienen lugar dos etapas necesarias para la correcta finalización del proceso perceptivo: el reconocimiento y la respuesta/conducta. El reconocimiento sería la capacidad que poseemos de clasificar los objetos que percibimos en categorías concretas, dándoles así un significado. Para que el reconocimiento se produzca la persona debe disponer de los conocimientos necesarios previamente adquiridos. Por ejemplo, aunque estemos viendo una mesa, si en nuestra memoria no existe el concepto de mesa, no podremos reconocerla como tal. El proceso de reconocimiento es independiente de la percepción, como lo demuestra la existencia de las agnosias. Como veremos más adelante, una persona con agnosia visual puede percibir y reconocer las partes que forman un objeto, pero no es capaz de identificar el objeto como un todo. La última fase del proceso perceptivo sería la respuesta, la cual incluye las actividades motrices generadas como resultado de la percepción (p. ej., desplazarse para no tropezar con un mueble cuando se está andando por una habitación).

Cabe destacar que todo el proceso perceptivo es dinámico y está siendo modificado de forma continua, ya que nuestro centro atencional suele desplazarse de un punto a otro, por lo que la estimulación a la que atendemos cambia constantemente. Por este motivo, aunque el proceso perceptivo puede describirse con una serie de fases que comienzan con la estimulación ambiental, el proceso perceptivo global no tiene por qué tener un comienzo y un final concretos.

PSICOFÍSICA: ESTUDIO DE LA RELACIÓN ENTRE EL ESTÍMULO Y LA PERCEPCIÓN

El término psicofísica fue introducido por Fechner en 1860 para referirse al estudio de la relación existente entre las propiedades de los estímulos físicos y las reacciones psicológicas humanas a esas propiedades. Esta es una relación compleja, ya que, en ocasiones, el mismo estímulo físico puede producir percepciones muy diferentes. Por ejemplo, si vivimos en una calle céntrica con mucho ruido de tráfico y de gente que pasa, el volumen del televisor que escuchamos perfectamente cuando estamos en casa con las ventanas cerradas puede no ser suficiente si abrimos la ventana, por lo que subiríamos el volumen del televisor para ser capaces de oírlo. Del mismo modo, en otras ocasiones dos estímulos diferentes pueden producir la misma percepción. Por ejemplo, comiendo palomitas de maíz, una de ellas puede estar un poco más salada que otra y nosotros no notamos la diferencia, por lo que percibiríamos el sabor de ambas palomitas como iguales.

Además, aunque la dimensión física es fácilmente medible, la reacción psicofísica o experiencia subjetiva es única para cada persona y no puede ser cuantificada de forma generalizada para toda la población, ya que la percepción es una actividad privada. De hecho, existen muchos factores (ruido interno, atención vaga, contextos diferentes, etc.) que pueden provocar que el mismo estímulo en distintas ocasiones produzca diferentes experiencias subjetivas y diferentes respuestas en la misma persona (Poulton, 1989).

Umbrales absolutos

El umbral absoluto podría definirse como la cantidad de estimulación mínima necesaria para detectar un estímulo concreto el 50% de las veces. Por ejemplo, imaginemos que se nos presenta en una pantalla de ordenador un punto de diferentes tamaños que oscila de 1 a 25 y en cada ocasión debemos responder si hemos percibido el punto o no. Cuando se realizan experimentos de este tipo, los resultados normalmente suelen mostrar un incremento gradual en el porcentaje de las respuestas «sí que lo percibo». En nuestro ejemplo, al terminar la prueba comprobamos que en los tamaños 10 o inferiores nunca hemos contestado sí, y en el tamaño 16 o superiores siempre hemos contestado sí. En este caso, nuestro umbral absoluto estaría ubicado entre el tamaño 10 y 16. Como por definición el estímulo debe poder percibirse el 50% de las veces, el umbral absoluto exacto sería 13.

Teoría de la detección de señales

¿Por qué a veces detectamos algunos estímulos y en otras ocasiones no? La teoría de la detección de señales (TDS) pretende responder esta pregunta. Esta teoría predice cómo y cuándo detectamos la presencia de un estímulo (señal) entre otros muchos estímulos (ruido). La TDS sostiene que no existe un umbral absoluto único y que la detección depende en parte de la experiencia, las expectativas, la motivación y el nivel de fatiga de la persona. Es decir, la TDS enfatiza la importancia del procesamiento descendente: el estímulo físico solo no es suficiente para que se presente la percepción, sino que los factores mentales son también fundamentales. Así, las decisiones perceptivas están influidas por diferentes factores como pueden ser la fuerza de la señal en relación con el nivel de ruido de fondo, la sensibilidad que tiene la persona hacia la señal, la relativa frecuencia de aparición de la señal y el nivel de motivación y las diferencias individuales (fatiga, creencias, expectativas, etc.) de la persona.

Los estudios tradicionales sobre TDS utilizaban procedimientos en los que se presentaban a los participantes dos tipos de ensayo, uno en el que aparecía la señal y otro, denominado ensayo en blanco, en el que esta no aparecía. En cada uno de los ensayos la persona debía responder si la señal estaba presente o no. Este procedimiento daba lugar a la matriz de respuestas que aparece en la tabla 5.2. Sin embargo, en la vida cotidiana, las características de la señal (p. ej., una navaja en equipajes de avión) y del ruido (equipajes sin armas peligrosas) no suelen cumplir este sistema de clasificación simple de la TDS tradicional, en la que se asume que los estímulos son solo señal o ruido. Generalmente, los elementos que forman parte del ruido pueden tener cierto parecido con la señal (p. ej., un abridor de cartas tiene cierta similitud con una navaja), por lo que forzar la categorización de un estímulo en dos categorías mutuamente excluyentes (señal frente a ruido) resulta poco realista. Por este motivo, Hancock et al. (2000) combinaron la TDS tradicional con la «teoría de conjuntos difusos» (Zadeh, 1965). Esta combinación de teorías permite que la categorización señal/ruido no sea mutuamente excluyente, por lo que el estímulo puede ser simultáneamente asignado a una o más categorías en función del grado relativo de similitud con la señal. Por ejemplo, se puede utilizar un rango de 0 (0% de probabilidad de ser señal) a 1 (100% de probabilidad de ser señal) y establecer un criterio (p. ej., 0,6) a partir del cual se clasificaría como ruido o señal. El punto 0,5 representaría el nivel máximo de incertidumbre en cuanto a la categorización porque indicaría que el estímulo puede ser clasificado al mismo tiempo tanto como señal o como ruido. La ventaja de la propuesta de Hancock et al. (2000) con respecto a la TDS es que incorpora este nivel de incertidumbre a la detección de estímulos.

Umbral diferencial

En los estudios de discriminación de estímulos, los investigadores tratan de determinar cuál es la menor cantidad de cambio de un estímulo para que sea percibido como diferente. Esta capacidad

TABLA 5.2 **Posibles resultados en un experimento de detección de señales**

		Respuesta del observador	
		Sí detecta señal	**No detecta señal**
Estímulo (señal)	Sí	Detección correcta	Falsa detección
	No	Falsa alarma	Rechazo correcto

de discriminación se mide a través del denominado umbral diferencial, el cual se puede definir como la diferencia menor entre dos estímulos que una persona es capaz de apreciar el 50% de las veces.

Un concepto relacionado con el umbral diferencial es el denominado *diferencia apenas perceptible* (DAP). Podríamos decir que el umbral diferencial es la cantidad de cambio requerido en un estímulo psicofísico para producir una DAP en la sensación psicológica. Así, el umbral diferencial se correspondería con el término físico y la DAP haría referencia a la reacción psicológica. Por ejemplo, imaginemos que el peso de un estímulo es 150 g. Si el estímulo tiene que incrementarse 20 g para producir un cambio apenas perceptible en la sensación, la diferencia de umbral de 20 g correspondería a una DAP (Gescheider, 1985).

Investigando la relación entre la intensidad de un estímulo físico y la magnitud de la reacción del observador, Weber encontró que lo que determinaba la reacción del observador no era el tamaño absoluto del cambio, sino el tamaño relativo de cambio. Imaginemos que levantamos un peso A y, a continuación, levantamos un peso B, ligeramente más pesado que A, y debemos decidir cuál de ellos pesa más. Generalmente, si la diferencia existente entre A y B es muy pequeña tendremos dificultades para apreciarla, pero si la diferencia es grande la detectaremos fácilmente. La *ley de Weber* sugiere que para percibir diferencias entre dos estímulos estos deben variar en un porcentaje mínimo constante. Según Weber, si tomamos el cambio de intensidad y lo dividimos entre la intensidad original obtendremos un número constante *(K)*. Esta relación se expresa con la fórmula matemática $DAP/E = K$, donde K es una constante llamada fracción de Weber y E es el valor del estímulo estándar que comparamos. Hay que señalar que la constante K varía de un tipo de estímulo a otro. En nuestro ejemplo, el peso entre A y B debe diferir el 2% para que seamos capaces de notar la diferencia, pero si hablásemos de la intensidad de la luz el porcentaje mínimo sería el 8% (Teghtsoonian, 1971).

Numerosos investigadores actuales han corroborado la ley de Weber y han descubierto que esta es cierta para la mayor parte de los sentidos (Laming, 1985). Sin embargo, es más exitosa en los rangos medios que en la predicción de la capacidad de discriminación para estímulos de alta intensidad o de baja intensidad.

Aplicaciones actuales de la psicofísica

Los métodos psicofísicos, aunque se iniciaron a comienzos del siglo XIX, siguen utilizándose actualmente. Por ejemplo, la medición de la agudeza visual es una tarea de detección psicofísica (Benzschawel y Cohn, 1985). Para distinguir entre una P y una R en la pantalla de la consulta del oftalmólogo se necesita decidir si se ve una pequeña barra adicional en el extremo inferior derecho de la letra. Es decir, se emplean versiones simplificadas de los métodos psicofísicos clásicos en los exámenes oculares en los que se evalúa la capacidad visual y se determina la graduación de unas gafas. Análogamente, también se utilizan versiones simplificadas en las evaluaciones auditivas que pretenden detectar posibles pérdidas en la funcionalidad del oído. Incluso se ha llegado a aplicar la TDS en la detección de ciertas enfermedades como, por ejemplo, tumores (para una revisión al respecto, v. Swets, 1998).

Adicionalmente, las técnicas psicofísicas han sido adaptadas a otras áreas de la psicología. Por ejemplo, se han utilizado para la medición del estrés y la ansiedad, en el estudio de las actitudes sociales, etc. (Wegener, 1982). Por su parte, la psicología aplicada también ha utilizado la psicofísica. Por ejemplo, una compañía farmacéutica puede contratar a un psicofísico para determinar si un nuevo analgésico incrementa la tolerancia al dolor.

ALTERACIONES Y TRASTORNOS DE LA PERCEPCIÓN

Para finalizar este capítulo se van a comentar algunas de las alteraciones más habituales de los procesos perceptivos.

Ilusiones perceptivas

Podemos definir las ilusiones perceptivas como aquellos fenómenos en los que el estímulo percibido no se corresponde con el estímulo real, es decir, una ilusión sería una percepción incorrecta. En la vida diaria las ilusiones ópticas ocurren de forma más o menos frecuente; por ejemplo, cuando introducimos un tubo recto en un vaso de agua, si lo miramos a través del vaso este parece formar un ángulo, cuando en realidad es recto.

Las ilusiones no se producen únicamente en el campo visual de la percepción, sino que también pueden darse en los otros sentidos; no obstante, las ilusiones visuales son las más conocidas y estudiadas. Por ello, para investigar los mecanismos responsables de estas alteraciones perceptivas, los investigadores han desarrollado una serie de ilusiones ópticas para su estudio experimental. A continuación, se presentan algunos ejemplos:

- *Ilusión de Müller-Lyer:* la línea vertical de la izquierda parece más larga que la línea vertical de la derecha, aunque ambas miden exactamente lo mismo (fig. 5.4 A).
- *Ilusión de Ponzo:* las dos líneas horizontales tienen la misma longitud, pero la de la parte superior parece más larga (fig. 5.4 B).
- *Ilusión de la horizontal vertical:* la línea vertical parece más larga que la línea horizontal, pero ambas líneas son de igual longitud (fig. 5.4 C).
- *Ilusión espacial del tamaño del círculo:* los círculos centrales de ambas figuras son exactamente del mismo tamaño; sin embargo, el de la derecha parece más grande (fig. 5.4 D).

La existencia de las ilusiones perceptivas demuestra que la percepción no está determinada exclusivamente por las características del estímulo observado, sino que también está influida por características psicológicas y, en este sentido, el estudio de estas distorsiones perceptivas nos permite profundizar y conocer mejor la percepción.

Alucinaciones

Las alucinaciones son las experiencias perceptivas que aparecen en ausencia de estímulos externos. A pesar de la creencia mayoritaria, las alucinaciones no solo se dan en la esquizofrenia, sino que pueden producirse en una gran variedad de trastornos orgánicos, como las inducidas por el

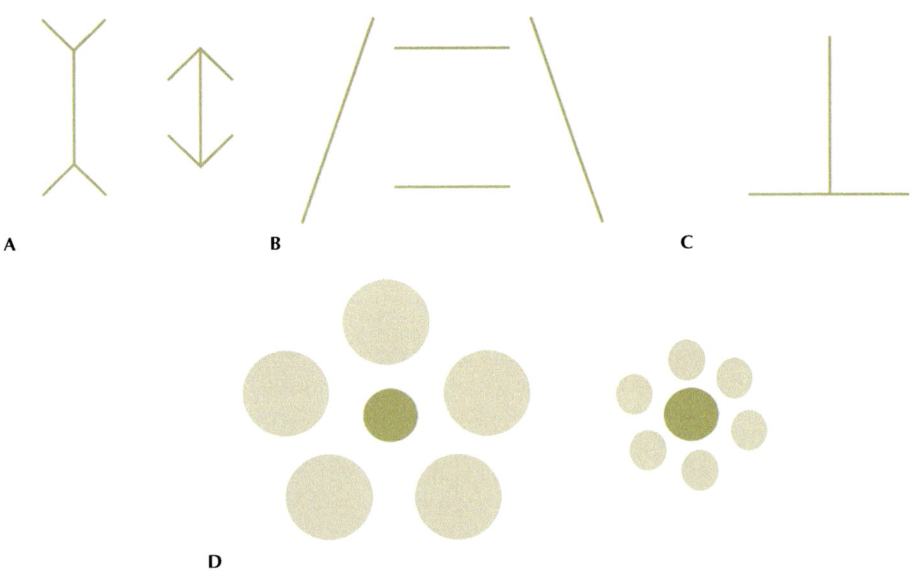

Figura 5.4 Ejemplos de ilusiones visuales.

consumo de tóxicos, depresiones, demencias, etc. Además, todo el mundo ha experimentado en alguna ocasión algún tipo de alucinación, por ejemplo, ver puntos negros tras haberse frotado los ojos o escuchar acúfenos tras asistir a un concierto de rock (para una revisión, v. Johns y van Os, 2001). De hecho, en ocasiones llegan a considerarse normales, como cuando se escucha la voz de un familiar recientemente fallecido, algo que es habitual en el proceso de duelo (Braun et al., 2003).

Las alucinaciones suelen escapar al control voluntario de la persona que las sufre, y este hecho las diferencia de fenómenos como la imaginación o la fantasía, ya que estas últimas pueden ser evocadas o modificadas bajo el control voluntario del individuo. Además, suelen considerarse como si fueran reales, por lo que producen emociones y acciones similares a las que sucederían ante estímulos realmente percibidos. Suelen presentarse principalmente en periodos de ansiedad y estrés (Badcock et al., 2011). También se sabe que pueden estar influenciadas por factores ambientales como la deprivación sensorial, estar en presencia de mucha gente, encontrarse solo, estimulación ambigua, etc. (Johns y van Os, 2001).

Las alucinaciones pueden darse en cualquier modalidad sensorial, aunque las más frecuentes son las auditivas. Las alucinaciones más comunes incluyen:

- Percibir sensaciones corporales, como sensación de picor en la piel o el movimiento de órganos internos.
- Percibir sonidos, como música, pisadas, o golpes en las puertas o ventanas.
- Escuchar voces cuando nadie ha hablado. Estas voces pueden ser críticas, corteses o neutras, o incluso pueden pedir que la persona haga algo que le cause daño a sí mismo o a otros.
- Ver luces, dibujos u objetos que no existen.
- Percibir olores agradables o desagradables.

Agnosias

Como hemos comentado previamente, el proceso de reconocimiento de los estímulos que percibimos no es únicamente sensorial, sino que es necesario que estos estímulos que identificamos inicialmente de modo fragmentado sean integrados para poderles atribuir significado. La agnosia es una alteración perceptiva caracterizada por la incapacidad para reconocer estímulos familiares y atribuirles significado. Estas alteraciones impiden la interpretación correcta del significado de los estímulos, pero no son debidas a déficits sensoriales, sino que generalmente están causadas por la lesión de determinadas estructuras cerebrales (p. ej., áreas asociativas del córtex cerebral, tálamo y cuerpo calloso).

Normalmente, los requisitos que se exigen para el diagnóstico de una agnosia son los siguientes: a) pérdida de la capacidad para el reconocimiento de objetos previamente conocidos por el sujeto; b) los receptores periféricos sensoriales no presentan daños que justifiquen la dificultad para atribuir significado a los estímulos; c) las áreas primarias del córtex están preservadas, sin que exista trastorno sensitivo o motor que justifique la incapacidad para comprender el significado; d) no debe existir hipoestesia o anestesia que impida el reconocimiento de los estímulos, y e) no deben existir trastornos atencionales o psiquiátricos que limiten la capacidad para llegar al significado del estímulo.

Las agnosias pueden ser unimodales o polimodales, en función de si afectan a una o varias modalidades sensoriales, ya que pueden afectar a todos los sentidos humanos. Sin embargo, las más habituales son las visuales y las auditivas. Las agnosias visuales consisten en la dificultad para el reconocimiento visual de personas, objetos o colores, estando suficientemente conservada la agudeza visual, así como las funciones mentales superiores y el lenguaje visual de la persona. Por su parte, las agnosias auditivas se definirían como la dificultad para reconocer el significado de los estímulos acústicos verbales o no verbales, a pesar de que las áreas auditivas primarias están preservadas. Los cuadros 5.3 y 5.4 muestran una clasificación de las principales agnosias visuales y auditivas, respectivamente.

CUADRO 5.3 ■ Tipos de agnosias visuales

Simultagnosia. Incapacidad para interpretar el significado de un objeto de forma global; la capacidad para percibir sus partes de manera aislada está preservada.
Agnosia para objetos. Incapacidad para reconocer objetos de forma visual, con presencia de dificultades en la denominación, el recuerdo o la descripción de su significado. Sin embargo, pueden reconocerse a través de otras modalidades sensoriales como, por ejemplo, el tacto.
Prosopagnosia. Incapacidad para reconocer el rostro de personas conocidas por el paciente, aunque es capaz de identificar rasgos aislados del rostro. Puede llegar a reconocer un rostro basándose en otras modalidades sensoriales como la voz, el tacto o la vestimenta.
Agnosia cromática. Incapacidad para identificar los colores.
Alexia agnósica. Incapacidad para reconocer palabras escritas. A diferencia de la afasia, en la que existe incapacidad para el reconocimiento de las palabras, el paciente con alexia agnósica puede escribir espontáneamente o al dictado, pero es incapaz de leer una frase.
Agnosia para el movimiento. Imposibilidad o dificultad para reconocer un objeto cuando este se encuentra en movimiento.

CUADRO 5.4 ■ Tipos de agnosias auditivas

Amusia. Incapacidad para reconocer características de la música como el tono, el ritmo o la melodía, entre otras.
Agnosia para los sonidos. Incapacidad para identificar el significado de los sonidos no verbales como, por ejemplo, el canto de un pájaro o el sonido de una alarma. Las personas afectadas perciben los sonidos como si fueran similares, confundiéndolos entre sí.
Agnosia verbal. Incapacidad para comprender los sonidos verbales, estando preservada la capacidad de reconocimiento de sonidos no verbales.

Bibliografía

Badcock JC, Paulik G, Maybery MT. The role of emotion regulation in auditory hallucinations. Psychiatry Res 2011;185:303-8.

Baños RM, Belloch A. Psicopatología de la atención. In: Belloch A, Sandín B, Ramos F, editors. Manual de Psicopatología, 1. Madrid: McGraw-Hill; 1995. p. 165-85.

Beis JM, Keller C, Morin N, Bartolomeo P, Bernati T, Cokron S, et al. Right spatial neglect after left hemisphere stroke: qualitative and quantitative study. Neurology 2004;63:1600-5.

Benzschawel T, Cohn TE. Detection and recognition of visual targets. J Opt Soc Am A 1985;2:1543-50.

Bisiach E, Luzzatti C. Unilateral neglect of representational space. Cortex 1978;12:129-33.

Braun CMJ, Dumont M, Duval J, Hamel-Hébert I, Godbout L. Brain modules of hallucination: an analysis of multiple patients with brain lesions. J Psychiatry Neurosci 2003;28:432-49.

Brosschot JF. Cognitive-emotional sensitization and somatic health complaints. Scand J Psychol 2002;43:113-21.

Corlett PR, Murray GK, Honey GD, Aitken MR, Shanks DR, Robbins TW, et al. Disrupted prediction-error signal in psychosis: evidence for an associative account of delusions. Brain 2007;130:2387-400.

Crombez G, Hermans D, Adriaensen H. The emotional Stroop Task, chronic pain, What is threatening for chronic pain sufferers. Eur J Pain 2000;4:37-44.

Crombez G, Van Ryckeghem ML, Eccleston C, Van Damme S. Attentional bias to pain-related information: A meta-analysis. Pain 2013;154:497-510.

Deary V, Chalder T, Sharpe M. The cognitive behavioural model of medically unexplained symptoms: A theoretical and empirical review. Rev Clin Psychol 2007;27:781-97.

Eysenck MW. Anxiety: the cognitive perspective. Londres: Erlbaum; 1992.

Fan J, McCanliss BD, Fossella J, Flombaum JI, Posner MI. The activation of attentional networks. Neuroimage 2005;26:471-9.

Faraone SV, Larsson H. Genetics of attention deficit hyperactivity disorder. Mol Psychiatry 2019;24:562-75.

Fechner GT. Element der psychophysik. Leipzig: Breitkopf und Harterl; 1860.

García J. Psicología de la atención. Madrid: Síntesis Psicología; 2007.

Gescheider G. Psychophysics: method, theory, and application. 2nd ed. Hillsdale: Erlbaum; 1985.

Gjerde PF. Attentional capacity disfunction and arousal in schizophrenia. Psychol Bull 1983;93:57-72.

González JL, Mercado F, Barjola P, Carretero I, López-López A, Bullones MA, et al. Generalized hypervigilance in fibromyalgia patients: An experimental analysis with the emotional stroop paradigm. J Psychosom Res 2010;69:279-87.

Gruber S, Rathgeber K, Bräunig P, Gauggel S. Stability and course of neuropsychological deficits in manic and depressed bipolar patients compared to patients with major depression. J Affect Disord 2007;104:61-71.

Hancock PA, Masalonis AJ, Parasuraman R. On the theory of fuzzy signal detection: theoretical and practical considerations. Theor Issues Ergon 2000;1:207-30.

Harmer CJ, Clark L, Grayson L, Goodwin GM. Sustained attention deficit in bipolar disorder is not a working memory impairment in disguise. Neuropsychologia 2002;40:1586-90.

Heathcote L, Jacobs K, van Ryckejhen D, Fisher E, Eccleston C, Fox E, et al. Attention bias modification training for adolescents with chronic pain: A randomized placeco controlled trial. Pain 2018;159:239-51.

Heilman KM, Valenstein E, Watson RT. Neglect and related disorders. Semin Neurol 2000;20:463-70.

Husain M, Rorden C. Non-spatially lateralized mechanisms in hemispatial neglect. Nat Rev Neurosci 2003;4:26-36.

Johns LC, van Os J. The continuity of psychotic experiences in the general population. Clin Psychol Rev 2001;21:1125-41.

Klimes-Dougan B, Ronsaville D, Wiggs EA, Martínez PE. Neuropsychological functioning in adolescent children of mothers with a history of bipolar or major depressive disorders. Biol Psychiatry 2006;60:957-65.

Koelega HS. Sustained attention. In: Neumann O, Sanders AF, editors. Handbook of perception and action, Volume 3. Londres: Academic Press; 1996. p. 277-331.

Koster EH, Fox E, MacLeod C. Introduction to the special section on cognitive bias modification in emotional disorders. J. Abnorm Psychol 2009;118:1-4.

LaBerge D. Attentional processing: the brain's art of mindfulness. Cambridge: Harvard University Press; 1995.

Laeng B, Brennen T, Espeseth T. Fast responses to neglected targets in visual search reflect pre-attentive processes: an exploration of response times in visual neglect. Neuropsychologia 2002;40:1622-36.

Laming D. Algunos principios del análisis sensorial. Psychol Rev 1985;92:462-85.

MacLeod C, Mathews A, Tata P. Attentional bias in emotional disorders. J. Abnorm Psychol 1986;95:15-20.

MacLeod C, Rutherford F, Campbell L, Ebsworthy G, Holker L. Selective attention and emotional vulnerability: Assessing the causal basis of their association through the experimental manipulation of attentional bias. J. Abnorm Psychol 2002;111:107-23.

Mesulam MM. Spatial attention and neglect: parietal, frontal and cingulate contributions to the mental representation and attentional targeting of salient extrapersonal events. Philos Trans R Soc Lond B Biol Sci 1999;354:1325-64.

Morris R, Griffiths O, Le Pelley ME, Weickert TW. Attention to irrelevant cues is related to positive symptoms in schizophrenia. Schizophr Bull 2013;39:575-82.

Norman DA, Shallice T. Attention to action: willed and automatic control of behaviour. San Diego: CHIP Report: University of California; 1980.

Ochoa E, Madoz A, Villacieros I, Llama P, Sancho JL. Trastorno por déficit de atención e hiperactividad (TDAH) y consumo de sustancias: datos preliminares de seguimiento en una población de sujetos jóvenes. Trastor Adict 2010;12:79-86.

Orbell S, Phillips LA. Automatic processes and self-regulation of illness. Health Psychol Rev 2019;13:378-405.

Parton A, Malhotra P, Husain M. Hemispatial neglect. J Neurol Neurosurg Psychiatry 2004;75:13-21.

Park S, Püschel J, Sauter BH, Rentsch M, Hell D. Spatial selective attention and inhibition in schizophrenia patients during acute psychosis and at 4-month follow-up. Biol Psychiatry 2002;51:498-506.

Portellano JA. Introducción a la neuropsicología. Madrid: McGraw Hill; 2005.

Posner MI, Rothbart MK. Research on attention networks as a model for the integration of psychological science. Annu Rev Psychol 2007;58:1-23.

Poulton EC. Bias in quantifying judgments. Hove: Erlbaum; 1989.

Ríos M, Periáñez JA, Rodríguez JM. Neuropsicología de la atención. In: Tirapu J, Ríos M, Maestú F, editors. Manual de neuropsicología. Barcelona: Viguera Editores; 2008. p. 149-88.

Roselló J. Psicología de la atención: introducción al estudio del mecanismo atencional. Madrid: Pirámide; 1996.
Rueda MR, Posner MI, Rothbart MK. Attentional control and self-regulation. In: Baumiester RF, Vohs KD, editors. Handbook of self-regulation research. Nueva York: Guilford Press; 2004. p. 283-300.
Ruiz-Vargas JM, Botella J. Atención. In: Ruiz-Vargas JM, editor. Esquizofrenia: un enfoque cognitivo. Madrid: Alianza Editorial; 1987. p. 93-164.
Swets JA. Enhancing diagnostic decisions. In: Hoffman RR, Sherrick MF, Warm JS, editors. Viewing psychology as a whole: the integrative science of William N. Dember. Washington: American Psychological Association; 1998. p. 559-77.
Teghtsoonian R. On the exponents in Stevens' law and the constant in Ekman's law. Psychol Rev 1971;78:71-80.
Van Ryckegen DML, Van Damme S, Eccelston C, Crombez G. The efficacy of attentional distraction and sensory monitoring in chronic pain patients: A meta-analysis. Clin Psychol Rev 2018;59:16-29.
Vance A, Ferrin M, Winther J, Gomez R. Examination of spatial working memory performance in children and adolescents with attention deficit hyperactivity disorder, combined type (ADHD-CT) and anxiety. J Abnorm Child Psychol 2013;41:891-900.
Wegener B. Social attitudes and psychophysical measurement. Hillsdale: Erlbaum; 1982.
Williams JMG, Mathews A, MacLeod C. The emotional Stroop task and psychopathology. Psychol Bull 1996;120:3-24.
Zadeh LA. Fuzzy sets. Inform Control 1965;8:338-53.

CAPÍTULO 6

Aprendizaje

María Stavraki Beatriz Navarro-Bravo

PUNTOS CLAVE

- El aprendizaje es un cambio de conducta estable que ocurre como consecuencia de la experiencia.
- Los humanos aprendemos a través de nuestras vivencias pasadas, con el objetivo de adaptarnos a nuestro ambiente.
- Una de las formas más importantes de aprendizaje es el condicionamiento clásico, mediante el cual un estímulo inicialmente neutro (EN) se empareja (se asocia) con un estímulo (estímulo no condicionado [ENC]) que naturalmente provoca una respuesta concreta (respuesta no condicionada [RNC]), llegando a producir una respuesta similar (respuesta condicionada [RC]).
- Según el condicionamiento operante, otro tipo de aprendizaje, la probabilidad de que una conducta se repita dependerá de las consecuencias que sigan a dicha conducta.
- En el condicionamiento operante las consecuencias positivas que acaecen tras el comportamiento se denominan reforzadores, mientras que las consecuencias negativas se llaman castigos.
- Finalmente, mediante el aprendizaje por observación las personas también aprenden pautas conductuales a través de dicha observación e imitación de la conducta de los demás.

Introducción

La única fuente de conocimiento es la experiencia.

ALBERT EINSTEIN

Todos los días, y en diferentes contextos, las personas incorporan (aprenden) nuevos comportamientos a su repertorio conductual. Así, por ejemplo, un niño que inicialmente desconoce que no debe tocar los fogones de la cocina cuando están calientes, si finalmente decide tocarlos y se quema aprende que no debe hacerlo en el futuro. Igualmente, por mucha hambre que tenga no podrá abrir una lata de atún la primera vez que se enfrente al problema, pero si observa a alguien abriéndola podría solucionarlo. Evidentemente, si no hay nadie a quien observar, podría conseguir abrir la lata ejecutando todas las conductas que se le ocurran (p. ej., tirándola repetidas veces contra la pared). El inconveniente de esta estrategia de aprendizaje basada en el acierto y el error es que es bastante más laboriosa.

El aprendizaje puede definirse como un cambio, casi permanente, de conducta que ocurre como consecuencia de una experiencia. Para su correcta comprensión conviene diferenciar entre «conducta observable» y el «estado interno de conocimiento» de las personas. Con el primer concepto se hace referencia al comportamiento manifiesto o expreso de los seres vivos; el segundo concepto implica que, mediante los procesos de aprendizaje, la mente de un individuo pasa de un estado de ignorancia a una situación de conocimiento, determinante directo de los cambios en la conducta observable. Dicho de otro modo, el aprendizaje consiste en la creación de nuevas asociaciones o relaciones, mientras que la ejecución se refiere a la conducta observable que se interpreta como una manifestación de dichas asociaciones. Desde esta perspectiva, el aprendizaje sería un proceso mental y la ejecución, la correspondiente conducta observable (Fernández-Trespalacios, 1998).

De acuerdo con lo anterior, podríamos definir el aprendizaje como «un cambio inferido en el estado mental de un organismo, el cual es una consecuencia de la experiencia e influye de forma relativamente permanente en el potencial del organismo para la conducta adaptativa posterior» (Tarpy, 2000). Los humanos aprendemos a través de nuestra experiencia con el objetivo de adaptarnos a nuestro ambiente; por tanto, el aprendizaje ayuda a nuestra supervivencia. A través de este asimilamos las conductas que nos ayudan a enfrentarnos a los retos del día a día y a afrontar las amenazas o peligros provenientes de nuestro entorno.

En este capítulo vamos a revisar tres de los principales paradigmas básicos de aprendizaje: el condicionamiento clásico o pavloviano, el condicionamiento operante o instrumental y el aprendizaje por observación.

Condicionamiento clásico

Una de las formas de aprendizaje más importantes fue descubierta por el fisiólogo ruso Ivan Pavlov. A través de numerosos experimentos con perros pudo comprobar que ciertas conductas pueden aprenderse mediante asociaciones simples de estímulos aparentemente no relacionados entre sí. Los resultados de sus experimentos no solo son aplicables a los perros, sino prácticamente a todas las especies animales, incluidos los humanos.

ESTUDIOS DE PAVLOV

Pavlov estudió medicina, centrando sus investigaciones en el sistema digestivo de los animales. A comienzos del siglo XX, y mientras estudiaba la respuesta de la salivación en perros, descubrió uno de los procesos elementales que determinan el aprendizaje y al que se denominó condicionamiento clásico. Pavlov pasó el resto de su vida científica profundizando en el conocimiento de dicho proceso. Como reconocimiento a los logros obtenidos en este campo, en 1904 se le concedió el Premio Nobel de Fisiología o Medicina.

¿En qué consiste el condicionamiento clásico? Estudiando la secreción de saliva de los perros, Pavlov y sus colaboradores observaron que, cuando se acercaba comida a un perro hambriento, este empezaba a salivar de forma automática. Comprobaron también que cuando se realizaban muchos ensayos con el mismo perro este empezaba a salivar ante la presencia del recipiente de la comida o del experimentador que le daba de comer, incluso cuando la comida no estaba presente. Pronto quedó claro a los investigadores que esta respuesta no se debía a un proceso fisiológico automático, sino a un proceso de aprendizaje. Fascinados por este descubrimiento, decidieron emparejar la presencia de la comida con varios estímulos neutros, entre ellos un sonido. Para ello, ubicaron a los perros en habitaciones individuales y aisladas tratando de evitar la posible influencia de cualquier tipo de estímulos externos. A continuación, colocaron en las glándulas salivares del perro un tubo para recoger la secreción de la saliva. El procedimiento estándar empleado en los estudios era el siguiente: en primer lugar, el equipo de Pavlov presentaba un estímulo (p. ej., el sonido de un timbre). A continuación, se mostraba la comida o, como se hizo posteriormente, carne en polvo. Seguidamente, se medía la secreción de saliva producida por dicha comida. Después de varios ensayos se presentaba solamente el sonido. Los investigadores observaron que los perros comenzaron a salivar, incluso cuando el sonido no era seguido por la comida. Es decir, los perros asociaban el sonido con la comida y, posteriormente, al escuchar el sonido anticipaban la llegada de aquella produciendo la respuesta salivar. A través de este proceso Pavlov fue capaz de condicionar a los perros para que salivaran ante distintos estímulos, entre otros sonidos de campanas, zumbidos, luces, etc., demostrando cómo se forman lazos de estímulo-respuesta mediante la asociación de ciertos estímulos con otros de carácter «natural» (p. ej., comida) que provocan automáticamente ciertas respuestas (p. ej., salivación).

CONCEPTOS CLAVE EN EL CONDICIONAMIENTO CLÁSICO

Dado que la salivación como respuesta a la comida era una reacción innata, Pavlov la denominó respuesta no condicionada (RNC). La comida provoca la salivación de forma automática y de modo no condicionado, es decir, independientemente de la presencia o no de otro estímulo, y por eso se denomina estímulo no condicionado (ENC). Por otro lado, la salivación como respuesta al sonido estaba condicionada por la asociación entre el sonido y la comida y, por eso, se denominó respuesta condicionada (RC). El sonido (la luz, etc.), cuando no está asociado con la comida y, por tanto, no produce ningún efecto en la salivación de los perros, se denomina estímulo neutro (EN). Una vez que este se asocia con el ENC (comida) y produce la RC (salivación), se denomina estímulo condicionado (EC).

En resumen, el estímulo y la respuesta que no son aprendidos se denominan no condicionados, y el estímulo y la respuesta que son aprendidos se denominan condicionados. El proceso de asociación entre un estímulo inicialmente neutro y un estímulo que naturalmente produce una respuesta automática, que termina provocando que dicho estímulo inicialmente neutro produzca una respuesta similar a la automática sin que sea necesaria la presencia del ENC, se denomina condicionamiento clásico (fig. 6.1).

Para entender mejor este proceso podemos pensar en el caso de una paciente que necesita realizarse analíticas de sangre regularmente y es algo que no le gusta y le hace marearse. Ahora le basta con entrar al centro de salud donde se llevan a cabo las analíticas, aunque acuda por otro motivo, para sentir que va a marearse. En este caso, la analítica es el ENC y el mareo que esta

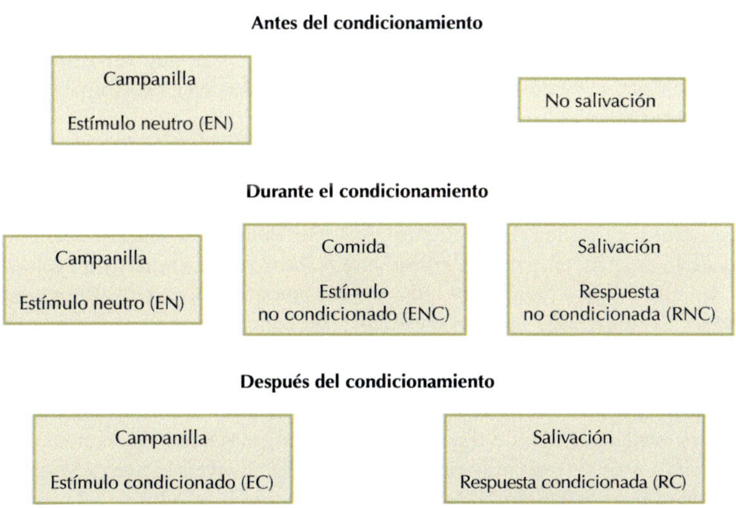

Figura 6.1 Explicación del condicionamiento clásico.

produce la RNC. El centro de salud es el EN hasta que llega a convertirse en un EC elicitador de la RC del mareo (para más procesos similares, v. también Brys et al., 2019).

PROCESOS PRINCIPALES DEL CONDICIONAMIENTO CLÁSICO

Los procesos básicos vinculados con el condicionamiento clásico son la adquisición, la generalización, la discriminación, la extinción y la recuperación espontánea. Vamos a ver cada uno de ellos con detalle.

Adquisición

Esta fase se corresponde con la primera etapa del condicionamiento, cuando se empareja el estímulo inicialmente neutro con el ENC para que se produzca la RC. Imaginemos que estamos en el laboratorio trabajando con Pavlov. Nuestro objetivo es hacer que un perro salive cuando escuche el sonido de una campanilla. Para conseguirlo, tendremos que emparejar repetidamente el sonido de la campanilla con la presentación de la comida. En el momento en que el perro salive solamente al escuchar la campanilla, podremos concluir que la conducta de salivación ha sido adquirida por el animal. A continuación, dicha respuesta tendrá que ser fortalecida con sucesivos emparejamientos hasta que se pueda considerar que ha sido bien aprendida.

Hay varios factores que pueden influir en la rapidez de adquisición de la conducta deseada, y uno de ellos es la sutileza del EC. Si el EC es muy sutil, entonces es difícil que el sujeto lo perciba y lo asocie con el ENC. Otro factor es el lapso temporal que media entre la presentación del EC y el ENC. El condicionamiento será más efectivo cuando el ENC se presente inmediatamente después del EC. Dicho de otra manera, cuanto mayor sea el intervalo de tiempo entre los dos estímulos, más tardará en producirse la adquisición de la respuesta.

Hay diferentes tipos de condicionamiento según la secuencia temporal de presentación de los EC y ENC. Cuando el EC aparece justo antes del ENC, el proceso se denomina condicionamiento de demora. En este caso, la asociación entre los dos estímulos es muy fácil, dado que el EC indica la aparición del ENC. Por ejemplo, cuando la campanilla suena y justo después aparece la comida. Cuando entre la presentación del EC y del ENC medie un determinado intervalo de tiempo, estaríamos en presencia de un condicionamiento de huella. Por otro lado, cuando los dos estímulos aparecen a la vez y terminan simultáneamente, este proceso se denomina condicionamiento simultáneo. Por ejemplo, cada vez que suena una campanilla se presenta al mismo tiempo la comida (fig. 6.2). Por último, cuando el orden de la presentación es la contraria de la que hemos visto hasta ahora, es decir cuando el ENC aparece antes del EC, hablamos de condicionamiento hacia atrás. Por ejemplo, cuando primero aparece la comida y a continuación suena la campanilla. En este caso, conseguir la asociación entre los dos estímulos será una tarea difícil.

Generalización

Se habla de generalización cuando una RC a un estímulo determinado es provocada también por estímulos cercanos o parecidos al estímulo original. Por ejemplo, la generalización ocurriría si el perro del ejemplo anterior empezara a salivar ante otros tipos de sonidos y no solo ante el de la campanilla. En uno de los experimentos que ya se consideran clásicos, se realizaron experimentos con un niño de 11 años, cuyo nombre era Albert, tal como vimos en el capítulo 1 (Watson y Rayner, 1920). El objetivo fue condicionar a Albert a tener miedo a las ratas en general a través de la asociación de una rata blanca con el sonido de un disparo (ENC). Después de muchos ensayos donde la rata blanca se presentó asociada con el disparo, el niño desarrolló un miedo a las ratas y a otros animales similares. Dejando al margen las implicaciones éticas de este tipo de prácticas de experimentación (hoy en día sería imposible llevarlas a cabo), la investigación de Watson ejemplifica la generación de respuestas condicionadas (p. ej., creación de fobias) a través del condicionamiento clásico y de la generalización.

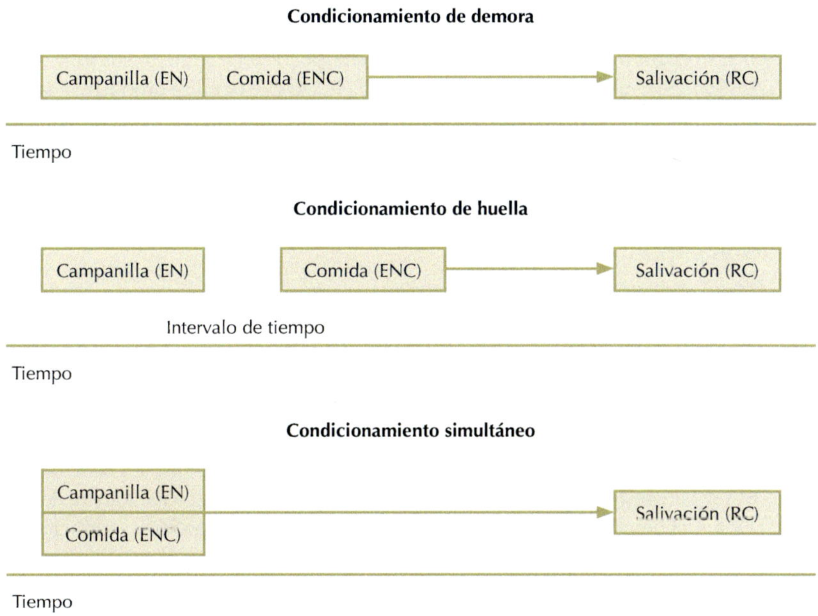

Figura 6.2 Tipos de condicionamiento clásico en relación con el tiempo de presentación de los estímulos. EN, estímulo neutro; ENC, estímulo no condicionado; RC, respuesta condicionada.

CUADRO 6.1 ■ Reglas de la terapia de control de estímulos

1. Acuéstese a la misma hora todos los días (si tiene sueño).
2. No se acueste si no tiene sueño.
3. Regla de los 15 min: si no se queda dormido después de aproximadamente 15 min acostado, levántese y vaya a otra habitación*.
4. Realice alguna actividad relajante y que no le active.
5. Vuelva a la cama únicamente cuando tenga sueño.
6. Repita la regla de los 15 min; si no se duerme, realice alguna actividad pasiva y relajante y vuelva a la cama solo cuando tenga sueño.
7. Utilice el dormitorio únicamente para dormir y para mantener relaciones sexuales.
8. Levántese a la misma hora todos los días, aunque considere que no ha dormido suficiente por la noche.
9. Evite las siestas, reserve el sueño para la noche.

* Los 15 min son aproximados, pueden ser unos minutos más, especialmente en personas mayores, que suelen necesitar más tiempo para quedarse dormidas.

Traducido y adaptado de Morgan y Closs, 1999.

Discriminación

La discriminación ocurre cuando un sujeto es capaz de diferenciar un EC de otros estímulos parecidos pero neutros. Por ejemplo, en el estudio de Pavlov el perro podría haber aprendido a emitir una RC ante el sonido de una campanilla concreta, pero no ante otros tipos de campanillas de sonidos más agudos o graves. La habilidad para diferenciar entre el sonido de la campanilla y otros sonidos análogos se conoce con el nombre de discriminación estimular.

Extinción

La extinción ocurre cuando la RC disminuye o desaparece por completo como consecuencia de que el EC se presente sucesivamente sin ser seguido por el ENC, lo que tiende a producir la desaparición de la RC. Volviendo al ejemplo de los perros, si la campanilla (EC) se asocia con la comida (ENC) provocará la salivación (RC). Sin embargo, cuando el EC (campanilla) se presenta repetidamente sin que le siga el ENC (comida), la asociación entre el EC y el ENC dejará de existir gradualmente y el EC dejará de producir la RC (salivación).

Recuperación espontánea

Este fenómeno consiste en la recuperación de la RC después de un breve periodo de extinción. En el ejemplo anterior, después de haber condicionado la secreción de saliva al sonido de la campanilla se deja que pase un periodo de tiempo, bien sin hacer sonar la campanilla, bien haciéndola sonar sin presentar a continuación la comida, con el fin de extinguir la respuesta de salivación al EC. Diremos que ha habido recuperación espontánea si, después de haber pasado este tiempo, la respuesta de salivación reaparece ante el sonido de la campanilla. Cuando el EC y el ENC dejan de estar relacionados, la extinción vuelve a presentarse de nuevo muy poco después de la recuperación espontánea. El fenómeno de la recuperación espontánea nos señala la conveniencia de distinguir entre la extinción y el desaprendizaje. Aunque la conducta pueda desaparecer (extinción), ello no significa que se haya eliminado por completo (desaprendizaje).

APLICACIONES CLÍNICAS DEL CONDICIONAMIENTO CLÁSICO

Un ejemplo de cómo el condicionamiento clásico puede influir en la salud mental lo encontramos en los trastornos de sueño y, más concretamente, en el insomnio. Si bien dormir es un proceso natural que debería suceder sin requerir esfuerzo por parte de la persona, se ve influido por muchos factores entre los que se encuentra el aprendizaje. Cuando por algún motivo una persona comienza a tener problemas para dormir, es frecuente que adopte sus propias estrategias para intentar descansar a pesar de su problema de sueño. Entre las respuestas más habituales se encuentran pasar tiempo en la cama a pesar de no tener sueño, intentar realizar actividades en la cama como entretenimiento mientras la persona no se duerme (como leer o trabajar en el ordenador) o buscar estímulos que hagan compañía durante las noches de vigilia como la radio o la televisión. La persona realiza estas conductas para sobrellevar el problema de insomnio de la mejor forma posible y porque, como se ha comentado anteriormente, piensa que aunque no duerma le ayudan a descansar, pero estas estrategias en realidad dificultan más la aparición del sueño. El dormitorio debería ser un lugar asociado con estar durmiendo y, cuanto más tiempo pasa la persona en él sin poder dormir, más difícil hace que esto suceda. A través de la asociación de forma repetida del dormitorio con la frustración, la ansiedad de no poder dormir, o con otras actividades que aumenten el *arousal* en lugar de relajarnos, el dormitorio se condiciona con respuestas emocionales negativas como el enfado o la irritación, reacciones que dificultan el sueño. De hecho, la intervención conocida como control de estímulos para el tratamiento del insomnio se basa precisamente en la idea de volver a asociar el dormitorio con la actividad de dormir y con la sensación de relajación y desactivación necesaria para ello (Bootzin y Nicassio, 1978; Bootzin et al., 1991). La lógica de esta intervención nos dice que, si hemos podido «aprender a dormir» con normalidad y «desaprender a dormir» posteriormente, podemos volver a reaprender, y para ello se procura restablecer de forma sistemática la asociación entre el ambiente del dormitorio y el sueño. Este proceso de reaprendizaje se consigue básicamente mediante dos estrategias: maximizar la oportunidad de asociar la cama y el dormitorio con el sueño y minimizar la oportunidad de asociar la cama con cualquier actividad incompatible con dormir. Se pone la atención en intentar minimizar la cantidad de tiempo que la persona pasa despierta en la cama mediante una serie de normas que la persona debe seguir de forma consistente para que sean eficaces (cuadro 6.1). El control de estímulos también se ha utilizado con éxito para tratar otros problemas como la ansiedad. Mediante una intervención consistente en dedicar únicamente 30 min al día para preocuparse, con un horario y una localización fijos, se han conseguido mejoras clínicamente significativas en aspectos como los niveles de preocupación o de ansiedad (McGowan y Behar, 2013).

Condicionamiento operante o instrumental

En el condicionamiento operante, el aprendizaje depende de las consecuencias de la acción realizada. A principios del siglo XX el psicólogo norteamericano Thorndike formuló la ley del efecto, que señalaba que, entre las diferentes respuestas que un organismo puede emitir ante una misma situación, aquellas que van acompañadas o seguidas por una cierta satisfacción tienden a vincularse con la situación de forma más intensa y, por tanto, cuando la situación se repite, resulta más probable que vuelvan a emitirse. Por el contrario, aquellas que vayan seguidas por malestar para el animal verán su conexión con la situación más debilitada y, por tanto, cuando esta se repita, dichas respuestas serán menos probables. A mayor satisfacción o molestia, mayor fuerza o debilidad del vínculo entre la situación (estímulo) y la respuesta del organismo (respuesta). La respuesta que se condiciona se denomina «respuesta instrumental» y es aquella que entre todos los movimientos que realiza el animal le hace conseguir el refuerzo. Para demostrar esto experimentalmente Thorndike utilizaba lo que se conoce como «cajas problema», que disponían de una puerta y un sistema para abrirla. Si el animal descubría este sistema, podía salir al exterior para conseguir comida. De esta forma, cada ensayo terminaba cuando el animal conseguía salir de la caja. Uno de los aspectos que Thorndike manipulaba en sus experimentos eran los sistemas que había que seguir para abrir las cajas, de forma que en algunos casos bastaba con una acción del animal, mientras que en otros la respuesta necesaria era la combinación de varias acciones. Para sus experimentos utilizaba diferentes animales, como gatos, perros o pollos (Thorndike, 1898).

Años más tarde, Burrhus Frederic Skinner formuló la denominada *ley del refuerzo*. Skinner consideraba que no era correcto hablar de la conexión estímulo-respuesta (E-R) de la ley del efecto, pues esta conexión no podía observarse directamente. A Skinner únicamente le interesaba la conducta observable. Si para Thorndike aprender era fortalecer la conexión E-R, para Skinner lo importante no era esta asociación, sino el refuerzo de la respuesta. A la conducta del organismo se le llamará «respuesta operante», definida como una conducta que produce un efecto en el ambiente. Skinner también utilizaba cajas para sus experimentos, pero en este caso los ensayos no terminaban necesariamente después de que el animal emitiese la respuesta. La caja de Skinner tradicional contaba con algún dispositivo para la conducta del animal, como una palanca, y con un comedero que suministraba el refuerzo de comida una vez emitida la conducta. Cada vez que el animal realizaba la conducta obtenía el refuerzo y esta quedaba registrada de forma que, más que ensayos discretos, se producía una situación en la que el animal podía responder libremente. Esta forma de aprendizaje se conoce como la técnica del operante libre y es más similar a la forma natural de obtener refuerzos de los animales (Fernández-Trespalacios, 1998).

FASES DEL APRENDIZAJE OPERANTE O INSTRUMENTAL

En la fase de adquisición se alcanza la RC. Al principio del entrenamiento la respuesta tiene lugar con menor frecuencia, pero a medida que se van repitiendo los ensayos esta va adquiriendo mayor fuerza debido a la consecuencia reforzante que sigue a la RC.

En la fase de extinción, la consecuencia ya no sigue a la respuesta. Debido a esta ausencia de refuerzo, la respuesta va perdiendo fuerza. Frecuentemente, cuando se inicia un programa de extinción, la respuesta puede manifestar un aumento, pero la fuerza disminuirá gradualmente en los sucesivos ensayos. Si bien la extinción disminuye la fuerza o frecuencia de la respuesta, no la elimina por completo. Después de un periodo de descanso puede aparecer la respuesta de nuevo, fenómeno que se conoce como «recuperación espontánea».

VARIABLES QUE DEBEN CONSIDERARSE EN EL CONDICIONAMIENTO OPERANTE

Las variables básicas son la respuesta y el reforzador, aunque existen otros factores que van a influir en el condicionamiento.

La conducta en el condicionamiento operante es un comportamiento que el individuo manifiesta espontáneamente. Esta conducta no tiene por qué estar relacionada de forma natural con el reforzador. Por ejemplo, apretar una palanca no es el medio natural por el que los animales consiguen comida.

El reforzador es un estímulo que hace que la probabilidad de aparición de una respuesta o la fuerza de esta aumente. Estos reforzadores pueden ser tanto estímulos apetitivos que aparecen como estímulos aversivos que desaparecen.

El estímulo discriminativo es un estímulo que actúa como clave para mostrar al individuo que el refuerzo está o no está disponible. Este estímulo no provoca la respuesta por sí mismo, sino que indica si es buen momento para emitirla o no, de cara a conseguir la recompensa. Por ejemplo, podría utilizarse como estímulo discriminativo un sonido que indique que únicamente cuando está presente se obtendrá la comida al pulsar la palanca. De esta forma, cuando el sonido no esté presente, aunque el animal pulse la palanca no recibirá comida. En el caso de las personas son muchos los ejemplos que podrían darse sobre estímulos discriminativos que influyen en la conducta. Imaginemos el caso de un niño que únicamente hace los deberes las tardes que sus padres están en casa, para obtener alguna recompensa que le han prometido previamente. La presencia de los padres puede actuar como estímulo discriminativo para realizar la conducta de hacer los deberes.

La motivación del sujeto también va a influir en la facilidad para que se produzca el condicionamiento. No resultará igual de motivadora la presencia de comida si el individuo está hambriento que si está lleno. Esto normalmente se va a medir por lo que conocemos como tiempo de privación, es decir, el tiempo que lleva el sujeto, en este caso, sin comer.

PARÁMETROS PARA MEDIR LA RESPUESTA EN EL CONDICIONAMIENTO OPERANTE O INSTRUMENTAL

Para la evaluación de la respuesta al condicionamiento debemos tener en cuenta varios parámetros como su tasa o su latencia, entre otros.

La tasa de respuesta se refiere a qué cantidad de respuestas realiza el sujeto en un determinado periodo de tiempo. Cuando lo que se requiere es una respuesta que lleva un tiempo, también podemos medir cuánto tarda el individuo en realizarla. No será lo mismo pulsar una palanca (puede evaluarse más fácilmente utilizando la tasa de respuesta) que recorrer un laberinto (puede ser más apropiado medir el tiempo que emplea el animal en hacerlo).

Por último, la latencia de respuesta es el tiempo que transcurre desde que el individuo se encuentra en la situación hasta que aparece la respuesta. Para evaluar este parámetro suelen utilizarse estímulos discriminativos, siendo la latencia el tiempo que pasa desde la aparición del estímulo discriminativo y la aparición de la respuesta.

CLASES DE CONDICIONAMIENTO OPERANTE O INSTRUMENTAL

Existen cuatro tipos básicos de condicionamiento operante (fig. 6.3). Se clasifican en función de si producen o evitan una consecuencia (positivo y negativo, respectivamente) y de si el resultado es agradable o desagradable para el sujeto (refuerzo o castigo).

VALENCIA DE LA CONSECUENCIA		APARICIÓN O DESAPARICIÓN DE UN ESTÍMULO: –	APARICIÓN O DESAPARICIÓN DE UN ESTÍMULO: +
	+	**Reforzamiento negativo (escape o evitación)** Por ejemplo: desaparición de una descarga eléctrica	**Condicionamiento de recompensa o reforzamiento positivo** Por ejemplo: comida
	–	**Omisión o castigo negativo** Por ejemplo: quitar comida	**Castigo positivo** Por ejemplo: descarga eléctrica

Figura 6.3 Tipos de condicionamiento operante o instrumental.

En primer lugar, podemos hablar del condicionamiento de recompensa o reforzamiento positivo. En este condicionamiento, la respuesta va seguida de la aparición de un estímulo agradable para el individuo. Cuando esto se repite consistentemente aumenta la probabilidad de que se produzca la respuesta. Un ejemplo de este condicionamiento podría ser la aparición de comida después de pulsar una palanca. Aplicándolo a los humanos, otro ejemplo sería premiar con chocolate a un niño que se ha terminado la cena.

En segundo lugar, encontramos el condicionamiento que se conoce como reforzamiento negativo e implica la desaparición o no aparición de un estímulo desagradable o aversivo. El procedimiento se puede realizar de dos formas principales, como condicionamiento de escape o como condicionamiento de evitación. En el primer caso, la aparición de la conducta hace que termine un estímulo desagradable. El individuo se ve obligado a esperar a que este estímulo aparezca para poder realizar la conducta y hacerlo desaparecer. En el caso del condicionamiento de evitación, el individuo puede evitar la aparición del estímulo aversivo realizando la conducta. Normalmente, este procedimiento se realiza indicando al sujeto mediante algún estímulo discriminativo que puede manifestar la conducta para evitar la consecuencia no deseada. Este tipo de condicionamiento aumenta la probabilidad de aparición de la conducta. Como ejemplo del condicionamiento de evitación en personas podría darse el caso de un niño que ha sacado muy buena nota en un examen y como consecuencia no tiene que ayudar a lavar el coche.

En tercer lugar, está el castigo positivo. Este condicionamiento se produce cuando una respuesta va seguida de una consecuencia desagradable o aversiva para el individuo, como un ruido molesto o algún estímulo doloroso. Esto va a disminuir la probabilidad de que aparezca la respuesta. Un ejemplo de este tipo de condicionamiento en personas puede ser hacer que un niño que no ha recogido su cuarto tenga además que recoger la mesa de la cena.

En cuarto lugar, otro tipo de condicionamiento es el de omisión o castigo negativo. En este caso, después de la respuesta se produce la ausencia de una consecuencia que el individuo consideraría positiva. El individuo puede tener esta consecuencia deseable en otros momentos, pero la realización de la conducta hace que la recompensa no pueda recibirse. Este condicionamiento disminuye la probabilidad de aparición de la respuesta. Además de eliminar una consecuencia apetitiva, el condicionamiento de omisión se puede realizar incluyendo otros elementos. Por ejemplo, en lugar de presentar la consecuencia apetitiva únicamente cuando no se presenta la conducta, podemos añadir un reforzador después de una respuesta alternativa a la que deseamos eliminar. Si nos referimos a las personas, un ejemplo de omisión podría ser quitarle el acceso a un juego a un niño que le ha pegado a otro niño en el recreo.

Dos factores que van a influir en el proceso de condicionamiento instrumental son la contigüidad y la contingencia del reforzador. El primero de ellos se refiere a la inmediatez con que aparece el reforzador después de realizar la conducta. Vamos a decir que dos eventos son contiguos si ocurren simultáneamente o muy cercanos en el tiempo. El segundo tiene lugar cuando la aparición del reforzador depende de que haya aparecido previamente la conducta. Dos eventos serán contingentes cuando existe una cierta probabilidad de que ocurran de forma conjunta. En este sentido importará que cuando ocurra el primero también ocurra el segundo y también que cuando no ocurra el primero no ocurra el segundo. Se considera que la contingencia es el factor más influyente del condicionamiento instrumental (Tarpy, 2000).

Un tipo especial de condicionamiento es el conocido como condicionamiento operante de segundo orden. Se produce cuando estímulos contiguos a un reforzador se condicionan mediante condicionamiento clásico y se convierten en reforzadores para el individuo por su asociación con el reforzador inicial. Estos reforzadores condicionados clásicamente se denominan reforzadores secundarios. Por ejemplo, un sonido podría convertirse en un reforzador secundario si se presenta asociado con la consecuencia de obtener comida tras pulsar una palanca en repetidas ocasiones.

PROGRAMAS DE REFORZAMIENTO

Existen cuatro tipos principales de programas de reforzamiento en función de si la recompensa se consigue después de transcurrir un tiempo determinado o después de realizar un número específico de respuestas, y en función de si el criterio para la aparición de la recompensa es fijo o variable.

En el programa de razón fija, el individuo recibirá una recompensa después de realizar un número concreto de respuestas. Este tipo de reforzamiento da lugar a lo que se conoce como pausa posreforzamiento o, dicho de otra forma, después de recibir la recompensa el sujeto deja de realizar la conducta temporalmente. La duración de esta pausa se relaciona con el tiempo que pasa entre la obtención de dos reforzadores sucesivos, de forma que cuanto más tiene que esperar el sujeto mayor es esta pausa. Este tiempo se relacionará con la cantidad de respuestas necesarias para la obtención del reforzador, pero es el tiempo y no la cantidad de respuestas lo que más influye en la pausa posreforzamiento (Tarpy, 2000).

En el programa de razón variable el número de respuestas necesarias para conseguir el reforzador no es estable, en realidad es un «número medio» de respuestas en lugar de un número concreto. Por ejemplo, si se decide aplicar un programa de razón variable con una media de 5 conductas, el comportamiento del sujeto podría verse reforzado tras 3, 4 o 7 respuestas, siempre que la media de los ensayos sea de 5. Este programa se caracteriza por conseguir una tasa de respuesta bastante estable. El hecho de que el número de respuestas requeridas sea variable dificulta que el individuo adivine cuántas conductas tiene que realizar antes de recibir la recompensa, de forma que se reduce la pausa posreforzamiento tan típica del programa de razón fija. Además, este programa obtiene una tasa de respuesta más elevada que el resto.

En el programa de intervalo fijo se da la recompensa al individuo si ha presentado la respuesta después de transcurrir un periodo de tiempo concreto. El patrón típico de respuesta con este programa es una pausa tras la recompensa, seguida de la respuesta que se va acelerando hasta obtener la consecuencia.

Por último, en el programa de intervalo variable el tiempo entre reforzadores no es estable, de forma que estos aparecerán según el tiempo medio transcurrido entre ellos, de manera similar a como se hacía en el programa de razón variable expuesto anteriormente. Este programa obtiene normalmente una tasa de respuesta estable y baja.

Si tenemos en cuenta los cuatro tipos de programas, podría decirse que los de razón obtienen un nivel de respuesta más elevado que los de intervalo de tiempo. Este fenómeno resulta bastante intuitivo si tenemos en cuenta que en los programas de razón la tasa de respuesta va a influir directamente sobre la recompensa, mientras que en los programas de intervalo, si bien el sujeto tiene que manifestar la conducta, no es tan importante si lo hace más o menos rápido ni con qué frecuencia, pues tiene que esperar necesariamente a que pase el tiempo.

INDEFENSIÓN APRENDIDA

Se trata de un fenómeno que aparece cuando un comportamiento produce consecuencias que el animal no puede controlar. Esto hace que los aprendizajes posteriores sean más difíciles de adquirir. En un trabajo clásico publicado por Seligman y Maier en la década de 1960 se comprobó este fenómeno de forma experimental con perros. Se dividieron estos perros en tres grupos y se realizaron dos experimentos con ellos. El primer grupo podía escapar de unas descargas eléctricas pulsando un panel con el hocico. El segundo grupo recibía las mismas descargas que el primero sin poder escapar de ellas. El tercer grupo era colocado en el mismo ambiente, pero sin recibir ninguna descarga. En la segunda parte del experimento todos los grupos podían evitar o escapar de una descarga realizando una conducta concreta, pero se observó que el grupo que previamente no había podido escapar de las descargas tenía dificultades en el aprendizaje en esta segunda fase del experimento. Es lo que se conoce como indefensión aprendida. Estos autores interpretaron que lo que dificultaba el aprendizaje era la falta de control sobre las consecuencias en la primera exposición y no el hecho de haber recibido descargas, pues el primero de los grupos recibió las mismas descargas, aunque con la diferencia de que podía controlarlas, y su aprendizaje fue similar al del tercer grupo, que no recibió ningún estímulo de este tipo. Finalmente, los autores concluyeron que en el proceso de aprendizaje, además de la adquisición (contigüidad explícita entre eventos) y la extinción (explícita no contigüidad entre eventos), se debía considerar una tercera operación, la independencia entre eventos, que también produciría aprendizaje. Este aprendizaje ocasionaría efectos con consecuencias como las demostradas en sus experimentos, como la ausencia de intentos de escapar a descargas eléctricas después de haber sido expuestos a ellas sin posibilidad de evitarlas (Seligman y Maier, 1967).

APLICACIONES CLÍNICAS DEL CONDICIONAMIENTO OPERANTE

Dentro de la atención primaria suelen utilizarse el refuerzo visual (mirar a la cara de las personas mientras están hablado) y el refuerzo por asentimiento (subir y bajar la cabeza) como estrategias eficaces para controlar el comportamiento de los pacientes y familiares. Por ejemplo, suele suceder en pediatría que los familiares que acompañan al paciente a consulta no permitan que el niño se exprese, limitando el acceso a información sobre síntomas clave para realizar un adecuado diagnóstico. Esto sucede cuando el profesional sanitario pregunta directamente al paciente y el familiar responde por él sin permitir que hable. Para modificar estos malos hábitos de comunicación, el profesional sanitario debe reforzar visualmente y mediante asentimiento tanto al paciente como al familiar desde el comienzo del encuentro clínico cada vez que se produzca comunicación. En este caso, emplearíamos un refuerzo positivo (introducimos algo agradable para la persona). Cuando se produzca la conducta que queremos eliminar, en este caso, cuando preguntemos directamente al niño y nos conteste el familiar, debemos retirar tanto el refuerzo visual (p. ej., seguir mirando al niño a la cara) como el asentimiento. En este caso, realizaríamos un castigo negativo (dado que retiramos un refuerzo que había estado presente durante toda la entrevista clínica). Si repetimos este patrón durante un número adecuado de ocasiones, es probable que consigamos eliminar la conducta que interfiere en la comunicación.

Dentro del ámbito clínico de la salud mental, el condicionamiento operante se utiliza habitualmente como técnica de modificación de conducta, por ejemplo, en programas de economía de fichas o mediante contratos conductuales (Labrador et al., 2001).

La economía de fichas es un procedimiento cuyo objetivo es establecer un control sobre un ambiente para controlar a su vez las conductas de las personas que se encuentran en él. Para ello, se introduce en el ambiente un reforzador artificial (las fichas) que generalmente se puede cambiar por otros reforzadores.

Tanto las fichas como los reforzadores por los que se intercambian están controlados por la persona que aplica la economía de fichas. Se trata de establecer unas normas de conducta e ir controlando esta mediante el refuerzo con la entrega de fichas y su posterior intercambio por otros premios. Esto se puede aplicar en colegios, en domicilios, en instituciones como cárceles u hospitales, etc. Park y Lee (2012) aplicaron en su estudio un programa corto de economía de fichas para modificar comportamientos violentos en pacientes psiquiátricos hospitalizados. Los autores observaron un descenso en los comportamientos agresivos (tanto físicos como verbales) con una intervención con fichas que podían intercambiarse por reforzadores como una taza de café, un paseo o actividades al aire libre. Otro ejemplo de buen resultado mediante economía de fichas lo encontramos en el trabajo de Hickey et al. (2018), en el que consiguieron una mejora de la adherencia a las actividades de la vida diaria en un grupo de niños hospitalizados sometidos a trasplante de células madre. A cada niño se le recomendaron tres actividades de la vida diaria: un baño diario, actividad física dos veces al día y un régimen de higiene oral tres veces al día. Antes de establecer la economía de fichas, la media de cumplimiento diario era de 0,51 actividades, mientras que 2 semanas después de iniciar el programa esta fue de 2,5. En este caso, los niños podían cambiar las fichas por premios como pegatinas, pequeños juguetes o manualidades.

Los contratos conductuales son una buena alternativa a la economía de fichas cuando no se tiene un control tan extendido sobre el ambiente. En este caso, se controla la conducta mediante un documento escrito que establece las consecuencias de cumplir o de no cumplir un acuerdo al que han llegado previamente las partes (p. ej., unos padres y un hijo o una pareja). En este documento o contrato se especificará claramente qué conductas se esperan de cada persona y qué consecuencias tendrá llevar a cabo estas conductas. También se especificarán las consecuencias de no realizarlas. Al estar definido de forma explícita qué se espera de cada persona y cuáles son las consecuencias de la conducta, para el individuo resulta más fácil controlar su comportamiento. Un ámbito en el que se utilizan frecuentemente los contratos conductuales es en los problemas de pareja. Presentan una doble ventaja: por un lado, se modifica la conducta mediante el control de las consecuencias y, por otro, la pareja se refuerza mutuamente, mejorando la relación interpersonal (Labrador et al., 2001).

Aprendizaje por observación o modelado

El aprendizaje no ocurre solamente a través de los procesos de condicionamiento que hemos visto en los apartados anteriores, sino también a través de la observación e imitación de la conducta de los demás. Tanto los humanos como los animales aprendemos lo que hay que hacer en distintas situaciones mediante la observación de las conductas ajenas, ya sean simples (p. ej., un bebé aprende a sacar la lengua porque ha visto a sus padres hacerlo) o más complejas (p. ej., jugar a las cartas, lavar los platos, cocinar, etc.). Un ejemplo de aprendizaje por observación de conductas complejas en animales se puede encontrar en el experimento de Tomasello et al. (1987). En este estudio, se colocaba un recipiente de comida frente a dos grupos de chimpancés jóvenes, encerrados en una jaula, lo suficientemente lejos como para que no pudiesen alcanzarlo con las manos. Al mismo tiempo, y a su alcance, se les puso una barra de hierro lo suficientemente larga como para que pudiesen alcanzar el alimento con ella. La mitad de los chimpancés vieron cómo uno de los experimentadores usaba la barra para coger el alimento, mientras que la otra mitad vieron a otro experimentador pero sin ninguna demostración en relación con el uso de la barra. Tal como esperaban los experimentadores, los chimpancés que observaron al experimentador cogiendo el alimento gracias al uso de la barra aprendieron a utilizarla para obtener el alimento mucho más fácilmente que el grupo control. Además, cuanto más jóvenes eran los chimpancés, más prominente fue el efecto.

En los humanos, estos procesos de observación están especialmente desarrollados (Blackmore, 2010; Laland, 2004), siendo innumerables los ejemplos de aprendizaje por observación que se dan en la vida real, especialmente en relación con los niños (un niño que aprende a montar a caballo después de haber visto a sus padres haciendo lo mismo, o que aprende cómo sentarse a la mesa y comer usando los cubiertos, etc.). El aprendizaje por observación fue descrito por Bandura et al. (1961). Según ellos, determinadas conductas pueden aprenderse a través de la observación e imitación del comportamiento de los demás, fenómeno este también conocido como aprendizaje social (Bandura, 1977; Bussard y Lawrence, 2019).

ESTUDIOS DE BANDURA

En una serie de experimentos, que ya se consideran clásicos en el ámbito de la psicología (Bandura et al., 1961), hipotetizaron que determinadas conductas sociales (como la agresión) podrían adquirirse a través de la imitación. En el ya clásico experimento de la muñeca Bobo *(Bobo doll experiment)* participaron 36 niños y 36 niñas con edades comprendidas entre los 3 y los 6 años. Cada uno de dichos sujetos experimentales era introducido por separado en una habitación donde se le exponía a una de las tres condiciones experimentales (conductas) diseñadas previamente. Un tercio de los participantes observaron una conducta agresiva, es decir, a un adulto (modelo) mientras pegaba a la muñeca Bobo y gritaba al mismo tiempo «pégale, patéala, etc.». Otro tercio de los sujetos se expusieron a un modelo que mostraba un comportamiento no agresivo como, por ejemplo, jugar con otros juegos ignorando a la muñeca Bobo. El tercio restante de los participantes no observaron ningún modelo conductual (grupo control). A continuación, provocaron en cada niño un nivel de agresión moderado mediante la siguiente manipulación: introducían a cada niño en una habitación con muchos juguetes y, transcurridos unos pocos minutos, se le decía al niño que no podía seguir jugando porque los juguetes eran muy buenos y había que reservarlos para otros niños. Acto seguido llevaban al niño a otra habitación en la que había unos pocos juguetes, entre ellos la muñeca Bobo. Los resultados demostraron que el grupo de los niños que se expuso a la conducta agresiva del modelo adulto maltrató a la muñeca Bobo mucho más que el grupo que observó la conducta no agresiva o la del grupo control, mostrando, además, los mismos gestos y las mismas palabras que habían visto y oído a la persona adulta.

Por el experimento anterior se entiende que las personas, sobre todo los niños, pueden aprender varias conductas sociales observando e imitando a los demás. En nuestra sociedad los niños están rodeados de modelos que les influyen como son los padres, los profesores, los amigos o los personajes que aparecen en la televisión.

Según Bandura (1977), distintos factores determinan el grado de imitación de un modelo. Primero, el modelo tiene que ser considerado como alguien semejante o como alguien digno de admiración. De hecho, cuanto más admirable es una persona, es decir, cuanto más se considera que tiene cualidades que el niño querría poseer, más se identificará este con aquellas. Además, Bandura considera que los reforzamientos y los castigos también pueden influir en el grado de imitación. Cuando un niño ve que la realización de una conducta por parte de otra persona tiene consecuencias positivas para la persona, es más probable que la imite, mientras que si las consecuencias son negativas la imitación es menos probable. Proceso similar al que ocurre cuando los padres refuerzan o castigan al niño después de que este lleve a cabo una determinada conducta.

APLICACIONES CLÍNICAS DEL APRENDIZAJE POR OBSERVACIÓN O MODELADO

El aprendizaje por observación o modelado puede aplicarse a numerosas situaciones tanto clínicas como de la vida diaria. Se trata de una técnica que se ha utilizado durante décadas. Por ejemplo, en el trabajo de Ferguson et al. (1976) se expone un caso clínico de una paciente que requería una laparotomía y que padecía de fobia a las agujas. Esta paciente lloraba y gritaba cada vez que alguien se le acercaba con una aguja, lo que hacía que la operación se fuese posponiendo indefinidamente. Esta fobia se resolvió mediante modelado participativo. La intervención constó de varias aproximaciones entre las que se incluyó pedir a la paciente que se sentase tan cerca como le fuese posible de instrumental médico empaquetado en una sala, que el terapeuta cogiese el material empaquetado y se lo pasase a la paciente para que ella lo tocara también, que la paciente sacara el instrumental del envoltorio, que el terapeuta tocase la aguja con sus dedos o que realizase una inyección en una naranja. El terapeuta y la paciente hablaron también con un paciente que tenía un catéter intravenoso en el brazo. En esta conversación, la paciente pudo preguntarle cómo se sentía y presenciar cómo el terapeuta le retiraba el catéter.

El proceso completo, que incluyó las fases mencionadas junto con otras que no se detallan en este capítulo, duró aproximadamente 1 h y finalizó con la colocación de un catéter en la paciente. El día de la operación pudo tolerar todo el proceso sin ningún incidente. En este trabajo los autores resaltan que se trata de una intervención sencilla que fue aplicada por un residente de psiquiatría sin experiencia previa en la técnica (después de un breve entrenamiento). El hecho de que pueda ser utilizada sin necesidad de un gran entrenamiento por parte del terapeuta la convierte en una intervención accesible para numerosos profesionales sanitarios que de esta manera podrían tratar de forma rápida los miedos de este tipo que aparecen en los pacientes.

Por otra parte, las técnicas de modelado en vídeo se han utilizado frecuentemente con niños autistas para enseñarles técnicas de conversación (Charlop y Milstein, 1989) o conductas de interacción social (Nikopoulos y Keenan, 2004), entre otras cosas. En el estudio de Charlop se mostraban vídeos de dos personas hablando a tres niños autistas a los que no se les había podido enseñar habilidades de conversación mediante programas de reforzamiento. Para estos vídeos se prepararon guiones sobre varias conversaciones diferentes que hablaban acerca de juegos, teniendo en cuenta las preferencias en este sentido de los niños, según informaron los padres. Por ejemplo, al primer niño se le expuso a una conversación sobre dinosaurios, mientras que al segundo niño se le mostró una conversación sobre personajes de dibujos animados. Se comprobó que los niños aprendían habilidades conversacionales a través del modelado en vídeo y que también generalizaban estas habilidades en ambientes nuevos o con temas de conversación no ensayados anteriormente. En el cuadro 6.2 puede verse un ejemplo de estas conversaciones presentadas en vídeo.

En el estudio de Nikopoulos también se obtuvieron resultados positivos con esta técnica. A los niños autistas se les exponía a vídeos en los que podía verse al experimentador sentado en una silla enfrente de unos juguetes. El modelo se le acercaba y, tocándole la mano, le decía: «Vamos a jugar», y jugaba con él durante unos 15 s con el juguete que estaba más cerca de la silla. Mediante este modelado se consiguió que niños autistas iniciaran interacciones sociales (que pidieran al experimentador jugar mediante palabras o gestos) y que jugaran con otra persona después de ser expuestos a modelado en vídeo.

CUADRO 6.2 ■ Ejemplo de conversación para aprendizaje por observación en niños autistas (Charlop y Milstein, 1989)

Terapeuta: ¿Qué tienes ahí?
Niño: Una caja. ¿Y tú tienes algo?
Terapeuta: Sí, una caja. ¿Qué hay en tu caja?
Niño: Una pelota. ¿Hay algo en tu caja?
Terapeuta: Sí, una marioneta. ¿Quieres jugar con los juguetes?
Niño: Sí. ¿Puedo jugar con la marioneta?
Terapeuta: Sí.

Conclusiones

A lo largo de este capítulo hemos podido comprobar la gran importancia que tiene el aprendizaje en nuestro comportamiento, tanto en el desarrollo de conductas adaptativas como en el de conductas desadaptativas. Las leyes del aprendizaje son instrumentos de gran utilidad desde el punto de vista clínico y nos permiten mejorar las habilidades comunicativas de nuestros pacientes, erradicar sus conductas no saludables y promocionar las saludables, entre otras muchas aplicaciones. A través del conocimiento de estas técnicas los profesionales del ámbito sanitario pueden ampliar su campo de acción hacia la medicina conductual y facilitar de esta forma el bienestar y la salud de sus pacientes.

Bibliografía

Bandura A. Social Learning Theory. Englewood Cliffs, NJ: Prentice Hall; 1977.

Bandura A, Ross D, Ross SA. Transmission of aggression through the imitation of aggressive models. J Abnorm Soc Psychol 1961;63:575-82.

Blackmore S. Evolution and Memes: the human brain as a selective imitation device. Cybernetics and Systems: An International Journal 2010;32:225-55.

Bootzin RR, Epstein D, Wood JM. Stimulus control instructions. In: Hauri P, editor. Case studies in insomnia. Nueva York: Plenum Press; 1991.

Bootzin RR, Nicassio PM. Behavioral treatments for insomnia. In: Herson M, Eisler R, Miller P, editors. Progress in behavior modification. Nueva York: Academic Press; 1978.

Brys ADH, Lenaert B, Van Heugten CM, Gambaro G, Bossola M. Exploring the diurnal course of fatigue in patients on hemodialysis treatment and its relation with depressive symptoms and classical conditioning. J Pain Symptom Manage 2019;57:890-8.

Bussard ME, Lawrence N. Role modeling to teach communication and professionalism in prelicensure nursing students. Teach Learn Nurs 2019;14:219-23.

Charlop MH, Milstein JP. Teaching autistic children conversational speech using video modeling. J Appl Behav Anal 1989;22:275-85.

Ferguson JM, Wermuth BM, Taylor CB. Rapid desensitization of a needle phobia by participant modeling. West J Med 1976;124:174-6.

Fernández-Trespalacios JL. Procesos básicos de psicología general. 2.ª ed. Madrid: Sanz y Torres; 1998.

Hickey V, Flesch L, Lane A, Pai ALH, Huber J, Badia P, et al. Token economy to improve adherence to activities of daily living. Pediatr Blood Cancer 2018;65:e27387.

Labrador Encinas FJ, Larroy García C, Cruzado Rodríguez JA. Sistemas de organización de contingencias: economía de fichas y contratos conductuales. En: Labrador Encinas FJ, Cruzado Rodríguez JA, Muñoz López M, editores. Manual de técnicas de modificación y terapia de conducta. 8.ª ed. Madrid: Pirámide; 2001. p. 532-57.

Laland KN. Social learning strategies. Learn Behav 2004;32:4-14.

McGowan SK, Behar E. A preliminary investigation of stimulus control training for worry: effects on anxiety and insomnia. Behav Modif 2013;31:90-112.

Morgan K, Closs SJ. Habits, learning and sleep: stimulus control treatment for insomnia. In: Morgan K, Closs SJ. Sleep Management in Nursing Practice. Londres: Churchill Livingstone; 1999. p. 105-16.

Nikopoulos CK, Keenan M. Effects of video modeling on social initiations by children with autism. J Appl Behav Anal 2004;37:93-6.

Park JS, Lee K. Modification of severe violent and aggressive behavior among psychiatric inpatients through the use of a short-term token economy. J Korean Acad Nurs 2012;42:1062-9.

Seligman ME, Maier SF. Failure to escape traumatic shock. J Exp Psychol 1967;74:1-9.

Tarpy RM. Aprendizaje: teoría e investigación contemporáneas. Madrid: McGraw Hill; 2000.

Thorndike EL. Animal intelligence: an experimental study of the associative processes in animals. The Psychological Review: Monograph Supplements 1898; 2: 1-109.

Tomasello M, Davis-Dasilva M, Camak L, Bard K. Observational learning of tool-use by young chimpanzees. Hum Evol 1987;2:175-83.

Watson JB, Rayner R. Conditioned emotional reactions. J Exp Psychol 1920;3:1-14.

CAPÍTULO 7

Motivación

Juan Pedro Serrano ■ María Eugenia Visier-Alfonso

PUNTOS CLAVE

- La finalidad de la psicología de la motivación es explicar cómo y por qué se inicia, se mantiene o modifica una conducta o un comportamiento determinado.
- La motivación es un proceso adaptativo y dinámico cuya función fundamental es la adaptación.
- En el proceso motivacional intervienen dos componentes esenciales: la activación, responsable del inicio, mantenimiento, intensidad y finalización de la conducta motivada, y la dirección, que sería el objetivo o meta hacia donde se dirige la conducta motivada.
- Los principales determinantes de la motivación son de dos tipos: internos, que se originan dentro del organismo (herencia, homeostasis, crecimiento interno y procesos cognitivos), y externos, que se originan fuera del organismo (aprendizaje, hedonismo e interacción social).
- Los motivos serían las fuerzas internas impulsoras que activan el organismo y dirigen sus acciones hacia una meta. Pueden ser primarios o biológicos (supervivencia del individuo), como el hambre, la sed, el sexo y el sueño, o secundarios (sin bases biológicas claras), como la motivación de logro, de poder y de afiliación, entre otros.
- Los estudios sobre la motivación han sido aplicados a diversos ámbitos, como el de la salud, las organizaciones, las adicciones y el escolar, con la finalidad de comprender e intervenir sobre las conductas.

Introducción

El concepto de motivación es esencial a la hora de explicar el porqué de la mayoría de las acciones que llevamos a cabo a lo largo de nuestra vida. De hecho, todos tratamos de buscar explicaciones a las conductas que realizan los demás. En ocasiones, nos preguntamos por qué determinadas personas dedican su vida de forma altruista a los demás y reciben aparentemente nada o poco a cambio; por qué algunos atletas son capaces de realizar determinadas proezas físicas, o incluso por qué a veces no encontramos la energía suficiente para hacer cosas que nos gustaría hacer o cambiar comportamientos que nos resultan problemáticos. Estas y otras cuestiones pueden ser explicadas mediante el concepto de motivación que vamos a desarrollar a continuación.

El término *motivación* proviene del latín *movere*, que hace referencia a movimiento. De este modo, se entiende la motivación como el conjunto de estímulos o motivos internos o externos que determinan las acciones de una persona. En última instancia, la motivación es el proceso psicológico que nos permite describir las fuerzas que dan lugar a que una conducta se instaure, se mantenga, se oriente hacia una dirección, con una determinada intensidad y frecuencia, y finalice. También supone analizar las reacciones subjetivas que tienen lugar durante el proceso. Por tanto, la psicología de la motivación explica las causas, el inicio, los cambios y la energía que origina y mantiene una conducta concreta.

Las investigaciones sobre la motivación, a diferencia de otros procesos psicológicos como la atención, la percepción o el aprendizaje, fueron surgiendo a partir de aproximaciones teóricas provenientes de diferentes disciplinas. Hay cinco grandes grupos de teorías: 1) biológicas; 2) de la personalidad; 3) conductuales; 4) cognitivas, y 5) emocionales. Nuestro objetivo es establecer un modelo que permita entender el concepto de motivación desde una visión amplia e integradora, a partir de las diferentes aproximaciones teóricas que se exponen (tabla 7.1).

TABLA 7.1 **Principales aproximaciones teóricas al estudio de la motivación y principios en los que se sustentan**

Orientaciones teóricas	Principales autores	Principio motivacional
1. Teorías biológicas	Lorenz, Tinbergen, Eibl-Eibesfeldt	Homeostasis Modelo hidráulico Instinto
	Duffy, Hebb, Humphreys y Revelle, Lindsley, Malmo, Yerkes y Dodson	Homeostasis Activación general
	Carlson, Derryberry y Tucker, Eysenk, Gray, Lacey, Swerdlow y Koob	Homeostasis Diferentes sistemas de activación (cortical, subcortical, psicofisiológica)
	McDougall	Instinto
2. Teorías basadas en la personalidad	Condry, Csikszentmihalyi, Deci, deCharms, Glucksberg, Lesper, Ryan	Motivación intrínseca Necesidad de competencia y control
	Adler, Allport, Catell, Goldstein, Maslow, McClelland, Murray	Motivos de logro, poder, afiliación Autorrealización Necesidades personales Pulsión
	Freud, Horney, Jung	Energía psíquica Pulsión Hedonismo
3. Teorías conductuales	Brown, Dollard, Hull, Miller, Mowrer, Spence, Taylor	Impulso, *drive*
	Skinner	Refuerzo (incentivo)
	Abramson, Seligman, Teasdale	Controlabilidad, contingencia
4. Teorías cognitivas	Atkinson, Bandura, Tolman, Lewin	Expectativa Matriz expectativa-valor
	Brehm, Festinger, Newcomb, Rosenberg	Consistencia, congruencia, disonancia
	Ajzen, Fishbein, Tolman	Propósito, intención
	Heider, Kelly, Rotter, Weiner	Atribución de causalidad
	Milgram	Conformidad
5. Teorías emocionales	Olds, Milner, Pfaffmann, Young, Berlyne, Harlow	Hedonismo Necesidad de estimulación

Motivación

Es esencial tener en cuenta que la motivación es un proceso adaptativo, relacionado estrechamente con la supervivencia y con el crecimiento personal. Por tanto, para muchos autores la motivación tiene como principal objetivo aumentar la probabilidad de adaptación del organismo a las variaciones del medio ambiente. Para Ferguson (2000) la motivación es un proceso dinámico interno que energiza y dirige las tendencias de la acción de los individuos. Siguiendo esta definición, diferenciamos dos componentes: la activación, referida al aspecto energético, y la dirección, referida hacia qué objetivo se dirige la acción.

CONCEPTO DE ACTIVACIÓN

La *activación* es la propiedad que da energía a la motivación y es responsable del inicio, el mantenimiento, la intensidad y, por último, la finalización de la conducta motivada. Por tanto, se refiere a la intensidad con la que se moviliza la energía para realizar la acción.

El concepto de activación fue introducido por el fisiólogo de la Universidad de Harvard, Walter B. Cannon (1872-1945), a partir de sus trabajos sobre las funciones psicofisiológicas de los estados emocionales y motivacionales. En términos conductuales, el concepto de motivación haría referencia a la amplitud, la frecuencia y la duración de las respuestas, y, desde el punto de vista fisiológico, haría referencia al aumento de la actividad fisiológica asociada con la actividad del sistema nervioso autónomo (SNA). De este modo, se podrían observar una mayor actividad cardiaca, cambios en la conductancia y en la actividad electrodérmica de la piel, en la actividad muscular, en la amplitud y frecuencia respiratoria, en la temperatura corporal y en otros indicadores, como consecuencia de la actividad del SNA.

Por otra parte, podríamos establecer una relación entre el concepto de activación y el rendimiento cuando se lleva a cabo una tarea o actividad. Yerkes y Dodson (1908) pusieron de manifiesto que, mientras la activación se relaciona de forma lineal con la actividad fisiológica, no ocurre lo mismo con el rendimiento obtenido al ejecutar una tarea. La eficacia en la ejecución de determinadas tareas depende del nivel de motivación (activación) y del nivel de dificultad de la tarea, en forma de U invertida. De modo que el nivel de motivación alcanzaría el punto óptimo de rendimiento con valores intermedios de activación, mientras que en valores excesivamente altos o bajos empeora el rendimiento en la realización de una tarea. Por otro lado, respecto a la relación entre activación y dificultad de la tarea, Yerkes y Dodson (1908) defendieron que el nivel óptimo de motivación era más alto para las tareas más fáciles, y más bajo para las más difíciles, pero sobre esto no existe unanimidad por la compleja relación entre las variables de activación y rendimiento.

Por último, hay que señalar que la activación es una condición necesaria, aunque no suficiente, para que se desencadene la conducta motivada. Para entender más claramente esta relación, debemos incorporar el concepto de dirección, es decir, qué dirección toma la conducta motivada.

CONCEPTO DE DIRECCIÓN

La *dirección* es la propiedad que establece hacia qué meta se dirige la conducta motivada. Mientras que el concepto de activación lo podemos considerar desde una perspectiva cuantitativa, la dirección podría explicarse desde una aproximación cualitativa.

Según Palmero (2005, 2008), hay dos variables que intervienen en la consecución de los objetivos:

- La *expectativa de alcanzar el objetivo propuesto,* la cual depende de la percepción del individuo sobre la proximidad o lejanía de alcanzarlo. Ello determinará el esfuerzo, la persistencia y la dedicación para tratar de lograrlo. Por ejemplo, un estudiante estará motivado, implicándose y esforzándose en el estudio, si tiene la expectativa de que puede aprobar y sacar buenas notas; por el contrario, un paciente con una enfermedad crónica podría abandonar sus tratamientos, e incluso sus pautas de autocuidado, cuando tenga la expectativa de que nada de lo que haga servirá para mejorar.

- El *grado de atracción del objetivo marcado,* una persona dirigirá su conducta hacia aquellos que le resulten atractivos. Sin embargo, con el tiempo los objetivos y motivaciones pueden cambiar, de forma que las preferencias pueden cambiar, seleccionando nuevas metas y objetivos. En otras ocasiones, la aparición de otras metas más asequibles o más atractivas y que requieran menos esfuerzo puede hacer que la motivación de la conducta adquiera nuevas direcciones.

Por último, hay que señalar que las posibilidades de elección de objetivos determinan de forma importante el componente direccional, de tal forma que, cuando las posibilidades de elegir objetivos son pocas, es más fácil decidir qué comportamiento adoptar. Por el contrario, cuando las posibilidades son muchas, al tener que elegir entre múltiples opciones, aumentan las dificultades de decidir y las posibilidades de cambiar de nuevo de motivaciones, lo que hará más difícil la posibilidad de realizar predicciones sobre la conducta de un individuo.

Determinantes de la motivación

DETERMINANTES INTERNOS

Llamamos determinantes internos a aquellos factores que se originan dentro del organismo:

- *Herencia:* hace referencia a los factores genéticos programados en el organismo que actúan sobre el proceso motivacional. Se ha interpretado siguiendo dos enfoques distintos: el enfoque instintivo, que establece que la energía se acumula en el organismo dando origen a conductas motivadas, y el enfoque fisiológico, que propone que los circuitos cerebrales vigilan el estado del cuerpo activando conductas ante cambios.
- *Homeostasis:* este concepto fue creado por Cannon (1932) para explicar la tendencia de los organismos a mantener su equilibrio fisiológico, el cual está determinado por un nivel óptimo de activación para mantener ese estado de equilibrio. Así, una persona muestra conductas motivadas ante las señales de déficit del organismo de sed, hambre, sueño, etc., para alcanzar su nivel óptimo.
- *Crecimiento potencial:* el ser humano, en general, se siente motivado para mejorar y crecer en sus capacidades físicas, psicológicas, emocionales, espirituales, funcionales, etc.
- *Procesos cognitivos:* hacen referencia a cómo se percibe, procesa e interpreta la información que recibimos. El pensamiento, entendido como procesamiento activo de la información, englobaría los propósitos, las metas, los planes, las intenciones, etc.

DETERMINANTES EXTERNOS

Los determinantes externos son aquellos que tienen su origen fuera del organismo, y están determinados por factores como el aprendizaje, los factores hedónicos (placer frente a dolor) o la interacción social:

- *Aprendizaje:* en los seres humanos el aprendizaje adquiere mayor relevancia sobre las conductas innatas. Podríamos afirmar que la motivación es la responsable de la gran mayoría de las conductas aprendidas. Además, de acuerdo con Bandura (1988) algunos motivos podrían aprenderse a través de la observación, lo que permite anticipar los resultados de sus acciones.
- *Hedonismo:* existe una tendencia general a aproximarse a lo que produce placer y evitar o alejarse de lo que produce dolor. Aunque estos valores pueden variar de unos a otros.
- *Interacción social:* las relaciones sociales ejercen una fuerte motivación sobre nuestros actos. Las particularidades sociales y culturales actúan más allá de la homeostasis, por ejemplo, en ocasiones la influencia social determina el que llevemos a cabo comportamientos con la intención de ganar el reconocimiento o la aceptación social. Son numerosas las inves-

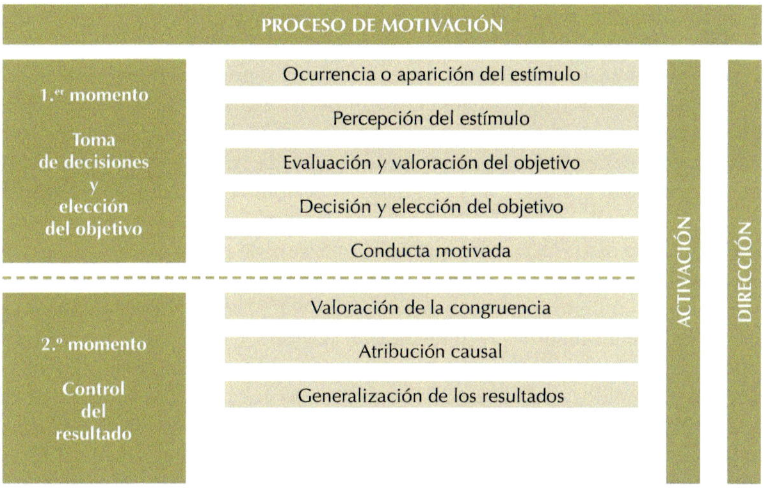

Figura 7.1 Esquema del proceso de motivación. (Adaptado de Palmero, 2005.)

tigaciones de psicología social que han estudiado la influencia que el grupo ejerce sobre los comportamientos de una persona, o la influencia de una figura de autoridad, a la cual nos sentimos obligados a obedecer (v. cap. 14).

Proceso motivacional

El proceso motivacional ha sido considerado desde diferentes perspectivas por distintos autores (Reeve, 2001; Deckers, 2001; Fernández-Abascal et al., 2001; Palmero, 2005), dependiendo de la ponderación o importancia que dan a los factores que lo determinan. El elemento común a todas las posibles explicaciones sobre la motivación es que se trata de un proceso dinámico y adaptativo.

El modelo ofrecido por Palmero (2005) propone la diferenciación de *dos momentos* al explicar el proceso motivacional. En un primer momento estarían la toma de decisiones y la elección del objetivo que posteriormente constituye la meta. Este momento iría desde la aparición del estímulo hasta la realización de la conducta motivada. El segundo momento sería el control del resultado o el control de la acción que se está llevando a cabo. De forma resumida, el proceso completo sería el siguiente. En un primer momento: ocurrencia o aparición del estímulo, percepción del estímulo, evaluación y valoración del objetivo, decisión y elección del objetivo y conducta motivada. En un segundo momento: verificación de la congruencia, atribución causal y generalización de los resultados (fig. 7.1).

Veamos la explicación de las dos fases del modelo con un ejemplo:

- *Primer momento:* la aparición de un estímulo interno (necesidad) o externo (deseo) desencadenará la activación de los receptores de los sentidos y, siempre que el estímulo presente la intensidad suficiente, será percibido. Imaginemos que una persona que practica deporte y que además es fumadora comienza a notar sensaciones de fatiga y falta de aire cuando hace su deporte favorito; por ello, comienza a pensar en la idea de dejar el tabaco para recuperar su anterior capacidad cardiorrespiratoria (surge una necesidad o estímulo interno). En el segundo paso, la percepción puede ser de forma consciente y, en este caso, las variables biológicas, cognitivas y afectivas influyen en la percepción, incrementando o disminuyendo la disposición de la persona hacia esa conducta. Así, cada vez que esta persona se va a hacer deporte comienza a pensar: «Si dejara de fumar, me sentiría mejor, dejaría de ahogarme y podría mejorar mi rendimiento deportivo, además de disfrutar más» (percepción cognitiva).

Este pensamiento le hace sentir ilusión por hacer este cambio en su vida (percepción afectiva). Esta percepción podría no ser consciente, lo cual desencadenaría de igual modo el proceso. A continuación, en el tercer paso, aparecen los procesos de evaluación y valoración del objetivo. Por un lado, la evaluación determina las expectativas de consecución de dicho objetivo, que dependerá de la dificultad de este, de los recursos, habilidades y esfuerzo necesarios para conseguir el objetivo. En este caso, la persona evalúa que habrá algunos cigarros que pueden costarle más y que habrá situaciones en las que siempre fuma. Por otro lado, sabe que puede ir al médico y apoyarse en un tratamiento farmacológico. Por ello, evalúa el objetivo como alcanzable y percibe que, aunque pueda costarle cierto esfuerzo, es capaz de realizarlo. En el proceso de evaluación de nuestro ejemplo la persona observa que existen unos tratamientos que le pueden ayudar con el síndrome de abstinencia y que, si pide hora en este momento con su médico de cabecera, este le puede prescribir una receta y recomendarle que deje de fumar para sentirse mejor. La valoración es que es accesible y el esfuerzo es moderado, pero tiene recursos disponibles para alcanzar su meta. El cuarto paso estaría formado por los procesos de decisión y elección del objetivo y está condicionado por elementos como la necesidad o el deseo de alcanzarlo, el valor del objetivo y las expectativas de éxito o fracaso. La interrelación de estos factores hará que se incremente o no la probabilidad de ocurrencia de la conducta motivada. En este ejemplo, la persona sabe que necesita dejar el tabaco para sentirse mejor y continuar con sus logros deportivos, sus expectativas de mejorar su condición física y de salud son altas. En el quinto paso tendría lugar la conducta motivada, la persona ya ha elegido el objetivo, valorado las expectativas de lograrlo, sus recursos, las estrategias disponibles, la situación y las circunstancias, por lo que aparecería la conducta como instrumento para conseguir su meta. En este momento decide pedir una cita con su médico de cabecera para iniciar su tratamiento farmacológico de apoyo y comenzar a reducir el consumo. Hay que destacar el papel que la activación y el aspecto direccional tienen en todo este proceso; el aspecto direccional aparece en el momento en que tienen lugar los procesos de evaluación y valoración, y se hace evidente a la hora de elegir el objetivo y las conductas seleccionadas para su consecución. Esta persona se encuentra decidida y activada para la consecución de su meta. Por tanto, comenzará su tratamiento con un nivel alto de energía e ir consiguiendo su objetivo le dará satisfacción y ganas de continuar con el proceso.

- *Segundo momento:* tiene lugar el control del resultado a partir de la verificación de la congruencia, la atribución causal y la generalización. Desde el momento en que la persona lleva a cabo las conductas instrumentales encaminadas a la consecución del objetivo, efectúa un balance de la congruencia entre su situación actual y la esperada, lo que determina la continuidad o no del proceso. La persona comienza a dejar de fumar tomándose su tratamiento de ayuda y a sentir que mejora poco a poco su condición física; además, ve que el olor de su ropa y su casa también es más agradable, pierde menos tiempo en el trabajo, no pasa frío al tener que salir a fumar e incluso ahorra dinero. De este modo, se dará cuenta de lo apropiado de la conducta que está realizando y del plan que está efectuando para alcanzar el objetivo. Atribuye las causas del éxito logrado a su esfuerzo por mejorar (atribución causal). Además, sus compañeros del club deportivo le felicitan porque al no fatigarse tanto ha mejorado su rendimiento, su pareja le refuerza también porque ahora le agrada más su olor, se levanta sin toser y se ha dado cuenta de su ahorro. A partir de ese instante, la persona generaliza los resultados, lo cual le permitirá asociar en el futuro conductas y objetivos de forma similar al proceso llevado a cabo. En ese momento comienza a pensar que, si todo va como hasta ahora, quizá pueda plantearse también llevar a cabo otros comportamientos saludables como mejorar su dieta, su sueño y beber menos alcohol, ya que la conducta realizada se ha visto reforzada y le ha aportado satisfacción, finalizando así esta conducta motivada.

Motivos primarios o biológicos

A la hora de comprender el proceso motivacional, es necesario tener en cuenta diferentes aspectos. En primer lugar, la diferenciación más básica se establece entre motivos primarios o biológicos y motivos secundarios. Por su parte, los *primarios o biológicos* se refieren a los motivos comunes a todos los humanos, determinados genéticamente, ajenos a la influencia social o cultural e imprescindibles para la supervivencia. Los motivos estarían relacionados con tres ámbitos: el mantenimiento de la energía, la protección y la sexualidad. Por otro lado, los *secundarios* son adquiridos y están relacionados con el crecimiento de la persona.

El antropólogo Bronislaw Malinowski (1941) detalló un listado de necesidades básicas universales que tienen lugar en todas las culturas y las estrategias para satisfacer tales necesidades. No podemos olvidar la jerarquía de necesidades de Abraham Maslow (1943), que incluye necesidades fisiológicas, de seguridad, de pertenencia, de valoración y, por último, de autorrealización.

La motivación primaria o biológica surgiría tras la ruptura del estado de equilibrio fisiológico u homeostático, ya que existen unos *mecanismos de autorregulación* que funcionan siguiendo un sistema de *feedback* negativo, lo cual implica que, si se produce una desviación en una dirección, habría una reacción en la dirección contraria. Las necesidades biológicas o desequilibrios que tienen lugar en el organismo desencadenan los impulsos biológicos (hambre, sed, sueño, etc.), y para restablecer ese equilibrio también se promueven conductas dirigidas a obtener el objeto deseado (comida, sed, dormir, etc.).

En los siguientes apartados analizaremos las motivaciones básicas más importantes en el ser humano, como son la sed, el sueño (tratado en el capítulo 4), el hambre y el sexo. A continuación, se exponen algunas características comunes a todas estas necesidades. En primer lugar, son conductas propositivas (orientadas a la consecución de objetivos), no son conductas reflejas, son espontáneas y persistentes, y además se ven influenciadas en su origen y mantenimiento por múltiples factores. Por otra parte, se pueden explicar a través de la retroalimentación que proporciona la consecución del objetivo perseguido. Pueden darse sin la presencia de estímulo desencadenante; sin embargo, los estímulos externos son importantes para el desencadenamiento de las motivaciones (Suay et al., 2008). No obstante, hay que aproximarse a la comprensión del proceso motivacional desde un abordaje integral de los procesos y elementos que lo componen: los aspectos biológicos, los factores de aprendizaje y los procesos cognitivos, así como la interrelación entre ellos, ya que en ocasiones el aprendizaje y la cognición (determinantes de motivaciones secundarias) pueden llegar a modificar la expresión biológica subyacente (motivaciones primarias), como en el caso de las conductas adictivas (que llevan a realizar conductas como fumar, comer o beber excesivamente, tomar sustancias nocivas, etc.), causando un daño en el organismo.

SED

La sed es un mecanismo de autorregulación que sirve para mantener el nivel de agua apropiado en el organismo (Rolls, 1992). El agua se pierde por la respiración, la orina, el sudor y las heces, y fluctúa dependiendo del clima, la temperatura, la altitud, etc. La sed es un estado motivacional que se manifiesta como la conciencia de que hay que movilizarse para reponer un déficit de agua en el organismo (Reeve, 2001). En este caso también el organismo se autorregula a través de un punto de ajuste, y se proponen los conceptos de sed osmótica, cuando se produce una falta de agua intracelular, y sed volémica, cuando se produce a nivel extracelular.

Esta estabilidad vital se consigue a través de una red compleja y dinámica de nervios sensoriales, integración cerebral y respuestas neuroendocrinas. Los órganos que regulan tanto el nivel de sodio como el de agua en el organismo son los riñones; las hormonas encargadas de controlar la cantidad de agua y sodio secretada son la vasopresina (secretada por la neurohipófisis) y la aldosterona (secretada por la glándula suprarrenal). Algunas áreas cerebrales que se han visto asociadas a la sed son el córtex cingulado anterior y posterior, el córtex insular, el giro frontal, el tálamo y el cerebelo. No obstante, el foco actual no está puesto en una única localización cerebral responsable de la sed y la saciedad, sino en redes neuronales extendidas por el cerebro (Armstrong y Kavouras, 2019). De esta forma, la deshidratación intra- y extracelular y sus consecuentes cambios en el organismo son detectados por sensores que desencadenan respuestas neuroendocrinas, que se integran en el cerebro y dan lugar a una conducta motivada para estabilizar el volumen y concentración de fluidos corporales (Bourque, 2008).

Además, la conducta de beber también está influida por el aprendizaje y las experiencias pasadas, de modo que asociamos ciertas conductas con la reducción de sensaciones desagradables (sed). También podemos asociar ciertas claves como la hora del día y sudar tras un prolongado ejercicio con la deshidratación, de modo que aprendemos a hidratarnos y beber de forma anticipada a los cambios en el organismo (Toates, 1986). Por ejemplo, un corredor de fondo que solo dispone de agua en puntos concretos beberá más de lo necesario para anticipar la necesidad de líquido posterior, o podríamos desear tomar un refresco azucarado en respuesta a un anuncio televisivo o por asociación con una situación, por ejemplo, si asociamos ir al cine con el consumo de un refresco concreto, aunque no haya necesidad fisiológica. Los acontecimientos sociales y culturales están muy asociados a la ingesta de líquidos y, por supuesto, el sabor en ocasiones determina una mayor o menor ingesta (p. ej., tomar refrescos, cerveza, vino, etc.).

HAMBRE

Otro de los mecanismos fisiológicos para regular la homeostasis, en este caso el aporte energético y nutricional, es el hambre. El hambre es la sensación que genera el impulso motivacional de obtener alimento. Las sensaciones de hambre están reguladas por un complejo sistema que abarca una variedad de señales interoceptivas, neuroendocrinas y externas. A largo plazo, este mecanismo tiene como objetivo el mantenimiento del peso corporal, a través del punto de ajuste o equilibrio, relacionado con las reservas a largo plazo. Cabe señalar la influencia de factores psicológicos y fisiológicos en el control del apetito y la saciedad (Weingarten, 1985).

El cerebro es el centro que coordina, integra y regula el hambre y la saciedad. En especial, hay dos centros en el área del hipotálamo que controlan el deseo de comer: el hipotálamo lateral, el cual causa la sensación de hambre, y el hipotálamo ventromedial, que deprime la sensación de hambre (Myers, 2007). Ambos actúan de manera recíproca para determinar el punto de ajuste del tejido adiposo a través del control de la ingesta y la saciedad. El hipotálamo funciona a través de la detección de una gran cantidad de señales neuroendocrinas procedentes del cuerpo. Una señal hormonal clave es la leptina, que es secretada por el tejido adiposo y suprime el hambre, así como el péptido YY y el glucagón. Por otro lado, la grelina, secretada por el estómago, y los bajos niveles de glucosa en sangre estimulan el hambre (Heisler y Lam, 2017).

Aparte de los mecanismos homeostáticos que regulan el equilibrio energético, otro impulso de comer, denominado «no homeostático» o «hedónico», se refiere a aquellos mecanismos cognitivos, emocionales o de recompensa que impulsan a comer (Berthoud, 2011). En estos procesos el centro neural se localiza en las estructuras cortico-límbicas, implicadas en los procesos adictivos. En el hambre hedónica, claves anticipatorias relativas a las propiedades de la comida dan lugar al inicio de la conducta de ingesta. Y durante esta, el olor, el sabor y la textura son transmitidos al sistema cognitivo y emocional para mantener la conducta. De este modo, el hambre hedónica da lugar a impulsos de comer ante claves externas, como el olor o la palatabilidad de la comida, por placer o por aliviar sensaciones de estrés.

Además, la historia de aprendizaje es determinante para explicar la conducta de comer, así como la influencia de factores sociales y culturales en su análisis y comprensión. De modo que la presencia de estímulos condicionados por sí solos provoca respuestas fisiológicas similares a las que ponen en marcha la fase de absorción metabólica (DeCantarazo, 2001).

Las conductas de ingesta y saciedad de comida son complejas, así como los mecanismos neurofisiológicos y psicológicos que las controlan. Alteraciones en estos procesos de hambre y saciedad pueden dar lugar a problemas de regulación del peso corporal y a trastornos de la conducta alimentaria (TCA), de alta prevalencia en la actualidad. Los más frecuentes son la anorexia nerviosa, la bulimia, el trastorno por atracón, la ortorexia, etc. Este tipo de trastornos tiene una etiología multifactorial, es decir, interactúan predisposiciones genéticas e individuales, como la personalidad, con factores ambientales, por ejemplo, una cultura excesivamente centrada en la imagen o los estereotipos de belleza basados en la delgadez.

SEXO

Mientras que los motivos de hambre, sed y sueño son imprescindibles para la supervivencia del individuo, el sexo es un motivo vital para la supervivencia de la especie. Por ello, como señaló Aguado (2005), los mecanismos fisiológicos básicos de la conducta sexual son parecidos a los que controlan el comportamiento sexual en otras especies, pero también presentan características propias que la hacen muy diferente. El impulso sexual es un motivo que va más allá de la satisfacción de una pulsión, pues está influenciado por multitud de aspectos: cognitivos, de aprendizaje, socioculturales, historia personal, emociones, edad, estímulos externos, cultura, moda, ideas y valores, etc. Uno de los principales determinantes de la conducta sexual en humanos es el deseo o la expectativa del placer provocado por el sexo (Aguado, 2005).

El nivel de activación o excitabilidad de la conducta sexual se debe a la acción de las hormonas, las cuales modulan y facilitan la respuesta sexual. Las hormonas sexuales son sintetizadas en las gónadas (testículos y ovarios) y las glándulas suprarrenales. Hombres y mujeres sintetizan las mismas hormonas sexuales, aunque en proporciones sustancialmente distintas. En los hombres serían los andrógenos (testosterona), mientras que en las mujeres predominarían los estrógenos y la progesterona, y la producción de cada tipo de hormonas está regulada por circuitos dependientes del hipotálamo y la hipófisis (Pinel, 2001). A la acción de estas hormonas se debe el dimorfismo sexual (diferencias entre machos y hembras), que se da durante el desarrollo fetal. Las hormonas sexuales tienen dos tipos de efectos sobre la conducta, uno organizador y otro activador. El efecto organizador es el que acontece durante el periodo prenatal y es irreversible; el efecto activador hace referencia al papel que las hormonas tienen sobre el organismo maduro de forma temporal y reversible. Este último activa la conducta sexual desde un punto de vista motivacional (Suay et al., 2008).

En cuanto a la respuesta fisiológica durante el sexo, según Masters y Johnson (1966) la respuesta sexual humana sigue un modelo de cuatro fases, con independencia del tipo de relación sexual o el estímulo que desencadene la activación:

1. *Excitación:* fase en la que comienza el interés sexual, que puede ser desencadenado por los pensamientos (fantasías) o un estímulo externo (visual, táctil, etc.). Aumenta la tensión muscular, la frecuencia cardiaca y comienza la vasocongestión en los genitales, iniciando la lubricación vaginal y la erección.
2. *Meseta:* los cambios fisiológicos se intensifican, la vejiga se cierra y se observan contracciones rítmicas de la musculatura pélvica.
3. *Orgasmo:* se dan contracciones musculares involuntarias de la musculatura, aumenta la presión arterial y las frecuencias cardiaca y respiratoria alcanzan su máximo, y se produce una repentina liberación de la tensión nerviosa. En hombres suele ir acompañado de la eyaculación del semen. Suele ser una experiencia intensamente placentera.
4. *Resolución:* el cuerpo vuelve a los niveles normales de frecuencia cardiaca, presión arterial, respiración, tensión muscular y se suele experimentar una sensación de bienestar. Suele seguirse de un periodo refractario en el que no se puede experimentar otro orgasmo o excitación, aunque en el caso de las mujeres se pueden experimentar orgasmos repetidos antes de llegar a la resolución.

En el ser humano, aparte de la *función reproductiva,* aparecen otras funciones que determinarían la conducta sexual, por lo que esta puede ser analizada como una *motivación secundaria:*

- *Contingencia placentera:* la actividad sexual como actividad altamente placentera hace que la expectativa del placer sexual nos predisponga a ella.
- *Establecimiento de vínculos:* la relación sexual favorece y refuerza los lazos afectivos y amorosos.
- *Afirmación de la identidad de género:* la atracción que despertamos en los otros actúa como reforzador de la identidad sexual y como elemento modulador de la autoestima.
- *Reductor de ansiedad:* en los primates no humanos, el coito y la masturbación aparecen asociados a situaciones de alta activación o conflicto. En el ser humano, la disminución del nivel de activación que sigue al orgasmo confiere a la conducta sexual un papel mitigador del estrés.
- *Función instrumental:* consistente en la utilización del sexo para la consecución de otros fines (económicos, estatus social, etc.).

Hay que destacar que son los procesos de aprendizaje y socialización de cada cultura los moduladores de la conducta sexual, los que determinan qué conductas son apropiadas, cómo y dónde y cuáles no son aceptables. Por tanto, sería a partir de los valores sexuales aceptados e interiorizados cuando se aprende a diferenciar los comportamientos sexuales que se pueden manifestar y qué prácticas sexuales o deseos son censurables. Asimismo, los papeles que se atribuyen a hombres y mujeres dentro de la relación afectivo-sexual vienen socialmente marcados.

Por otra parte, cuando existen alteraciones tanto en el deseo como en la respuesta sexual que provocan malestar, angustia y dificultan las relaciones, estamos ante un trastorno sexual. Puede estar causado por factores tanto biológicos como de tipo psicosocial. El más frecuente en mujeres es la anorgasmia, o incapacidad para alcanzar el orgasmo, mientras que en hombres son más frecuentes la eyaculación precoz o la disfunción eréctil. En la actualidad, existen técnicas y terapias efectivas para el tratamiento de estos problemas.

Motivos secundarios

Los motivos secundarios comprenden aquellos tipos de motivación que son aprendidos y que no tienen una clara base fisiológica como los primarios o básicos. Cosacov (2005) destacó que en ocasiones los motivos secundarios pueden condicionar y alterar las motivaciones primarias de forma drástica. Por ejemplo, la motivación secundaria de responder a cánones sociales de belleza como la delgadez puede llevar a conductas de inanición como en el caso de la anorexia, o el deseo de lograr objetivos de rendimiento o logro, tanto físico como intelectual, origina exceso de trabajo sin descanso, generando problemas emocionales y físicos.

Existen dos enfoques fundamentales: la formulación clásica de la reducción del impulso, que propone que los motivos secundarios surgen como consecuencia de un impulso que se origina ante una necesidad interna, y la segunda formulación más actual, que explica los motivos secundarios como metas en sí mismos, que movilizarían al sujeto a actuar. Según esta concepción, las metas surgen también desde el interior del sujeto y poseen significado, dirección y propósito o intencionalidad.

TEORÍAS CENTRADAS EN LAS NECESIDADES

Estas teorías desarrollan modelos que entienden la necesidad como una carencia que altera el equilibrio físico o psicológico del individuo (tensión), y ello le impulsa a actuar con la finalidad de satisfacer tal necesidad para restablecer el equilibrio. En este caso, las necesidades serían las fuerzas dinámicas que impulsarían los comportamientos.

Con este planteamiento se han ido formulando distintos modelos para entender la organización de las necesidades humanas. Los cuatro modelos más importantes son los siguientes:

1. Maslow (1943) estableció una estructura piramidal de necesidades de cinco niveles; en la parte más baja se ubican las necesidades esenciales para la supervivencia y en la más alta las esenciales para el desarrollo personal, afectivo y emocional. En orden ascendente, serían: necesidades *fisiológicas*, de *seguridad y protección*, de *afiliación* (amistad, afecto y aceptación social), *estima y reconocimiento* (por sí mismo y por otros) y de *autorrealización* personal, esta última en la cúspide. Según el modelo solo se podrán satisfacer las superiores cuando las inferiores, al menos en parte, estén satisfechas. Una de las críticas a este modelo es que, en ocasiones, parece que no se cumple, ya que por satisfacer una necesidad superior las personas dejan de lado alguna necesidad inferior. Por ejemplo, una persona que hace huelga de hambre por lo que considera una causa justa.
2. Herzberg (1959) propuso un doble sistema de necesidades: 1) los factores de *motivación o intrínsecos*, que se relacionan con la necesidad de crecer emocional e intelectualmente y que están controlados por la propia persona, y 2) los factores *higiénicos o extrínsecos*, que surgen de la necesidad de evitar situaciones de insatisfacción. Por ejemplo, en el ámbito laboral los factores de motivación serían la satisfacción en el cargo, la responsabilidad, el reconocimiento profesional, etc., y los higiénicos serían el sueldo, las condiciones físicas y la seguridad del trabajo, las relaciones con los compañeros, etc.
3. Alderfer (1969) formuló el modelo denominado ERC, que establece tres tipos de necesidades básicas, relacionadas con las definidas por Maslow. La *necesidad de existencia* (E) se corresponde con las fisiológicas y de seguridad; la *necesidad de relación* (R), con las de afiliación y reconocimiento, y la *necesidad de crecimiento* (C), con la autorrealización. Este último modelo presenta una visión más flexible, ya que no es necesario alcanzar la satisfacción por niveles para pasar de uno a otro y depende de la persona, el entorno, el aprendizaje o el contexto cultural, entre otros.
4. McClelland (1989) estableció que la motivación tiene que ver con la búsqueda de tres necesidades dominantes: la necesidad de *logro*, de *poder* y de *afiliación*. Por la importancia de esta teoría, será abordada con más detalle posteriormente.

TEORÍAS CENTRADAS EN LAS METAS

El psicólogo Edwin Locke (1968) creó la llamada *teoría del establecimiento de metas*, para explicar que el establecimiento formal de metas u objetivos es el elemento esencial en la motivación. Señaló las siguientes características en relación con las metas: a) cuanto más claras, concretas y específicas sean, más eficaces serán para motivar las conductas; b) la implicación personal en el establecimiento de la meta aumenta la motivación más que si es impuesta externamente; c) las metas moderadamente difíciles pero alcanzables producen mejor rendimiento que las muy difíciles o inasequibles, y d) recibir información (retroalimentación) sobre los logros influye en la motivación y en el rendimiento.

MODELO JERÁRQUICO DE MOTIVACIÓN DE LOGRO

El modelo de Elliot (Elliot y Church, 1997; Elliot y Trash, 2001) trata de integrar los aspectos de activación de los modelos clásicos basados en las necesidades con los más actuales basados en la directividad del establecimiento de metas. Propone que para conseguir una meta hay que combinar dos factores: la *atracción por conseguir el éxito* y el *miedo al fracaso*, lo que da lugar a conductas de atracción por el éxito o de evitación del fracaso. Y dos dimensiones: 1) la *valencia* (atracción o rechazo de la meta), tomada de los modelos clásicos, daría lugar a conductas de *aproximación* (buscar resultados positivos) o *evitación* (evitar el fracaso), y 2) la *finalidad del objetivo o la meta*, tomada de los modelos actuales, que es el objetivo que se persigue al buscar una meta, daría lugar a conductas de dominio (mejorar la capacidad) o de rendimiento (mejorar el resultado o la ejecución).

MOTIVACIÓN DE LOGRO, PODER Y AFILIACIÓN

Motivación de logro

Este concepto se originó a partir de los trabajos de Murray (1938), quien definió motivación de logro como una disposición a vencer obstáculos y superar tareas. Sería la tendencia de una persona a buscar el éxito en situaciones que supongan un reto. Para McClelland (1989), esta motivación ha sido la causante del vertiginoso avance científico y tecnológico de la sociedad de este último siglo. La motivación de logro está influenciada por factores cognitivos, como la interpretación que hacemos de los éxitos y los fracasos y el aprendizaje. Las situaciones ambientales pueden predisponer y facilitar una mayor motivación por el logro o inhibirla.

El modelo más conocido de la motivación de logro es el de Atkinson (1964), que formuló matemáticamente que la realización de conductas orientadas al logro (T_e) se establece en función de la motivación por el éxito (M_e) o necesidad de logro, la probabilidad de éxito (P_e) o expectativas de alcanzar la meta, y el valor del incentivo (I_e) o valoración que hace el sujeto de la meta u objetivo ($T_e = M_e \times P_e \times I_e$). Por tanto, según esta formulación, el valor que le otorgamos a la consecución del éxito es directamente proporcional a la dificultad para conseguirlo e inversamente proporcional a la probabilidad de alcanzarlo.

Motivación de poder

Winter (1973) la definió como la necesidad de tener impacto, control o influencia sobre otra persona, un grupo o el mundo en general. La motivación por el poder hace referencia a la influencia ejercida, por una o varias personas, sobre la conducta de otros de manera planificada y a través de cualquier medio. Próximos a este concepto aparecen otros como necesidad de dominancia, reputación o estatus y posición. McClelland (1989) diferenció dos formas de expresar esta motivación de poder: a) el *poder personal,* cuyo objetivo es la dominación sobre los demás, y b) el *poder social,* entendido como la habilidad de la persona para influir, motivar y afectar a la eficacia y el rendimiento de aquellos sobre los que ejerce esta conducta, es decir, el liderazgo en cualquier ámbito de la vida.

Motivación de afiliación

El motivo de afiliación puede ser considerado como la necesidad de establecer, mantener o recuperar una relación positiva con una o varias personas. Este motivo se inicia en la infancia temprana en el entorno más cercano, de forma paralela al apego entre niño y padres. La afiliación se convierte en un fin en sí mismo y, por tanto, las personas con alta necesidad de afiliación se ocupan e interesan en establecer y mantener relacionas afectivas con otros. McAdams (1980) también estudió el *motivo de intimidad,* en el que tiene lugar la interacción social, pero en un ámbito más privado y personal. Las personas con alto motivo de afiliación suelen ser cálidas y afectuosas, buscan cariño y aceptación por parte del grupo en que se encuentren. Además, tienen preferencia por situaciones cooperativas frente a las competitivas y tienden a evitar el conflicto.

Motivación en el ámbito aplicado

MOTIVACIÓN Y SALUD

Las aportaciones de la psicología de la motivación son esenciales para lograr intervenciones eficaces tanto para la promoción, el mantenimiento y la mejora de la salud como para prevenir y tratar la enfermedad. La psicología de la salud, que se tratará ampliamente en capítulos posteriores, necesita tener en consideración los motivos que subyacen a la activación y realización de conductas de salud, cuáles son las amenazas del entorno, las condiciones y fuerzas que conducen al cambio hacia conductas nocivas o la adquisición de conductas saludables. Como veremos a continuación, existen tres modelos fundamentales para explicar las conductas de salud, que permiten establecer programas de prevención y promoción de la salud.

Modelo de creencias de salud

Es uno de los modelos más utilizados para explicar los procesos motivacionales que hacen que pongamos en práctica o no una determinada conducta de salud, como dejar de fumar o hacernos una exploración preventiva cada cierto tiempo. Según este modelo, los factores que determinan la conducta de salud son de dos tipos: la *percepción de amenazas contra la propia salud* y las *creencias sobre la posibilidad de reducir esas amenazas* (Becker y Maiman, 1975).

Por lo que se refiere a la *percepción de amenazas contra la salud* (Ferrer et al., 2018), se encuentra determinada a su vez por tres factores: 1) valores generales sobre la salud; 2) creencias específicas sobre la propia vulnerabilidad ante la enfermedad, y 3) creencias sobre la gravedad de la enfermedad.

En cuanto a las *creencias sobre la posibilidad de reducir las amenazas,* están determinadas por otros dos factores: 1) creencia en la eficacia de las medidas concretas para reducir las amenazas, y 2) convicción de que los beneficios de la medida superan sus costos.

En la figura 7.2 se muestra una representación esquemática del modelo. Un ejemplo de aplicación a la conducta de un paciente de cuidar su colesterol puede ser el siguiente: una persona con alto colesterol podría decidir reducir su nivel colesterol si valora positivamente el hecho de mantenerse sano, si está convencido de que la hipercolesterolemia hace que sea más propenso a las enfermedades coronarias y si considera, además, que esas enfermedades son verdaderamente graves. Pero la concurrencia de estos tres aspectos no es suficiente para que incurra en todas las conductas de reducción del colesterol (fármaco, dieta y ejercicio). Asimismo, debe creer que la conducta de tomar su pastilla, hacer dieta y deporte es una medida eficaz para reducir la amenaza de tener una enfermedad coronaria y que, aunque le cueste llevarla a la práctica, el resultado (no tener un infarto) merece la pena. Es decir, debe ser capaz de retrasar la recompensa asociada a un comportamiento (comer lo que quiere y estar en el sofá) que a corto plazo no le resulta reforzante, pero sí a largo plazo (no tener una enfermedad cardiovascular).

Como señala Beneit (1994), un gran número de estudios han puesto de manifiesto que el modelo de creencias de salud (MCS) es adecuado para predecir en qué condiciones las personas

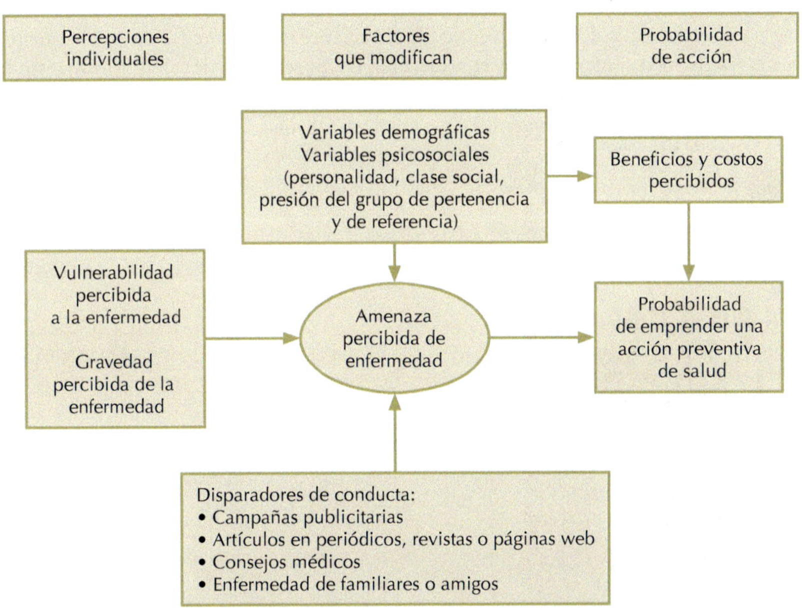

Figura 7.2 Modelo de creencias de salud.

pondrán en práctica determinadas conductas de salud. El modelo ha sido aplicado con éxito a una serie de campañas sobre vacunación, profilaxis dental, chequeos generales preventivos, tabaquismo, autoexámenes para la detección precoz de tumores malignos y dietas para el control de la obesidad. Sin embargo, los resultados no han sido del todo satisfactorios. Lo que significa que, aun siendo importante, no es un modelo suficiente para ayudar a instaurar comportamientos estables que promuevan y favorezcan la salud.

Modelo de la acción razonada

En este modelo destaca el papel de los factores cognitivo-motivacionales como determinantes de las conductas de salud en general y de las conductas preventivas en particular (Fishbein y Azjen, 1975). La *intención* de realizar una conducta depende de la *actitud personal* acerca de llevar a cabo esa conducta (creencia de eficacia o no de la conducta) y de la *norma subjetiva* (presión social para la ejecución o no de esta). Posteriormente introdujeron una nueva variable, el *grado de control percibido por el sujeto sobre la conducta,* tanto a las competencias propias para llevarla a cabo como a los obstáculos situacionales o ambientales para su realización (fig. 7.3).

El modelo predice, por ejemplo, que una persona dejará de fumar (cambio de comportamiento) o no empezará a hacerlo (conducta de salud) si cree que fumar produce graves problemas de salud (actitud), cree que los demás esperan de él que no fume (norma subjetiva) y está positivamente motivado a hacerlo (intención). Además de todo esto, debe sentirse capaz de hacerlo (grado de control percibido).

El modelo de la acción razonada (MAR) ofrece la ventaja, frente al MCS, de estar asentado en una importante línea de investigación, ya tradicional en psicología social, sobre las actitudes y creencias humanas y su modificación. De hecho, su aplicación al control de la obesidad, el tabaquismo, la drogadicción o la planificación familiar ha resultado de bastante utilidad (Beneit, 1994).

Modelo de los sistemas autorreguladores

Se ha utilizado para explicar la falta de seguimiento o adhesión de los pacientes a los tratamientos médicos y a los programas de prevención de la enfermedad (Leventhal et al., 1980) (v. cap. 24). El eje central del modelo de los sistemas autorreguladores (MSA) es el concepto de representación mental de la enfermedad, es decir, cómo entiende el paciente su enfermedad, que es lo que realmente determina la conducta de enfermedad y la utilización de los servicios de salud. El supuesto básico es

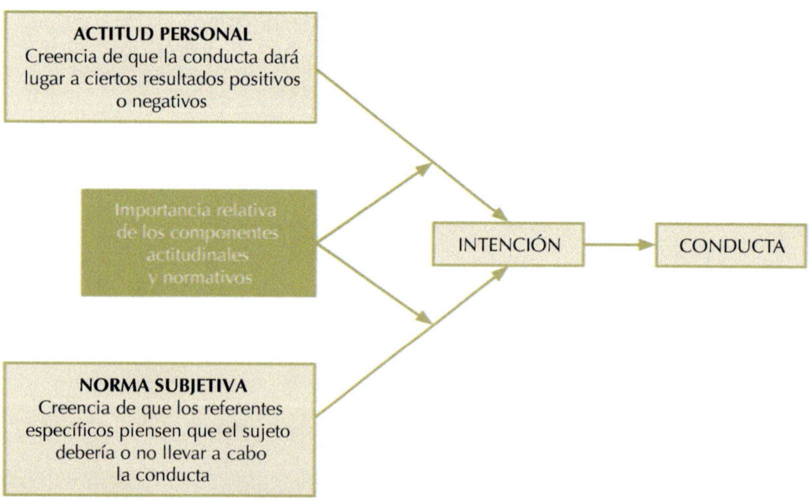

Figura 7.3 Modelo de la acción razonada.

la consideración del paciente como un *procesador activo* que construye o elabora una representación de su enfermedad y que, en función de esta representación, regula su comportamiento. Como se puede ver en la figura 7.4, el sistema de autorregulación conlleva dos vías interrelacionadas: la representación del problema de salud (p. ej., «¿Qué es lo que me pasa?», «¿Qué consecuencias tiene?») y la experiencia emocional (p. ej., «¿Cómo me siento?»). En las dos vías se establecen planes de acción para afrontar el problema (p. ej., hacer dieta y ejercicio físico) y afrontar las emociones (p. ej., hablar con un amigo y expresarle los temores sobre la enfermedad). Por último, se produce una evaluación que intenta responder a la pregunta: «¿Qué resultados he obtenido con las estrategias de afrontamiento que he utilizado?».

En resumen, los modelos anteriores pretenden explicar los procesos motivacionales implicados en las conductas relacionadas con la salud, con el fin de llevar a cabo intervenciones para la prevención y el mantenimiento de conductas de salud y evitación de enfermedad, para adaptarse mejor a enfermedades crónicas como la diabetes o elaborar programas cuyo objetivo es prevenir conductas de riesgo. Es más, estos modelos pretenden responder a uno de los retos más significativos que afronta el personal sanitario, motivar a los pacientes a cambiar.

MOTIVACIÓN Y ORGANIZACIONES

La motivación en las organizaciones o el ámbito laboral se define como el impulso, la dirección y la persistencia de la conducta que una persona desarrolla en el desempeño de su trabajo. La motivación en este caso sería un proceso en el que individuo y organización interactúan, así como también el resultado de tal proceso. Una de las cuestiones centrales del estudio de la motivación en el trabajo es todo lo relacionado con la satisfacción laboral y los factores que la determinan. Los responsables de las organizaciones deben conocer el nivel de satisfacción de las necesidades de sus empleados para poder establecer de forma adecuada un sistema de recompensas, de diseño de las tareas y de dirección. La vida de las personas en el ámbito laboral se puede entender, en principio, mediante los modelos de organización que se han expuesto anteriormente. Por ejemplo, el modelo de McClellan sobre las necesidades de logro, afiliación y poder podría explicar las diferencias a partir de las características de personalidad que mostramos en nuestro comportamiento laboral. Así, las personas con motivación de poder se preocuparán más por el estatus y el prestigio que por la realización efectiva de las tareas, porque ello les proporcionará poder sobre los otros. Las personas con necesidad de afiliación buscarán establecer y mantener relaciones personales estrechas y gratificantes, y se orientan hacia situaciones de tipo cooperativo. Aquellas personas con fuerte motivación de logro tratarán de obtener éxito en la empresa e intentarán alcanzar metas de nivel elevado.

Se puede decir que los factores que influyen en la satisfacción en el trabajo son, entre otros, el reconocimiento, el logro, la posibilidad de desarrollo personal, la promoción, el salario, las relaciones

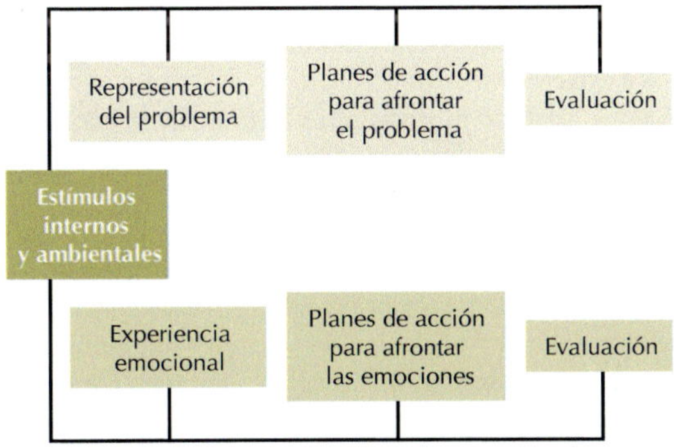

Figura 7.4 Modelo de los sistemas autorreguladores de Leventhal.

interpersonales, la capacidad directiva de los jefes, la responsabilidad, la política, las normas y los procedimientos de gestión de la empresa, las condiciones de trabajo, el trabajo en sí mismo, la vida privada, el estatus y la seguridad en el trabajo (Pinder, 2008). Por otro lado, factores de tipo social como las condiciones laborales y salariales, la dificultad o facilidad para la conciliación, las exigencias y niveles de responsabilidad pueden afectar a la motivación y al bienestar de las personas. En un extremo, una persona podría desarrollar como resultado de exigencias laborales excesivas insatisfacción y estrés persistente, el síndrome de *burnout* o síndrome de quemado.

MOTIVACIÓN EN EL ÁMBITO EDUCATIVO

Una de las grandes preocupaciones de las sociedades ha sido siempre la búsqueda del desarrollo intelectual, afectivo y social de sus individuos. En el aula es donde tienen lugar el aprendizaje y el desarrollo de los factores que lo hacen posible. En el ámbito del aprendizaje se considera que los motivos que dirigen a las personas a llevar a cabo conductas de estudio pueden ser extrínsecos, cuando la acción está regulada por elementos externos (p. ej., un castigo o un premio que proponen a un estudiante sus padres si aprueba), o intrínsecos, cuando la acción está regulada por los propios intereses y por la satisfacción personal o placer al realizar la actividad (Deci y Ryan, 2000). Se han estudiado una serie de variables implicadas en los procesos de motivación en el aula, sobre tres factores principales:

1. Las del alumno: como son las creencias sobre las propias capacidades y competencias, la sensación subjetiva de éxito y fracaso, la determinación de metas y objetivos, las expectativas de autoeficacia, etc.
2. Las de la relación profesor-alumno: como el estilo atribucional del profesor respecto del alumno, las creencias sobre sus posibilidades y capacidades, los recursos motivacionales que emplea en el aula, el manejo de refuerzos y contingencias, la retroalimentación sobre los resultados, los aprendizajes orientados a la consecución de éxitos, el establecimiento de metas alcanzables, etc.
3. Las del contexto educativo y el aula: como el clima emocional dentro del contexto educativo, los estilos cooperativos, la posibilidad de participar en el establecimiento de objetivos o en la toma de decisiones, etc., influirán en variables como la autoestima, el estado afectivo y, lógicamente, en la motivación por aprender, cooperar y participar del proceso de enseñanza-aprendizaje (Covington, 2000).

MOTIVACIÓN Y ADICCIONES

El término adicción es aplicado a gran variedad de conductas de tipo apetitivo, que suponen la aproximación a un objeto o situación, asociada a la satisfacción de una necesidad o un deseo de forma compulsiva, fracasando en su intento por controlarlo y causando un perjuicio para la salud. El desarrollo de las conductas adictivas está causado por una interacción de múltiples factores (individuales, biológicos y externos).

Podemos identificar una serie de motivaciones básicas en el inicio de la conducta adictiva: a) motivos experimentales, que expresan necesidades de experimentación y atracción por el riesgo; b) motivos sociales y hedónicos (agrado frente a malestar), y c) motivos sintomatológicos que expresan necesidades relacionadas con el afrontamiento de signos y síntomas. A estas motivaciones básicas añadiremos los factores, tanto de riesgo como de protección, asociados a las conductas adictivas: a) individuales, como edad, sexo, biológicos y psicológicos; b) interpersonales o del entorno, como el ámbito familiar, laboral, escolar, relacional, etc., y c) factores ambientales o macrosociales, como valores, actitudes, cultura, nivel socioeconómico, acceso a recursos sociales, etc.

Dentro de los factores psicológicos individuales, podemos encontrar características cognitivas, de personalidad y afectivas, que deberán ser analizadas de forma individual.

El estudio de la motivación en el campo de las adicciones se ha centrado en las técnicas destinadas al tratamiento de la dependencia como, por ejemplo, el tabaquismo. El modelo más extendido es el de *etapas de cambio* de Prochasca y DiClemente (1983), formulado para describir los elementos esenciales que influyen en el cambio de la conducta adictiva. Este modelo consta de siete fases o etapas del cambio:

1. *Precontemplación:* en esta etapa la persona no es consciente de tener un problema. Es frecuente que lo niegue y lo racionalice
2. *Contemplación:* en esta fase la persona asume que tiene un problema, comienza a sopesar los pros y los contras de su situación, pero aún no ha tomado la decisión de cambio.
3. *Preparación:* la persona ha tomado la decisión de cambiar y comienza a dar los primeros pasos.
4. *Acción:* la persona toma ya los pasos necesarios, hace una planificación y la realiza sin demora.
5. *Mantenimiento del cambio:* la conducta nueva se ha instaurado y comienza a ser un hábito.
6. *Prevención de recaídas:* vuelve a manifestarse la conducta que se había eliminado. Los tropezones o recaídas son normales cuando la persona intenta cambiar un patrón conductual de larga duración. En este caso, lo importante es volver a retomar el cambio y no volver a la conducta adictiva.
7. *Finalización:* la persona consigue mantener el cambio a largo plazo.

Estas etapas cubren una evolución desde el periodo previo a que el sujeto tomase conciencia de su conducta como problema hasta su abandono, y proponen una serie de actuaciones por parte del terapeuta, según la fase en la que se encuentra la persona (tabla 7.2). Por ello, en este modelo el terapeuta debe primeramente evaluar la fase en la que se encuentra el paciente y utilizar estrategias apropiadas para la etapa de acción, ya que si el paciente no está en ese momento es probable que el terapeuta encuentre una resistencia.

TABLA 7.2 **Etapas del cambio y acciones del terapeuta**

Etapa	Tarea del terapeuta	Ejemplo
Precontemplación	Aumentar la duda y la percepción del paciente de los riesgos y de su problema. Hacerle ver que tiene un problema	Un paciente alcohólico es traído por un familiar, niega tener un problema. Es necesario hacerle tomar conciencia de este, por ejemplo, ayudándole a ver los daños del alcoholismo en su vida
Contemplación	Sopesar en una balanza los pros de cambiar y los riesgos de no cambiar; aumentar la autoeficacia para el cambio	El paciente alcohólico oscila entre las razones para cambiar y las razones para continuar de la misma manera, el terapeuta debe ayudarle a inclinar la balanza hacia el cambio
Preparación	Aconsejar al paciente el recurso más adecuado, accesible y apropiado para continuar, determinar un curso de acción	El paciente se decanta a favor del cambio y durante un tiempo se muestra motivado para el cambio y con ganas de modificar esa conducta
Acción	Ayudar al paciente a dar los pasos hacia el cambio	El paciente ha dado sus primeros pasos para dejar el alcohol, ahora se dispone a poner en marcha un plan de acción duradero a largo plazo
Mantenimiento	Identificar y utilizar estrategias para prevenir una recaída	El paciente lleva una temporada sin beber, para evitar volver a beber ha cambiado algunas de sus rutinas y lugares que frecuentaba

TABLA 7.2 **Etapas del cambio y acciones del terapeuta *(cont.)***

Etapa	Tarea del terapeuta	Ejemplo
Recaída	Ayudar al paciente a renovar el proceso sin que aparezca un bloqueo o desmoralización	Tras una temporada sin beber, el paciente se ha emborrachado, el terapeuta le animará a no quedarse ahí y a no volver a beber
Finalización	Tras una temporada sin recaídas, se finaliza la relación terapéutica; dar al paciente estrategias por si volviese a darse	El terapeuta refuerza estrategias de prevención, cierra el contexto terapéutico y se despide del paciente

Adaptado de Miller y Rollnick, 1991.

Bibliografía

Aguado L. Emoción, afecto y motivación. Madrid: Alianza Editorial; 2005. p. 400.
Alderfer C. An empirical test of a new theory of human needs. Organ Behav Hum Perform 1969;4:142-75.
Armstrong LE, Kavouras SA. Thirst and drinking paradigms: evolution from single factor effects to brainwide dynamic networks. Nutrients 2019;11:2864.
Atkinson JW. An Introduction to Motivation. Princeton. New York: Van Nostrand; 1964.
Bandura A. Self-regulation of motivation and action through goal systems. In: Hamilton V, Bower GH, Frijda NH, editors. Cognitive perspectives on emotion and motivation. Dordrecht: Springer; 1988. p. 37-61.
Becker MH, Maiman LA. Sociobehavioral determinants of compliance with and medical care recommendations. Med Care 1975;13:10-24.
Beneit PJ. Conductas de salud. In: Latorre JM, Beneit PJ, editors. Psicología de la salud. Buenos Aires: Lumen; 1994.
Berthoud HR. Metabolic and hedonic drives in the neural control of appetite: who is the boss? Curr Opin Neurobiol 2011;21:888-96.
Bourque CW. Central mechanisms of osmosensation and systemic osmoregulation. Nat Rev Neurosci 2008;9:519-31.
Cannon WB. The Wisdom of the Body. New York: W. W. Norton; 1932.
Carlson NR. Fisiología de la conducta. Barcelona: Ariel; 2002.
Cosacov E. Introducción a la Psicología. Córdoba. Argentina: Editorial Brujas; 2005.
Covington MV. Goal theory, motivation, and school achievement: an integrative review. Annu Rev Psychol 2000;51:171-200.
DeCantarazo DA. Motivación y emoción. México: Pearson Educación; 2001.
Deci EL, Ryan RM. The "what" and "why" of goal pursuits: Human needs and the self-determination of behavior. Psychol Inq 2000;11:227-68.
Deckers L. Motivation. Biological, Psychological and Environmental. Boston: Allyn and Bacon; 2001.
Elliot AJ, Church MA. A hierarchical model of approach and avoidance achievement motivation. J Pers Soc Psychol 1997;72:218-32.
Elliot AJ, Trash TM. Achievement goals and the hierarchical model of achievement motivation. Educ Psychol Rev 2001;13:139-56.
Ferguson ED. Motivationa Biological and Cognitive Integration of Motivation and Emotion. New York: Oxford University Press; 2000.
Fernández-Abascal EG, Martín-Díaz MD, Domínguez-Sánchez J. Procesos psicológicos. Madrid: Editorial Pirámide; 2001.
Ferrer RA, Klein WMP, Avishai A, Jones K, Villegas M, Sheeran P. When does risk perception predict protection motivation for health threats? A person-by-situation analysis. PLoS One 2018;13:e0191994.
Fishbein M, Azjen J. Belief, attitude, intention and behavior: an introduction to theory and research. Reading, Massachussetts: Addison-Wesley; 1975.
Heisler LK, Lam DD. An appetite for life: brain regulation of hunger and satiety. Curr Opin Pharmacol 2017;37:100-6.

Herzberg F. The Motivation to Work. New York: John Wiley and Sons; 1959.
Leventhal H, Meyer D, Nerez D. The commonsense representation of illness danger. In: Rachman S, editor. Contributions to medical psychology. Pergamon: Oxford; 1980.
Locke EA. Toward a theory of task motivation and incentives. Organ Behav Hum Perform 1968;3:157-89.
Malinowski B. Man's culture and man's behavior. Sigma Xi Quarterly 1941;29:182-96.
Maslow AH. A theory of human motivation. Psychol Rev 1943;50:370-96.
Masters WH, Johnson VE. Human sexual response. Little, Brown; 1966.
McAdams DP. A thematic coding system for the intimacy motive. J Res Pers 1980;14:413-32.
McClelland DC. Estudio de la motivación humana. Madrid: Nancea Ediciones; 1989.
Miller WR, Rollnick S. La entrevista motivacional. Preparar para el cambio de conductas adictivas. Paidós; 1991.
Murray HA. Explorations in Personality. New York: Oxford University Press; 1938.
Myers DG. Psicología. México: Panamericana; 2007.
Palmero F. Motivación: conducta y proceso. Revista Electrónica de Motivación y Emoción 2005;8:1-26.
Palmero F, Gómez C, Carpi A, Guerrero C. Motivos básicos I. En: Palmero F, Martínez Sánchez F, editors. Motivación y emoción. Madrid: McGraw-Hill; 2008. p. 139-76.
Pinder CC. Work motivation in organizational behavior. 2nd ed. New York, NY: Psychology Press; 2008.
Pinel JPJ. Biopsicología. Madrid: Prentice-Hall; 2001.
Prochasca JO, DiClemente CC. Stages and processes of self-change of smoking: toward an integrative model of change. J Consult Clin Psychol 1983;51:390-5.
Reeve J. Motivación y emoción. Madrid: McGraw-Hill; 2001. p. 79.
Rolls BJ, Rolls ET. Thirst. Cambridge: Cambridge University Press; 1982.
Suay F, Salvador A, González-Bono E. Bases neurofisiológicas de la motivación. In: Garrido I, editor. Psicología de la motivación. Madrid: Síntesis; 2008. p. 97-122.
Toates F. Motivational Systems. New York: Cambridge University Press; 1986.
Weingarten HP. Stimulus control of eating: implications for a two-factor theory of hunger. Appetite 1985;6:387-401.
Winter DJ. The Power Motive. New York: Free Press; 1973.
Yerkes RM, Dodson JD. The relation of strength of stimulus to rapidity of habit-formation. J Comp Neurol 1908;18:159-482.

CAPÍTULO 8

Emoción

Pablo Fernández-Berrocal   Enrique Fernández-Abascal

PUNTOS CLAVE

- La investigación en neurociencias ha demostrado que las emociones, lejos de ser perjudiciales, son indispensables para la supervivencia, dado que son sistemas muy rápidos de procesamiento de información que nos ayudan a actuar en nuestro entorno con un grado de consciencia mínimo, pero con un alto nivel de eficacia.
- Las emociones son reacciones afectivas (ya sean de valencia positiva o negativa) a estímulos significativos, dirigidas a objetos particulares y de corta duración (con una permanencia que oscila de segundos a minutos).
- Las emociones tienen tres componentes básicos: la activación fisiológica, la experiencia subjetiva (o componente cognitivo) y la conducta expresiva (o comportamiento).
- Las emociones cumplen diferentes funciones (p. ej., adaptativas, sociales o motivacionales) que van desde lo individual hasta lo grupal.
- Para algunos autores (p. ej., Ekman o Izard) existen una serie de emociones básicas o primarias (alegría, tristeza, miedo, ira, asco, sorpresa). Las emociones primarias se combinan para crear nuevas emociones que suelen ser denominadas «emociones secundarias» o «complejas».
- Otros autores proponen la existencia de un pequeño número (dos o tres) de dimensiones que subyacen a todas las emociones discretas. La mayoría de los autores han propuesto dos: valencia y activación.
- Existen diferentes teorías que han intentado explicar el funcionamiento de las emociones. Cada una de ellas se ha interesado especialmente en alguno de sus componentes (fisiológicos, comportamentales o cognitivos).

Introducción

> *Una de las cosas más importantes jamás dicha sobre la emoción podría ser que todo el mundo sabe lo que es hasta que se les pide que lo definan.*
>
> JOSEPH LEDOUX

Daniel Kahneman, Premio Nobel de Economía y uno de los pensadores actuales más influyentes, narra en su libro *Pensar rápido, pensar despacio* que, cuando en la década de 1970 comenzaron a investigar cómo funcionaba nuestra mente, se encontraron con dos ideas muy asentadas en la ciencia sobre cómo es la naturaleza humana. La primera es que las personas somos en general racionales, y la segunda que emociones como el miedo o la ira explican la mayoría de las situaciones en las que las personas nos alejamos de la racionalidad (Kahneman, 2012). En resumen, una visión asumida en nuestra cultura que dibuja las emociones como el enemigo número uno de la racionalidad humana. Kahneman y otros investigadores han demostrado durante los últimos 40 años que el origen de los errores de nuestro pensamiento se debe a cómo está diseñado nuestro cerebro y no a las supuestas alteraciones del pensamiento por las «dañinas emociones».

En este capítulo nos centraremos en este supuesto enemigo de la racionalidad humana y mostraremos desde diferentes perspectivas de investigación multidisciplinar por qué y cómo las emociones son tan relevantes en nuestra vida personal y social.

¿Por qué tenemos emociones?

En consonancia con los trabajos de Kahneman, la investigación en neurociencias ha demostrado que las emociones, lejos de ser perjudiciales, son indispensables para la supervivencia, la cohesión social y la toma de decisiones en la vida cotidiana. ¿Por qué? Porque, como la investigación ha ilustrado, las emociones son sistemas muy rápidos de procesamiento de información que nos ayudan a actuar en nuestro entorno con un grado de consciencia mínimo, pero con un alto nivel de eficacia (Damasio, 1996 y 2005; LeDoux, 1996; Tooby y Cosmides, 2008).

En su obra *La expresión de las emociones en los animales y en el hombre,* Charles Darwin (1872/1984) defendía dos ideas fundamentales que 150 años después continúan siendo inquietantes, estimulantes y también controvertidas:

1. La expresión de nuestras emociones es innata y universal.
2. Nuestras emociones son producto de la evolución.

Darwin señalaba que la expresión de emociones como la ira, la tristeza o el asco no es únicamente humana, sino que es compartida con otros animales. Hasta el punto de que podemos reconocer con facilidad algunas de estas emociones en el chimpancé que vemos en el zoo e, incluso, en nuestro perro mientras se pelea o juega en el jardín.

Por otra parte, Darwin investigó cómo la evolución conforma no solo las características físicas de un organismo, sino también sus procesos mentales y repertorios de comportamiento. Esta idea de que la selección natural ha configurado los mecanismos cerebrales que participan en la motivación y las emociones ha facilitado una base sólida que nos permite construir una teoría científica sobre ellas. Aunque, como veremos, las teorías actuales sobre la emoción son muy diferentes en muchos detalles, casi todos los autores están de acuerdo en que las emociones son respuestas adaptativas producto de las leyes de la evolución (Nesse y Ellsworth, 2009; Plutchik, 2003).

Nuestra capacidad actual para responder de forma eficaz a las situaciones críticas y relevantes de nuestra vida cotidiana no es un invento reciente; todo lo contrario, tiene una larga historia evolutiva que nos remonta 70.000 años atrás. Nuestra capacidad para buscar alimentos, defendernos de nuestros enemigos, ayudar a nuestros vecinos o enamorar a nuestra pareja y reproducirnos no habría sido posible sin esa herramienta rápida y con un mínimo de intervención cognitiva que llamamos emociones. Por ejemplo, sin emociones no podríamos tomar decisiones rápidas en situaciones vitales como «Estoy muy sediento» y decidir si me bebo el líquido verdoso que tengo delante. La emoción de asco nos ayudará a tomar la decisión de ingerirlo o no por su olor y color, o de vomitarlo por su sabor si fuera necesario. En definitiva, las emociones son respuestas adaptativas que garantizan nuestra supervivencia y nos permiten actuar sin pensar. Paradójicamente, si hubiéramos sido diseñados solo para pensar en nuestra supervivencia como especie esta habría estado seriamente amenazada, porque nuestra lentitud de respuesta nos habría llevado a la destrucción en muchas ocasiones.

¿Qué son las emociones?

Las emociones se representan en el teatro del cuerpo. Los sentimientos se representan en el teatro de la mente.

ANTONIO DAMASIO (2005)

Como adelantaba el profesor LeDoux en la cita que abre este capítulo, definir qué son las emociones no es tarea fácil. Incluso para algunos autores como Damasio no es posible, con nuestros conocimientos científicos actuales, una definición general sobre las emociones más allá de esta descripción particular: «Una emoción propiamente dicha, como felicidad, tristeza, vergüenza o simpatía, es un conjunto complejo de respuestas químicas y neuronales que forman un patrón único» (Damasio, 2005). De forma que tendría poco sentido analizar ese patrón único para cada emoción y esperar a su vez que se pueda extrapolar a una teoría general sobre las emociones.

No obstante, la mayoría de los investigadores (p. ej., Ekman, 1994; Frijda, 1994 y 2008) han propuesto definiciones de emoción que comparten algunas características comunes:

- Las emociones son reacciones afectivas (ya sean de valencia positiva o negativa) a estímulos significativos.
- Las emociones normalmente están dirigidas a objetos particulares, a diferencia de los estados de ánimo, que tienden a ser más difusos.
- Las emociones también son de corta duración, con una permanencia que oscila de segundos a minutos. Otras reacciones afectivas como los estados de ánimo, y en especial los sentimientos, son más duraderos.

Como señala Frijda (2008), las personas que temen a los perros no viven en un estado constante de miedo, pero la aparición de un perro es muy probable que les provoque la emoción de miedo.

En esta misma línea de consenso se considera que las emociones deberían ser conceptualizadas como tendencias de respuesta multicomponente que incorporan cambios sustanciales en un lapso de tiempo relativamente corto (como hemos señalado previamente) en diferentes sistemas del organismo. Siguiendo con el ejemplo del perro, la presencia de un perro de gran tamaño y agresivo puede producir cambios importantes y rápidos en:

- La tensión muscular.
- La liberación de hormonas.
- El sistema cardiovascular.
- La expresión facial.
- Los procesos atencionales y cognitivos.

Estos cambios en el organismo se han agrupado tradicionalmente en tres componentes básicos, tal y como muestra la figura 8.1:

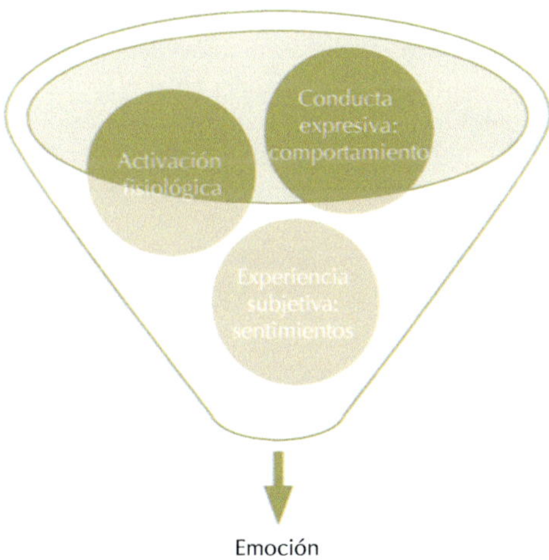

Figura 8.1 Los tres componentes básicos de la emoción.

1. *Activación fisiológica:* la activación emocional desencadena de forma automática e involuntaria una serie de cambios neurofisiológicos en el sistema nervioso central (SNC) y autónomo (SNA). Su principal función es regular todo el sistema para facilitar la adaptación inmediata del organismo a la nueva situación que se presenta. En la situación del perro amenazante, nuestro cuerpo se movilizaría para la acción (p. ej., luchar o huir) y, posteriormente, se tranquilizaría cuando el peligro hubiera cesado. Para ello habría activado de forma automática, sin darnos cuenta de ello, la rama simpática del SNA y habría estimulado múltiples cambios en nuestro organismo. Por ejemplo, habría provocado que se dilataran nuestras pupilas, que transpiráramos, que aumentara nuestra respiración y se acelerara nuestro pulso y que nuestras glándulas suprarrenales liberaran hormonas como la epinefrina y norepinefrina para alcanzar un nivel máximo de excitación. Cuando el peligro hubiera acabado, también de forma automática, la rama parasimpática del SNA habría serenado paulatinamente nuestro organismo.
2. *Conducta expresiva:* la dimensión conductual y motora de la emoción tiene su expresión más simple y universal en la dicotomía: aproximación/evitación. En una situación como la del perro agresivo, nuestra respuesta motora podría haber sido alejarnos y evitar el peligro lo antes posible. En cambio, en una situación emocional placentera o positiva tenderíamos a acercarnos al objeto para disfrutar con él. La expresión de las emociones también incluye la forma en la que nos manifestamos a través del rostro y nuestra comunicación no verbal (p. ej., tono de voz, gestos y postura del cuerpo).
3. *Experiencia subjetiva:* es el componente cognitivo de la emoción, es decir, la experiencia subjetiva de sentir miedo, ira o sorpresa. En el lenguaje común se refiere al proceso mental necesario para responder cuando alguien nos pregunta: «¿Cómo te sientes?». En el caso del perro peligroso, somos nosotros mismos quienes formulamos la pregunta y hacemos una evaluación sobre cómo nos sentimos en esta situación: «Me siento amenazado» o «Siento miedo» o «ansiedad». Esta etiqueta verbal que hemos utilizado para identificar nuestra emoción la denominamos «sentimiento». La experiencia subjetiva también implica el juicio y la evaluación de la situación: «Y si ahora reconozco al perro peligroso y me doy cuenta de que es el perro de mi vecina y que es inofensivo, ¿seguiré diciendo/diciéndome que lo que siento es miedo?». Damasio describe los sentimientos como las percepciones interactivas de lo que le está ocurriendo en cada momento a nuestro cuerpo fisiológica y conductualmente, y esto implica un nivel de conciencia por parte del individuo (Damasio, 2005).

Desde esta visión multidimensional, David Matsumoto ha definido la emoción como una reacción transitoria de carácter biopsicosocial a los acontecimientos que tiene consecuencias para nuestro bienestar y que potencialmente requiere de una acción inmediata (Matsumoto y Hwang, 2012). Esta definición recoge la visión multinivel de las emociones en el plano biológico, psicológico y social:

- Las emociones son biológicas porque implican respuestas fisiológicas del SNC y el SNA.
- Son psicológicas porque implican los procesos mentales específicos necesarios para la obtención y la regulación de la respuesta, las actividades mentales concretas y para incentivar el comportamiento.
- Son sociales porque con frecuencia son provocadas por factores sociales y, a su vez, tienen un significado social concreto cuando se expresan y manifiestan.

FUNCIONES DE LAS EMOCIONES

Las emociones cumplen diferentes funciones que van desde lo individual hasta lo grupal. Para Reeve (1994), las funciones principales de las emociones serían tres:

1. Funciones adaptativas.
2. Funciones sociales.
3. Funciones motivacionales.

Funciones adaptativas

La función adaptativa, como hemos resaltado anteriormente, fue propuesta por Darwin como el objetivo primordial de las emociones, ya que preparan al organismo para la acción. Las funciones adaptativas permiten desarrollar una solución adecuada y rápida en el contexto que provocó cada una de las emociones específicas. En este sentido, es la función esencial de todas las existentes porque las personas deben resolver «el gran problema»: la supervivencia física. Lo que implica evitar la muerte, ya sea por depredación, violencia o enfermedad. En la tabla 8.1 se muestran las funciones adaptativas de las emociones primarias (Plutchik, 1980). Como señalan Fernández-Abascal et al. (2003), las emociones nos permiten acciones tan variadas como defendernos y atacar en el caso de ira (Briñol et al., 2018) o conectar con los demás y disfrutar de la vida con alegría. Desde el punto de vista adaptativo, el miedo es la emoción primordial y es el núcleo del sistema de «lucha o huida» que nos ayuda a evitar la muerte ante un peligro. En la tabla 8.1 se muestran también algunos ejemplos de las funciones de las emociones y para qué sirven y nos son útiles en diferentes situaciones.

Funciones sociales

Las emociones son también muy relevantes para otros tipos de supervivencia, como por ejemplo la supervivencia social. Las emociones se han desarrollado durante la evolución en contextos sociales

TABLA 8.1 **Funciones adaptativas de las emociones primarias**

Emoción	Función adaptativa	Ejemplos
Sorpresa	Exploración	Facilita la aparición de la reacción emocional y comportamental apropiada ante una situación nueva Dirige los procesos cognitivos a la situación novedosa existente
Asco	Rechazo	Genera respuestas de escape o evitación ante estímulos desagradables o en potencia perjudiciales para la salud Potencia el desarrollo de hábitos saludables y altamente adaptativos
Alegría	Afiliación y reproducción	Incrementa la capacidad para disfrutar del entorno Genera actitudes positivas personales y sociales, y favorece el altruismo y la empatía Facilita las relaciones interpersonales Favorece los procesos de aprendizaje y memoria, así como la creatividad
Miedo	Protección	Facilita el escape y la evitación de situaciones peligrosas Focaliza la atención en lo temido, facilitando una reacción rápida Genera una gran cantidad de energía, lo que permite una respuesta más intensa y rápida de lo habitual
Ira	Autodefensa y ataque	Moviliza la energía necesaria para defendernos o atacar Elimina los obstáculos que impiden nuestras metas y cuya obstrucción genera frustración Disuade a otras personas de molestarnos o agredirnos
Tristeza	Reintegración	Aumenta la cohesión con otras personas Solicita ayuda a los demás y a la vez disminuye una posible agresión Fomenta la empatía y el altruismo Nos ayuda a aprender de nuestros errores

y, miles de años después, nos ayudan a tratar con los desafíos planteados por nuestro entorno social (Keltner y Haidt, 2001). No obstante, la supervivencia social es una tarea compleja porque requiere un equilibrio delicado entre saber cooperar, pero también competir. Las emociones que experimentamos y expresamos son ventajosas en dos grandes ámbitos sociales (Fischer y Manstead, 2008):

1. Para formar y mantener las relaciones sociales. Se denomina «función de afiliación» de las emociones y ayuda a una persona o grupo a establecer o mantener relaciones de cooperación y armoniosas con otros individuos u otros grupos sociales.
2. Para establecer o mantener una posición social en relación con los demás. Se define como la «función de distanciamiento social» de la emoción y permite al individuo o al grupo diferenciarse de los otros y competir con ellos, si es necesario, por el estatus social o el poder.

Estas funciones sociales de las emociones se producen a su vez en dos niveles diferentes: el interpersonal y el grupal. Por otra parte, Izard (1989) ha detallado algunas funciones específicas dentro de la función social:

- Facilitar la interacción social.
- Controlar la conducta de los demás.
- Permitir la comunicación de los estados afectivos.
- Promover la conducta prosocial.

Las emociones positivas generan y fortalecen las relaciones interpersonales y favorecen el altruismo y la empatía. No obstante, las emociones negativas también desempeñan su función. Emociones como el arrepentimiento, la vergüenza, la tristeza, el miedo o la culpa tienen una función de afiliación que puede beneficiar en algunas circunstancias las relaciones interpersonales e intragrupales. Pero igualmente, dependiendo del contexto social y el propósito, pueden convertirse en una herramienta de distanciamiento social.

Funciones motivacionales

La emoción y la motivación interactúan de una forma bidireccional, como ya hemos comentado en el capítulo 7. Por ejemplo, en cualquier conducta motivada se producen reacciones emocionales, pero las emociones también determinan la aparición de la propia conducta motivada. Dicho de otra manera, las emociones nos motivan a actuar. Las emociones nos motivan cuando nos enfrentamos con un examen muy difícil que nos genera emociones negativas como miedo y ansiedad. Estas emociones negativas es posible que nos hagan esforzarnos más en este examen, que empleemos más tiempo en su preparación y nos distraigamos menos que si no las hubiéramos sentido. En este sentido, las emociones tienen una función motivacional que nos facilita llevar a cabo una acción concreta y mejorar nuestras opciones y posibilidades previas.

Tipos de emociones

EMOCIONES DISCRETAS

La investigación sobre las emociones está inmersa desde sus inicios en un debate continuo sobre si existen emociones primarias o «básicas» y cuáles son. Un debate que también se ha extendido a los criterios apropiados para evaluar si una emoción es primaria o no. Los criterios para decidir si una emoción es o no básica han seguido algunas de las ideas propuestas originalmente por Darwin en su libro *La expresión de las emociones en los animales y en el hombre* (Darwin, 1872). Vamos a mostrar algunas de las teorías más representativas de las existentes.

Emociones primarias

Paul Ekman es el defensor más conocido de la existencia de emociones primarias; en concreto, propone que tenemos siete emociones básicas: alegría, tristeza, miedo, ira, asco, sorpresa y desprecio. Desde el modelo teórico de Ekman, el criterio central para considerar una emoción como básica es si la emoción tiene una expresión facial distintiva que puede ser reconocida universalmente (para un planteamiento similar, v. Matsumoto, 2001). Además del criterio de la expresión facial característica, Ekman (1994) propuso otros criterios adicionales como:

- Señales distintivas universales.
- Estar presente en otros primates.
- Una fisiología específica.
- Un inicio rápido.
- Una corta duración.
- Una evaluación automática.
- Una aparición de forma espontánea.

Una segunda propuesta es la teoría diferencial de las emociones de Caroll Izard (1991), que plantea que existen diez emociones básicas: alegría, tristeza, miedo, ira, asco, sorpresa, desprecio, interés, vergüenza y culpa. La teoría de Izard coincide con algunos de los criterios establecidos por Ekman con respecto a los requisitos que debe cumplir cualquier emoción para ser considerada como básica:

- Implica un sustrato neural distintivo.
- Tener una expresión facial específica.
- Poseer sentimientos específicos y distintivos.
- Proceder de procesos biológicos evolutivos.
- Exhibir propiedades motivacionales y organizativas de funciones adaptativas.

Una tercera propuesta es la de Robert Plutchik, quien en la década de 1980 identificó ocho emociones primarias: alegría, tristeza, miedo, ira, asco, sorpresa, anticipación y confianza (Plutchik, 1980). Los criterios de Plutchik para considerar una emoción como primaria son tres:

1. Están presentes en los animales no humanos.
2. Están universalmente presentes en todas las culturas.
3. Sirven para ayudar a los organismos a resolver problemas adaptativos de supervivencia.

Un resumen de las emociones primarias propuestas por cada modelo se puede ver en la tabla 8.2. Como se aprecia, para las seis primeras (ira, asco, miedo, alegría, tristeza, sorpresa) existe bastante consenso sobre su existencia. En cambio, para el desprecio hay alguna evidencia empírica, pero menor que para las seis primeras (Ekman, 1973 y 1999; Ekman y Cordaro, 2011). Lo mismo ocurre para emociones como el interés o la confianza, para las que no existe evidencia concluyente

TABLA 8.2 **Resumen de las emociones primarias propuestas por cada modelo**

Ekman/Matsumoto	Izard	Plutchik
Alegría	Alegría	Alegría
Tristeza	Tristeza	Tristeza
Miedo	Miedo	Miedo
Ira	Ira	Ira
Asco	Asco	Asco
Sorpresa	Sorpresa	Sorpresa
Desprecio	Desprecio	Anticipación
	Interés	Confianza
	Vergüenza	
	Culpa	

sobre su carácter básico. Algunos autores incluyen algunas más como el orgullo o el amor (Tracy y Randles, 2011), pero otros autores creen que estas emociones no cumplen todos los requisitos necesarios para ser consideradas primarias. Más bien serían, como señalan Izard o Plutchik, combinaciones de las emociones básicas propuestas por cada uno de los modelos. Por ejemplo, para Izard el amor sería una combinación de alegría + interés (excitación).

Emociones secundarias

Las emociones primarias se combinan, como los colores básicos, para crear nuevas emociones que suelen ser denominadas «emociones secundarias» o «complejas». Las emociones secundarias se diferencian de las primarias por una serie de características primordiales:

- Requieren de la autoconciencia.
- No se dan o no son tan evidentes en los animales.
- Difieren notablemente de una persona a otra ya sea por su educación, sexo, edad u otras diferencias individuales.
- Pueden no ser culturalmente universales.

Las emociones secundarias emergen más tarde que las emociones primarias en el desarrollo y aparecen por primera vez cuando se tiene de 1 año y medio a 2 años de edad (a raíz de la aparición de la conciencia) e incluyen la empatía, los celos o la vergüenza. Emociones secundarias como el orgullo, la vergüenza y la culpa aparecen de forma más tardía y, por primera vez, alrededor de los 2 años y medio de edad, con la capacidad de sentir emociones complejas autoconscientes (Lewis, 2008) (tabla 8.3).

Autores como Plutchik y TenHouten (TenHouten, 2007) han propuesto una serie de combinaciones de emociones primarias que generarían las emociones secundarias más conocidas. Por ejemplo, la combinación de la alegría y la anticipación daría paso a una emoción secundaria que definimos como optimismo. En cambio, la tristeza combinada con la anticipación produciría la emoción que denominamos pesimismo. Por otra parte, la sorpresa mezclada con la ira nos llevaría a la indignación, pero si mezclamos la sorpresa con la alegría nos llevaría al deleite. En el cuadro 8.1 mostramos algunas de las combinaciones emocionales más frecuentes.

EMOCIONES DIMENSIONALES

Algunos investigadores sobre las emociones no coinciden con la visión expuesta anteriormente sobre la existencia de emociones básicas o discretas y consideran que es posible una explicación diferente para describir la estructura de las emociones. En concreto, las teorías dimensionales

TABLA 8.3 **Primera aparición de diferentes emociones primarias y secundarias**

Primera aparición	Emoción
Emociones primarias	
3 meses	Alegría/tristeza/asco
2 a 6 meses	Ira
Primeros 6 meses	Sorpresa/interés
6 a 8 meses	Miedo
Emociones secundarias	
1 año y medio a 2 años	Empatía/celos/vergüenza (no evaluativa)
2 años y medio a 3 años	Orgullo/vergüenza (evaluativa)/culpa

CUADRO 8.1 ■ Algunas de las combinaciones emocionales más frecuentes

Alegría	+	Aceptación	→	Amor
Alegría	+	Anticipación	→	Optimismo
Miedo	+	Alegría	→	Culpa
Miedo	+	Asco	→	Vergüenza
Sorpresa	+	Alegría	→	Deleite
Sorpresa	+	Ira	→	Indignación
Tristeza	+	Miedo	→	Desesperación
Tristeza	+	Ira	→	Envidia
Anticipación	+	Tristeza	→	Pesimismo
Anticipación	+	Ira	→	Agresividad

postulan la existencia de un pequeño número de dimensiones (dos o tres) que subyacen a todas las emociones discretas. La mayoría de los autores han propuesto dos dimensiones fundamentales porque son las que proporcionan un óptimo nivel de discriminación y mejor perfilan el espacio emocional: valencia y activación (Russell, 1980). La valencia representa el tono hedónico o posición en un continuo agradable-desagradable, mientras que la activación se refiere al nivel de energía de una experiencia afectiva, es decir, el grado en que un estado es experimentado como activado o desactivado. Estas dimensiones han sido expresadas por diferentes autores de formas variadas (p. ej., Larsen y Diener, 1992; Watson y Tellegen, 1985). Por ejemplo, para referirse al continuo agradable-desagradable los autores han utilizado diversas etiquetas:

- Bueno frente a malo.
- Placer frente a dolor.
- Acercamiento frente a evitación.
- Positivo frente a negativo.

Para el continuo activado-desactivado, los autores han utilizado otras etiquetas similares como:

- Excitación *(arousal)* frente a sueño.
- Tensión frente a relajación.
- Compromiso frente a retirada.
- Actividad frente a pasividad.

Desde la visión dimensional de las emociones, las consideradas emociones básicas como la alegría, la ira o la tristeza pueden reducirse a una composición específica de las dimensiones de valencia y activación. Por ejemplo, muchos estados emocionales que denominamos con la etiqueta de ira o enfado estarían situados en el espacio emocional de valencia negativa alta y nivel de activación medio. En cambio, los estados emocionales que designamos como miedo o turbación estarían ubicados en el espacio emocional de valencia negativa media y nivel de activación alto (fig. 8.2) (Russell y Barrett, 1999).

Teorías de la emoción

Las emociones, al ser un proceso psicológico complejo, han dado lugar a muy diferentes teorías que han intentado explicar su funcionamiento. Esta proliferación de teorías se debe fundamentalmente a que cada una de ellas se ha interesado en diferentes componentes (fisiológicos, expresivos, comportamentales o cognitivos) que configuran las emociones. Nos centraremos aquí en recoger las aportaciones más representativas de cada orientación, ya que al final la emoción es parcialmente lo que explica cada una de ellas, pero el conjunto de teorías nos da una visión global de las emociones.

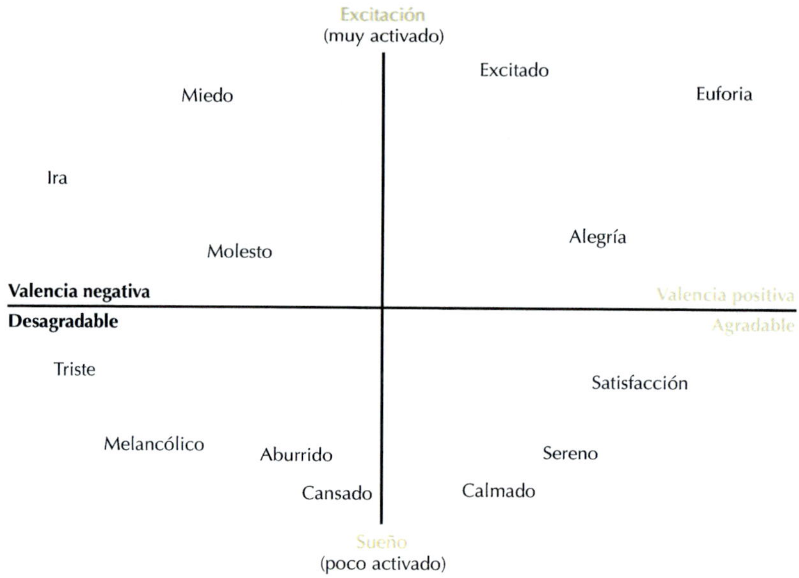

Figura 8.2 Representación de la visión dimensional de las emociones.

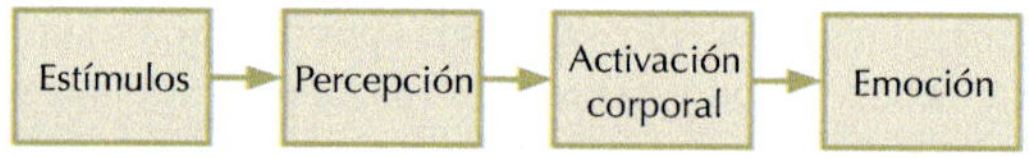

Figura 8.3 Representación esquemática de la teoría de W. James.

ESTUDIO DE LOS COMPONENTES FISIOLÓGICOS

William James es el primer psicólogo que plantea el estudio de la emoción como resultado de un proceso. Según James (1884), para que se origine una emoción es necesario que se produzca la percepción de cambios viscerales o en la musculatura estriada. La emoción es, por tanto, el fruto de la propiocepción de cambios fisiológicos periféricos; así pues, podríamos decir que estamos tristes porque lloramos (fig. 8.3).

En esa misma época, en 1885, Carl Lange publicó una teoría que se considera complementaria de la de James, según la cual los cambios corporales que se perciben son fundamentalmente vasculares (Lange, 1967).

Esta teoría periférica de las emociones propuesta por James-Lange se asienta sobre cuatro elementos: 1) cada emoción tiene un patrón de activación fisiológico específico de respuestas somatoviscerales; 2) esa activación fisiológica es condición necesaria para la existencia de una emoción; 3) la propiocepción de la activación fisiológica ha de ser contingente con el episodio emocional, y 4) la activación de los patrones fisiológicos característicos de una emoción por sí solos podrían reproducirla.

Como crítica a la anterior teoría, Walter Bradford Cannon establece cinco argumentos que la cuestionan: 1) los cambios corporales que proporciona la percepción para originar la emoción pueden ser eliminados completamente sin perturbar las emociones; 2) los cambios corporales que se producen en los estados emocionales no son específicos de una emoción, ya que algunos cambios corporales son comunes a varias emociones; 3) los órganos internos, que supuestamente proporcionan la percepción para la experiencia emocional, no son estructuras muy sensitivas; 4) el número de fibras nerviosas aferentes procedentes de los órganos internos y dirigidas al cerebro están en una proporción de 1 a 10 respecto al número de fibras nerviosas eferentes procedentes del cerebro y dirigidas a los órganos internos, es decir, los cambios que ocurren en los órganos internos son demasiado lentos para producir la emoción, y 5) muchas veces la experiencia de la emoción es inmediata, es decir, la emoción ocurre antes que la percepción de los cambios corporales, y la manipulación experimental del organismo para producir cambios corporales no ocasiona una verdadera emoción.

Cannon (1927) sostuvo que el tálamo es la estructura capital para la experiencia emocional. Para experimentar una emoción han de producirse una serie de acontecimientos que se inician con la percepción del estímulo que, a su vez, produce una activación talámica favorecedora de dos efectos simultáneos: activa músculos y vísceras, a la vez que envía retroalimentación informativa al córtex. De este modo, la teoría central de las emociones plantea que sentimiento y cambios corporales transcurren paralelamente sin relación causal mutua (fig. 8.4).

Al mismo tiempo que Cannon, Philip Bard (1928) realizó diversos experimentos de inducción experimental de la denominada «rabia decorticada», de ahí que su teoría sea conocida también como Cannon-Bard, la cual sostiene que la emoción marca una situación de emergencia que activa el organismo para restituir el equilibrio alterado; por tanto, la emoción es entendida como un fenómeno de origen predominantemente talámico subcortical. Se considera que la principal contribución de esta teoría fue proponer la existencia de centros específicos en el SNC para la experiencia emocional, iniciando así la tradición neurológica en el estudio de las emociones, cuya aportación más interesante veremos en el último epígrafe de este apartado.

ESTUDIO DE LA EXPRESIÓN DE LA EMOCIÓN

El interés por el estudio de las manifestaciones expresivas de las emociones surge como hemos señalado previamente con el trabajo de Darwin *La expresión de las emociones en los animales y en el hombre,* cuya tradición ha sido seguida por Paul Ekman. Esta línea de estudio se ha interesado por definir cuáles son las emociones primarias, no aprendidas, y sus formas prototípicas de expresión gestual, postural, vocal, etc., así como las funciones adaptativas que socialmente cumple.

Carroll Izard esboza la teoría de la retroalimentación facial de la expresión emocional. Izard (1977) plantea que la retroalimentación facial es el determinante esencial de las vivencias emocionales, sin la necesidad de que acontezcan paralelamente otros procesos psicológicos. Este proceso se fundamenta en una explicación neurofisiológica que sostiene la existencia de un sustrato neural innato de programas subcorticales específicos para cada emoción. Tras la percepción de una situación emocional, una primera conexión lleva automáticamente los impulsos cerebrales a los músculos de la cara, generando las expresiones faciales, que son de carácter universal y genético. Una segunda conexión retroalimenta al cerebro y genera la experiencia emocional. Esta retroalimentación desencadena el reconocimiento de la activación de los músculos faciales y crea la cualidad o tipo de emoción que experimenta el individuo (fig. 8.5).

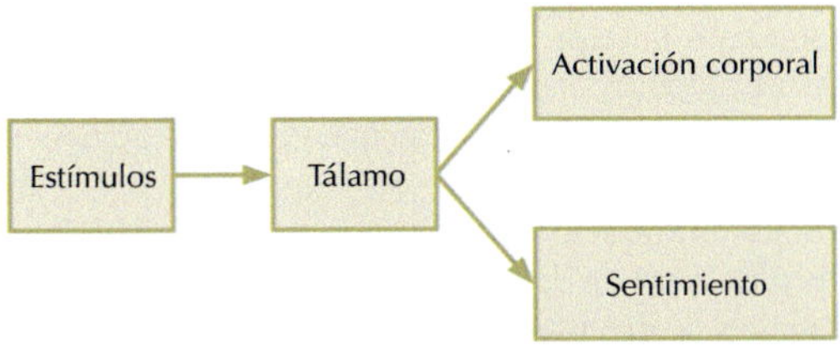

Figura 8.4 Representación esquemática de la teoría de W.B. Cannon.

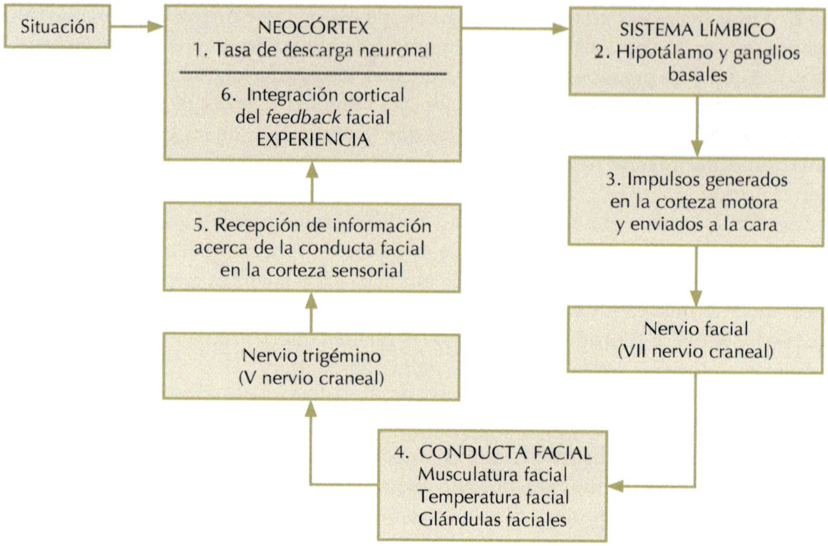

Figura 8.5 Representación esquemática de la teoría de la retroalimentación facial.

De esta teoría se deduce una implicación: la regulación afectiva por cambios faciales; es decir, manipulando los músculos faciales se pueden obtener cambios en el estado de ánimo. Las emociones se caracterizan por:

- No ser cíclicas.
- Poseer una generalidad y flexibilidad ilimitada como motivos.
- Influir sobre el conjunto de la actividad psicológica.

ESTUDIO DEL COMPORTAMIENTO EMOCIONAL

El comportamiento emocional se refiere al conjunto de respuestas observables que se pueden aprender al igual que cualquier otro comportamiento. Esta línea de estudio se ha interesado especialmente por las leyes del aprendizaje de la conducta emocional (especialmente en los miedos y las fobias) y ha desarrollado un buen número de modelos teóricos y de estudios para su contrastación.

La primera aportación que explica la emoción humana como resultado de un proceso de condicionamiento clásico fue la de John B. Watson, autor mencionado en capítulos anteriores. Como ya sabemos, siguiendo el estudio de Watson y Rayner (1920), los niños nacen con una serie de respuestas no condicionadas (RNC), o no aprendidas, como el miedo (llanto, respuestas de evitación, etc.), que se emiten en presencia de determinados estímulos no condicionados (ENC), como el ruido intenso. Por asociación, se puede conseguir que un estímulo inicialmente neutro (EN), que no provoca respuesta, llegue a provocar una respuesta similar a la RNC y que será denominado respuesta condicionada (RC). El EN pasaría a ser un estímulo condicionado (EC). En este estudio se generó en un niño de 11 meses (el pequeño Albert) una respuesta de temor a estímulos previamente no temidos mediante siete ensayos en los que se emparejaban un EC (rata blanca) con un ENC (ruido intenso). Este proceso que ya hemos comentado podemos recordarlo observando la figura 8.6.

Hobart Mowrer formuló un modelo sobre la ansiedad y el miedo en términos de estímulos, respuestas y refuerzos. Según la teoría de los dos factores de Mowrer (1939), la conducta fóbica se aprendería en una secuencia de dos partes o estadios: 1) en primer lugar, por condicionamiento clásico, un EN que no provoca respuestas emocionales se asocia a un ENC, llegando a producir

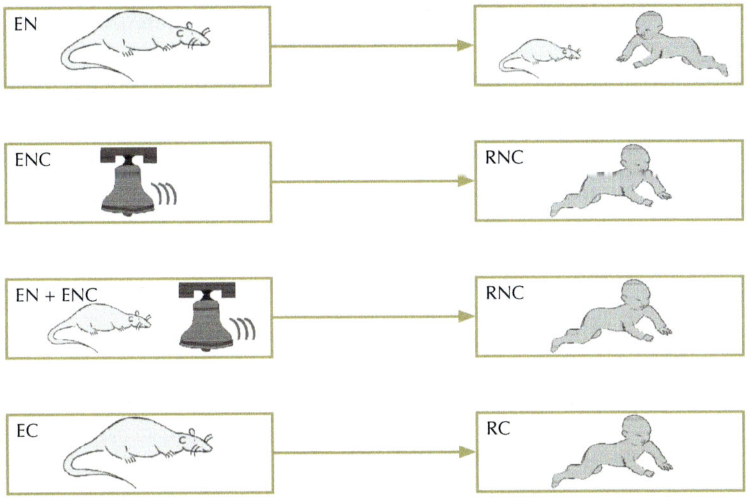

Figura 8.6 Representación esquemática del proceso de condicionamiento emocional. EC, estímulo condicionado; EN, estímulo neutro; ENC, estímulo no condicionado; RC, respuesta condicionada; RNC, respuesta no condicionada.

una respuesta emocional condicionada negativa (RC–), es decir, se transforma en un EC, y 2) posteriormente, este EC se convierte en un estímulo discriminante (ED) de la respuesta de evitación que pone fin a la RC–, lo cual resulta reforzante.

En resumen, las teorías enfocadas en el estudio del comportamiento emocional han puesto de manifiesto que las emociones pueden aprenderse por condicionamiento clásico e instrumental, así como por aprendizaje observacional. Además, estas teorías también se han interesado por el estudio de los procesos por los que estos estados emocionales pueden reducirse o extinguirse, algo que ha contribuido decisivamente al desarrollo de tratamientos efectivos para diversas patologías emocionales.

ESTUDIO COGNITIVO DE LA EMOCIÓN

Gregorio Marañón fue el pionero que dio inicio al interés por el estudio de los componentes cognitivos en la emoción. Estas teorías sostienen básicamente que la activación fisiológica es una condición necesaria, aunque no suficiente, para que se produzca una reacción emocional. Es necesaria la afluencia de los procesos valorativos del estado de activación y del contexto en que se produce esa activación para experimentar una emoción. Del trabajo de Marañón (1924) se derivan notables implicaciones teóricas: a) puede disociarse el componente fisiológico —«emoción fría»— del subjetivo —«emoción psíquica o caliente»—; b) el efecto de la activación adrenalítica induce un estado de inminencia afectiva que requiere la presencia de elementos cognitivos (recuerdos o imágenes) que permitan explicar esa activación fisiológica; c) no puede darse emoción sin activación fisiológica, ni emoción sin el componente cognitivo, y d) el estado emocional es fruto de la interacción de ambos componentes.

Schachter y Singer (1962), basándose en los estudios de Marañón, llevaron a cabo un estudio en el que se manipulaban el estado de activación del sujeto y las claves cognitivas que supuestamente le permitirían interpretar dicho estado. Manipularon el nivel de activación fisiológica inyectando a un grupo de sujetos adrenalina y a otro un placebo (los hicieron creer que se trataba de un complejo vitamínico que afectaría a sus capacidades visuales). Algunos sujetos inyectados con adrenalina fueron informados correctamente de las consecuencias que les acarrearía la inyección, otros no recibieron información alguna, y a un tercer grupo se les suministró información errónea. Todos fueron expuestos a una manipulación situacional diseñada para establecer un contexto evaluativo que podrían interpretar como de ira o de euforia. Los resultados mostraron que quienes poseían información adecuada de los efectos de la adrenalina atribuyeron su activación a esta, mientras que quienes no tenían información o esta era inadecuada utilizaron los estímulos o señales contextuales para explicar sus cambios corporales. Este trabajo permitió a Schachter (1964) formular la teoría bifactorial de la emoción, que propone que: a) ante un estado de activación para el que el organismo carece de explicación, este es «etiquetado» y experimentado subjetivamente en función de la valoración contextual realizada; b) la experiencia emocional se manifestará exclusivamente en presencia de un grado de activación no explicada, y c) se experimentará una emoción en la medida en que la activación fisiológica sea percibida por el sujeto.

Por tanto, ambos factores de activación fisiológica y su interpretación son necesarios para la aparición de una emoción, como se muestra en la figura 8.7.

Más tarde aparecieron las denominadas «teorías basadas en la valoración cognitiva». Estas teorías sostienen que la emoción es el resultado de los patrones subjetivos de evaluación personal de un antecedente o acontecimiento. Es decir, la emoción es un proceso fundamentalmente poscognitivo: lloramos porque estamos tristes. En ellas se considera que la evaluación necesaria para la aparición de una emoción era el fruto del procesamiento cognitivo del entorno sobre los estímulos percibidos en relación con un número de criterios y dimensiones que poseen significación para el organismo. Las teorías basadas en la valoración cognitiva plantean que los procesos de valoración son altamente subjetivos, lo que explica el hecho de que un mismo acontecimiento sea capaz de provocar diferentes emociones en diferentes personas.

MODELOS INTEGRADORES

Las aportaciones más recientes nos muestran que las cogniciones, el pensamiento y la forma como procesamos la información están ligadas a la emoción en las distintas fases que componen este proceso psicológico.

La emoción es un proceso psicológico complejo que nos permite adaptarnos a las demandas ambientales, que puede ser desencadenada tanto por condiciones internas como externas; tras la percepción de un acontecimiento inicial, que es primariamente filtrado a diversos niveles, se produce la activación emocional, compuesta por una experiencia subjetiva, una expresión corporal, una tendencia a la acción o comportamiento, así como por cambios fisiológicos que dan soporte a la respuesta global del sistema.

Los especialistas en psicología de la emoción diferencian, como ya hemos visto, dos tipos de emociones: las primarias y las complejas o secundarias. Desde la teoría de la doble vía, neurobiólogos como Damasio o LeDoux han planteado que ambos tipos de emociones podrían tener sustratos o vías neurobiológicas distintas, que servirían de soporte biológico, como podemos ver en la figura 8.8.

En las emociones básicas es una estructura cerebral, denominada sistema límbico, la responsable de responder a situaciones que pueden provocarlas. Dentro del sistema límbico es la amígdala la

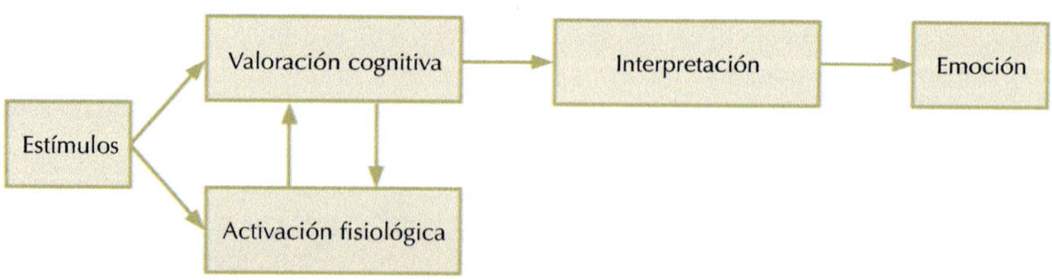

Figura 8.7 Representación esquemática de la teoría bifactorial.

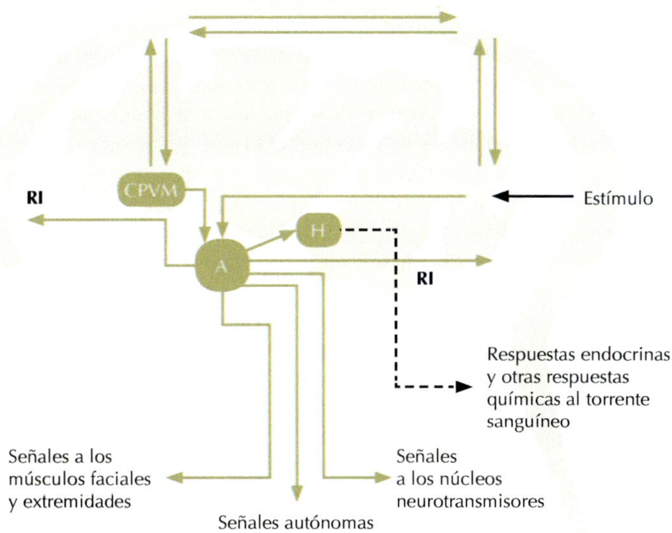

Figura 8.8 Representación esquemática de la teoría de la doble vía. A, amígdala; CPVM, corteza prefrontal ventromedial; H, hipotálamo; RI, respuesta inespecífica.

que se considera responsable principal de procesar las emociones que hemos denominado como primarias. Por su parte, en las emociones complejas se requiere la participación de otras estructuras corticales que implican habitualmente el concurso del pensamiento consciente. Ante una situación, en la mayoría de las ocasiones disponemos de expectativas conscientes y deliberadas sobre ella, así como de recuerdos en forma de imágenes mentales y etiquetas verbales organizadas por el pensamiento; estas describen innumerables aspectos de nuestra relación con la situación, reflexiones, así como las posibles consecuencias que pueden acarrearnos. Estas imágenes se organizan topográficamente en las cortezas sensoriales auditivas, visuales, etc., y que a su vez son organizadas por procesos asociativos más complejos. Del mismo modo, sobre procesos no conscientes, la corteza prefrontal respondería a estas imágenes, asociadas a representaciones disposicionales individuales, sobre la manera en que cada situación se corresponde a un tipo de respuesta específica para el sujeto. Estas representaciones disposicionales se adquieren con la experiencia y se asientan sobre otras innatas.

Por tanto, las teorías integradoras actuales nos plantean que podemos estar tristes porque lloramos, pero también podemos llorar porque estamos tristes.

La expresión y el reconocimiento de las emociones

Las personas tenemos la capacidad innata de expresar y reconocer las emociones; no obstante, existen sutiles diferencias tanto de género como culturales en cuanto a su manifestación y modulación que mostraremos en los apartados siguientes.

DIFERENCIAS DE GÉNERO

¿Son más emocionales las mujeres que los hombres? Las diferencias de género en el funcionamiento emocional han sido ampliamente documentadas en la literatura científica (para una revisión, v. Brody y Hall, 2008).

En términos generales, las mujeres se ven a sí mismas más intensas y expresivas emocionalmente. Por ejemplo, cuando se evalúa con autoinformes ellas consideran que sonríen, ríen y lloran más que los hombres. Además, se ven más expertas usando las señales no verbales de la comunicación emocional. Estos estereotipos también se reflejan en las emociones específicas. Emociones como la felicidad, la vergüenza, la sorpresa, la tristeza, el miedo y la culpabilidad se producirían más en las mujeres; en cambio, la ira, el desprecio y el orgullo, más en los hombres.

Estos datos de autoinforme coinciden con los registros, tanto de conversaciones como de textos escritos, que indican que las mujeres usan con más frecuencia las emociones tanto positivas como negativas durante el discurso.

Con respecto a la facilidad para expresar emociones, las mujeres las expresan con más exactitud tanto cuando se les pide que las expresen deliberadamente como cuando se las observa en contextos naturales. En general, las mujeres son más expresivas con la cara y las manos, y también sonríen, se ríen y asienten con la cabeza más que los hombres.

Por otra parte, las mujeres puntúan más alto que los hombres en la identificación de emociones en el rostro, y decodifican con más precisión el significado de las señales no verbales del cuerpo y la voz.

No obstante, como señalan Brody y Hall (2008), las variables que intervienen en la comprensión de cómo y cuándo las diferencias de género se producen son muy numerosas. Múltiples factores, como la personalidad, las variables sociales, culturales y situacionales, así como los tipos de procesos emocionales y las características de la tarea, hacen aparecer o desaparecer estas diferencias de género, lo que hace el proceso de investigación en esta área particularmente complejo y a la vez fascinante (Fernández-Berrocal et al., 2012).

CULTURA Y EMOCIONES

En este capítulo hemos analizado los componentes biológicos y cognitivos de las emociones, pero una comprensión completa de lo emocional necesita incluir también los aspectos socioculturales. Como ya hemos comentado, las personas compartimos un conjunto de emociones primarias de forma universal. No obstante, los investigadores han encontrado diferencias culturales con respecto al grado de precisión con el que son reconocidas, experimentadas y expresadas las emociones. Por ejemplo, la investigación ha documentado que existe una ventaja intragrupo en el reconocimiento de emociones: las personas reconocen con más exactitud las emociones expresadas por miembros de su propio grupo cultural que las expresadas por miembros de un grupo cultural diferente (Elfenbein y Ambady, 2002).

Por otra parte, la expresión de las emociones en las relaciones sociales se daría con mucha intensidad en culturas occidentales (p. ej., EE. UU. o México); en cambio, en las culturas asiáticas (p. ej., China o Japón) la expresión pública de la emoción se atenúa o se suprime porque se considera un gesto de mala educación (Niedenthal et al., 2006).

Otra forma en la que las culturas construyen las emociones tiene que ver con las etiquetas verbales que utilizamos para nombrarlas. Los términos que utilizamos en una lengua y cultura pueden no tener su equivalente en otra. Como señalan Matsumoto y Hwang (2012), la palabra alemana *schadenfreude* no tiene su correlato en inglés ni en español. *Schadenfreude* significa literalmente «alegrarse del mal ajeno». ¿Significa esto que en nuestra cultura no sentimos o podemos sentir esa emoción de alegría por la desgracia de los demás? No, claro que ocurre este fenómeno, pero indica claramente cómo las diferentes culturas y naciones han estructurado sus mundos afectivos dependiendo de sus normas y prioridades. En cambio, el concepto budista de *mudita,* que tampoco existe ni inglés ni en español, y que significa «alegría altruista» o «felicidad por la buena fortuna de otra persona», sería el ejemplo contrario de *schadenfreude.*

En definitiva, somos unos mamíferos de naturaleza biológica, con un sistema de emociones muy refinado tras miles de años de evolución, pero también unos mamíferos con cultura. Culturas que han diseñado y construido formas adaptadas y propias de reconocer, experimentar y expresar las emociones.

Psicología positiva y bienestar

La búsqueda de la felicidad es, sin duda, el objetivo vital de la mayoría de las personas, como veremos en el capítulo 12. Además de las emociones de tono hedónico positivo, hay otras formas de aumentar el afecto positivo que nos acerquen a la deseada felicidad; en su estudio se han especializado dos campos de la psicología.

El primero de ellos es el campo de la psicología positiva. En esta línea, Peterson y Seligman (2004) formulan las fortalezas y virtudes del carácter. Las virtudes son las características centrales del carácter valoradas como tales tanto por filósofos morales como por pensadores religiosos; nos proponen un conjunto de seis virtudes que se caracterizan por esbozar la meta del crecimiento personal y que están presentes en cualquier cultura; virtudes que, a su vez, están formadas por 24 fortalezas del carácter, que son un conjunto de rasgos positivos que ayudan a que se tenga una vida satisfactoria.

La primera de esas virtudes incluye la sabiduría y el conocimiento, y hace referencia a las fortalezas cognitivas: a saber disfrutar del conocimiento, a saber disfrutar haciendo actividades de tipo cognitivo. Y se compone de las siguientes fortalezas: a) creatividad, es decir, capacidad de pensar lo que se nos presenta de forma diferente, visualizar conexiones distintas y dar lugar a algo nuevo y valioso para nosotros o para otros; b) curiosidad, que se refiere a interesarse por lo que nos rodea y el mundo en general, así como sentirnos motivados por conocer y asumir nuevos retos; c) amor por aprender, que tiene que ver con el interés por adquirir nuevos conocimientos, y d) juicio y mentalidad abierta, que es el mantener una actitud reflexiva ante los demás y las cosas, interesándonos por comprender sus múltiples aspectos.

La segunda de esas virtudes es el valor, que se refiere a las fortalezas emocionales, a la capacidad de lucha frente a situaciones de dificultad, ante barreras externas y ante las propias limitaciones internas. A su vez, se compone de las siguientes fortalezas: a) autenticidad, que es asumir las propias acciones y sentimientos así como sus consecuencias, siendo íntegros y honestos con nosotros mismos y los demás; b) valentía, que implica actuar según los propios valores, ideas y sentimientos sin dejarse amedrentar, permaneciendo firme respecto a lo que se considera justo; c) persistencia, que es lo que nos mantiene en nuestra postura más allá de las dificultades, comprende la fuerza suficiente como para perseverar hasta alcanzar el objetivo y la satisfacción cuando sucede, y d) vitalidad, que se refiere a tener una actitud enérgica y entusiasta hacia la vida, dar lo mejor de uno al emprender tareas.

La tercera de las virtudes tiene que ver con el amor y la humanidad, y está conformada por las fortalezas interpersonales implicadas en la unidad a los demás de querer y dejarse querer. Los demás son muy importantes para el afecto positivo, ya que son su principal fuente. Se compone de las siguientes fortalezas: a) altruismo y compasión, que se basa en comprender los sentimientos y acciones generosas hacia los otros, como ayuda y cuidado; b) inteligencia social, personal y emocional, que se refiere a la conciencia respecto a las motivaciones y sentimientos propios y ajenos, el modo de conducirse adecuadamente en situaciones sociales, empatizar e identificar aspectos importantes, y c) amor en general, que valora las relaciones cercanas con otras personas, especialmente con aquellas dispuestas a compartir y brindar afecto de forma recíproca.

La virtud de la justicia hace referencia a las fortalezas cívicas que conllevan una vida comunitaria sana, tener capacidad para entregarse al desarrollo de las personas, de grupos, etc. Se compone de las siguientes fortalezas: a) imparcialidad y equidad, ser capaz de ponerse en el lugar de los demás y tener el suficiente dominio sobre las propias emociones como para tomar decisiones que afecten a otros de la forma más justa posible; b) liderazgo, ser capaz de motivar a un grupo del que se es parte y contribuir a una buena relación dentro de este y obtener resultados beneficiosos en los emprendimientos colectivos, y c) civismo y responsabilidad social, es decir, participar en actividades comunitarias, cooperando, siendo leal a los proyectos compartidos y apuntando a la igualdad de todos los miembros.

La virtud de la templanza hace referencia a las fortalezas que nos protegen de los excesos, ya que vivimos en una sociedad en la que los excesos y la falta del control del impulso son grandes pervertidores de la capacidad de disfrute. Agrupa las siguientes fortalezas: a) misericordia, entendida como capacidad de perdonar errores ajenos, poder reconocer cuándo los demás merecen una segunda oportunidad sin intentar vengarse; b) humildad, es decir, no creerse superior a los demás ni buscar siempre concentrar la atención de los otros, y da cuenta, asimismo, de un buen nivel de autoestima, ya que implica un reconocimiento realista de los propios defectos y virtudes; c) prudencia, el ser cuidadoso respecto a las propias decisiones, de modo que no hacer o decir cosas de las que luego nos arrepintamos ni asumir riesgos innecesarios, y d) autorregulación, que es el tener un control adecuado, ni rígido ni escaso, sobre los propios sentimientos y las conductas, comprendiendo el poder contenerse para no perjudicarse o bien para obtener beneficios.

Y la última de las virtudes es la transcendencia, que son las fortalezas que nos forjan una conexión más allá de nosotros. No somos seres aislados o únicos, sino que vivimos con más personas con una historia y con un futuro en el cual debemos situar nuestro mundo y esto da significado a la vida. Comprende las siguientes fortalezas: a) gratitud, que se refiere a reconocer y expresar agradecimiento respecto a las cosas buenas que tenemos o que nos llegan; b) esperanza y optimismo, que es esperar cosas buenas respecto al futuro, creer que somos capaces de realizar acciones para que eventos favorables sucedan y llevarlas a la práctica; c) sentido del humor, disfrutar de hacer bromas y reír, sonreír con relativa frecuencia, admitir el lado positivo de las cosas, y d) espiritualidad, es decir, tener creencias coherentes sobre propósitos elevados, el sentido del universo y nuestra existencia.

El segundo de los campos que se ha interesado por el estudio del afecto positivo es el del bienestar (v. cap. 12). Existen muchos conceptos para referirse a constructos muy próximos entre sí; nos referimos a calidad de vida, bienestar subjetivo, satisfacción vital o bienestar social, todos los cuales son parte de una terminología que se relaciona con una dimensión subjetiva del bienestar. Frente a estos, el bienestar psicológico implica tanto un juicio positivo sobre la vida o satisfacción vital como un balance favorable del afecto positivo frente al negativo y una vivencia de la felicidad, así como una serie de atributos psicológicos asociados al buen desarrollo y al ajuste de la persona al medio.

Entre las teorías dimensionales del bienestar psicológico quizás la más elaborada e interesante sea el modelo multidimensional de Ryff (1989a y 1989b), que propone una estructura compuesta de seis factores:

1. El primero en importancia es la autoaceptación, que es uno de los criterios centrales del bienestar psicológico, ya que las personas intentan sentirse bien consigo mismas, incluso siendo conscientes de sus propias limitaciones.
2. El crecimiento personal, que se refiere a que las personas necesitan marcarse metas vitales, necesitan definir una serie de objetivos que les permitan dotar a su vida de sentido.
3. Los propósitos de vida, el funcionamiento positivo óptimo requiere del empeño por desarrollar las potencialidades, por seguir creciendo como persona y por elevar al máximo sus capacidades.
4. Las relaciones positivas con otras personas, la gente necesita mantener relaciones sociales estables y tener amigos en los que pueda confiar. La capacidad para amar y ser amado es un componente fundamental del bienestar psicológico y, consiguientemente, de salud mental.
5. El dominio del entorno, es decir, la habilidad que tienen las personas para realizar elecciones o para crear entornos favorables a la satisfacción de sus deseos y necesidades. Las personas con un alto dominio del entorno poseen una mayor sensación de control sobre el mundo y se sienten capaces de influir sobre el contexto que les rodea.
6. La autonomía, que se refiere a poder mantener la propia individualidad en diferentes contextos sociales. Las personas necesitan asentarse en sus propias convicciones y mantener su independencia y autoridad personal. Las personas con autonomía son capaces de resistir en mayor medida la presión social y autorregulan mejor su comportamiento (Ryff y Singer, 2002).

Para terminar, hay que señalar que estos factores van variando con el ciclo vital, de tal manera que el crecimiento personal y los propósitos de vida van disminuyendo con el tiempo y, por el contrario, el dominio del medio ambiente y la autonomía van creciendo progresivamente.

La felicidad duradera es fruto en parte de las circunstancias y de los avatares que nos toca vivir; es decir, de las emociones del día a día, las emociones positivas que se deben a las cosas que nos pasan. Pero también intervienen otras series de factores que tienen que ver con la voluntad, con las cosas que nosotros podemos hacer; estas configuran el estado de ánimo y están determinadas por las fortalezas y las diferentes áreas de nuestro bienestar. Y, por último, tiene una constante fija, que se refiere a nuestras características de personalidad que condicionan nuestra emocionalidad y permanece prácticamente constante a lo largo de la vida.

Según Seligman (2002) hay tres tipos de felicidad, tres formas entre las que nosotros podemos elegir disfrutar y ser felices en la vida. La primera es la vida agradable. Es una situación de disfrutes de corta duración y que están muy relacionados con esos pequeños placeres. Es decir, depende mucho de esas pequeñas satisfacciones de la vida, se trata de la felicidad hedónica que se desprende de la obtención de placer. Un segundo tipo de felicidad es lo que se denomina la buena vida, en la que se disfruta haciendo determinadas cosas cuando lo que uno hace le sale bien y le gusta, y termina llegando a ser virtuoso en ello. Por último, tenemos la vida con sentido, que es sin duda la más duradera y se basa encontrar un objetivo que nos transcienda a nosotros y, mucho más importante, que nos lleve a dedicarle todas las fuerzas y tiempo. Se trata de la felicidad «eudaimónica», según la cual no todas las metas alcanzadas por la persona proporcionan felicidad, aun cuando lleven implícita una considerable carga de placer. Desde esta perspectiva, se considera que la auténtica felicidad únicamente se alcanza con el desarrollo de actividades congruentes con los valores personales más íntimos y el perfeccionamiento de las propias potencialidades.

En todos los casos, la constante de nuestra felicidad, la personalidad, no cambia; lo que va cambiando entre los tres tipos de felicidad es el peso que otorgamos a las circunstancias de la vida, muy grande en la vida agradable, frente a lo que depende de nuestra voluntad, que va creciendo hasta llegar a su mayor peso en la vida con sentido, gracias al desarrollo de nuestra fortalezas y bienestar.

Bibliografía

Bard PA. Diencephalic mechanism for the expression of rage with special reference to the sympathetic nervous system. Am J Physiol 1928;84:490-515.

Brody LR, Hall J. Gender and emotion in context. In: Lewis M, Haviland-Jones J, Feldman-Barrett E, editors. Handbook of emotions. 3rd ed. Nueva York: Guilford Press; 2008. p. 395-408.

Briñol P, Petty RE, Stavraki M, Lamprinakos G, Wagner B, Díaz D. Affective and cognitive validation of thoughts: an appraisal perspective on anger, disgust, surprise, and awe. J Pers Soc Psychol 2018;114:693-718.

Cannon WB. The James-Lange theory of emotions. Am J Psychol 1927;39:5-124.

Damasio A. El error de Descartes. Barcelona: Crítica; 1996.

Damasio A. En busca de Spinoza. Neurología de la emoción, los sentimientos. Barcelona: Crítica; 2005.

Darwin C. La expresión de las emociones en los animales y en el hombre. Madrid: Alianza; 1872. p. 1984.

Ekman P. All emotions are basic. In: Ekman P, Davidson RJ, editors. The nature of emotion, fundamental questions. Nueva York: Oxford University Press; 1994. p. 56-8.

Ekman P. Basic emotions. In: Dalgleish T, Power M, editors. Handbook of cognition, emotion. Nueva York: Wiley; 1999. p. 45-60.

Ekman P. Cross-cultural studies of facial expression. In: Ekman P, editor. Darwin, facial expression, a century of research in review. Nueva York: Academic Press; 1973. p. 169-222.

Ekman P, Cordaro D. What is meant by calling emotions basic. Emot Rev 2011;3:364-70.

Elfenbein HA, Ambady N. On the universality and cultural specificity of emotion recognition: a meta-analysis. Psychol Bull 2002;128:203-35.

Fernández-Abascal EG. Emociones positivas. Madrid: Pirámide; 2009.

Fernández-Abascal EG, García B, Jiménez MP, Martín MD, Domínguez FJ. Psicología de la emoción. Madrid: Editorial Universitaria Ramón Areces; 2009.

Fernández-Abascal EG, Jiménez MP, Martín MD. Emoción y motivación. Madrid: Centro de Estudios Ramón Areces; 2003.
Fernández-Berrocal P, Cabello R, Castillo R, Extremera N. Gender differences in emotional intelligence: the mediating effect of age. Behav Psychol 2012;20:77-89.
Fischer AH, Manstead ASR. Social functions of emotion. In: Lewis M, Haviland-Jones J, Feldman L, editors. Handbook of emotions. 3rd ed. Nueva York: Guilford Press; 2008. p. 456-68.
Frijda N. The Psychologists' Point of View. In: Lewis M, Haviland-Jones JM, Feldman-Barrett L, editors. Handbook of Emotions. 3rd ed. Nueva York: Guilford Press; 2008. p. 68-87.
Frijda N. Varieties of Affect: Emotions and Episodes, Moods and Sentiments. In: Ekman P, Davidson RJ, editors. The Nature of Emotion, Fundamental Questions. Nueva York: Oxford University Press; 1994. p. 59-67.
Izard CE. Emotions, personality, and psychotherapy. The psychology of emotions. Nueva York: Plenum Press; 1991.
Izard CE. Human emotions. Nueva York: Plenum Press; 1977.
Izard CE. The structure and functions of emotions: Implications for cognition, motivation, and personality. In: Cohen IS, editor. The G. Stanley Hall Lecture Series. Washington, DC: American Psychological Association; 1989. p. 35-73.
James W. What is an emotion? Mind 1884;9:188-205.
Kahneman D. Pensar rápido, pensar despacio. Madrid: Debate; 2012.
Keltner D, Haidt J. Social functions of emotions. In: Mayne T, Bonanno TA, editors. Emotions, current issues, future directions. Nueva York: Guilford Press; 2001. p. 192-213.
Lange CG. The emotions. In: Lange CG, James W, editors. The emotions. Nueva York: Hafner; 1967. p. 58-93.
Larsen RJ, Diener E. Promises and problems with the circumplex model of emotion. Rev Pers Soc Psychol 1992;13:25-59.
Ledoux J. El cerebro emocional. Barcelona: Ariel-Planeta; 1996.
Lewis M. Self-conscious emotions: embarrassment, pride, shame, and guilt. In: Lewis M, Haviland-Jones J, Feldman-Barrett L, editors. Handbook of emotions. 3rd ed. Nueva York: Guilford Press; 2008. p. 742-56.
Marañón G. Contribution a l'étude de l'action émotive de l'adrenaline. Revue Francaise d'Endocrinologie 1924;5:301-25.
Matsumoto D. Culture and emotion. In: Matsumoto D, editor. The handbook of culture, psychology. Nueva York: Oxford University Press; 2001. p. 171-94.
Matsumoto D, Hwang HS. Culture and emotion: the integration of biological and cultural contributions. J Cross-Cult Psychol 2012;43:91-118.
Mowrer OH. A stimulus-response analysis of anxiety and its role as a reinforcing agent. Psychol Rev 1939;46:553-65.
Nesse RM, Ellsworth PC. Evolution, emotions, and emotional disorders. Am Psychol 2009;64:129-39.
Niedenthal PM, Krauth-Gruber S, Ric F. Psychology of emotion. Interpersonal, experiential, and cognitive approaches. East Sussex: Psychology Press; 2006.
Peterson C, Seligman MEP. Character strengths and virtues. A handbook and classification. Nueva York: APA & Oxford University Press; 2004.
Plutchik R. Emotion: a psychoevolutionary synthesis. Nueva York: Harper & Row; 1980.
Plutchik R. Emotions and life: perspectives from psychology, biology, and evolution. Washington DC: American Psychological Association; 2003.
Reeve J. Motivación y Emoción. Madrid: Mc Graw-Hill; 1994.
Russell JA. A circumplex model of affect. J Pers Soc Psychol 1980;39:1161-78.
Russell JA, Barrett LF. Core affect, prototypical emotional episodes, and other things called emotion: dissecting the elephant. J Pers Soc Psychol 1999;76:805-19.
Ryff C. Beyond Ponce de Leon and life satisfaction: new directions in quest of successful aging. Int J Behav Dev 1989;12:35-55.
Ryff C. Happiness is everything, or is it? Explorations on the meaning of psychological well-being. J Pers Soc Psychol 1989;57:1069-81.
Ryff C, Singer B. From social structure to biology. In: Snyder C, López A, editors. Handbook of Positive Psychology. Londres: Oxford University Press; 2002. p. 63-73.
Schachter S. The interaction of cognitive and physiological determinants of emotional state. In: Berkowitz L, editor. Advances in experimental social psychology. Nueva York: Academic Press; 1964. p. 49-80.

Schachter S, Singer JE. Cognitive, social, and physiological determinants of emotional state. Psychol Rev 1962;69:379-99.
Seligman MEP. Authentic happiness. Nueva York: Free Press; 2002.
TenHouten WD. General theory of emotions and social life. Nueva York: Routledge; 2007.
Tooby J, Cosmides L. The evolutionary psychology of the emotions and their relationship to internal regulatory variables. In: Lewis M, Haviland-Jones JM, Barrett LF, editors. Handbook of emotions. Nueva York, NY: Guilford Press; 2008. p. 114-37.
Tracy JL, Randles D. Four models of basic emotions: A review of Ekman and Cordaro, Izard, Levenson, and Panksepp and Watt. Emot Rev 2011;3:397-405.
Watson D, Tellegen A. Towards a consensual structure of mood. Psychol Bull 1985;98:219-35.
Watson JB, Rayner R. Conditioned emotional reactions. J Exp Psychol 1920;3:1-14.

CAPÍTULO 9

Memoria

José Miguel Latorre

PUNTOS CLAVE

- El término *memoria* se refiere a toda una serie de funciones cerebrales que nos permiten organizar, almacenar y recuperar información diversa. En la investigación sobre el funcionamiento de la memoria conviven tres enfoques complementarios: experimental, memoria en la vida real y neuropsicológico.
- Desde un punto de vista funcional podemos clasificar la memoria en tres tipos: sensorial, a corto y a largo plazo. La memoria a largo plazo puede ser implícita, como las habilidades, o explícita, que incluye el conocimiento del mundo y el recuerdo de los acontecimientos personales.
- La memoria a corto plazo o memoria de trabajo desempeña un papel central en el funcionamiento cognitivo, estando implicada en el procesamiento y la comprensión del lenguaje o en la manipulación mental de la información visual, entre otras.
- La posibilidad de que una información nueva sea almacenada a largo plazo se incrementa si se pone en relación con lo que ya teníamos en nuestra memoria mediante la organización y el procesamiento en profundidad.
- La memoria utiliza múltiples códigos y es dependiente del contexto y del estado de ánimo.
- La memoria está en constante reconstrucción, ya que no archivamos instantáneas objetivas de los sucesos del pasado, sino que más bien captamos el significado, el sentido y las emociones a las que dichas experiencias se asociaron entonces. Los recuerdos se modifican cada vez que se recuperan, y en este proceso desempeña un papel central el hipocampo.
- Existen dos grandes tipos de olvido: el que se produce sin la intención de olvidar y el que se hace o intenta hacer con algún propósito. Además de no ser capaces en ocasiones de acordarnos de una idea, un suceso o un hecho deseado, también puede darse el recuerdo incorrecto, distorsionado o no deseado.

Introducción

Las historias vitales de muchas personas que sufren enfermedad de Alzheimer y que pierden progresivamente la memoria nos han enseñado que la memoria es una de las capacidades que más determinan nuestro funcionamiento cotidiano. Desde el mismo momento que nos despertamos empezamos a utilizar la memoria para saber dónde hemos dejado la ropa, qué recorrido hay que hacer para ir al baño, las actividades que tenemos que realizar ese día o el libro que estuvimos leyendo antes de acostarnos.

El término *memoria* es solo un concepto, ya que en realidad con él se hace referencia a toda una serie de funciones cerebrales que nos permiten organizar, almacenar y recuperar información diversa, que va desde los aprendizajes más simples hasta recordar una función matemática, los nombres de algunos de nuestros compañeros del colegio o una poesía que nos gusta. Podríamos estar mucho tiempo poniendo ejemplos de los distintos tipos de memoria sin tan siquiera haberla definido todavía. Por tanto, más que de memoria habría que hablar de distintos tipos o *sistemas de memoria,* pero podríamos definirla de manera general como la capacidad de almacenar y recuperar la información previamente aprendida (Rolls, 2000).

Nuestra memoria tiene múltiples vertientes y, aunque en ocasiones se ha querido asimilar a la de los ordenadores porque tiene una capacidad similar, es menos fiable, más flexible y mucho más fácil de usar. De todas formas, la memoria se parece de algún modo al sistema de procesamiento de la información de un ordenador, ya que para recordar cualquier información es necesario: a) que sea codificada *(codificación),* es decir, que llegue a los sistemas cerebrales implicados en la memoria; b) que sea retenida *(almacenamiento),* y c) que sea recuperada *(recuperación).*

En definitiva, cuando hablamos de memoria humana nos referimos, por un lado, a la *arquitectura* de la memoria, es decir, a los diversos tipos, sistemas o estructuras de memoria, así como a la interrelación que se da entre ellos, y, por otro lado, a los procesos implicados en la *adquisición-codificación,* el *almacenamiento* y la *recuperación* de la información. En los apartados «Memoria sensorial», «Memoria a corto plazo» y «Memoria a largo plazo» analizaremos los distintos tipos de memoria y en los apartados «Procesos de almacenamiento de la información», «Recuperación» y «Olvido» los procesos de adquisición, almacenamiento y recuperación.

ESTUDIO DE LA MEMORIA

El estudio de la memoria abarca tanto el planteamiento estrictamente experimental, dedicado a entender cómo funciona la memoria de manera general, como aquel que podríamos denominar *memoria en la vida real.* Esta etiqueta abarca desde el estudio de la memoria en contextos naturales, por ejemplo, el recuerdo de las recomendaciones que le da una enfermera al paciente en la consulta, hasta la interacción entre la memoria y la personalidad, pasando por la investigación del deterioro de la memoria asociado al envejecimiento normal o a la enfermedad de Alzheimer. La principal idea que subyace a todo ello es poner en contacto los procedimientos y la metodología propia de la psicología experimental con la investigación aplicada a distintos ámbitos como el de la salud.

Además de estas dos perspectivas, la experimental y la cotidiana, no hay que olvidar la importancia que ha supuesto el desarrollo de las neurociencias para el conocimiento de la memoria humana y la psicología en general, tal como se ha expuesto en el capítulo 1. Los hitos fundamentales en este campo son los estudios neurobiológicos sobre la huella de memoria y su consolidación, los estudios neuropsicológicos sobre la amnesia o los estudios sobre la organización y arquitectura de los sistemas de memoria en el cerebro, utilizando técnicas de neuroimagen.

ARQUITECTURA DE LA MEMORIA

Una de las teorías más características sobre la arquitectura de la memoria es el denominado *modelo modal* desarrollado por Atkinson y Shiffrin (1968). Según este modelo, la memoria se puede subdividir en tres: *memoria sensorial* o *registro sensorial* (MS), *memoria a corto plazo* (MCP) y *memoria a largo plazo* (MLP). Como se puede ver en la figura 9.1, la información procedente de los sentidos se registra y se mantiene brevemente (1-2 s) en los distintos registros o MS. Posteriormente la información pasa a la MCP (unos minutos), donde se trabaja con ella; por eso, a este tipo de memoria se le llamaría posteriormente *memoria de trabajo* (MT). Finalmente, la información puede ser almacenada durante un periodo largo de tiempo en la MLP. Pensemos en que acabamos de darnos de alta en una línea de teléfono y nos dicen el número de nueve cifras.

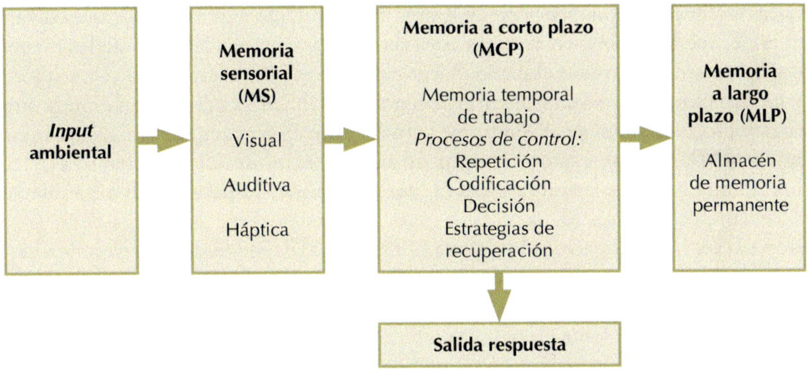

Figura 9.1 El flujo de la información y la arquitectura de la memoria según el modelo modal de Atkinson y Shiffrin (1968).

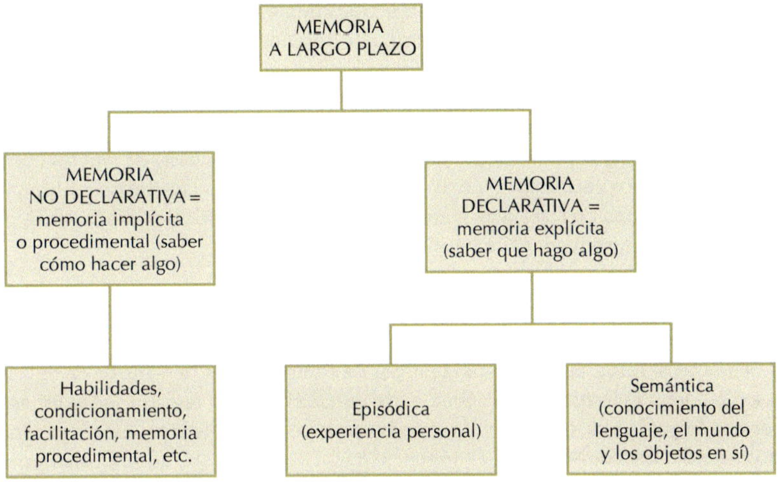

Figura 9.2 Memoria a largo plazo declarativa y no declarativa. (Adaptado de Squire, 1992.)

Lo primero que ocurre es que los números van entrando en la MS y de ahí van pasando a la MCP. Como son nueve números, es probable que tengamos que repetirlos mentalmente o agruparlos de tres en tres para que sea más fácil mantenerlos en la MCP. También podemos intentar asociar los números con datos personales como fechas a algo similar, procesos en los que estaría implicada la MT. De esa forma es probable que al final nos aprendamos de memoria el número y este pase a la MLP. A medida que nos pregunten el número y lo vayamos recuperando de la MLP estaremos reaprendiéndolo. Cuando dejemos de usarlo un tiempo, es probable que se nos olvide, sobre todo si tenemos un número nuevo que aprender.

Como se puede ver en la figura 9.2, de forma general se puede decir que existen dos grandes tipos de MLP: *declarativa o explícita* (ME) y *no declarativa o implícita* (MI) (Squire, 1992). La ME es el tipo de memoria que se produce, en mayor o menor grado, con el acompañamiento de la conciencia. Por ejemplo, recordar el nombre de una persona que nos encontramos en la calle o el día que nació un hijo. Es decir, abarca situaciones que requieren almacenar y recordar información tanto de eventos específicos como de hechos o aspectos del mundo, por ejemplo, el significado de la palabra «nube» o el color de la tinta del calamar. La MI es una memoria que cursa sin conciencia, ya que hace referencia a situaciones en las que se ha producido algún tipo de aprendizaje que se refleja en la ejecución más que en recursos conscientes. Por ejemplo, las habilidades manuales que tenemos para tocar la guitarra o el piano, hacer un recorrido de nuestra casa al trabajo o cuando un determinado olor nos provoca náuseas. En la práctica clínica esta distinción es muy importante pues, por ejemplo, una persona con síndrome amnésico puede ser capaz de almacenar información no declarativa (MI), mientras que es incapaz de almacenar información declarativa (ME), como el nombre de una persona, o simplemente tener conciencia de haber visto a una persona con anterioridad (Baddeley et al., 2010).

Siguiendo con la clasificación de Squire (1992), la ME puede dividirse en dos categorías: *semántica* y *episódica,* tal como había propuesto Tulving (1972). La *memoria semántica* (MSE) se refiere al conocimiento del mundo. Va mucho más allá del significado de las palabras y también incluye aspectos sensoriales como el color de un plátano o el sabor de una naranja. Asimismo, incluye el conocimiento general sobre cómo funciona nuestro entorno social, lo que hay que hacer para comprar un billete de tren o visitar al médico. La *memoria episódica* (MEP) se refiere a la capacidad de recordar eventos o episodios específicos, como una ocasión reciente en la que al entrar en una cafetería me encontré a un amigo al que hacía mucho tiempo que no veía. Por tanto, un evento determinado puede estar representado en ambos tipos de memoria. Por ejemplo, yo puedo saber que la capital del Reino Unido es Londres porque lo aprendí en el colegio, pero también porque estuve allí un verano o lo he visto en películas o en las noticias. No tenemos más que pensar en la cantidad de películas que hemos visto: de la mayoría solo nos acordamos del contenido (MSE), pero seguro que en algún caso recordamos aspectos relacionados con el momento en que la vimos (MEP). En definitiva, se puede decir que el residuo de la acumulación de eventos episódicos da lugar a la MSE. Podemos encontrar evidencia de esta afirmación en la neuropsicología, ya que los pacientes amnésicos tienen un claro déficit episódico y presentan al mismo tiempo serios problemas a la hora de desarrollar nuevo conocimiento semántico.

Memoria sensorial

Es como una cámara fotográfica o una grabadora de sonido. Toma una «foto» de lo que ve, oye, huele, toca o saborea. Durante una pequeña parte de 1 s el cerebro registra todos los aspectos de la calle por donde paseamos, con sus colores, formas, ruidos o los distintos olores con los que nos vamos encontrando. Esta información es un reflejo de los estímulos que nos rodean, frente a la cual podemos reaccionar introduciéndola en la memoria o ignorándola u olvidándola.

MEMORIA SENSORIAL VISUAL

Si cogemos un lápiz y lo movemos de izquierda a derecha delante de nuestros ojos, podemos visualizar una pequeña estela, lo que significa que la representación sensorial del bolígrafo en una posición permanece después de que el lápiz se haya movido a una nueva posición. La MS retiene la sensación visual por 1 o 2 s, tiempo suficiente para que actúen los procesos de reconocimiento. La MS mantiene la información visual, incluso a pesar de interrupciones como el parpadeo, de tal forma que los procesos de reconocimiento puedan llevarse a cabo sin interrupciones.

MEMORIA SENSORIAL AUDITIVA

La MS auditiva (MSA), llamada *memoria ecoica* porque se parece a un eco que resuena después de que el sonido haya desaparecido, es la forma de la MS para los sonidos que se acaban de percibir. Es necesaria para la comprensión de algunos sonidos, particularmente los que constituyen el habla. Cuando oímos una palabra que alguien acaba de pronunciar escuchamos sonidos individuales, uno cada vez. No podemos identificar la palabra hasta que hemos oído todos los sonidos; por tanto, la información acústica debe ser almacenada temporalmente hasta que todos los sonidos se han recibido. En definitiva, la MSA mantiene una representación de los sonidos hasta que se ha escuchado toda la palabra. La duración aproximada de esta memoria es de 4 s (Darwin et al., 1972). La MSA está vinculada principalmente al habla, aunque no en exclusiva. El sistema de percepción auditiva humano es muy sensible al habla y esto explica por qué la memoria ecoica de los sonidos del habla está más desarrollada que la memoria ecoica para otros sonidos.

Memoria a corto plazo

MEMORIA A CORTO PLAZO COMO AMPLITUD

Durante el periodo de almacenamiento sensorial la información sigue un proceso de identificación básica antes de pasar a la MCP. Este almacén proporciona la base de la actividad mental consciente, es el centro de control del sistema de memoria humana, determina qué información se atiende y cómo se procesa la información, y gobierna la recuperación (recuerdo) de la memoria existente.

Uno de los test más usados para evaluar la inteligencia es la *Weschler Adult Intelligence Scale* (WAIS), que incluye, entre otros muchos, un subtest denominado *span (amplitud) de dígitos* que consiste en series de números que van aumentando en tamaño. Por ejemplo, si tenemos que recordar la siguiente serie de siete dígitos (1, 3, 5, 6, 4, 8, 2), la mayoría no tendrán problemas. Sin embargo, si la serie es de 11 dígitos (7, 2, 3, 5, 8, 7, 3, 9, 8, 1, 4), pocas personas serán capaces de hacerlo sin equivocarse. Generalmente, se suele asumir que la amplitud de dígitos es un indicador de la MCP. Por término medio, la amplitud normal es de siete (de cinco a nueve). Pero ahora veamos una serie de nueve dígitos (3, 6, 7, 4, 5, 2, 3, 2, 1), como podría ser un número de teléfono, y agrupemos los números de tres en tres: 367-452-321. Esta secuencia es mucho más fácil de aprender, pues las agrupaciones se convierten ahora en unidades. Es por eso que cuando intentamos aprendernos un número de teléfono preferimos hacerlo de esta forma. Los estudios de Miller (1956) sobre el *número mágico siete* mostraron que nuestra MCP está limitada a una media de siete elementos como sonidos, letras, palabras o frases, como ya se ha explicado en el capítulo 1. Trabajos posteriores han confirmado esta idea de que la memoria no está limitada a corto plazo en forma de elementos definidos, sino más bien en términos de unidades, de modo que es posible memorizar grupos.

Por tanto, la MCP se refiere a la memoria inmediata para estímulos que acaban de ser percibidos. Esta capacidad, que está limitada en términos del número de ítems que pueden ser almacenados, así como en su duración, es muy necesaria para la ejecución de la mayoría de las actividades cognitivas que hacemos habitualmente. Por ejemplo, cuando leemos una frase, los primeros componentes de esta tenemos que mantenerlos hasta que acabamos de leerla completamente, con el fin de poder comprender lo escrito. Para desarrollar una operación de cálculo mental, como multiplicar 234 × 7, el resultado de una parte debemos mantenerlo, mientras hacemos los cálculos con la otra. La capacidad que tenemos los seres humanos para mantener mentalmente activada una determinada cantidad de información en un estado permanentemente accesible (p. ej., «Juan es más alto que Luis» y «Carlos es más alto que Juan») y, al mismo tiempo, realizar una tarea de razonamiento con esa información (p. ej., «¿Cuál es el más alto de los tres?») es posible gracias a la labor de la MCP (Ruiz-Vargas, 2010).

MEMORIA DE TRABAJO

Este término ha evolucionado desde el primer concepto de MCP y, en ocasiones, los dos términos se usan indistintamente. Para no confundirnos, cuando hablamos de MCP nos referimos al simple almacenamiento de información, en contraste con la MT, que implica una combinación de almacenamiento y manipulación, como ya se ha explicado en el capítulo 3, puesto que la MT es una de las funciones ejecutivas.

Baddeley y Hitch (1974) desarrollaron la idea del modelo modal de una MCP como espacio de trabajo. Hicieron hincapié en su papel funcional como sistema subyacente al desarrollo de actividades cognitivas complejas, un sistema que sostiene nuestra capacidad de trabajo mental y pensamiento coherente. Los autores propusieron el término *working memory* para referirse a la memoria que incluye dos dimensiones: el procesamiento cognitivo y el almacén transitorio de la información que es procesada durante la ejecución de un amplio abanico de tareas cognitivas. Las tareas cognitivas, independientemente del grado de complejidad (p. ej., resolver problemas o comprender un texto), requieren un número de etapas de procesamiento, las cuales son ejecutadas a través de la MT (Baddeley, 2012).

El concepto de MT difiere en algunos aspectos del concepto más general de MCP, ya que se basa en la presunción de que existen varios componentes y de que participa en actividades que no necesariamente se relacionan con la memoria (p. ej., cálculo mental o comprensión de textos). En su versión inicial, el modelo incluía tres componentes: 1) el *bucle fonológico* (BF) o *lazo articulatorio*, que está especializado en mantener secuencias de elementos acústicos y relacionados con el habla; 2) la *agenda visoespacial* (AVE), que realiza una función parecida, pero con secuencias y elementos codificados visualmente o espacialmente, y 3) el *ejecutivo central* (EJC), que controla todo el funcionamiento, ya que se trata de un sistema atencional de capacidad limitada que selecciona y manipula material en los subsistemas, actuando como un controlador que gestiona toda la actividad. Hace unos años Baddeley (2000) añadió un cuarto componente, el *buffer* o *retén episódico*, que trabaja con un código multidimensional, permite interactuar a los distintos componentes de la MT y está conectado tanto con la percepción como con la MLP (fig. 9.3).

Para entenderlo mejor hagamos una prueba: piensa en la casa donde vives e intenta decir cuántas puertas tiene. ¿Ya las has contado? ¿Cómo has llegado a la solución? Es probable que hayas necesitado formarte una imagen mental de tu casa. Esta actividad se apoya en la AVE. Por otra parte, es probable que hayas ido contando las puertas mentalmente con la ayuda del BF. Además, para que todos los procesos anteriores hayan tenido lugar ha sido necesario que el EJC seleccione y coordine las estrategias a seguir. Para entender el funcionamiento del retén episódico podemos recurrir a un ejemplo del propio Baddeley (2000; 2012) cuando dice que se encargaría de combinar los conceptos de *hockey* sobre hielo y elefante para imaginar a un elefante que juega al *hockey* sobre hielo. Esta nueva representación creada se manipularía en la MT, permitiendo, en este caso, contestar a preguntas como: ¿En qué puesto podría jugar el elefante? Podría jugar, por ejemplo, como defensa, pero ¿jugaría mejor como portero?

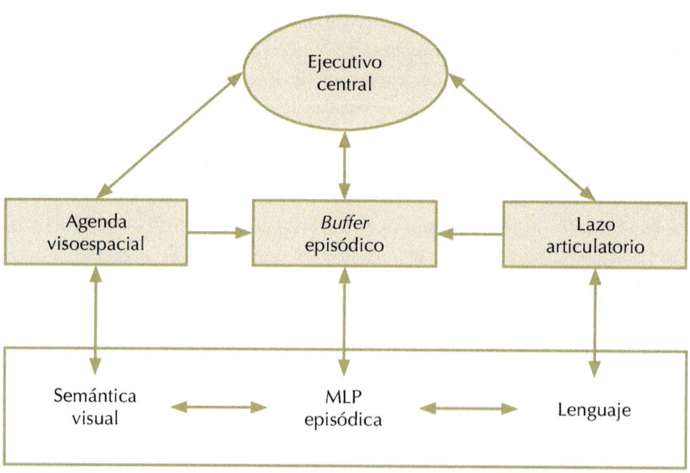

Figura 9.3 Modelo de memoria de trabajo con cuatro componentes (Baddeley, 2012). MLP, memoria a largo plazo.

Ejecutivo central

Como vemos en la figura 9.3, la MT está dirigida por el EJC, un controlador atencional más que un sistema de memoria. Se supone que su manera de operar es la propuesta por Norman y Shallice (1980), quienes plantearon la existencia de dos modos de control, uno de los cuales es automático y basado en los hábitos existentes, mientras que el otro depende de un ejecutivo atencionalmente limitado, como se ha explicado en el capítulo 5. Cuando la resolución automática de conflicto no es posible, o cuando surge una situación novedosa, entonces entra en juego el sistema atencional supervisor (SAS). Este es capaz de intervenir bien a favor de las opciones competidoras o activando estrategias para buscar soluciones alternativas. El componente denominado SAS, por tanto, desempeña un papel crucial en el funcionamiento del EJC (Baddeley et al., 2010).

La importancia del SAS puede verse en el estudio de pacientes con daño cerebral en el lóbulo frontal que padecen problemas de control atencional. Esto puede reflejarse a veces en conductas de perseveración, la ejecución repetitiva de un mismo acto o la comisión repetida de un mismo error. En ausencia de control por parte del SAS, el paciente simplemente responde a cualquier señal u oportunidad proporcionada por el entorno. Se asume que los lóbulos frontales son la parte del cerebro necesaria para el correcto funcionamiento del SAS; si se dañan, el control atencional de la acción puede fallar, sobre todo cuando la lesión es extensa y afecta a ambos lóbulos, el derecho y el izquierdo. Otra función de los lóbulos frontales es *monitorizar* la conducta, controlando que sea la apropiada. Un fallo en este proceso puede llevar a una conducta estrafalaria o de fabulación.

Una de las funciones más importantes del EJC es el foco atencional, la capacidad de dirigir la atención hacia la tarea en curso. Otra habilidad atencional asignada al EJC es la atención dividida entre dos o más tareas, por ejemplo, charlar con el pasajero mientras se conduce. Estudios de pacientes con enfermedad de Alzheimer demuestran que para ellos es especialmente difícil dividir la atención entre varias tareas. Una implicación práctica de este descubrimiento es que los pacientes de Alzheimer podrían ser capaces de mantener una conversación con una sola persona, pero podrían perder el hilo cuando participan más personas. Se ha sugerido que el EJC tiene que entrar en juego cuando hay un cambio de atención entre dos o más tareas (Baddeley, 2012).

Memoria a largo plazo

MEMORIA IMPLÍCITA

Como ya hemos expuesto en la introducción, podemos distinguir entre la *memoria declarativa* o ME, con la que sabemos que recordamos cuando recuperamos información de la MLP, y la memoria *no declarativa* o MI, con la que el aprendizaje se manifiesta con la acción (v. fig. 9.2). Cuando montamos en bicicleta, por ejemplo, no necesitamos explícitamente recordar lo que tenemos que hacer, simplemente nos montamos en ella y pedaleamos. Este aprendizaje de una habilidad motora es solo uno de los muchos ejemplos de tareas que se adquieren de forma implícita. Pueden dividirse en tres amplias categorías: *condicionamiento clásico* (CC), *facilitación (priming)* (FA) y *aprendizaje procedimental,* del cual las habilidades motoras constituyen un ejemplo (Baddeley et al., 2010). De las tres categorías, el CC ya se ha explicado detalladamente en el capítulo 6. Las otras dos se exponen a continuación.

Facilitación

Hablamos de FA cuando la presentación de un ítem (p. ej., una palabra) influye en su posterior percepción o procesamiento. Supongamos que leemos una lista de palabras y, más tarde, en un experimento aparentemente diferente, se te pide que nombres palabras que se te presentan de forma muy breve. Es mucho más probable que nombres las palabras de la lista que leíste anteriormente que otras nuevas, y eso incluso aunque no seas capaz de recordar las palabras antiguas. Los efectos de FA se pueden observar en todas las modalidades sensoriales, lo que ha llevado a algunos, como

Schacter (1992), a considerar la FA *perceptiva* como un *sistema de memoria* como tal, precisamente porque puede aplicarse a todas las modalidades.

Memoria procedimental

Hace algunos años tuve mi primera, y única, experiencia con el esquí. Nada más calzarme los esquís y ponerme de pie, con intención de dirigirme hasta donde estaba el monitor, me caí por un lateral de la entrada a la pista. Luego, con bastante esfuerzo me puse de pie otra vez y conseguí ir hasta el lugar donde me estaban esperando. Con muchas repeticiones, al final aprendí los rudimentos para mantenerme de pie, hacer descensos suaves y comenzar a frenar anticipadamente cuando fuese necesario. De alguna manera mi cerebro empezó a solucionar problemas que se encontraban más allá de mi pensamiento consciente. Podemos aprender cómo hacer las cosas y podemos recordar (u olvidar) cómo se hacen. En definitiva, tenemos algún tipo de *memoria procedimental* (MPR), que incluye desde las habilidades perceptivo-motoras, como esquiar, escribir a máquina o pintar, hasta las exclusivamente cognitivas, como sumar dos números, jugar al ajedrez o dirigir una reunión. Pero ¿cómo se representa en la memoria este conocimiento procedimental?

La memoria de procedimientos puede representarse mediante un *guion* (Schank y Abelson, 1976) o programa generalizado que indica cómo hacer algo y que puede ser modificado para adaptarlo a las circunstancias especiales. Por ejemplo, el guion de *comer en un restaurante* incluiría entrar, sentarse, revisar el menú, ordenar la comida, comer, pagar la cuenta y salir. Si comemos en un autoservicio, el guion estaría modificado: entrar, sentarse, levantarse, ir a los expendedores de comida, seleccionarla, pagar la cuenta, sentarse, comer y salir. Es fácil pensar en guiones para otras actividades como vestirse o ir a una fiesta o al médico.

MEMORIA SEMÁNTICA

La MSE es nuestra gran *biblioteca* de conocimientos organizados. Incluye el léxico o diccionario con el significado de las palabras, las reglas gramaticales, las reglas de resolución de problemas y los conocimientos generales sobre el mundo físico y social, entre otros. Puesto que la MSE es el almacén de las relaciones conceptuales y de las reglas, es posible combinar los contenidos de esta memoria con el propósito de producir nuevo conocimiento y, por tanto, extraer de ella información que no estaba originalmente almacenada. La posibilidad de hacer inferencias confiere gran importancia a la MSE, ya que de no existir esta memoria no seríamos capaces de aprender más que un pequeño conjunto de hechos. El mecanismo inferencial facilita el crecimiento del conocimiento hasta límites amplísimos y permite responder a cuestiones muy alejadas de lo que hemos experimentado personalmente. Tulving (1972) definió la MSE como la memoria necesaria para el uso del lenguaje, ya que es como una enciclopedia donde se encuentra el conocimiento organizado que las personas tenemos de las palabras, los símbolos verbales, los significados y los referentes. La MSE registra los referentes cognitivos de las propiedades perceptuales de los estímulos.

Para explicar la organización y el funcionamiento de la MSE se desarrolló el *modelo de la propagación de la activación* (Collins y Loftus, 1975), según el cual la MSE está organizada en torno a relaciones o *distancia semántica.* La distancia semántica se puede medir pidiendo a un grupo de personas que decida el grado de relación entre determinados pares de palabras. Según este modelo, cada vez que una persona ve u oye un concepto, o piensa sobre ello, se activa el nodo apropiado en la MSE. Esta activación se propaga con más fuerza hasta conceptos estrechamente relacionados semánticamente (fig. 9.4). Un concepto se puede entender como un nodo en una red, donde sus propiedades como concepto se representan mediante vínculos con otros nodos conceptuales.

MEMORIA EPISÓDICA

La MEP representa la capacidad de recordar, y quizá de «revivir», acontecimientos específicos, por ejemplo, haber tomado el desayuno esta mañana. En cualquier situación de aprendizaje la

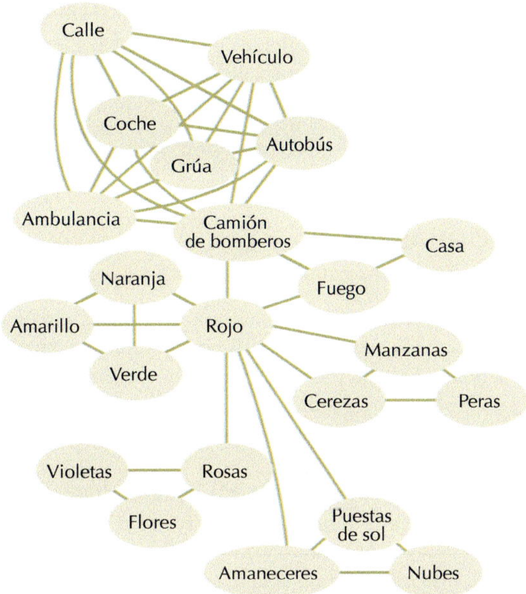

Figura 9.4 Distancia semántica en el modelo de la propagación de la activación.

MEP se encarga de recordar el momento concreto en el que se ha producido. Si se le presenta una lista de palabras que incluya el vocablo GATO, su capacidad para recordar que dicha palabra ha sido propuesta en la última lista constituiría una ilustración de la MEP: puede ser capaz de describir la experiencia de aprendizaje, declarando, por ejemplo, que esta palabra le ha recordado a su propio gato. Cabe suponer que, para recordar un episodio, el sujeto ha de ser capaz de acceder a una experiencia particular. He aquí, precisamente, algo de lo que son incapaces los pacientes amnésicos.

Teniendo en cuenta que la MEP se basa en la actividad de un circuito neural que une los lóbulos temporales al hipocampo y a los lóbulos frontales, la *amnesia* podría proceder de un deterioro de este sistema, especialmente cuando se trata de una amnesia bilateral. Todo ocurre como si este subsistema registrara y asociara en la memoria todas las experiencias vividas en un momento dado, asociando cada acontecimiento a su contexto. Así, es posible distinguir entre el recuerdo de un acontecimiento y un recuerdo similar asociado a un contexto distinto. La MSE puede considerarse como el residuo de varios episodios. Diríase que estos se apilan unos sobre otros. Recuperar una información semántica consistiría, pues, en contemplar la pila desde lo alto, lo que tendría como consecuencia poner de relieve los rasgos comunes a los diversos episodios. Así pues, la MSE se aparta de su contexto: es genérica (Baddeley, 2012).

La MEP está, por tanto, al servicio de dos funciones centrales. En primer lugar, *permite recordar sucesos específicos.* En segundo lugar, gracias a ella las informaciones procedentes de cada episodio aislado *van a aumentar la MSE,* una base de datos rica y compleja que representa el conocimiento del mundo, como se ha explicado en el apartado anterior. Así es posible acceder tanto a una experiencia específica, por ejemplo, haber encontrado un día a un perro suelto en el parque, como al conocimiento general que se posee de los perros y de los parques. La utilización de las dos fuentes de información aumenta la flexibilidad de la respuesta: quizá no haría falta volver inmediatamente a este parque, pero es probable que al cabo de 1 semana ya no sea peligroso. La MEP es también esencial para orientarse en el tiempo y el espacio; la conciencia que tenemos del lugar donde nos encontramos se ve considerablemente reforzada cuando sabemos cómo hemos llegado a él, lo cual, a su vez, contribuirá en gran medida a guiarnos hacia nuestro objetivo. En realidad, la pérdida del sentido de la orientación es uno de los problemas más invalidantes de la amnesia; los pacientes tienen dificultades para recordar en qué lugar se encuentran o qué están haciendo, a menos que hayan recurrido a ciertos auxiliares de memoria. Por tanto, la MEP es importante no solo para recordar lo que se ha hecho, sino también para recordar lo que ha de hacerse luego (Tulving, 2002).

MEMORIA AUTOBIOGRÁFICA

La memoria autobiográfica (MA) es el sistema de memoria que sintetiza la recolección de experiencias personales pasadas. La MA se relaciona con la capacidad de recordar eventos y hechos pasados propios de la vida personal, como por ejemplo nuestro nombre. Es una parte inherente de nuestra identidad personal y está fuertemente relacionada con su desarrollo (Conway y Pleydell-Pearce, 2000). Se considera fundamental para dotar de continuidad a nuestro yo, para el desarrollo y mantenimiento de las relaciones con los otros y para la resolución de problemas (Conway, 2005).

La MA puede ser considerada un subtipo de MEP, llegando incluso a ser utilizadas como sinónimos. Sin embargo, las investigaciones más recientes consideran que el uso indiscriminado de estos conceptos puede generar confusión, por lo que resultaría más conveniente tratar la MA y la MEP como dos sistemas de memoria no equivalentes (Ruiz-Vargas, 2010). Por tanto, si bien es cierto que la MEP contiene eventos específicos personales pasados que pueden durar desde minutos hasta horas, la MA, sin embargo, sería un sistema más comprehensivo ya que incluiría no solo experiencias específicas con muchos detalles sensoriales y perceptivos (MEP), sino también contenidos más genéricos de tipo conceptual de naturaleza más semántica y relacionados con la autopercepción personal. Por tanto, la MEP actualmente se interpreta como un sistema de memoria que retiene el conocimiento de sucesos recientes a través de intervalos de retención medidos en minutos y horas, mientras que la MA retiene el conocimiento de sucesos y hechos personales a través de semanas, meses, años y a lo largo de todo el ciclo vital (Conway, 2005).

El modelo teórico explicativo del funcionamiento de la MA más ampliamente aceptado es el propuesto por Conway y Pleydell-Pearce (2000) (fig. 9.5). De forma sintética, según este modelo, nuestros recuerdos autobiográficos estarían organizados de forma jerárquica con distintos niveles de elaboración de la información y con múltiples niveles de interacción. En un nivel más alto de la jerarquía se encontrarían las *historias de vida*. Estas historias hacen referencia a categorías conceptuales abstractas que se utilizan para almacenar y activar grandes cantidades de información que son guardadas en nuestra memoria, por ejemplo, tema laboral, tema de relaciones personales, tema de mi familia. En el siguiente nivel nos encontraríamos con los *periodos de vida*. En este caso, directamente asociados a los temas, encontraríamos periodos de vida que fueron significativos para la generación de ese tema vital. Por ejemplo, dentro del tema laboral es muy importante el periodo de tiempo en el que completé mis estudios en la facultad, el tiempo que estuve desempeñando un puesto de trabajo determinado, o dentro del tema pareja, el tiempo de noviazgo o el tiempo en el que los hijos iban al colegio. A su vez, dentro de los periodos de vida podemos encontrar *eventos generales* que nos ayudan a dar sentido, a ubicar y a completar ese bloque de información. Los eventos generales hacen referencia tanto a aquellos recuerdos con una duración superior a 1 día (*recuerdos extendidos;* p. ej., el primer fin de semana que pasé con mi mujer) o a aquellos recuerdos repetitivos que resumen una actividad cotidiana o familiar (*recuerdos categóricos;* p. ej., cuando llevaba a mi hijo pequeño al parque).

En el último nivel de la jerarquía nos encontraríamos con los *recuerdos específicos*. En este caso se trataría de recuerdos muy concretos, con un alto valor sensorial y perceptivo, asociados a sensaciones e imágenes concretas, que pueden ser descritos fielmente por el entrevistado y con una alta carga de información visual. Las personas son capaces de tener la sensación de revivir esa

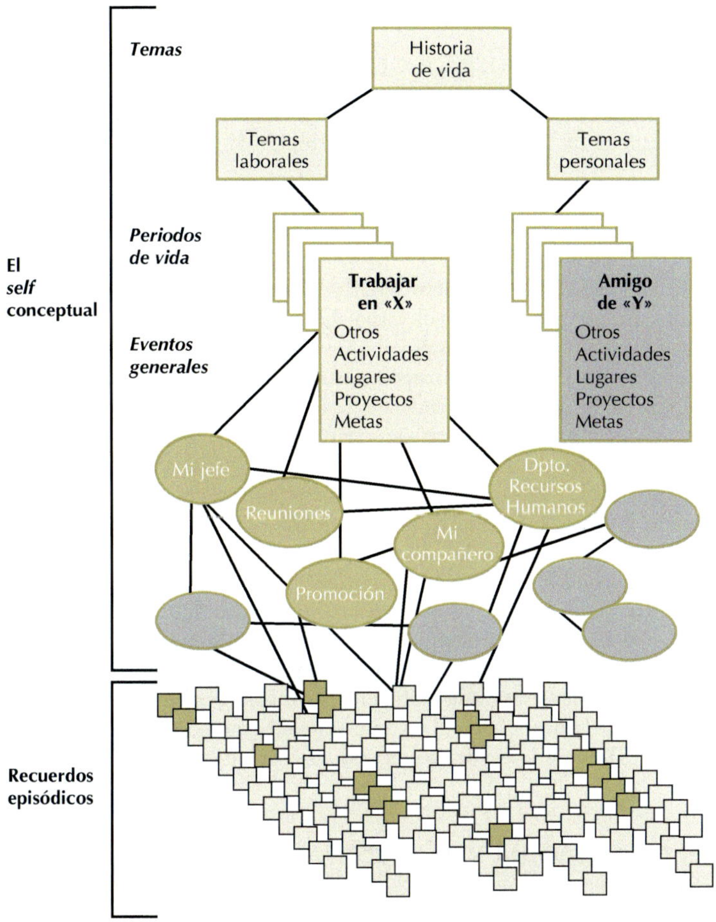

Figura 9.5 Representación de la estructura jerárquica de la memoria autobiográfica. (Adaptado de Conway, 2005.)

experiencia y pueden relatar las sensaciones asociadas a la situación y cualquier detalle visual que estuvo presente en ella (p. ej., el día que nació mi hijo, el día de mi boda, el primer beso). Es muy importante tener en cuenta que cuando observamos el recuerdo autobiográfico en adultos sanos podemos encontrar un recuerdo en cualquiera de los niveles descritos. Al mismo tiempo, distintas situaciones clínicas producen alteraciones en esa jerarquía de recuperación de la información, disminuyendo el acceso a recuerdos específicos o centrándose de forma repetitiva en recuerdos categóricos (p. ej., situaciones traumáticas). Por ejemplo, las personas deprimidas recuperan menos recuerdos específicos y más generales (extendidos o categóricos) en comparación con las no deprimidas. Este fenómeno se ha denominado *sobregeneralización* de los recuerdos autobiográficos (traducción del original *overgenerality* [OGM]). También se ha visto que aparece en otros tipos de trastornos afectivos como, por ejemplo, la depresión posnatal, la depresión subclínica, el estrés postraumático o en la esquizofrenia, entre otros (Williams et al., 2007; Nieto et al., 2019). Estos conocimientos han derivado recientemente en técnicas terapéuticas para la disminución de la OGM orientadas a la mejora del estado de ánimo, como en el caso de los ancianos con depresión (Latorre et al., 2008).

Procesos de almacenamiento de la información

RETENCIÓN EN LA MEMORIA A CORTO PLAZO

La MCP es únicamente una estación de paso de la información, si no se hace nada con ella no dura mucho más allá de los 30 s. Por ejemplo, ¿has tenido alguna vez la experiencia de ir hacia algún lugar dentro de tu casa para coger algo y olvidar lo que ibas a coger justo al llegar? Quizá haya sido porque estabas pensando en otra cosa, de manera que la intención original simplemente se escapa de la mente, o simplemente porque te has puesto a realizar una actividad distinta que ha interferido en lo que tenías que recordar.

Una forma de entender la distinción entre MCP y MLP es el *efecto de posición serial* en el recuerdo libre. Supongamos que nos leen una lista de 10 palabras (zapato, lápiz, cámara, perro, azúcar, nube, reloj, grapadora, alfombra y gafas) y nos piden que repitamos inmediatamente todas las palabras que recordemos. Lo más probable es que recordemos fácilmente las primeras y últimas palabras (zapato, lápiz… alfombra, gafas) y a esta tendencia se le denomina efecto de posición serial, que se refiere a dos efectos distintos: el *efecto de primacía* (EP), que es la mayor probabilidad de recordar los ítems (palabras) del principio de la lista (zapato, lápiz), y el *efecto de recencia* (ER), que es la mayor probabilidad de recordar los ítems del final de la lista (alfombra, gafas).

El ER depende, por tanto, de la demora del recuerdo, es decir, si después de presentar la lista dejamos pasar unos segundos (p. ej., 30) observaremos que este efecto desaparece, permaneciendo el EP. Podemos comprobarlo de forma práctica leyéndoles la lista de diez palabras anterior a un grupo de personas y, una vez escuchada la lista, pidiéndoles que cuenten en voz alta desde el número 15 hasta el 1 hacia atrás. Si luego les pedimos que intenten recordar el mayor número de palabras posible observaremos cómo solo el EP permanece. Este mismo efecto se puede encontrar en situaciones reales, por ejemplo, en las consultas médicas o de enfermería, ya que cuando a un paciente se le proporcionan recomendaciones médicas (prescripción de fármacos o pautas de tratamiento) recuerda mejor las que se le han dado en primer lugar (Ley, 1988; Latorre et al., 2017).

PROCESOS DE MEMORIA Y ALMACENAMIENTO EN LA MEMORIA A LARGO PLAZO

Ya hemos visto que la probabilidad de que la información se transfiera de la MCP a la MLP, sin hacer nada con ella, es bastante pequeña. Lo primero que se podría pensar es que la mejor forma de conseguir el almacenamiento es mediante la repetición. Esa cuestión es la que se planteó, hacia 1880, el filósofo alemán Hermann Ebbinghaus. Tomándose a sí mismo como sujeto de experimentación, memorizó listas de sílabas carentes de significado que recitaba rápidamente; las repetía hasta ser capaz de recordar perfectamente la secuencia. Sus estudios dieron lugar a la denominada *curva del olvido,* que es la relación que se da entre el paso del tiempo y el olvido de la información aprendida. La tasa de olvido sigue una función logarítmica, no lineal, ya que se pierde mucho al principio (p. ej., se recuerda un 40% después de 1 h), pero esta rapidez va disminuyendo gradualmente, hasta alcanzar cierta estabilidad con el paso del tiempo (20% a partir de 1 semana). En definitiva, podemos ver cómo la mera repetición de la información puede hacer que la aprendamos, pero ese aprendizaje dura muy poco tiempo.

Niveles de procesamiento

La naturaleza de la codificación es una variable importante, en la medida en que el modo de codificación de un estímulo determina la posibilidad de que vuelva a la memoria. El método de Ebbinghaus, por el cual su autor se limitó a recitar secuencias de sílabas sin significado, está lejos de ser óptimo en la mayor parte de las tareas de aprendizaje. Cabe suponer que los estímulos que no son tratados más que en función de sus características físicas superficiales se memorizan bastante peor que los estímulos tratados más en profundidad en función de su sentido y de sus asociaciones posibles con conocimientos existentes. La memoria, según Craik (2007) y Tulving (1972), hay que entenderla como un producto de las actividades de procesamiento que son aplicadas a la información. Las actividades pueden incluir análisis estructural, fonético, léxico o semántico; cada uno de los análisis deja una huella cuya duración va a depender del *nivel de profundidad de procesamiento* de los estímulos. En otras palabras, procesamos el material a lo largo de un continuo de menor a mayor profundidad, que va desde el nivel de procesamiento superficial hasta otro de gran profundidad. Cuanto más profundo es el procesamiento, más tiempo permanece el recuerdo. Este concepto de memoria considera a esta más como un proceso activo que pasivo, siendo la memoria el resultado directo de la actividad mental de una persona. Cuando establecemos una asociación, es decir, asignamos un significado a la impresión sensorial, nos encontramos en el nivel más profundo de procesamiento, que constituye el trazo de memoria más fuerte y duradero. Cuantas más sean las asociaciones que relacionen los elementos nuevos con el que ya se conoce, mejor es el aprendizaje. Por esto, la presentación de la imagen de un perro lleva a una memorización mejor que la simple palabra «perro», ya que el sujeto dispondrá de dos códigos separados pero relacionados: uno visual y otro verbal.

Organización de la información

La incidencia sobre la memoria de una buena *organización de la información* en el momento de la codificación fue puesta de manifiesto por los trabajos de Mandler (2011). En un experimento clásico, tres grupos de participantes recibieron un juego de cartas con una palabra en cada carta. El primer grupo tenía que aprender las palabras. El segundo grupo tenía que aprenderlas repitiéndolas maquinalmente varias veces. Sin consigna alguna, el tercer grupo debía clasificar las palabras según su sentido y amontonarlas; como las palabras estaban elegidas al azar, los sujetos tenían que reflexionar para conseguir una buena clasificación. Luego, cuando se pidió a los tres grupos que recordaran las palabras, el método de la clasificación demostró ser tan eficaz como la simple consigna de aprender, y ambos resultaron más eficaces que la repetición maquinal. Esta conclusión es de alcance general: cuando se desea recordar el contenido de una conferencia o de un libro, la estrategia que consiste en comprender el sentido y relacionarlo con lo que ya se conoce es, por regla general, mucho más eficaz que la simple repetición machacona.

Interferencia entre lo nuevo y lo antiguo

Supongamos que hemos codificado la información de la manera más elaborada posible. ¿Cómo se explica, sin embargo, la tendencia que tenemos a olvidarla y a no conseguir almacenarla? Se han apuntado dos tipos de explicaciones: las huellas en la memoria se alteran o se destruyen, lo mismo que los libros se deterioran progresivamente en una biblioteca; el olvido se explica por la interferencia de los aprendizajes nuevos y viejos (Baddeley et al., 2010).

Puede pensarse que sería fácil diferenciar ambas explicaciones estudiando, simplemente, qué ocurre cuando durante cierto tiempo no se propone ningún material nuevo. Si la primera explicación es la correcta, tendríamos que observar una pérdida de informaciones. En realidad, es difícil prohibir a una persona toda actividad o pensamiento que interfiere con la memoria. Otro enfoque del problema ha sido más positivo. Consiste en observar la influencia que ejercería sobre la memoria un material susceptible de interferir. Con ello se ha puesto de manifiesto una *interferencia retroactiva* (IR) en la memoria, es decir, una competición entre un nuevo aprendizaje y lo que se había aprendido anteriormente. En efecto, el olvido aumenta con la cantidad de aprendizaje nuevo y crece cuando el material nuevo tiene alguna semejanza con el primer aprendizaje. Por ejemplo, al estudiar los nombres de los músculos de los miembros inferiores puede interferir en lo que ya sabemos de los miembros superiores. También puede ocurrir lo contrario, que la información que tenemos ya almacenada interfiera en la habilidad para recordar información nueva (*interferencia proactiva* [IP]).

Recuperación

Como ya hemos visto, diversos factores, que se dan en el momento del aprendizaje, influyen sobre la posibilidad de almacenar la información, como el efecto serial, la profundidad de procesamiento o la interferencia de los elementos nuevos con los anteriores. Sin embargo, sobre la recuperación (recuerdo) influyen otros factores, que se explican en los siguientes apartados, y que tienen que ver con las claves de recuperación, el contexto y el estado de ánimo. Llamamos recuperación al proceso por el que se accede a un recuerdo objetivo a partir de una o más claves y se lleva a la conciencia.

CLAVES PARA LA RECUPERACIÓN

Cada experiencia es una contribución a nuestra MSE, pero solo podrá recuperarse si la codificación inicial ha sido suficientemente específica para diferenciarla de experiencias similares. Generalmente, la información almacenada en nuestro sistema de MLP está categorizada o clasificada de forma adecuada. Pero ¿cómo accedemos a ella cuando es necesario? Cuando buscamos algo en la memoria normalmente solemos tener una idea de lo que deseamos encontrar. Esta especificación puede compararse con las palabras que tecleamos en un buscador de Internet, son como fragmentos de información que nos permiten acceder a nuestros recuerdos, y se conocen por el nombre de *claves* o *pistas para la recuperación.*

En general, la *recuperación* funciona en progresión desde una o más claves hasta la huella objetivo, ya que las huellas de memoria están relacionadas unas con otras mediante conexiones que llamamos asociaciones. Supongamos que te piden que digas lo primero que te venga a la mente al oír las palabras: gato, lluvia, frío y luz. Lo más probable es que digas perro, paraguas, calor y oscuridad o algo similar, ya que están fuertemente asociadas. Las *asociaciones* son conexiones estructurales entre las huellas que varían en la *fuerza,* como se ha visto en el apartado dedicado a la MSE. Por tanto, los recuerdos pueden recuperarse a partir de distintas claves, ya que son muchas las cosas que pueden funcionar como tal, una palabra, una foto, un olor, una canción, etc. Nuestros recuerdos son sorprendentemente flexibles, ya que cualquier aspecto del contenido puede funcionar como pista para acceder a la experiencia que lo generó. Por tanto, aunque disponemos de un motor de búsqueda mental, podemos buscar mediante cualquier tipo de información. Esta búsqueda se produce mediante un proceso denominado *propagación de la activación.* Según esta idea, cada representación de memoria mantiene un estado interno que refleja cómo está de excitado o activo, y se conoce como *nivel de activación* de la huella. En ese sentido, las huellas de memoria propagan automáticamente hacia otras huellas con las que están asociadas. Por ejemplo, si a una persona le presentan la frase «El hombre toca el piano» y a otra la frase «El hombre levanta el piano», es probable que la clave «algo pesado» sea poco efectiva para la primera, mientras que para la otra persona será una clave mejor incluso que la propia palabra «piano». En definitiva, recordamos lo que experimentamos y accedemos a nuestra memoria utilizando un fragmento de esa experiencia como clave para evocar el conjunto (Baddeley et al., 2010).

RECUERDO Y CONTEXTO

El recuerdo también se ve influenciado por características externas a la propia información. Por ejemplo, cuando no encontramos algún objeto como las llaves «reconstruimos» mentalmente la última vez que las vimos, qué estábamos haciendo y dónde. La idea de que la *reconstrucción del ambiente* («reconstrucción de los hechos») en el que tuvo lugar un acontecimiento devolverá el recuerdo preciso del incidente ocurrido ha desempeñado un papel importante en la literatura policíaca y ha sido demostrado experimentalmente en diversas ocasiones.

RECUERDO Y EMOCIÓN

En un artículo publicado en la revista *Science,* Goodwin et al. (1969) citaron datos clínicos sobre grandes bebedores que ocultan alcohol o dinero cuando están ebrios y son incapaces de recordar dónde lo escondieron cuando están sobrios. Cuando vuelven a beber, lo recuerdan de nuevo (y entonces pueden emborracharse todavía más). Estos investigadores utilizaron toda una serie de pruebas y descubrieron que lo que se aprende borracho se recuerda mejor también estando borracho. Los mismos efectos se han observado con otras drogas como la marihuana.

En el caso de la dependencia de la emoción, cualquier suceso experimentado en un estado de ánimo dado tenderá a recordarse más fácilmente cuando se restaura dicho estado de ánimo, independientemente de que lo experimentado bajo esa emoción sea agradable, desagradable o neutro. Williams (1984) puso un buen ejemplo práctico de la *congruencia de la emoción* al describir el recuerdo que tenía una paciente con depresión de un día que fue a nadar. Cuando estaba deprimida recordaba el acontecimiento como estresante y humillante, pensando que estaba horrible en bañador y muy obesa. Sin embargo, cuando se encontraba en un estado de ánimo más alegre recordaba la experiencia de la natación con agrado, pensando en cuánto disfrutó haciendo ejercicio. En definitiva, si aprendemos algo cuando estamos en un estado (feliz o borracho) y luego se nos pide que lo recordemos en otro estado (triste, sobrio) tendremos menos éxito que si el estado coincide en ambas ocasiones (Dalgleish y Cox, 2003). A este efecto se le conoce como *congruencia del estado de ánimo* (Bower, 1981).

RECONSTRUCCIÓN Y RECONSOLIDACIÓN

Aunque el concepto memoria pueda parecer que se refiere a un reflejo «fiel» de la realidad recordada, ahora sabemos con certeza que no archivamos instantáneas objetivas de los sucesos del pasado, sino que más bien captamos el significado, el sentido y las emociones a las que dichas experiencias se asociaron entonces. Lo que nos ha acontecido en el pasado determina qué extraemos de los encuentros que se suceden en la vida. Nuestros recuerdos obedecen a dos tipos de información, la que recibimos durante la percepción del hecho original y la que introducimos después, y este material que incorporamos con posterioridad puede actuar como los colores de una acuarela, filtrándose en el dibujo anterior y modificándolo profundamente (Schacter, 1999).

Los recuerdos se adaptan al entorno, cambiando constantemente con el fin de ayudar a las personas a sobrevivir y a afrontar los problemas. De hecho, un estudio reciente ha revelado que el hipocampo es la parte del cerebro encargada de esta labor de edición y que utiliza la información reciente para cambiar las imágenes del pasado (Bridge y Paller, 2012). Así, una persona puede acordarse de un mismo suceso de forma diferente en cada etapa de su vida, ya que el recuerdo se elabora según el estado actual. Los procesos de *reconsolidación* de la memoria, que ocurren tanto cuando estamos despiertos como durante el sueño, aseguran que nuestros recuerdos se van cambiando constantemente (Oudiette et al., 2013). En definitiva, actualmente se entiende que la recuperación de una memoria almacenada produce un almacenamiento nuevo. Como se puede ver en la figura 9.6, cuando recuperamos un recuerdo no recuperamos el almacenamiento original, sino el recuerdo que se generó la última vez que lo recordamos (Alberini y LeDoux, 2013).

Olvido

En muchas ocasiones no somos capaces de recordar el nombre de una persona, algún suceso que nos ocurrió o algo que teníamos que hacer ese día. La función de la memoria nunca nos parece tan evidente y asombrosa como en los casos en los que nos falla. Podemos preguntarnos si permanece toda la información almacenada y tenemos, por tanto, dificultad para recuperarla o, por el contrario, si se desvanece con el tiempo o por otras razones la huella de memoria. A continuación, vamos a exponer los mecanismos que subyacen al olvido, aunque algunas cuestiones ya se han tratado en apartados anteriores al hablar de los fallos en la recuperación.

De forma general, se ha establecido que existen dos grandes tipos de olvido: el incidental y el intencional. El *olvido incidental* se produce sin la intención de olvidar; el *olvido intencional,* u olvido

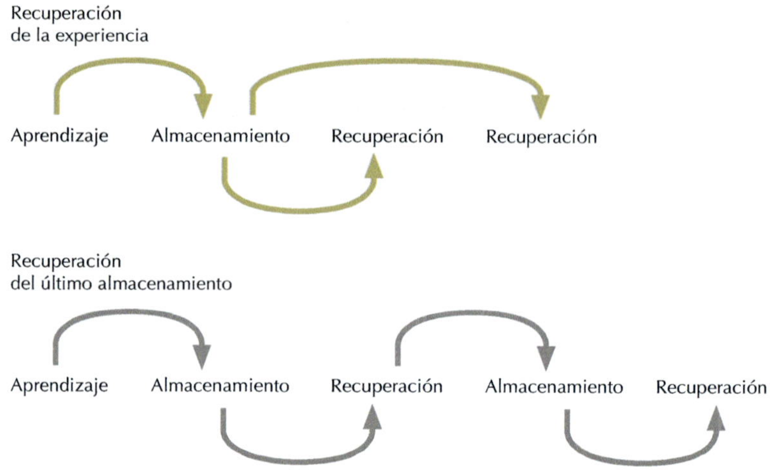

Figura 9.6 Proceso de almacenamiento y recuperación de los recuerdos desde dos puntos de vista. (Adaptado de Alberini y LeDoux, 2013.)

motivado, tiene lugar cuando las personas emprendemos procesos o conductas que disminuyen la accesibilidad con algún propósito. Para entender mejor esta cuestión del olvido vamos a utilizar la terminología de Schacter (2007) en lo que él llama los siete «pecados» de la memoria. Los siete pecados los subdivide en dos grupos: a) *pecados de omisión* (transcurso, distractibilidad y bloqueo), cuando somos incapaces de acordarnos de una idea, un suceso o un hecho deseado, y b) *pecados de comisión* (atribución errónea, sugestibilidad, propensión y persistencia), ya que hay presente cierta forma de memoria, pero es incorrecta o no deseada.

PECADOS DE OMISIÓN

El *transcurso* tiene que ver con la fragilidad o la pérdida de memoria por el paso del tiempo. Seguramente no nos cuesta recordar lo que hemos hecho esta mañana cuando nos hemos levantado, pero si vamos yendo hacia atrás (ayer, la semana pasada, el mes pasado, etc.) nos damos cuenta de que los recuerdos se van desvaneciendo con el paso del tiempo.

La *distractibilidad* se da cuando nos olvidamos de dónde hemos dejado las llaves o de una cita, porque estamos preocupados por cuestiones o asuntos que nos despistan, y no centramos la atención en lo que tenemos que recordar. Este problema también puede pasar porque estamos atentos a otras cosas en el momento de recordar.

El *bloqueo* supone una frustrada búsqueda de información que estamos intentando recuperar de forma intensa, pero sin embargo no nos sale. El ejemplo más claro lo tenemos cuando somos incapaces de acordarnos del nombre de una persona con la que nos encontramos por la calle. Tenemos la sensación clara de que sabemos el nombre, que lo tenemos en la *punta de la lengua,* sabemos que está ahí, pero en ese momento no somos capaces de recuperarlo. El recuerdo está bloqueado y nos damos cuenta de ello cuando horas o días después recordamos inesperadamente el nombre bloqueado.

PECADOS DE COMISIÓN

La *atribución errónea* tiene que ver con asignar un recuerdo a una fuente errónea o fuente equivocada: confundir realidad con fantasía, recordar incorrectamente que un amigo nos ha contado algo cuando en realidad lo hemos leído en el periódico o recordar una conversación con una persona cuando en realidad la tuvimos con otra distinta. Este error se produce cuando recordamos algún aspecto de un acontecimiento correctamente, pero recordamos su fuente incorrectamente.

La *sugestionabilidad* se refiere a los recuerdos implantados por preguntas, observaciones o cuestiones inductivas formuladas cuando una persona está intentando evocar una experiencia pasada. En este caso, simplemente le sugerimos algo a alguien que podría haber pasado, incluso si no pasó, y muchas personas llegan a creer a través de la imaginación que sí que ocurrió. Al igual que en la atribución errónea, la sugestionabilidad es muy importante en el sistema judicial, en donde se realiza un interrogatorio para sugestionar a los testigos oculares y se intenta influir en ellos de un modo planeado para que lleguen a creer que pasó algo concreto.

La *propensión* o *sesgo retrospectivo* se refiere a la enorme influencia de nuestros conocimientos y creencias actuales sobre nuestra forma de recordar el pasado. Con mucha frecuencia rehacemos las experiencias según lo que ahora sabemos o creemos. El resultado puede ser una interpretación distorsionada de un recuerdo específico, o incluso de un periodo de nuestra vida, que tiene que ver más con cómo nos sentimos *ahora* que con lo que sucedió *entonces.*

La *persistencia* tiene que ver con el recuerdo reiterado de información perturbadora de episodios que nos gustaría desterrar por completo de nuestra mente. Recordamos lo que no podemos olvidar, como un accidente o un suceso traumático, aunque nos gustaría mucho hacerlo. Todos estamos familiarizados con la persistencia en mayor o en menor medida, incluso en la vida cotidiana, como cuando hemos cometido un error en el trabajo y no podemos olvidarlo. En casos más extremos de experiencias traumáticas o depresión grave la persistencia puede ser tan intensa e incapacitante que invalide a la persona. La persistencia de los sucesos traumáticos es una de las características de las personas que sufren *trastorno por estrés postraumático* (TEP), como las víctimas de una violación, los soldados que han estado en el campo de combate o los habitantes de una población que ha sufrido un terremoto.

OLVIDO MOTIVADO Y REPRESIÓN

Cuando intentamos comprender por qué recordamos algunas cosas, no podemos ignorar nuestros motivos. A menudo tenemos importantes razones para limitar o impedir la recuperación de determinadas experiencias. A veces es únicamente para concentrarnos mejor en lo que estamos haciendo. En otras ocasiones tiene más que ver con la regulación emocional, con el hecho de que no nos gusta sentirnos tristes, asustados, incómodos, angustiados, ansiosos o avergonzados. A pesar de eso, a veces nos enfrentamos a recuerdos que nos hacen sentirnos mal. Cuando lo que nos rodea nos recuerda tales cosas, regulamos nuestros sentimientos controlando intencionalmente esos recuerdos. Si esas experiencias las olvidamos, eso nos ayuda a mantenernos en un estado emocional positivo más tiempo. El resultado de estos esfuerzos nos hace ver la notable capacidad que tenemos para recordar de forma selectiva (Baddeley et al., 2010).

Se puede afirmar que las personas a veces intentamos evitar o suprimir las experiencias dolorosas. Este aspecto cobró mucho relieve en la última década del pasado siglo, en relación con los recuerdos que podían tener, o no, las personas que habían sufrido abusos cuando eran niños. Esos recuerdos, ¿se olvidaban y luego podían aparecer, por ejemplo, en el transcurso de una terapia? Puede que algunos episodios aislados sean muy difíciles de recordar. Sin embargo, entre esto y el desarrollo de una amnesia total de los abusos violentos padecidos durante años media un abismo. Lo más probable es que, puesto que los abusos no suelen ser tema de conversación, las víctimas tal vez se vean privadas de la oportunidad de hablar y reflexionar sobre sus experiencias traumáticas, lo que a su vez debilitaría el recuerdo que guardan de ellas. Parece bastante más plausible que evitar adrede los recuerdos desagradables reduzca la probabilidad de que las experiencias eliminadas acudan de manera espontánea a la mente con el vigor con que atormentan a tantas víctimas de traumas psicológicos (Schacter, 1999).

El mecanismo de la *represión* ha sido descrito como un dispositivo de protección que el cerebro emplea para repeler las afrentas de experiencias que resultan demasiado abrumadoras como para que la mente consciente las soporte. La solidez de las pruebas científicas sobre la represión depende de cómo se defina exactamente este término. Cuando se define como la *supresión deliberada* de una experiencia no hay argumentos que permitan dudar de su existencia. Ahora bien, cuando hablamos de un mecanismo de *represión defensiva* inconsciente para repeler las experiencias traumáticas, las cosas no están ni mucho menos claras. Lo único que se puede decir es que la represión defensiva se ha observado en personas *represivas*, personas que dicen sentir poca ansiedad pero que sin embargo se comportan a la defensiva, y en pacientes con lesiones cerebrales. A pesar de que se pueda dar alguna forma de represión defensiva, los datos disponibles sobre el recuerdo de traumas reales en adultos y niños indican que tales acontecimientos (p. ej., una matanza en una escuela) generalmente se recuerdan bien. Se produce algo de olvido y deformación, pero la amnesia completa de tan terroríficos episodios es prácticamente inexistente (Schacter, 1999).

Bibliografía

Alberini CM, LeDoux JE. Memory reconsolidation. Curr Biol 2013;23:R746-50.
Atkinson RC, Shiffrin RM. Human memory: a proposed system and its control processes. En: Spence KW, editor. The psychology of learning and motivation: advances in research and theory, 2. New York: Academic Press; 1968. p. 89-195.
Baddeley A. The episodic buffer: a new component of working memory? Trends Cogn Sci 2000;4:417-23.
Baddeley A. Working memory: theories, models, and controversies. Annu Rev Psychol 2012;63:1-29.
Baddeley A, Eysenck MW, Anderson MC. Memoria. Madrid: Alianza Editorial; 2010.
Baddeley A, Hitch GJ. Working memory. En: Bower GA, editor. Recent advances in learning and motivation, 8. New York: Academic Press; 1974. p. 47-89.
Bower GH. Mood and memory. Am Psychol 1981;36:129-48.
Bridge DJ, Paller KA. Neural correlates of reactivation and retrieval induced distortion. J Neurosci 2012;32:12144-51.
Collins AM, Loftus E. A spreading-activation theory of semantic processing. Psych Rev 1975;82:407-28.
Conway MA. Memory and the self. J Mem Lang 2005;53:594-628.
Conway MA, Pleydell-Pearce CW. The construction of autobiographical memories in the self-memory system. Psychol Rev 2000;107:261-88.
Craik FIM. Encoding: a cognitive perspective. In: Roediger HL III, Dudai Y, Fitzpatrick SM, editors. Science of memory: concepts. New York: Oxford University Press; 2007. p. 129-36.
Dalgleish T, Cox SG. Memoria y estado de ánimo. In: Berrios GE, Hodges JR, editors. Trastornos de la memoria en la práctica psiquiátrica. Barcelona: Masson; 2003. p. 33-44.
Darwin CJ, Turvey MT, Crowder RG. An auditory analogue of the Sperling partial report procedure: evidence for brief auditory storage. Cogn Psychol 1972;3:255-67.
Goodwin D, Powell B, Bremer D, Hoine H, Stern J. Alcohol and recall: state-dependent effects in man. Science 1969;163:1358-60.
Latorre JM, Serrano JP, Ros L, Aguilar MJ, Navarro B. Memoria autobiográfica, revisión de vida y emociones positivas en la vejez. In: Vázquez C, Hervás G, editors. Psicología positiva aplicada. Bilbao: Desclée De Broker; 2008. p. 339-70.
Latorre JM, Ros L, Navarro-Bravo B, Ricarte JJ, Serrano JP, Lopez-Torres J. Older adult's memory for medical information, effect of number and mode of presentation: An experimental study. Patient Educ Couns 2017;100:160-6.
Ley P. Communication with patients. Improving communication, satisfaction and compliance. London: Croom Helm; 1988.
Mandler G. From association to organization. Curr Dir Psychol Sci 2011;20:232-5.
Nieto M, Latorre JM, García-Rico MA, Hernández-Viadel JV, Ros L, Ricarte JJ. Autobiographical memory specificity across life periods in people with schizophrenia. J Clin Psychol 2019;75:1011-21.
Norman DA, Shallice T. Attention to action: willed and automatic control of behaviour. University of California. San Diego: CHIP Report; 1980.

Oudiette D, Antony JW, Creery JD, Paller KA. The role of memory reactivation during memory wakefulness and sleep in determining which memories endure. J Neurosci 2013;33:6672-8.
Rolls ET. Memory systems in the brain. Annu Rev Psychol 2000;51:599-630.
Ruiz-Vargas JM. Manual de psicología de la memoria. Madrid: Síntesis; 2010.
Schacter DL. En busca de la memoria. Barcelona: Ediciones B; 1999.
Schacter DL. Implicit knowledge: new perspectives on unconscious processes. Proc Natl Acad Sci U S A 1992;89:11113-7.
Schacter DL. Los siete pecados de la memoria. Barcelona: Ariel; 2007.
Schank RC, Abelson RP. Scripts, Plans, Goals and Understanding. Hillsdale, NJ: LEA; 1976.
Squire LR. Declarative and nondeclarative memory: multiple brain systems supporting learning and memory. J Cogn Neurosci 1992;4:232-43.
Tulving E. Episodic and semantic memory. In: Tulving E, Donaldson W, editors. Organization of Memory. New York: Academic Press; 1972. p. 381-402.
Tulving E. Episodic memory: from mind to brain. Annu Rev Psychol 2002;53:1-25.
Williams JMG. The psychological treatment of depression. Londres: Croom Hell; 1984.
Williams JMG, Barnhofer T, Crane C, Herman D, Raes F, Watkins E, et al. Autobiographical memory specificity and emotional disorder. Psychol Bull 2007;133:122-48.

CAPÍTULO 10

Pensamiento

Lorena Moreno ■ Beatriz Gandarillas ■ Blanca Requero
David Santos ■ Margarita Gascó ■ Pablo Briñol

PUNTOS CLAVE

- Las distintas formas de pensamiento se distribuyen a lo largo de un continuo que va desde los procesos cognitivos básicos más simples hasta los más complejos.
- Uno de los procesos más elementales de pensamiento es el uso de heurísticos, que son atajos cognitivos o estrategias mentales eficientes para dar respuestas sencillas y rápidas a multitud de situaciones distintas.
- Además de los heurísticos, los procesos cognitivos más básicos incluyen operaciones mentales relativamente sencillas como categorizar, generalizar, especular, hacer atribuciones y formar impresiones. Estos procesos sencillos permiten a las personas organizar de forma simplificada y resumir la información del mundo. Como consecuencia, las personas tienen la información ordenada en categorías mentales, esquemas y estereotipos.
- Una de las formas más parsimoniosas de activar estas representaciones mentales consiste en la presentación de estímulos relacionados con una categoría mental. Este fenómeno es conocido genéricamente como *priming*.
- La formación de impresiones es otro proceso relativamente sencillo mediante el cual se infieren características de una persona a partir de la conducta, los rasgos iniciales que observamos de ella y de su pertenencia a una determinada categoría social. Además de formar impresiones, las personas también piensan por qué los demás hacen lo que hacen. Estas conjeturas sobre el posible origen de la conducta se conocen como *atribución de causalidad.*
- Junto con estos procesos cognitivos relativamente sencillos, las personas también llevan a cabo operaciones mentales más complejas como el razonamiento inductivo y el razonamiento hipotético-deductivo, en el que se basa la ciencia. Estos procesos requieren de mayor esfuerzo y elaboración mental.
- Una ilustración característica del razonamiento complejo tiene que ver con el contraste de hipótesis de forma empírica. La validez de las hipótesis puede ser comprobada mediante varias estrategias, entre las que destacan la verificación y la falsación. La estrategia de verificación de hipótesis puede dar lugar a varios sesgos relevantes para las interacciones sociales: sesgo confirmatorio, confirmación conductual y profecía autocumplida. La estrategia de falsación ayuda a minimizar el posible efecto de estos sesgos.
- Existen diferencias individuales relevantes para clasificar a las personas en función de su preferencia por el uso de las distintas estrategias de pensamiento. Asimismo, las personas también se pueden diferenciar en función de distintos estilos de pensamiento, entre los que destacan el estilo holístico y el estilo analítico.
- Además de clasificar el pensamiento en procesos cognitivos básicos simples y complejos, también se puede diferenciar entre procesos de cognición primaria

(pensamientos sobre algo) y cognición secundaria (pensamientos sobre la propia mente). Los procesos de cognición secundaria o metacognitivos son importantes porque determinan si las personas utilizan los pensamientos iniciales a la hora de guiar sus decisiones y acciones.

- Por último, los procesos descritos como más simples (p. ej., atribución causal sobre el origen de la conducta) también pueden convertirse en procesos metacognitivos cuando tienen como objeto el propio pensamiento (p. ej., atribución causal sobre el origen de un pensamiento). Para que este paso de proceso sencillo a metacognitivo tenga lugar son necesarias condiciones de alta motivación y capacidad para pensar sobre los propios pensamientos.

Introducción

A lo largo del presente capítulo se describen algunas de las operaciones mentales más características del ser humano, así como otras formas de pensamiento comunes. Como se verá a continuación, en la mayoría de los casos estas operaciones mentales cumplen el objetivo de crear una representación del mundo y de las personas que nos rodean, evaluar y explicar la realidad social, resolver problemas o tomar decisiones sobre la validez de los pensamientos que se tienen en un momento dado (Evans, 1983; Fodor, 1983). A pesar de esta orientación práctica, la forma de pensar que tienen las personas a veces puede dar lugar a algunos sesgos que pueden convertirse en problemas potenciales en sí mismos.

Heurísticos cognitivos

En muchas ocasiones, las personas tienen poco tiempo (y a veces también poco interés) para pensar detenidamente sobre toda la información que les llega. En estas circunstancias es necesario emplear alguna estrategia rápida que permita tomar decisiones de forma eficiente y simplificada. De esta manera, se reducen los recursos cognitivos requeridos para procesar la información disponible con el objetivo de ahorrarlos y así atender a posibles estímulos inesperados. Una solución para cumplir con estos objetivos de procesamiento eficiente consiste en emplear heurísticos, que son atajos cognitivos o estrategias mentales efectivas y sencillas.

Hay tres aspectos importantes de los heurísticos. Por un lado, funcionan como una regla mental de andar por casa y resultan de gran utilidad sobre todo en situaciones de baja capacidad y/o motivación para procesar la información. Sin embargo, la aplicación generalizada de estos heurísticos puede resultar problemática en otras situaciones. Por otro lado, aunque los heurísticos se usan cuando las condiciones de procesamiento no son óptimas (p. ej., ya que no queda más remedio), también pueden influir en nuestros juicios y conductas bajo condiciones de alta motivación y capacidad para procesar. Por último, si bien los heurísticos pueden funcionar tanto por procesos que implican bajo procesamiento como por mecanismos que requieren pensar más, las consecuencias a largo plazo son diferentes en ambos casos. A continuación, se describen algunos de los heurísticos más utilizados.

Heurístico de representatividad. Hay muchas situaciones en la vida que requieren que se categorice a las personas. Por ejemplo, la persona que vi en el hospital, ¿era una enfermera, una paciente o una especialista? También a menudo es necesario realizar algún tipo de razonamiento inductivo. Por ejemplo, la alumna que hizo bien las prácticas, ¿aprobará la asignatura? Es decir, las personas hacen juicios y evalúan categorías constantemente. En estos casos, las personas, en vez de emplear datos estadísticos (¿qué porcentaje de profesionales de la sanidad son médicas especialistas y qué porcentaje son enfermeras?, ¿qué tanto por ciento de alumnas que superan las prácticas también aprobaron el examen el año pasado?), se apoyan habitualmente en criterios relativamente superficiales de similitud. Como consecuencia, las personas a menudo basan sus juicios en el grado en que el estímulo o la situación representan las características esenciales de la categoría de origen, en lugar de basarse en otros criterios estadísticamente más adecuados para estas situaciones. Esto es lo que se conoce como *heurístico de representatividad*, y la regla en la que se basa y que ayuda a las personas a decidir es que, cuanto más típico es un caso concreto respecto a un modelo, mayor es la probabilidad subjetiva de que el caso pertenezca al modelo y, por tanto, más probable que se asimile el caso a esa categoría. Por ejemplo, si la persona que vi en el hospital llevaba una bata de quirófano, es muy probable que crea que es médica y no enfermera, pese a que hay más personal de enfermería que médicos en un hospital.

Heurístico de disponibilidad. Hay situaciones en las que las personas hacen una estimación de la probabilidad de que ocurra algún evento por la facilidad con que este acude a la mente, en lugar de por lo frecuente que es realmente dicho fenómeno. Por ejemplo, alguien puede calcular el riesgo de sufrir un ataque cardiaco entre las personas de mediana edad recordando a una sola persona conocida que haya sufrido un fenómeno de este tipo. El heurístico de disponibilidad se basa en la idea de que, cuanto más sencillo resulta recordar algo, más probable nos suele parecer. El problema principal que presenta este heurístico es que muchas veces lo que se recuerda con mayor facilidad no es necesariamente lo que resulta más frecuente. Un ejemplo: ¿Hay más muertos al año por accidentes de avión o por atragantamiento? El dato real es que las muertes por atragantamiento son mucho más probables que las muertes por accidente aéreo. Sin embargo, la mayoría de las personas responden erróneamente a esta pregunta debido a que hay disponibles más casos de accidentes aéreos porque se ven más en las noticias y en los periódicos.

Heurístico de ajuste y anclaje. Otro heurístico que ayuda a las personas a realizar estimaciones numéricas y juicios cuantitativos en contextos de incertidumbre es el heurístico de ajuste y anclaje. Cuando las personas no tienen un marco de referencia que les ayude a generar una respuesta ante un entorno ambiguo, se dejan llevar por las primeras informaciones que reciben y que son utilizadas como puntos de anclaje. Es decir, la primera información recibida influye en los juicios y estimaciones de las personas, «anclándolas» y sirviendo como punto de partida para sus respuestas posteriores. Por ejemplo, en una serie de experimentos clásicos sobre este fenómeno, Tversky y Kahneman (1973) pidieron a varios participantes que escribieran los cuatro últimos dígitos de su número de la seguridad social en un trozo de papel antes de estimar la edad que tenía George Washington cuando murió. Los investigadores pensaron que este número aleatorio podría servir como un buen ejemplo de número de anclaje, ya que es totalmente irrelevante a la hora de dar respuesta a la pregunta sobre la edad a la que falleció el citado presidente. En línea con esa predicción, lo que encontraron fue que aquellos participantes con números de la seguridad social altos estimaban que George Washington había muerto con mayor edad que aquellos con números bajos.

En general, se asume que este tipo de decisiones basadas en heurísticos solo operan cuando las personas no están en condiciones de pensar mucho sobre la información disponible. Sin embargo, recientemente se ha demostrado que este tipo de estrategias heurísticas para la toma de decisiones también pueden tener lugar en condiciones de alta elaboración mental. Por ejemplo, Blankenship et al. (2008) llevaron a cabo una investigación con un paradigma clásico de anclaje en el que los participantes tenían que contestar a una pregunta (p. ej., la edad de Neil Armstrong cuando pisó la luna) después de ser expuestos a un número aleatorio que era alto o bajo. La novedad en este estudio es que a la mitad de los participantes se les distrajo mientras realizaban la estimación. A pesar de esta distracción, todos los participantes mostraron un efecto similar de anclaje. Es decir, hicieron mayores estimaciones de la edad del astronauta cuanto mayor era el número que habían visto previamente, de nuevo, a pesar de que el número inicial era irrelevante para estimar la edad. Lo más importante de este trabajo es que estas estimaciones permanecieron constantes una semana después cuando se les volvió a preguntar, pero solo para aquellos participantes que no habían sido distraídos. Este resultado sugiere que, cuando el anclaje opera a través de procesos de baja elaboración mental (debido a la distracción), sus efectos son menos estables a largo plazo que cuando el anclaje actúa en condiciones de alta elaboración mental.

Estructuras y procesos de pensamiento

CATEGORIZACIÓN SOCIAL

Además de los heurísticos, las personas utilizan otras estrategias cognitivas relativamente sencillas para organizar y resumir la información que obtienen del mundo. Una de estas estrategias es la *categorización social*, que resulta un elemento fundamental en la generación de hipótesis y explicaciones sobre las personas. Esta estrategia surge, entre otras cosas, de la capacidad relativamente finita de las personas para procesar la información, la cual a menudo obliga a simplificar de alguna forma los estímulos que llegan (Fiske y Taylor, 1991).

Una *categoría* se puede entender como la agrupación mental de objetos, ideas o personas que comparten ciertas propiedades comunes. Por ejemplo, la categoría «personal de enfermería» representa a un tipo de profesionales que comparten una ocupación (p. ej., hacer un seguimiento de las condiciones físicas del paciente, asistir o atender a pacientes bajo las prescripciones médicas, velar por la salud de las personas, asegurarse de la adhesión al tratamiento, etc.), que tienen conocimientos y habilidades concretas (p. ej., saber los cuidados apropiados para una determinada patología, tener conocimientos sobre los distintos tipos de medicamentos), que suelen desempeñar su actividad profesional en un sitio concreto (p. ej., hospitales, centros de salud o clínicas) y que suelen identificarse con un uniforme específico (p. ej., uniforme azul o blanco), por nombrar solamente algunos de los muchos atributos que con frecuencia se asocian con esta categoría profesional. Como se ha señalado, a partir de la categoría «personal de enfermería» se pueden generar muchas hipótesis sobre las características que creemos que tiene cualquier persona simplemente por categorizarla como «personal de enfermería».

Las categorías están organizadas jerárquicamente, de manera que las menos inclusivas se encuentran en los niveles inferiores de representación mental y las más inclusivas en los niveles superiores. Por ejemplo, la categoría «personal de enfermería» es más inclusiva (está más arriba) que la categoría «personal de enfermería de geriatría», pero menos inclusiva (está por debajo) que la categoría «sanitario» (p. ej., «todo el personal de enfermería es personal sanitario, pero no todos los enfermeros y enfermeras son especialistas en geriatría»).

Por otro lado, dentro de las categorías encontramos los *prototipos*, que son representaciones de las características más típicas que definen una categoría (Barsalou, 1991). Se trata de estándares respecto de los cuales se evalúa el parecido y se decide la pertenencia a la categoría. Como un prototipo es el miembro de la categoría que mejor la representa, las personas pueden definir a todos los miembros de la categoría en función del grado de parecido con el prototipo. Por ejemplo, aunque una matrona entra en nuestra categoría «personal de enfermería», para la mayoría una enfermera generalista es más parecida al prototipo de «personal de enfermería» que tienen las personas. Clasificar a una persona en una categoría social o profesional a menudo se puede hacer de forma rápida (p. ej., menos de 1 s). Se categoriza todavía con mayor rapidez a aquellos miembros que se parecen más a los prototipos que a aquellos que se parecen menos. Pero esta categorización basada en el parecido que cumple el miembro de la categoría con el prototipo con frecuencia conduce a errores en la toma de decisiones. Por ejemplo, solemos confundir a los hombres enfermeros con más frecuencia con médicos que a las mujeres enfermeras, mientras que es más probable que clasifiquemos a las médicas erróneamente como enfermeras en comparación con los médicos. En estos dos casos, los juicios erróneos se deben a nuestros prototipos derivados de los estereotipos de género de la cultura.

Dentro de las categorías también encontramos los *ejemplares*, que son casos concretos de un miembro de una categoría. Se trata de una forma diferente de organizar la información en categorías. Ya no se trata de categorizar basándonos en un caso abstracto que refleja el promedio de los miembros de la categoría (prototipo), sino de categorizar gracias al recuerdo de eventos pasados y a la experiencia previa con los diferentes casos de la categoría. Por ejemplo, la categoría «personal de enfermería» ya no vendría definida por un enfermero o enfermera prototípico, sino por nuestras experiencias personales y recuerdos vividos con la enfermera que nos suele atender en nuestro centro de atención primaria.

ESQUEMAS Y ESTEREOTIPOS

Otras estructuras mentales que permiten saber rápidamente características sobre las personas o sobre una situación, un evento o un lugar basándonos en información limitada sobre dicha persona o situación son los *esquemas*. Los esquemas se definen como «estructuras cognitivas que representan conocimientos sobre un concepto o tipo de estímulo, incluidos sus atributos y las relaciones entre ellos» (Fiske y Taylor, 1991, p. 98).

Los esquemas son marcos estructurales que organizan grandes cantidades de información de las categorías. Un aspecto importante de los esquemas y las categorías mentales de representación social es que se tiende a pensar que las personas que pertenecen a un mismo grupo comparten atributos y rasgos similares. Otro aspecto importante de este tipo de creencias y preconcepciones es que se tienden a sobregeneralizar y a aplicar a cualquier miembro del grupo o categoría de forma relativamente indiscriminada. Estas creencias sobre las características de un conjunto de personas es lo que conocemos como *estereotipo*, término que es importante diferenciar de otros similares como el *prejuicio* (respuesta evaluativa que asociamos a la categoría) y la *discriminación* (conducta a la que suelen dar lugar; Fiske, 1998).

Dada la importancia de los estereotipos y prejuicios para las relaciones entre personas, se han estudiado con detalle tanto su formación como los procesos psicológicos a través de los cuales se pueden cambiar. El objetivo tiene que ver con la reducción del prejuicio y la correspondiente discriminación hacia grupos estigmatizados y de carácter minoritario. A continuación, describiremos brevemente algunos de estos mecanismos psicológicos de cambio en función de la cantidad de esfuerzo y recursos psicológicos que requieren para operar.

Por un lado, cuando las personas están en condiciones intermedias de procesamiento, es decir, cuanto están tratando de decidir si pensar o no pensar, las intervenciones para reducir el prejuicio pueden influir en la cantidad de elaboración. Por ejemplo, Cárdaba et al. (2013) pidieron a varios participantes que leyeran un mensaje acerca de las ventajas de recibir inmigrantes sudamericanos para trabajar en España. Para la mitad de los participantes ese mensaje estuvo compuesto por argumentos fuertemente convincentes a favor de la propuesta (p. ej., el *Wall Street Journal* afirma que los inmigrantes suponen un impulso para la economía nacional), mientras que para la otra mitad estuvo compuesto por argumentos que no tenían nada que ver con los inmigrantes (mensaje control). También se manipularon las condiciones de distracción y se midió el grado con que los participantes disfrutaban enfrascándose en actividades que requerían pensar (es decir, su necesidad de cognición [NC]; Cacioppo y Petty, 1982). Los resultados indicaron que, aunque el cambio de actitud hacia los inmigrantes sudamericanos fue igual para todos los participantes que recibieron el mensaje a favor de la propuesta sobre inmigración, aquellos que pensaron más (baja distracción) y disfrutaron más haciéndolo (altos en NC) tuvieron actitudes más estables y persistentes al cabo del tiempo. Es decir, la intervención para reducir el prejuicio funcionó a corto plazo de la misma forma para todos los que recibieron el tratamiento persuasivo, pero el impacto a largo plazo solo se produjo para los participantes que habían pensado más. Otras variables, además de la distracción y la NC, pueden influir en cuánto piensan las personas sobre las propuestas persuasivas. Por ejemplo, Gandarillas et al. (2014) encontraron que la relevancia personal, medida a través de la responsabilidad organizacional, condujo a un mayor procesamiento de la información sobre una propuesta a favor de la contratación de personas con discapacidad en las empresas y otras organizaciones formales. Las personas con mayor responsabilidad fueron más capaces de distinguir entre mensajes fuertes (convincentes) y débiles (sin méritos) relacionados con la incorporación de trabajadores pertenecientes a este colectivo de estatus numérico minoritario (fig. 10.1). Como consecuencia, la responsabilidad aumentó la persuasión para mensajes fuertemente convincentes, pero redujo la persuasión para mensajes débiles compuestos de pocos méritos. Este ejemplo demuestra que hacer que las personas piensen detenidamente sobre propuestas de igualdad no siempre resulta beneficioso. Todo depende de la dirección de pensamientos (a favor o en contra de la propuesta) y la cantidad de los pensamientos que generen ante la propuesta persuasiva (muchos o pocos).

Por otro lado, cuando las personas están dispuestas a procesar la información de manera más exhaustiva también se pueden generar cambios en la reducción de prejuicios a través de procesos mentales más sofisticados. En condiciones de alta probabilidad de elaboración, los estereotipos pueden influir en la formación de nuestro juicio sesgando la valencia de nuestros pensamientos. Un ejemplo de ello lo podemos ver en un estudio que desarrollaron Wegener et al. (2006), en el cual se pedía a los participantes que evaluasen los resultados de un estudiante en un examen de rendimiento escolar. El estudiante en cuestión parecía haber contestado correctamente un número considerable de preguntas difíciles, pero también haber fallado un número importante de preguntas más fáciles. Por tanto, su desempeño era ambiguo y podía ser interpretado de más de una forma. A una mitad de los participantes se les hizo creer que el estudiante pertenecía a una familia de estatus socioeconómico bajo, mientras que a la otra mitad se les dijo que pertenecía a una familia con un alto estatus. Los resultados mostraron que cuando a los participantes se les decía que el estudiante provenía de un alto estatus familiar la interpretación de los resultados del examen era más favorable que cuando los participantes pensaban que el estudiante pertenecía a una familia de baja condición social.

Por último, también en condiciones de alta elaboración otra investigación estudió la reducción de actitudes prejuiciosas a través de procesos metacognitivos. En concreto, Requero et al. (2020) examinaron cómo la confianza en los propios pensamientos influye en el cambio de actitudes hacia la incorporación de personas con discapacidad al ámbito laboral. En esta serie de estudios se encontró que el efecto de la dirección de los pensamientos iniciales (positivos o negativos) sobre las actitudes hacia la propuesta fue mayor cuando la confianza era alta en lugar de baja (fig. 10.2). Es decir, la confianza aumentó la persuasión cuando los participantes tuvieron pensamientos positivos sobre la propuesta, pero redujo la persuasión cuando los pensamientos fueron negativos. En definitiva, a la hora de reducir el prejuicio y la discriminación, no solo bastaría con producir pensamientos favorables hacia este tipo de iniciativas de inclusión social, sino que también es importante tener confianza en dichos pensamientos positivos. Por otro lado, si nos encontramos ante personas con pensamientos negativos sobre este tipo de propuestas, lo conveniente sería intentar reducir la confianza que se

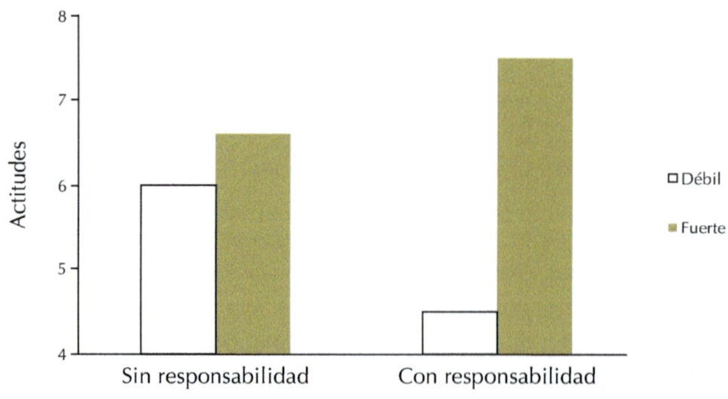

Figura 10.1 Gráfico que representa las actitudes hacia la propuesta de contratación de personas con discapacidad en función de la responsabilidad organizacional y el tipo de mensaje (fuerte frente a débil).

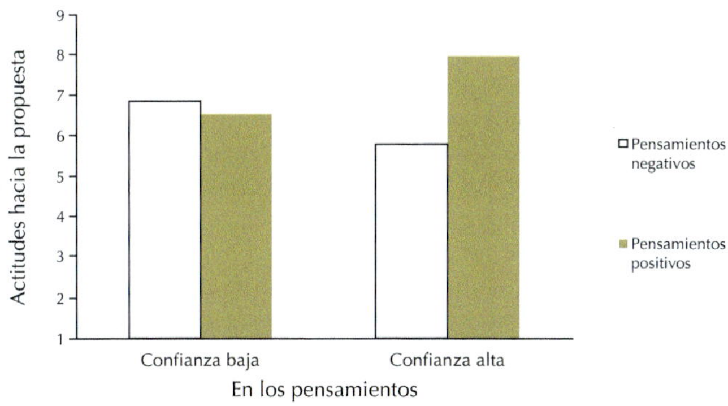

Figura 10.2 Gráfico que representa las actitudes hacia la propuesta de contratación de personas con discapacidad en función de la dirección y confianza en los pensamientos.

tiene en tales pensamientos para que estos tengan un menor impacto en las actitudes posteriores. Dicho de otra forma, no siempre la mejor estrategia es aumentar la confianza de las personas. Para decidir si generar confianza o duda es necesario saber qué pensamientos conviene validar o invalidar.

ESTIMULACIÓN DEL PENSAMIENTO A TRAVÉS DEL *PRIMING*

Las personas utilizan estrategias mentales para organizar de forma simplificada y resumir la información que obtienen del mundo y de otras personas. Como se ha mencionado anteriormente, las personas tienen la información organizada en categorías sociales, esquemas, estereotipos y en otras estructuras que sirven como guiones de actuación. Estas representaciones mentales se pueden activar de muchas formas y, una vez activadas, tienen una influencia importante sobre los pensamientos y acciones de las personas. Unas veces se utilizan las estructuras mentales de forma automática y poco consciente, mientras que otras veces estas estructuras entran en funcionamiento de forma más consciente, controlada y deliberada. Al igual que las estructuras mentales pueden activarse y tener consecuencias de forma más o menos automática, los estímulos externos también pueden influir a través de distintos procesos, incluso cuando se presta demasiada atención. Es decir, la activación de categorías mentales puede ser más o menos automática o controlada, así como su influencia posterior (una vez activadas), que también puede ser relativamente automática o controlada.

Una de las formas más sencillas de activar las representaciones mentales consiste en la mera presentación de estímulos relacionados con una categoría mental. Este fenómeno es conocido genéricamente como *priming*. Por ejemplo, imagine que, en un experimento, escucha a través de unos auriculares la frase «Estábamos en el banco». Justo antes, otra palabra (parque o dinero) es simultáneamente enviada a su otro oído en un formato rápido y enmascarado, que no permite que la escuche conscientemente. A pesar de no poderle prestar atención, esa palabra presentada brevemente justo antes sirve como *prime* y puede guiar su interpretación de la frase que sí escucha a continuación. En un caso pensará que están sentados en un banco en un parque, en el otro caso se imaginará a las personas realizando alguna transacción monetaria en un banco.

En otro ejemplo sobre *priming*, Horcajo et al. (2009) pidieron a un grupo de seleccionadores de personal que completaran palabras relacionadas con el estereotipo de ejecutivo o con el estereotipo de *skinhead* y, a continuación, se pidió que evaluaran a un candidato nuevo a un puesto de trabajo. Los resultados mostraron que las evaluaciones del candidato fueron más negativas después de haber completado palabras relacionadas con el estereotipo de *skinhead* (Higgins et al., 1977) que cuando se completaron palabras relacionadas con ejecutivo. En el contexto sanitario también se ha demostrado que la activación de unas categorías diagnósticas u otras (p. ej., esquizofrénico *vs.* religioso) puede influir en la interpretación de síntomas (p. ej., oír voces del más allá) y en la evaluación y el tratamiento correspondientes (Stone y Moskowitz, 2011).

El sistema de memoria de las personas es una red de asociaciones y el *priming* funciona despertando o activando una parte de esas asociaciones. Numerosos experimentos muestran que se pueden activar representaciones mentales a través de la presentación de estímulos y que este fenómeno de *priming* no solo influye en el pensamiento, sino que también influye directamente en el comportamiento. Por ejemplo, en un estudio clásico de esta categoría, Bargh et al. (1996) pidieron a varios participantes que completaran una frase escrita que contenía palabras como «viejo», «jubilación», «sabio» o «gris», o que completaran palabras que no tenían nada que ver con el estereotipo de vejez. A la salida del laboratorio, un cómplice del experimentador esperaba a los participantes con un cronómetro para medir cuánto tiempo tardaban en recorrer un pasillo. Aquellos que habían tenido que completar palabras relacionados con la vejez tardaron más tiempo en recorrer el pasillo que aquellos que habían completado frases neutras.

En otro estudio de este tipo, Dijksterhuis y van Knippenberg (1998) encontraron que un *priming* de inteligencia podía mejorar el rendimiento en un examen. En concreto, los participantes de estos estudios tuvieron mejores resultados en un test de conocimiento general después de haber escrito sobre cómo creían ellos que era un día en la vida diaria de un profesor (*priming* de alta inteligencia) que después de hacerlo sobre la vida de un hincha radical de fútbol (*priming* de baja inteligencia).

En principio, prácticamente cualquier otro estímulo presente en la situación puede servir como *priming* de alguna categoría mental. Por ejemplo, el comportamiento no verbal de las demás personas a menudo influye en las categorías mentales que vienen a la mente. Un caso especialmente interesante tiene que ver con nuestro propio cuerpo y cómo nuestras respuestas corporales pueden funcionar como *prime* afectando a lo que pensamos, evaluamos y hacemos. Esto es lo que se denomina cognición corporal (*embodied cognition;* Semin y Smith, 2008). Por ejemplo, tras sostener una taza caliente en lugar de una taza fría, las personas comienzan a evaluar a los demás como más cálidos y cordiales, y a comportarse de un modo más generoso (Ijzerman y Semin, 2009).

En un estudio de esta categoría llevado a cabo por Briñol et al. (2013), los participantes tenían que empezar por anotar en un papel pensamientos positivos o negativos sobre la dieta mediterránea. Después, los participantes fueron asignados aleatoriamente a una de tres condiciones experimentales: descarte de los pensamientos, protección de los pensamientos o condición de control. Aquellos participantes que fueron asignados a la condición de descarte tenían que tirar en una papelera el papel en el que previamente habían anotado sus pensamientos. Los que fueron asignados a la condición de protección tenían que doblar el papel con sus pensamientos y guardarlo en un lugar seguro como un bolsillo, una cartera o un monedero. En la condición de control, los participantes tenían que doblar las esquinas del papel con sus pensamientos y dejarlo sobre la mesa. Después de llevar a cabo una de estas acciones, todos respondieron a una serie de preguntas para evaluar sus actitudes hacia la dieta mediterránea. Los resultados mostraron que en la condición de control las actitudes reflejaban el efecto esperado de la dirección de los pensamientos. Concretamente, en esta condición, los participantes que generaron pensamientos positivos tuvieron actitudes más positivas hacia la dieta mediterránea que aquellos que generaron pensamientos negativos. Los participantes que protegieron sus pensamientos guardándolos en un bolsillo mostraron un efecto todavía más pronunciado de la dirección de los pensamientos sobre sus actitudes en comparación con la condición de control. Esto es, frente al grupo control, el mero hecho de poner los pensamientos en un lugar asociado con seguridad aumentó de forma significativa su impacto posterior sobre las actitudes. Por el contrario, en la condición de descarte de los pensamientos, el efecto de la dirección de los pensamientos sobre las actitudes se atenuó. En esta condición de descarte, lo que pensaron los participantes no influyó sobre sus actitudes. Por tanto, este estudio mostró que las acciones físicas que los participantes realizaron con sus pensamientos influyeron en el uso que hacían de dichos pensamientos y en el impacto que tuvieron esas cogniciones para guiar sus evaluaciones e intenciones posteriores (fig. 10.3).

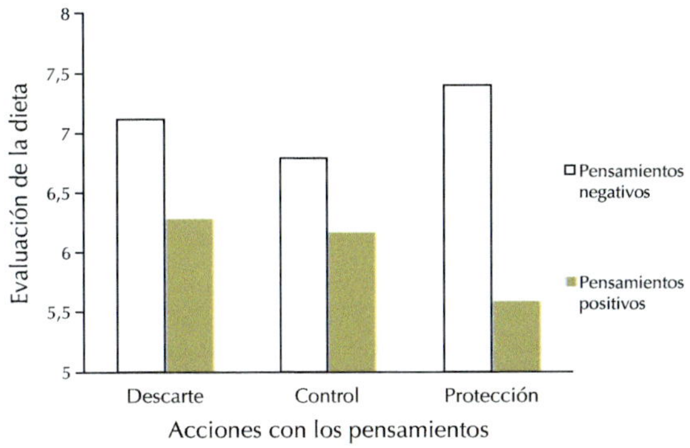

Figura 10.3 Gráfico que representa la evaluación de la dieta mediterránea (actitudes) en función del tipo de acción que los participantes realizaron con sus pensamientos y la dirección de los mismos.

No solo las acciones físicas pueden afectar a nuestra mente, también lo hacen los objetos y la ropa que nos ponemos, fenómeno conocido como *enclothed cognition* (Adam y Galinsky, 2012). Por ejemplo, en un estudio representativo de esta categoría se encontró que los participantes que tuvieron que llevar puesta una bata blanca de laboratorio (*priming* de inteligencia) prestaban más atención a las tareas del estudio y discriminaban mejor sobre los méritos de distintas propuestas que los participantes que tuvieron que ponerse una bata blanca de pintor (control).

Estos ejemplos solo reflejan unas pocas ilustraciones de las muchas investigaciones que se han realizado sobre *priming* semántico, metafórico y corporal en las últimas décadas. También existen los denominados casos de *priming* motivacional. Las motivaciones también son parte de ese sistema de memoria dispuesto en forma de red de asociaciones, por lo que, cuando activamos en nuestra cabeza una meta, esta activación puede influir en nuestras percepciones, juicios y comportamientos. Por ejemplo, el equipo de John Bargh demostró que activar de forma inconsciente la consecución de logros (meta de rendir) causaba en los participantes un mayor esfuerzo a la hora de completar puzles, además de una mayor preocupación por conseguir la mejor puntuación posible en las tareas realizadas.

Un último ejemplo digno de mención sobre esta amplia categoría tiene que ver con lo que se conoce como *priming* procedural. En este caso, en la fase de activación la persona lleva a cabo una actividad que requiere un tipo de mentalidad *(mindset)* cuya activación y puesta en práctica después puede transferirse e influir en otras tareas posteriores. Por ejemplo, después de resolver problemas de creatividad (p. ej., pensar en posibles usos para un ladrillo), que a menudo implican pensar «fuera de la caja», las personas mejoran su capacidad para resolver otros problemas poco convencionales que impliquen pensar de forma diferente, mientras que no mejora la capacidad de resolver problemas de razonamiento analítico y viceversa. Todos estos estudios ponen de manifiesto cómo una gran cantidad de variables, aparentemente triviales, pueden influir en nuestros pensamientos, evaluaciones y comportamientos. En general, el constructo mental activado por los procedimientos de *priming* puede producir cambios fundamentalmente a tres niveles diferentes: a) cambios producidos en la percepción de la situación; b) cambios producidos en la percepción de uno mismo, y c) cambios producidos en la percepción de los otros (para una revisión sobre los procesos psicológicos a través de los cuales funcionan los efectos de *priming,* v. Loersch y Payne, 2011).

Además de distintos mecanismos mentales, es importante cerrar este apartado señalando que también se han identificado numerosas variables tanto de las personas como de la situación que pueden afectar a la presencia o a la intensidad y dirección de los efectos del *priming*. En primer lugar, las personas tienen distintas representaciones mentales y, por tanto, un mismo estímulo puede activar distintas asociaciones en cada persona (p. ej., una bata blanca puede activar distintas categorías en estudiantes de enfermería y en estudiantes de bellas artes). En segundo lugar, una misma persona puede ver el mismo estímulo de forma diferente según la situación en la que se encuentre (una bata blanca puede activar distintas categorías si la vemos en un ambulatorio o si la vemos en una obra; para una revisión, v. Briñol et al., 2018). En tercer lugar, algunas personas tienen unas asociaciones mentales más desarrolladas que otras y, por tanto, la cantidad de estimulación y el umbral necesario para activar una determinada categoría mental varían según los individuos. Además, algunas personas confían en mayor medida que otras en la información que viene a su mente. Por último, se ha encontrado que las personas utilizan en mayor medida las categorías mentales activadas cuando se trata de categorías mentales que les gustan y con las que están familiarizadas (DeMarree et al., 2012).

PERCEPCIÓN SOCIAL

Como reflejan los apartados anteriores, la conducta de las personas es consecuencia de la interacción entre el conocimiento previo que poseemos (organizado en categorías y esquemas) y la información nueva que procesamos de nuestro entorno (*priming*, propuestas persuasivas, etc.). Un aspecto importante del estudio del pensamiento tiene que ver con cómo las personas manejan e integran esas dos fuentes de información de manera eficiente. Para ello se utilizan estrategias tanto de razonamiento inductivo como de razonamiento deductivo con el objetivo de extraer inferencias que den sentido a esa percepción del mundo social que nos rodea. Existen muchas formas de relación entre lo interno y lo externo, entre las cuales destacamos dos tipos de procesamiento.

Por un lado, el procesamiento *abajo-arriba* es el que transforma la información que nos llega desde el exterior en juicios y planes de acción. Es decir, el análisis de la información va desde los niveles más bajos, que son los estímulos sensoriales, hasta los niveles más altos, donde residen nuestras categorías, estereotipos, metas y deseos. Este tipo de procesamiento es común cuando las situaciones son poco familiares, ya que al carecer de conocimientos previos necesitamos más indicadores externos para constituir nuestras percepciones. Por otro lado, el procesamiento *arriba-abajo* sigue la dirección opuesta, esto es, primero se activan nuestras categorías mentales, expectativas y conocimientos previos para después analizar la información hacia abajo interpretando los estímulos sensoriales que nos llegan.

A continuación, presentaremos dos de los modelos más relevantes en el área de la percepción social en los que se puede observar cómo funcionan los dos tipos de procesamiento: modelo de procesamiento secuencial de percepción social y modelo de procesamiento en paralelo de percepción social.

Modelo de procesamiento secuencial de percepción social

Fiske y Neuberg (1990) propusieron un modelo donde ambos tipos de estrategias de procesamiento (abajo-arriba, arriba-abajo) están interaccionando a lo largo de una serie de etapas que se suceden de manera secuencial. La primera etapa comienza cuando se observa a una persona y la categorizamos de forma automática en función de indicadores observables (etapa 1). Si hay interés en esa persona, se le prestará atención y se registrará más información de ella (etapa 2) con el objetivo de confirmar la categoría que se ha asignado. Si los nuevos datos son consistentes, daremos por acertada la categorización inicial realizada (etapa 3). Por el contrario, si los datos no se ajustan a dicha categoría, se tendrán que buscar otras categorías nuevas hasta hallar aquella que mejor dé cuenta de lo observado; es decir, se realizará una recategorización (etapa 4). Si la nueva categoría asignada continuara siendo incongruente con los elementos observados de esa persona, se tendría que pasar a procesar la información dato por dato, tratando a esta persona como si fuese un sujeto único y formando una impresión basada en sus características personales (etapa 5). Imaginemos que se presenta un paciente en el ambulatorio. Con el fin de formarnos una imagen de él, comenzamos a analizar algunas de sus características visibles como, por ejemplo, su aspecto desaliñado y su sobrepeso, llegando a inferir que esta persona puede no estar muy implicada en su cuidado personal. Si además nos dice que tiene dolores de espalda, continuaremos analizando más aspectos acerca de su condición física, como la cantidad de ejercicio físico realizado a lo largo de la semana, para averiguar si la imagen que nos estamos formando de esa persona es coherente. El que esta imagen encaje o no va a determinar que demos por terminada nuestra categorización o, por el contrario, tengamos que realizar una recategorización para seguir ajustando nuestra percepción o incluso analizar una por una las características de nuestro paciente (historial familiar, consumo de sustancias, etc.).

Modelo de procesamiento en paralelo de percepción social

Este modelo, elaborado por Kunda y Thagard (1996), establece una configuración de nodos que representan una variedad de elementos, como rasgos, personas, conductas, etc. Esta configuración está dispuesta en forma de retícula, de manera que las conexiones entre los nodos simbolizan el grado de asociación entre ellos. Según este enfoque, cuando se construye una impresión (p. ej., sobre otra persona), se está produciendo la activación de uno de esos nodos desatándose después una «reacción en cadena» en los nodos contiguos con los que estuviese asociado. Por ejemplo, imaginemos que una persona observa la siguiente conducta: un hombre zarandea del brazo a una mujer mientras discuten exaltadamente. Tras presenciar esta situación, la persona observadora podría activar en su cabeza varios significados como *enfrentamiento violento, juego, bromas,* etc. La elección por uno de esos significados dependerá del conocimiento previo de la persona (creencias, expectativas, etc.), de tal manera que si esta persona tuviera un historial de maltrato activará con mayor probabilidad el nodo de «enfrentamiento violento» y a partir de ahí se activarían los demás nodos con los que estuviera asociada dicha categoría (miedo, indefensión, necesidad de ayuda, etc.), realizando una interpretación de la escena muy diferente a la que haría otra persona con un historial de aprendizaje totalmente distinto si, por ejemplo, se activara la categoría «juego».

Como podemos observar, en este modelo los dos tipos de procesamiento, de *abajo-arriba* y de *arriba-abajo,* se dan en paralelo; es decir, las personas van activando sus categorías mentales a la vez que intentan ensamblarlas con la nueva información entrante. Esto se va produciendo de forma simultánea hasta conseguir que toda esa información (tanto el conocimiento previo como la información nueva procedente de nuestro alrededor) se integre en una imagen con un significado coherente.

FORMACIÓN DE IMPRESIONES

Como acabamos de describir, la formación de impresiones es un proceso mediante el cual se infieren características de una persona a partir de la conducta y rasgos iniciales que observamos de ella. Cuando las personas se encuentran ante otras personas (p. ej., un paciente), una de las posibles estrategias que utilizan para formarse una imagen global es sumar todos los elementos informativos que se ven de manera aditiva, siendo cada uno de ellos independiente del valor de los demás. Además de la suma aditiva de rasgos, otra explicación para entender cómo las personas se forman impresiones sobre los demás es la que propone Asch (1946) en su trabajo clásico, donde la formación de impresiones es vista como un mecanismo más complejo que la simple suma de características de forma mecánica. Concretamente, Asch se inclina por la organización de los diversos elementos como un todo. Es decir, como una configuración donde cada rasgo influye y se ve influido por todos los demás, generando así una impresión dinámica. Según este enfoque, no todos los rasgos influyen de igual manera a la hora de formar la imagen global de la otra persona. Por un lado, encontramos que los *rasgos centrales* son aquellos que más guían al organizar y aglutinar la información, ejerciendo una influencia mucho mayor en la formación de la impresión. Por otro lado, los *rasgos periféricos* son los elementos cuya influencia no es sustancial, llegando a variar incluso su significado cuando les afectan los rasgos centrales.

Por ejemplo, en uno de sus estudios, Asch elaboró una lista de rasgos que describían a una persona a partir de la cual los participantes debían formarse una impresión. A la mitad de ellos se les mostraron los siguientes rasgos: inteligente, hábil, laborioso, afectuoso, determinado, práctico y cauteloso. Para la otra mitad, la lista de rasgos era la misma, a excepción del rasgo *afectuoso,* que se sustituía por el rasgo *frío.* Los resultados mostraron que a los participantes a los que se les entregó la lista con el rasgo *afectuoso* evaluaron a la persona como más generosa, graciosa y sociable, en comparación con aquellos a los que se les entregó la lista con el rasgo *frío.* En este caso, estas dos características, *afectuoso-frío,* estarían funcionando como rasgos centrales que influyen de manera drástica en la formación de la impresión. En parte, este hallazgo puede relacionarse con el *efecto halo,* el cual hace referencia a la propensión natural a evaluar globalmente a las personas a partir de uno solo de sus rasgos o características. Cuando ese rasgo es de valencia positiva, como en el caso del atractivo físico o la credibilidad, se tenderá a considerar el resto de sus atributos en sentido igualmente favorable. Así, a las personas físicamente atractivas o creíbles también se las suele considerar de forma automática como más interesantes, sociables e inteligentes que aquellas que lo son menos.

Por otro lado, cuando la información (sobre la persona) pueda parecer incongruente, se pueden producir dos mecanismos para que la imagen resultante siga siendo única y con sentido. El primero de ellos consiste en cambiar el significado de algún elemento. Por ejemplo, la característica «risueño» no tiene el mismo sentido si viene acompañada de «inocentón y torpe» que si viene junto a «cariñoso y sociable». El segundo mecanismo consiste en inferir nuevos rasgos de la persona para poder completar la impresión y reducir las posibles inconsistencias. Por ejemplo, si nos dicen que una persona es «sociable, cordial e hipócrita», posiblemente pensemos que también se trata de una persona «política, locuaz o elocuente».

ATRIBUCIONES CAUSALES

Además de formarse impresiones sobre los demás, a menudo las personas también piensan sobre por qué hacen lo que hacen. A este fenómeno se le conoce como *atribución de causalidad,* proceso por el cual realizamos inferencias sobre las posibles causas del comportamiento de las personas, e incluso de nosotros mismos. Entre otras cosas, este proceso podría asemejarse a lo que ocurre cuando se quieren encajar las piezas de un rompecabezas; se intentan ensamblar todas las piezas mirando las diferentes formas, haciéndolas girar, rotándolas y realizando todo tipo de ensayos para ver si encajan, etc. Una peculiaridad de este rompecabezas de especular sobre las causas de la conducta es que supone un tipo de problema abierto y, por tanto, el número de soluciones posibles es muy amplio. El hecho de que las personas se decanten por un tipo de solución en detrimento de otras dependerá de numerosos factores que se resumen a continuación.

Heider y el científico ingenuo

La teoría sobre la atribución causal de Heider (1958) puede resumirse en los tres puntos siguientes:

- El ser humano es «un científico intuitivo o ingenuo *(naive)*» y, por tanto, intenta encontrar explicación a los hechos que acontecen en el mundo que le rodea (sobre todo a los más sorprendentes) con el objetivo de conseguir la percepción de que su entorno es estable, predecible y controlable.
- Se establece una distinción entre las causas personales (las que provienen de dentro de las personas) y las causas situacionales (las que provienen del ambiente externo). Esto es: «¿Mi paciente no está cumpliendo con el tratamiento por su falta de responsabilidad y compromiso (causas personales) o porque su actividad diaria dificulta el seguimiento (causas situacionales)?».

- A la hora de atribuir explicaciones solemos otorgar una mayor importancia a las causas personales que a las situacionales, lo que también se conoce como *error fundamental de atribución,* del que hablaremos más adelante.

Teoría de la inferencia correspondiente

Jones (1990) se centra en las causas que Heider llamó personales y establece el proceso por el cual buscamos la disposición interna de una persona para explicar su comportamiento. El primer paso de este proceso sería decidir si esa persona tenía la libertad de realizar o no la conducta y si conocía sus posibles consecuencias. Si la respuesta a estas cuestiones es afirmativa, se pasaría a la siguiente fase, donde se compararían las consecuencias de la acción frente a las consecuencias de otras conductas que se podían haber llevado a cabo. Por último, según este enfoque, también es importante tener en cuenta si la conducta es común o deseable entre las demás personas, o si más bien se trata de un comportamiento especial.

Por ejemplo, observar a una persona llevar una dieta saludable no necesariamente nos dice que sea un obseso de su físico (atribución disposicional), ya que en general la mayoría de las personas nos preocupamos de cuidar nuestra imagen. En cambio, llevar a cabo conductas alimentarias de riesgo (dejar de comer, vomitar, etc.) sí podría resultar más informativo de cómo es la persona que las realiza.

Modelo de covariación y configuración

La *teoría de la atribución* de Kelley (1972) establece que al realizar juicios causales sobre el comportamiento de una persona prestamos atención a una serie de elementos informativos, que son el consenso, la distintividad y la consistencia. El *consenso* hace referencia a la tendencia de los demás a responder ante una situación de forma igual que la persona observada. La *distintividad* es la forma que tiene la persona observada de responder de manera diferente ante situaciones que son similares entre ellas. Y, por último, la *consistencia* alude a que la persona responde siempre de la misma forma ante una situación concreta.

Cada uno de estos elementos puede tener valores altos o bajos y se pueden combinar entre sí de diversas maneras. De esta forma, las personas podemos analizar cómo se articulan estos elementos entre sí para poder formular nuestros juicios.

Algunos sesgos atributivos

No siempre realizamos atribuciones de la forma lógica y racional como proponen algunos de los modelos descritos anteriormente. A veces también estamos sesgados por claves tanto personales como situacionales, algunas de las cuales se describen a continuación.

- Sesgo de correspondencia y error fundamental de atribución: según Jones (1990) el *sesgo de correspondencia* es la tendencia a ver la causa del comportamiento en las disposiciones internas de las personas. De manera similar, Ross (1977) acuñó el término *error fundamental de atribución* para referirse a la tendencia general de otorgar mayor peso e influencia a los factores personales y disposicionales frente a las influencias ambientales. Por ejemplo, si un chico joven llega a urgencias con una grave contusión cerebral debido a una caída en moto, no sería difícil activar la idea de que el chico ha tenido el accidente porque es un imprudente. En una versión más sofisticada de esta misma perspectiva, Bem (1972) sugiere que las personas a veces (p. ej., cuando hay incertidumbre y pocos recursos) también interpretan su propio comportamiento como causado internamente (p. ej., si suspendo es porque no valgo; si sonrío es porque me gusta algo).
- Diferencias actor-observador: el modelo de Jones (1990) propone que, de una misma conducta, actores —quienes realizan la acción— y observadores —quienes la observan— suelen dar explicaciones diferentes. Los actores tienden a realizar atribuciones situacionales (externas), mientras que los observadores hacen atribuciones disposicionales (internas). En el ejemplo

anterior, como observadores pensaremos que la causa del accidente se debe a que el joven es un irresponsable. Sin embargo, el propio joven (el actor) puede atribuir su desgracia a que el asfalto estaba en mal estado o a que la visibilidad de la curva era muy reducida.

- Sesgo autoensalzador: este tipo de sesgos cumplen con la necesidad que tienen las personas de querer sentirse y pensar bien sobre sí mismas. Por ejemplo, Whitley y Frieze (1985) propusieron que, cuando se tiene éxito, se suele atribuir la causa a uno mismo, mientras que la explicación de los fracasos se suele buscar en las circunstancias o en los demás. Esto se conoce como *atribuciones autofavorecedoras*. Las *atribuciones centradas en el yo* también responden al mantenimiento o incremento de la propia autoestima y consisten en que cuando trabajamos en equipo cada uno cree que ha aportado más de lo que realmente ha hecho y, con ello, se adjudica un mayor mérito y esfuerzo. Por último, las *atribuciones defensivas* hacen alusión a aquellos juicios que culpan a una persona de los infortunios que le ocurren, sobre todo si estos son graves. Es decir, vemos al actor como el responsable de lo que le ha sucedido, lo cual también contribuye a reforzar nuestra creencia de que el mundo es justo y las personas reciben lo que se merecen.

RAZONAMIENTO

Uno de los procesos cognitivos por medio de los cuales las personas utilizan y aplican su conocimiento es el razonamiento. Sin el uso del razonamiento y las correspondientes inferencias a las que dan lugar las personas estarían constantemente obligadas a depender de un conocimiento particular y preciso para cada una de las situaciones que se presentan.

Se pueden mencionar dos formas distintas de razonar: por un lado, encontramos el razonamiento deductivo, que parte de unas premisas para alcanzar una conclusión que se sigue necesariamente de estas. Es un procesamiento dirigido «hacia abajo» en el sentido de que parte de lo general para llegar a lo particular, lo que garantiza la validez del contenido de la premisa. Es decir, un argumento deductivo será siempre válido si las premisas de las que parte son verdaderas. Por otro lado, el razonamiento inductivo alcanza una conclusión que se encuentra más o menos apoyada por las premisas. En este caso, la validez de la conclusión no está garantizada, sino que se trata de un argumento más o menos probable. Un argumento inductivo es fuerte solo si es improbable que su conclusión sea falsa cuando sus premisas son verdaderas.

Otra de las operaciones fundamentales del pensamiento humano, considerada generalmente como parte del razonamiento deductivo, es la creación de hipótesis. Las hipótesis se definen como soluciones tentativas a un problema concreto que pueden ser sometidas a contraste y falsadas de forma empírica. A este proceso de pensamiento reflexivo se le conoce como *razonamiento hipotético-deductivo*.

Una forma relativamente sencilla de entender cómo funciona el razonamiento hipotético-deductivo consiste en establecer una analogía con el método científico. Según este enfoque, se asume que el esquema básico del funcionamiento cognitivo es equivalente tanto en procesos como en operaciones mentales al que desarrollan los científicos. Esta capacidad implica la acción comprobatoria del razonamiento deductivo que permite saber cuáles son las consecuencias verdaderas y exactas de las acciones realizadas. Así, no solo se conciben hipótesis o explicaciones posibles de los problemas, sino que se seleccionan y después se manejan estas hipótesis para comprobarlas sistemáticamente, sometiendo los resultados a un análisis deductivo.

ESTRATEGIAS DE COMPROBACIÓN DE HIPÓTESIS

En general, las personas tienden a buscar datos que les permitan concluir en qué medida sus hipótesis son correctas o incorrectas. A veces esta búsqueda de datos incluye algunos sesgos. Esto se pone de relieve en algunos problemas clásicos, como la tarea de las tarjetas de Wason. Esta tarea

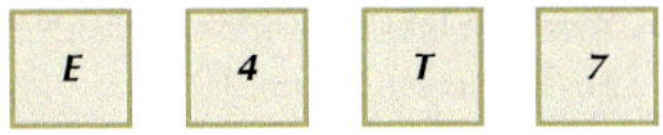

Imagínese que tiene encima de la mesa estas cuatro tarjetas. En una cara de la tarjeta siempre habrá una letra y en la otra un número. Su tarea consiste en decidir a qué tarjetas es necesario y suficiente dar la vuelta para descubrir si se cumple la siguiente regla: «Si la tarjeta tiene una vocal en una cara, entonces tiene un número par en la otra».

Figura 10.4 Tarea de las cuatro tarjetas de Wason (1966).

de selección de opciones de respuesta, diseñada por Wason (1966), es sin duda uno de los problemas que ha recibido mayor atención dentro de la psicología del pensamiento (Fernández y Santamaría, 2001). En la figura 10.4 exponemos dicho problema.

Las personas normalmente resuelven esta tarea utilizando una estrategia confirmatoria en lugar de una estrategia de falsación. En este caso, la estrategia guiada por la confirmación de hipótesis llevaría a levantar las tarjetas E y 4 para comprobar si la regla es cierta, ya que son las tarjetas que el propio enunciado recoge: vocal y número par. Sin embargo, esta decisión sería errónea. Siguiendo la lógica del condicional se debería levantar la tarjeta E, porque si no tuviera en la otra cara un número par se falsaría el enunciado, y también la tarjeta 7, porque si tuviera una vocal en la otra cara se estaría contradiciendo la regla propuesta en el enunciado del problema. Las tarjetas 4 y T son completamente irrelevantes para comprobar la regla, ya que pase lo que pase al darles la vuelta esto no falsa ni contradice lo dicho en el enunciado. De forma muy resumida, este ejemplo permite ilustrar las dos estrategias más empleadas por las personas para comprobar hipótesis.

Estrategias de verificación. Cuando se recurre a aquellos casos que confirman la hipótesis para mantener que la regla o el enunciado contenidos en ella son ciertos. Por ejemplo, en la tarea de Wason, levantar aquellas tarjetas que tienen que ver directamente con lo expresado en el enunciado.

Estrategias de falsación. Cuando se recurre a aquellos casos que contradicen o que sirven de contraejemplo a la regla o al enunciado contenido en la hipótesis. Sirven para concluir que la hipótesis es falsa. En nuestro ejemplo llegaríamos a la conclusión de que la regla (la hipótesis) es falsa si en el reverso de la tarjeta 7 hubiera una vocal.

Cuando las personas buscan solamente aquella información que verifica o confirma sus ideas, expectativas o creencias iniciales, cometen lo que se conoce como *sesgo confirmatorio* (Jonas et al., 2001). Este sesgo conduce a no prestar atención a aquella información que podría «desconfirmar» o falsar las expectativas o ideas previas. Como consecuencia de esta atención selectiva, a menudo las personas no son capaces de solucionar muchos problemas cuando su respuesta inicial es incorrecta.

Existen algunas variables, tanto de las personas como de la situación, que influyen en la frecuencia con la que se utiliza una estrategia u otra. Por ejemplo, las características de la tarea influyen en la estrategia utilizada. Cuanto más concreto y familiar es el material, mayor es la probabilidad de tener en cuenta las estrategias de falsación además de las de verificación. Por ejemplo, si en lugar de «si vocal entonces número par» la regla a comprobar es «si una persona conduce un coche entonces debe tener más de 18 años», las probabilidades de resolver el problema con cuatro tarjetas (que muestran dos personas y dos vehículos) aumentan significativamente. Otras variaciones de la tarea de las tarjetas también pueden influir en una mejora en la ejecución. Por ejemplo, presentar los enunciados como categóricos (y no solo como plausibles), reforzar la comprensión de la lógica del condicional en la tarea o presentar una versión reducida de esta son variables asociadas con una mejora en el desempeño en esta tarea.

Además de las características de la tarea, algunas personas también son más proclives al sesgo de confirmación ignorando sistemáticamente las estrategias de falsación. Por ejemplo, aquellas personas que se preocupan por encajar con las situaciones sociales (altos en *self-monitoring*) suelen hacer menos uso de la falsación (Dardenne y Leyens, 1995).

Las personas tienden a utilizar estrategias confirmatorias no solo cuando se trata de reglas abstractas en problemas como el de la tarea de Wason, sino también cuando se trata de juicios sociales. Por ejemplo, en un experimento relevante para este contexto, Snyder y Swann (1978) pidieron a varios participantes que averiguaran si la persona con la que iban a interactuar era introvertida o extrovertida. Previamente, a la mitad de los participantes se les presentó una descripción de un introvertido prototípico, mientras que a la otra mitad se les presentó una descripción de un extrovertido prototípico. Los participantes tenían que hacer preguntas para averiguar cómo era la persona. De manera consistente con el sesgo confirmatorio, las preguntas que los participantes hicieron estaban sesgadas en la dirección de la descripción original dada. Por ejemplo, si se les había pedido que averiguaran si la persona era introvertida, hacían preguntas como: «¿Qué cosas te desagradan de las fiestas ruidosas?» o «¿En qué situaciones te cuesta abrirte a otras personas?». Sin embargo, en la condición de extrovertido hicieron preguntas como: «¿Qué harías para animar una fiesta?» o «¿En qué situaciones eres más hablador?». Debido a que la mayoría de las personas pueden recordar situaciones en las que se comportaron tanto de forma introvertida como de forma extrovertida, las respuestas proporcionaron evidencia que verificó las hipótesis iniciales independientemente de la verdadera personalidad de la pareja. Experimentos como este demuestran que la tendencia a buscar sobre todo información que confirme las creencias iniciales (en lugar de aquella que podría refutarlas) puede llegar a ser una barrera para formar impresiones correctas sobre los demás.

Las creencias de las personas no solo afectan a la información que buscan, sino que también pueden guiar las interacciones sociales que tienen y convertirse en profecías autocumplidas. Por ejemplo, las expectativas que los profesores tienen sobre el rendimiento de sus alumnos influyen en la conducta que tienen con ellos. Como ocurría en el ejemplo anterior de las preguntas sobre personalidad, un profesor que cree que un alumno es especialmente listo probablemente le dará más oportunidades y facilidades para demostrarlo que a un alumno al que considera menos inteligente. De esta manera, debido al comportamiento de los profesores, aquellos alumnos de los que se espera un menor rendimiento acaban sacando peores notas, fenómeno también conocido como *efecto Pigmalión*.

Diferencias individuales y estilos de pensamiento

Existen multitud de variables de las personas que pueden influir en su motivación y capacidad para pensar y procesar la información disponible, por ejemplo, en un mensaje o comunicación. Entre las diferencias individuales que tienen efectos importantes en la motivación para pensar sobre una comunicación persuasiva, probablemente una de las que más atención ha recibido sea la NC (Cacioppo y Petty, 1982), que se refiere a la medida en que a las personas les gusta la actividad de pensar y disfrutan haciéndolo. La NC de los individuos está relacionada positivamente con un mayor análisis de los mensajes, una mejor discriminación de los argumentos fuertes y débiles y un mayor recuerdo de dichos argumentos. Además, investigaciones posteriores han demostrado que la NC puede moderar el efecto de la activación de representaciones mentales *(priming)* en sus diversas formas de presentación, ya sea sutil o evidente (DeSteno et al., 2000). Por ejemplo, en un estudio realizado por Petty et al. (2008), los participantes completaron la escala de NC y, a continuación, realizaron un ejercicio en el que se inducía el estereotipo de *skinheads* con una tarea de activación semántica que consistía en completar palabras a las que les faltaban algunas letras. La inducción podía ser obvia o sutil, en función de la proporción de palabras relacionadas con el estereotipo que se pedía a los participantes que completasen. Después de esta actividad, todos los participantes tenían que leer una descripción ambigua sobre una persona (Donald) y evaluarla. Los resultados mostraron que las personas con alto nivel de NC mostraron un efecto de asimilación de la categoría activada semánticamente de forma sutil. Es decir, estos participantes asimilaron los efectos de la

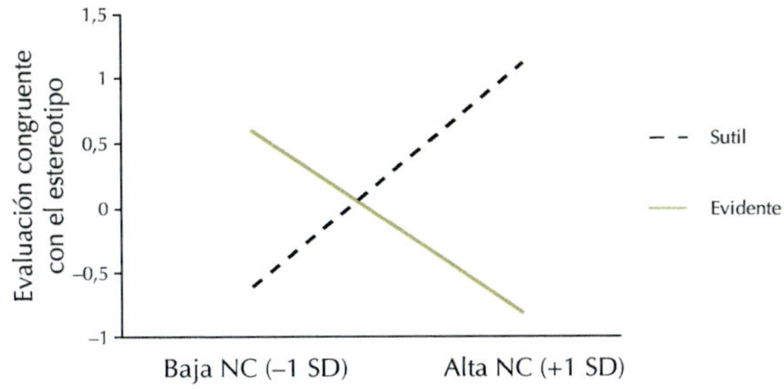

Figura 10.5 Gráfico que representa las evaluaciones de una persona congruentes con el estereotipo de *skinhead* en función de la necesidad de cognición y la obviedad del *prime* (sutil frente a evidente). NC, necesidad de cognición; SD, desviación estándar.

inducción sutil, pero corrigieron el efecto de la inducción obvia. Por el contrario, los participantes con nivel bajo de NC asimilaron el efecto de la inducción obvia, pero no el de la sutil (fig. 10.5; para una revisión sobre los procesos que hacen que las personas con niveles elevados de NC sean más sensibles a las inducciones sutiles, v. Petty, 2001). En resumen, este estudio demuestra que para los participantes que piensan mucho (altos en NC) resulta suficiente una pequeña estimulación para conseguir un efecto de *priming,* mientras que estos mismos niveles tan sutiles de estimulación no consiguen la suficiente activación en las personas a las que no les gusta pensar (bajos en NC). Para que estas últimas respondan en consonancia con el *prime* activado hacen falta niveles más elevados de estimulación, niveles que resultan contraproducentes cuando se inducen en personas a las que les gusta pensar. A pesar de esta tendencia general, las personas que puntúan bajo en NC también pueden ser motivadas para analizar cuidadosamente un mensaje si disponen de algún incentivo o si las circunstancias de la situación son motivadoras.

Otros factores individuales que también tienen efectos relevantes en el pensamiento y motivación de las personas son la necesidad de cierre cognitivo (NCC; Kruglanski, 2004) y la necesidad de evaluación (Xu et al., 2021). La primera se refiere a la necesidad de buscar y mantener una respuesta definitiva ante un problema determinado, a la vez que se evitan la confusión, la ambigüedad y la incertidumbre. La necesidad de evaluación alude a la mayor motivación de unas personas sobre otras para pensar y juzgar los objetos del entorno en términos evaluativos (bueno-malo).

Además de estas diferencias individuales, las personas también se distinguen por sus *estilos de pensamiento.* Los estilos de pensamiento son esquemas cognitivos que permiten procesar información en diferentes ámbitos, además de servir como estrategias que ayudan a las personas a orientarse en el mundo. Una de las teorías con mayor influencia sobre estilos de pensamiento diferencia estos estilos en dos modos de cognición distintos: holístico y analítico (Peng y Nisbett, 1999). Las personas con un estilo de pensamiento holístico son aquellas que ven la imagen completa de un fenómeno, «visualizando el bosque» en lugar de solo «los árboles». Las personas con un estilo de pensamiento más holístico atienden a todo el campo y a las interrelaciones entre sus elementos, haciendo una interpretación global de la situación. Su creencia en la complejidad lleva a esperar contradicciones aparentes, y su modo de lidiar con la contradicción consiste en encontrar la «vía intermedia», es decir, en descubrir cómo dos proposiciones opuestas podrían tener algo de verdad simultáneamente. En contraste, las personas con un estilo de pensamiento analítico prestan más atención a los detalles de la imagen. Es decir, tienden a ver los árboles en lugar del bosque. Atienden al objeto y las categorías a las que pertenece y utilizan inferencias lógicas para comprender su comportamiento. De esta manera, sus creencias están guiadas por la «ley de no contradicción», según la cual es necesario rechazar una de dos proposiciones opuestas (Miyamoto et al., 2006; Nisbett et al., 2001).

Aunque la teoría de los estilos de pensamiento holístico-analítico fue conceptualizada al principio para servir como una explicación de las diferencias culturales en pensamiento (comparando personas de culturas orientales y occidentales), también puede verse como una variable de diferencias individuales, donde algunos individuos pueden tener un estilo de pensamiento más holístico y otros pueden tener un estilo de pensamiento más analítico dentro de una misma cultura (Choi et al., 2007). En un ejemplo reciente en que se usó la escala de pensamiento analítico-holístico relevante para la salud, Santos et al. (2021) presentaron a los participantes dos piezas de información aparentemente incompatibles, como «una encuesta de una revista de salud encontró que las personas que viven una vida larga comen algún tipo de carne blanca, por ejemplo, pescado o pollo» y «un estudio de una organización de salud sugiere que es mucho más saludable ser un vegetariano estricto que no come carne en absoluto». Los participantes respondieron en qué medida creían que cada una de las afirmaciones era cierta. Respuestas afirmativas a ambas afirmaciones se corresponden con una mayor percepción de plausibilidad ante las contradicciones. Los resultados mostraron que los participantes con un estilo de pensamiento más holístico tuvieron más probabilidades de encontrar plausibilidad en las contradicciones que los participantes con un estilo de pensamiento analítico.

METACOGNICIÓN

La metacognición implica distinguir entre cognición primaria y secundaria. Los pensamientos primarios son los que ocurren en un nivel directo de cognición y suelen denominarse pensamientos de «nivel de objeto del pensamiento». Es decir, la cognición primaria consiste simplemente en pensar sobre algo, cualquier cosa. Un ejemplo de pensamiento primario sería: «Se me da bien hacer analíticas» o «Me gusta mi trabajo». Además de estos pensamientos iniciales, las personas pueden generar otros pensamientos que ocurren en un segundo nivel, el nivel metacognitivo. El pensamiento metacognitivo conlleva una evaluación de los pensamientos iniciales (p. ej., «No estoy seguro de que se me dé bien hacer analíticas» o «Me encanta tener este pensamiento sobre mi trabajo»). En otras palabras, la metacognición consiste en pensar sobre nuestros propios pensamientos y procesos mentales. La metacognición es importante porque puede producir cambios a todos los niveles y, por tanto, los pensamientos de cognición secundaria son críticos para una comprensión completa del comportamiento humano (Metcalfe y Finn, 2008; Nelson y Narens, 1990). Además de poder cambiar lo que pensamos, sentimos y hacemos, la metacognición es importante porque influye en cuánto utilizamos los pensamientos y las emociones que ya hemos generado en el momento de guiar nuestros juicios y conductas (Briñol y Petty, en prensa).

Los primeros trabajos sobre metacognición se centraron en el estudio de las teorías subjetivas que tienen las personas sobre sus propias capacidades mentales (Dunlosky y Metcalfe, 2009) y, en concreto, sobre sus percepciones acerca de cuánto se sabe, cuánto se puede aprender y cuánto se puede llegar a recordar. Por ejemplo, la decisión de seguir estudiando para un examen a menudo depende de cuánto creen las personas que saben (percepción subjetiva de conocimiento) más que de lo que realmente puedan saber (conocimiento objetivo). En este terreno fueron pioneros los trabajos sobre «tener algo en la punta de la lengua» (p. ej., creer que conocemos algo que se sabe que no se sabe en ese momento) y el fenómeno de familiaridad y facilidad de procesamiento.

Fluidez del procesamiento

Un clásico de la psicología social que enfatiza este aspecto de la metacognición es el trabajo sobre los efectos paradójicos de la supresión del pensamiento (Wegner et al., 1987). En esencia, este fenómeno sugiere que cuanto más se intenta no pensar en algo, más probable resulta acabar pensando justamente en ello. En los primeros estudios sobre supresión del pensamiento, a un grupo de participantes se les pedía que intentaran no pensar en un oso blanco. A continuación, se comprobaba cuántas veces irrumpía ese pensamiento en la mente de los participantes y esas puntuaciones se comparaban con las de un grupo control al que no se le había pedido nada. Como se esperaba, los esfuerzos por suprimir los pensamientos sobre osos blancos tuvieron un efecto rebote, de tal forma que se volvieron mucho más accesibles en el primer grupo de participantes. Entre otras cosas, este trabajo demuestra la dificultad que tienen las personas para controlar la generación y el posterior impacto del pensamiento. Quizás sea por ello por lo que evitar algunas tentaciones y pensamientos prohibidos, intentar no pensar en ciertas comidas cuando se está a dieta o evitar recordar a un ser querido después de perderlo no resulta nada fácil. Quizás también, y esto resulta especialmente relevante para la investigación psicosocial, basta que un juez solicite a los miembros de un jurado que ignoren el testimonio que acaban de escuchar para que el efecto de este se multiplique en el veredicto final. Cada vez que se niega un pensamiento se vuelve a nombrar, y eso hace que la accesibilidad y la presencia de ese pensamiento se hagan cada vez mayores. Cuanto más se repite un pensamiento (aunque sea para negarlo), más presente se hace y más fácil resulta recuperarlo. A continuación, se describe con más detalle esta sensación metacognitiva de facilidad y dificultad que acompaña al pensamiento.

Facilidad en la generación de pensamientos

El carácter potencialmente paradójico del pensamiento metacognitivo queda ilustrado en el trabajo de Norbert Schwarz sobre la facilidad con la que vienen los pensamientos a la mente (Schwarz et al., 1991). En uno de los primeros experimentos de esta línea, se pidió a un grupo de participantes que pensaran y escribieran muchos ejemplos de conductas asertivas que hubieran realizado. En esta condición, los participantes tenían que generar 12 ejemplos. Se pidió a otro grupo que escribieran la mitad, solo seis. Lo esperable, según un modelo de cognición primaria, hubiera sido que los participantes a quienes se pidió que recordaran muchos más ejemplos se consideraran más asertivos que aquellos que tuvieron que recordar menos ejemplos. A fin de cuentas, cuanta más evidencia convergente hay a favor de una idea, más certeza se tiene sobre su validez. Los resultados, sin embargo, demostraron justamente lo contrario. Es decir, los participantes que generaron un menor número de ejemplos acabaron creyendo que eran personas más asertivas que los del grupo que pensaron en un mayor número de episodios. Originalmente se interpretaron estos resultados como un caso de facilidad de recuerdo basado en el heurístico de disponibilidad, según el cual, cuando las personas tienen que recordar muchos episodios pasados de asertividad (condición de 12 ejemplos), pueden experimentar demasiada dificultad e inferir de esa dificultad que en realidad debe haber muy pocos casos disponibles en su vida sobre ello y, por tanto, que no son muy asertivos. Por el contrario, cuando tenemos que ofrecer solo unos pocos ejemplos (condición de seis ejemplos), la mayor facilidad con que vienen esos pocos episodios a la cabeza puede llevarnos a inferir que nuestra vida probablemente está llena de ellos y, por tanto, que debemos ser muy asertivos.

Este ejemplo ilustra la importancia de tener en cuenta no solo lo que las personas piensan, sino también la facilidad con que piensan. Igualmente conviene señalar que la facilidad con que vienen los pensamientos a la mente no solo puede resultar informativa del número de pensamientos disponibles (inferencia de disponibilidad), sino que además puede ser un indicador de la validez de los propios pensamientos generados. Por ejemplo, cuando los pensamientos vienen a la mente con facilidad, las personas piensan que esos pensamientos son más válidos que cuando vienen a la mente con dificultad. Por tanto, la facilidad puede operar a través de un heurístico sencillo de disponibilidad de otros posibles pensamientos (sobre todo en condiciones de baja motivación y capacidad para pensar) o como una señal sobre la validez de los propios pensamientos (en condiciones de alta elaboración), dependiendo de cómo se interprete dicha facilidad y de la probabilidad de elaboración presente en la situación (Briñol y Petty, en prensa).

Facilidad en la expresión de pensamientos

Además de la facilidad con que se generan los pensamientos, también son importantes la facilidad y la fluidez con que se expresan dichos pensamientos. Por ejemplo, Briñol y Petty (2003) observaron que simplemente con hacer que los participantes escribieran lo que pensaban utilizando su mano no dominante (condición de dificultad) era suficiente para que pensasen que algo no estaba bien en sus pensamientos, atenuando así su impacto en la formación de juicios evaluativos de todo tipo, en comparación con los participantes que habían escrito sus pensamientos con la mano dominante (condición de facilidad). En un ejemplo más reciente sobre la validez del pensamiento a través de la facilidad/dificultad de expresión, se demostró que variando únicamente el número de palabras con que se expresan dichos pensamientos se puede influir en los juicios evaluativos. En particular, Gandarillas et al. (2018) realizaron una serie de estudios en los que analizaron el impacto de la longitud de los pensamientos, y observaron que cuando forzaban a los participantes a utilizar el mayor número de palabras posible (p. ej., en un tuit largo) para expresar pensamientos sobre temas de baja relevancia personal, les resultaba difícil y se reducía el impacto de dichos pensamientos en los juicios y comportamientos posteriores. Además, cuando se pedía a los participantes que utilizasen una sola palabra (p. ej., en un *hashtag*) para expresar pensamientos sobre temas de alta relevancia personal, también les resultaba particularmente difícil y, por tanto, se reducía el impacto de los pensamientos en las evaluaciones y conductas posteriores. Estos resultados demuestran que cuando existe una falta de encaje entre lo que se quiere decir y cómo se dice (p. ej., tener que expresar algo trivial utilizando muchas palabras o decir algo muy importante forzándose a utilizar una única palabra) se consideran los pensamientos menos válidos y se produce una separación entre el contenido del pensamiento y el comportamiento. Por supuesto, existen multitud de procedimientos que pueden influir en la facilidad con que se generan y expresan los pensamientos, más allá de los descritos en estos apartados, pero lo importante es que todos ellos influyen en el uso posterior que dan las personas a lo que tienen en mente al guiar sus decisiones y conductas. Por último, conviene señalar que, aunque los términos facilidad y fluidez se refieren a lo mismo en términos subjetivos, la fluidez se suele utilizar en relación con el procesamiento de información externa y la facilidad para referirse a todo lo vinculado con la generación interna de pensamientos.

Significado asociado con la facilidad

La mayor parte de la investigación previa sobre facilidad de pensamiento sugiere que la experiencia de facilidad es experimentada como algo relativamente más placentero y positivo que la experiencia de dificultad. De hecho, la facilidad de pensamiento y la fluidez en la expresión de este han sido consideradas experiencias inherentemente positivas, indicando placer, veracidad y validez. Existen evidencias que sugieren que se puede cambiar el significado que las personas dan a la experiencia subjetiva de facilidad/dificultad de pensamiento y modificar también su efecto posterior sobre los juicios y la conducta.

Por ejemplo, Briñol et al. (2006) demostraron que las personas pueden ser inducidas a considerar la facilidad de pensamiento como algo asociado con baja validez, y la dificultad como una señal de alta validez. En concreto, se manipuló el significado de la experiencia de «facilidad» haciendo creer a los participantes que la facilidad de pensamiento estaba asociada con inteligencia y agilidad mental, reflejo de una buena estructura neuronal (significado positivo de la facilidad), o que estaba asociada con poca inteligencia, reflejo de la falta de conexiones neuronales (significado negativo de la facilidad). Cuando la facilidad fue descrita de manera positiva y la dificultad como algo negativo, los investigadores replicaron el efecto más típico de la facilidad de pensamiento. En estas condiciones, los participantes se mostraron más de acuerdo hacia una propuesta después de generar con facilidad un número de pensamientos favorables hacia ella. En cambio, cuando la facilidad fue descrita como algo negativo y la dificultad como algo positivo, se produjo justo un efecto contrario al que suele aparecer en este paradigma. En estas condiciones en que los significados más frecuentes para estas experiencias subjetivas fueron modificados por los significados contrarios (facilidad = malo, dificultad = bueno), los participantes tuvieron menos en cuenta sus pensamientos cuando estos fueron generados con facilidad que cuando fueron generados con dificultad.

En resumen, lo que este grupo de investigaciones sugiere es que no es la experiencia subjetiva de facilidad o dificultad el único aspecto crítico para modificar el impacto final de los propios pensamientos, sino que también es importante lo que las personas creemos que significan estas sensaciones y el contexto en que las experimentamos. De hecho, las psicoterapias de última generación se centran más en la gestión de las percepciones metacognitivas que en la modificación de las cogniciones primarias.

En relación con el significado de las experiencias subjetivas, también se han observado otros efectos interesantes cuando se examina lo que pensamos sobre sensaciones corporales o sobre nuestra percepción de inteligencia. Por ejemplo, los efectos nocivos del estrés que creen tener las personas son menores cuando consideran que estar estresadas es algo que las hace más fuertes (como ocurre cuando se somete a estrés al cuerpo para ejercitarlo), en comparación con cuando lo interpretan como algo que las hace más débiles (Crum et al., 2013). Además, la capacidad de aprendizaje es mayor cuando las personas creen que la inteligencia es un rasgo modificable que cuando la consideran algo innato que no cambia con el tiempo (Dweck, 1999). Todos estos ejemplos ilustran la importancia de prestar atención a cómo las personas interpretamos nuestras propias experiencias mentales más allá del contenido y la dirección de lo que pensamos.

Esta distinción entre cognición primaria y secundaria tiene implicaciones incluso en relación con la identificación y el tratamiento de algunos trastornos mentales. Por ejemplo, en la actualidad se cree que estados mentales patológicos como las alucinaciones constituyen casos de cognición normal que, simplemente, estarían diseñados para reducir la incertidumbre y las amenazas percibidas en el entorno a través de la generación de ilusiones y metáforas. Estas últimas darían sentido a una realidad que, de otra forma, resultaría sobrecogedora y desbordante (Penn et al., 1997). Lo importante de esta aproximación es que los desórdenes mentales no solo se relacionarían con procesos normales de cognición primaria (p. ej., presencia de pensamientos disfuncionales, como oír voces o creer ser perseguido en todo momento), sino también con procesos de cognición secundaria (p. ej., creer que las voces tienen un origen de alta o baja validez). Autores como Wells (2012) sugieren que el problema no es tanto la mera presencia de voces (cognición primaria) como la creencia metacognitiva de que esas voces tienen su origen en entidades malvadas en lugar de provenir de orígenes más benévolos (cognición secundaria sobre la percepción del origen del pensamiento). Lo mismo ocurriría con la velocidad de pensamientos que acompaña a los trastornos del estado de ánimo (Pronin, 2013). Lo importante no sería solo la rápida oscilación de pensamientos asociada con la fase de manía, sino también en qué medida la persona interpreta esa velocidad mental como algo desagradable (un síntoma patológico incontrolable de enfermedad mental) o como algo más placentero (una oportunidad de inspiración creativa). En resumen, la distinción entre cognición primaria y metacognición tiene implicaciones a todos los niveles del pensamiento, incluso en relación con los pensamientos considerados tradicionalmente como distorsionados y las interpretaciones que de ellos se hacen.

Atribución sobre el origen del pensamiento

Un ejemplo de la importancia de la metacognición se puede encontrar en la investigación sobre la percepción del origen de los pensamientos. Los mismos procesos de atribución causal que se utilizan para interpretar el comportamiento de los demás (y el nuestro propio) también pueden tener como objeto nuestro propio pensamiento (en lugar de nuestra propia conducta). Es decir, las personas pueden pensar no solo sobre la conducta de los demás, incluida su propia conducta (cognición primaria), sino también sobre el origen de sus pensamientos (cognición secundaria). Pensar qué causa que se tengan unos pensamientos (y no otros) y considerar de dónde viene lo que se tiene en mente en un momento dado (o lo que se podría tener, pero no se tiene) son actividades que implican pensar sobre los propios procesos mentales y, por tanto, constituyen ejemplos de metacognición.

Un contexto importante en el que se han estudiado a fondo estos procesos metacognitivos es el campo del reconocimiento y la memoria testimonial. Una de las polémicas en este ámbito de juicios legales está relacionada con casos en los que las personas «recuperan» recuerdos sobre supuestos episodios pasados de abuso. En concreto, autores como Loftus y Ketcham (1994) argumentaron que algunos individuos que afirmaban haber descubierto recuerdos reprimidos de lo que parecen ser episodios traumáticos, en realidad estarían recordando eventos que habían imaginado anteriormente

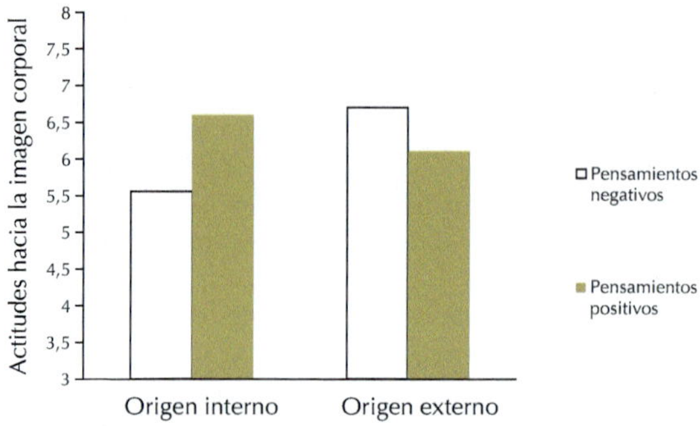

Figura 10.6 Gráfico que representa las actitudes hacia la imagen corporal en función de la dirección del pensamiento y el origen percibido del pensamiento. (Adaptado de Gascó et al., 2018.)

y que en realidad no tuvieron lugar, o situaciones que otra persona les había descrito, pero que no sufrieron ellos mismos. Es posible que entre todos estos supuestos recuerdos se oculten errores de monitorización de la fuente, un proceso mediante el cual las personas juzgan (de manera acertada o errónea) el origen de un recuerdo concreto (Johnson, 2006). En algunos casos, pensamientos generados originalmente por otras personas, de manera intencional o accidental, pueden acabar confundiéndose con pensamientos propios o con recuerdos de situaciones que se sienten como vividas en primera persona. Cuando esto sucede, esos pensamientos suelen tener un impacto mayor del que tendrían si hubiesen sido atribuidos a un origen externo. En este sentido, la percepción del origen atribuido a un pensamiento puede influir en las evaluaciones que realizamos, y generalmente el origen interno (frente al externo) es el que se asocia con una mayor validez. Esto es, las personas se suelen guiar más por lo que piensan cuando creen que ellas mismas han generado esos pensamientos que cuando creen que los pensamientos son el resultado de la influencia de otras personas.

En un ejemplo que ilustra la importancia del origen percibido de los pensamientos en otro contexto diferente, Gascó et al. (2018) realizaron una serie de experimentos en los que primero pidieron a los participantes que generasen pensamientos positivos o negativos sobre su imagen corporal. Después, se les indujo a pensar que sus pensamientos tenían un origen externo (surgían de las opiniones sociales, los estándares culturales y los medios de comunicación) o tenían un origen interno (surgían de lo más profundo de uno mismo). Los resultados revelaron que la dirección de los pensamientos generados inicialmente por los participantes sobre su imagen corporal tenía mayor impacto en las actitudes hacia el propio cuerpo cuando el origen de dichos pensamientos se percibía como interno (el yo), en comparación con cuando se percibían como originados de forma externa (fig. 10.6). En consecuencia, cuando los pensamientos eran positivos, el origen interno aumentó la favorabilidad de las actitudes, pero cuando los pensamientos eran negativos, esa misma percepción de origen interno redujo de forma significativa la favorabilidad de las actitudes. Como en apartados anteriores, es importante señalar aquí también que el significado atribuido al origen puede variar en función de las personas y de las situaciones. En consonancia con esta idea, estudios de la citada línea de investigación demostraron que cuando se asocia el origen externo con una alta validez (p. ej., fuentes creíbles con alto nivel de experiencia), y se asocia al yo con una baja validez (p. ej., el yo como un origen poco fiable basado en la intuición superficial), las personas confían más en sus pensamientos de origen externo que en los de origen interno, y se minimiza el impacto posterior de los pensamientos que vienen de uno mismo.

Bibliografía

Adam H, Galinsky AD. Enclothed cognition. J Exp Soc Psychol 2012;48(4):918-25.
Asch SE. Forming impressions of personality. J Abnorm Psychol 1946;41:258-90.

Bargh JA, Chen M, Burrows L. Automaticity of social behavior: Direct effects of trait construct and stereotype activation on action. J Pers Soc Psychol 1996;71(2):230-44.

Barsalou LW. Deriving categories to achieve goals. In: Bower GH, editor. The psychology of learning and motivation: advances in research and theory, 27. San Diego: CA: Academic Press; 1991. p. 1-64.

Blankenship KL, Wegener DT, Petty RE, Detweiler-Bedell B, Macy CL. Elaboration and consequences of anchored estimates: an attitudinal perspective on numerical anchoring. J Pers Soc Psychol 2008;44: 1465-76.

Bem DJ. Self-perception theory. In: Berkowitz L, editor. Advances in experimental social psychology, 6. Nueva York: Academic Press; 1972. p. 1-62.

Briñol P, Gascó M, Petty RE, Horcajo J. Treating thoughts as material objects can increase or decrease their impact on evaluation. Psychol Sci 2013;24(1):41-7.

Briñol P, Petty RE. Self-Validation Theory: An integrative framework for understanding when thoughts become consequential. Psychol Rev 2022;129(2):340-367.

Briñol P, Petty RE. Overt head movements and persuasion: a self-validation analysis. J Pers Soc Psychol 2003;84(6):1123-39.

Briñol P, Petty RE, Santos D, Mello J. Meaning moderates the persuasive effect of physical actions: Buying, selling, touching, carrying, and cleaning thoughts as if they were commercial products. J Assoc Consum Res 2018;2(4):460-71.

Briñol P, Petty RE, Tormala ZL. The malleable meaning of subjective ease. Psychol Sci 2006;17(3):200-6.

Cacioppo JT, Petty RE. The need for cognition. J Pers Soc Psychol 1982;42(1):116-31.

Cárdaba MAM, Briñol P, Horcajo J, Petty RE. The effect of need for cognition on the stability of prejudiced attitudes toward South American immigrants. Psicothema 2013;25(1):73-8.

Choi I, Koo M, Choi JA. Individual differences in analytic versus holistic thinking. Pers Soc Psychol Bull 2007;33(5):691-705.

Crum AJ, Salovey P, Achor S. Rethinking stress: the role of mindsets in determining the stress response. J Pers Soc Psychol 2013;104(4):716-33.

Dardenne B, Leyens JP. Confirmation bias as a social skill. Pers Soc Psychol Bull 1995;21(11):1229-39.

DeMarree KG, Loersch CA, Briñol P, Petty RE, Payne BK, Rucker DD. From primed construct to motivated behavior: Validation processes in goal pursuit. Pers Soc Psychol Bull 2012;38(12):1659-70.

DeSteno D, Petty RE, Wegener DT, Rucker DD. Beyond valence in the perception of likelihood: The role of emotion specificity. J Pers Soc Psychol 2000;78(3):397-416.

Dijksterhuis A, van Knippenberg A. The relation between perception and behavior, or how to win a game of trivial pursuit. J Pers Soc Psychol 1998;74(4):865-77.

Dunlosky J, Metcalfe J. Metacognition. Thousand Oaks, CA: Sage; 2009.

Dweck CS. Self-theories: their role in motivation, personality and development. Philadelphia: Taylor and Francis/Psychology Press; 1999.

Evans JSBT. Linguistic determinants of bias in conditional reasoning. QJ Exp Psychol Section A 1983;35(4):635-44.

Fernández Berrocal P, Santamaría C. Manual práctico de psicología del pensamiento. Barcelona: Ariel; 2001.

Fiske ST. Stereotyping, prejudice, and discrimination. In: Gilbert DT, Fiske ST, Gardner L, editors. The handbook of social psychology. New York: McGraw-Hill; 1998. Vol. 2, p. 257-411.

Fiske ST, Neuberg SL. A continuum of impression formation, from category-based to individuating processes: influences of information and motivation on attention and interpretation. Adv Exp Soc Psychol 1990; 23:1-74.

Fiske ST, Taylor SE. Social cognition. 2nd ed. New York: McGraw-Hill; 1991.

Fodor JA. The modularity of mind: an essay on faculty psychology. Cambridge, Mass: MIT Press; 1983.

Gandarillas B, Briñol P, Petty RE, Díaz D. Attitude change as a function of the number of words in which thoughts are expressed. J Exp Soc Psychol 2018;74:196-211.

Gandarillas B, Requero B, Briñol P, Rojo B. El efecto de la responsabilidad organizacional sobre las actitudes hacia la contratación de personas con discapacidad. Universitas Psychologica 2014;13(4):15-24.

Gascó M, Briñol P, Santos D, Petty RE, Horcajo J. Where did this thought come from? A self-validation analysis of the perceived origin of thoughts. Pers Soc Psychol Bull 2018;44(11):1615-28.

Heider F. The psychology of interpersonal relations. Hillsdale, NJ: Erlbaum; 1958.

Higgins ET, Rholes WS, Jones CR. Category Accessibility and Impression Formation. J Exp Soc Psychol 1977;13(2):141-54.

Horcajo J, Briñol P, Becerra A. Los efectos de la activación de estereotipos sobre la evaluación de candidatos en un contexto experimental de selección de personal. Rev Latinoam Psicol 2009;41(2):349-59.
Ijzerman H, Semin GR. The Thermometer of Social Relations: Mapping Social Proximity on Temperature. Psychol Sci 2009;20(10):1214-20.
Johnson MK. Memory and reality. Am Psychol 2006;61(8):760-71.
Jonas BT, Corbin W, Fromme K. A review of expectancy theory and alcohol consumption. Addiction 2001;96(1):57-72.
Jones EE. Interpersonal perception. New York: W. H. Freeman; 1990.
Kelley HH. Causal schemata and the attribution process. In: Jones EE, Kanouse DE, Kelley HH, Nisbett RE, Valins S, Weiner B, editors. Attribution: perceiving the causes of behavior. Morristown: General Learning Press; 1972. p. 1-26.
Kruglanski AW. The psychology of closed mindedness. New York: Psychology Press; 2004.
Kunda Z, Thagard P. Forming impressions from stereotypes, traits, and behaviors: a parallel-constraint-satisfaction theory. Psychol Rev 1996;103(2):284-308.
Loersch C, Payne BK. The Situated Inference Model: An integrative account of the effects of primes on perception, behavior, and motivation. Perspect Psychol Sci 2011;6(3):234-52.
Loftus E, Ketcham K. The reality of repressed memory: false memories and allegations of abuse. New York: St Martin's Press; 1994.
Metcalfe J, Finn B. Evidence that judgments of learning are causally related to study choice. Psychono Bull Rev 2008;15(1):174-9.
Miyamoto Y, Nisbett RE, Masuda T. Culture and the physical environment: Holistic versus analytic perceptual affordances. Psychol Sci 2006;17(2):113-9.
Nelson TO, Narens L. Metamemory: a theoretical framework and new findings. In: Bower G, editor. The psychology of learning and motivation. New York: Academic Press; 1990. p. 125-73.
Nisbett RE, Peng K, Choi I, Norenzayan A. Culture and systems of thought: Holistic versus analytic cognition. Psychol Rev 2001;108(2):291-310.
Peng K, Nisbett RE. Culture, dialectics, and reasoning about contradiction. Am Psychol 1999;54(9):741-54.
Penn DL, Corrigan PW, Bentall RP, Racenstein JM, Newman L. Social cognition in schizophrenia. Psychol Bull 1997;121(1):114-32.
Petty RE. Subtle influences on judgments and behaviors: Who is most susceptible? In: Forgas JP, Williams KD, editors. Social influence: Direct and indirect processes. Philadelphia: Psychology Press; 2001. p. 129-46.
Petty RE, DeMarree KG, Briñol P, Horcajo J, Strathman AJ. Need for cognition can magnify or attenuate priming effects in social judgment. Pers Soc Psychol Bull 2008;34(7):900-12.
Pronin E. When the mind races: effects of thought speed on feeling and action. Curr Dir Psychol Sci 2013;22(4):283-8.
Requero B, Santos D, Paredes B, Briñol P, Petty RE. Attitudes toward hiring people with disabilities: A metacognitive approach to persuasion. J Appl Soc Psychol 2020;50:276-88.
Ross L. The intuitive psychologist and his shortcomings: distortions in the attribution process. In: Berkowitz L, editor. Advances in experimental social psychology, 10. New York: Academic Press; 1977. p. 173-220.
Santos D, Requero B, Martín-Fernández M. Individual differences in thinking style and dealing with contradiction: The mediating role of mixed emotions. PloS One 2021;16(9):e0257864.
Schwarz N, Bless H, Strack F, Klumpp G, Rittenauer-Schatka H, Simons A. Ease of retrieval as information: another look at the availability heuristic. J Pers Soc Psychol 1991;61(2):195-202.
Semin GR, Smith SM. Embodied grounding: Social, cognitive, affective, and neuroscientific approaches. Cambridge University Press; 2008.
Snyder M, Swann WB. Hypothesis-testing processes in social interaction. J Pers Soc Psychol 1978;36(11):1202-20.
Stone J, Moskowitz GB. Non-conscious bias in medical decision making: What can be done to reduce it? Med Educ 2011;45(8):768-76.
Tversky A, Kahneman D. Availability: a heuristic for judging frequency and probability. Cogn Psychol 1973;5(2):207-32.
Wason PC. Reasoning. In: Foss BM, editor. New horizons in psychology. Harmondsworth: Penguin; 1966. p. 135-51.
Wegener DT, Clark JK, Petty RE. Not all stereotyping is created equal: differential consequences of thoughtful versus nonthoughtful stereotyping. J Pers Soc Psychol 2006;90(1):42-59.

Wegner DM, Schneider DJ, Carter SR, White TL. Paradoxical effects of thought suppression. J Pers Soc Psychol 1987;53(1):5-13.
Wells A. Metacognition and psychological therapy. In: Briñol P, DeMarree KG, editors. Social metacognition. New York: Psychology Press; 2012. p. 323-42.
Whitley BE, Frieze IH. Children's causal attributions for success and failure in achievement settings: a meta-analysis. J Educ Psychol 1985;77(5):608-16.
Xu M, Petty RE, Wright N, Briñol P. Individual differences in three aspects of evaluation: The motives to have, learn, and express attitudes. J Pers Soc Psychol 2021;121(2):257-84.
Zhou Z, Requero B, Gonçalves D, Santos D. Every penny counts: The effect of holistic-analytic thinking style on donation decisions in the times of Covid-19. Pers Individ Dif 2021;175:110713.

CAPÍTULO 11

Desarrollo humano

Juan Carlos Meléndez ▪ Encarnación Satorres ▪ Iraida Delhom

PUNTOS CLAVE

- El desarrollo es el patrón de evolución o cambio que comienza en la concepción y continúa a través de todo el curso de la vida. La mayor parte del desarrollo implica crecimiento, a pesar de que también contiene pérdidas, como es el caso de la senectud y la defunción.
- Existen distintas influencias que hacen que una persona sea distinta de las demás: influencias de la herencia o del ambiente, socioeconómicas, o del contexto de desarrollo, normativas (la edad o la historia) o no normativas.
- A lo largo del desarrollo deben considerarse los cambios en las esferas física, cognitiva y afectivo-emocional, además de las interacciones entre ellas.
- Existen diversos modelos o teorías del desarrollo que explican cómo se desarrolla el ser humano en función de unas características determinadas.
- El desarrollo evolutivo es multidimensional y multidireccional. Los procesos de cambio suceden en múltiples dimensiones de la persona en distintas direcciones. Estos cambios interactúan y se nutren entre sí, desplegándose distintos perfiles de desarrollo con distintas tendencias tanto de crecimiento como de declive.
- Los hitos evolutivos durante las primeras etapas del ciclo vital tienen un carácter mayoritariamente normativo, mientras que a partir de la juventud los procesos ganan en variabilidad interindividual y se produce una mayor diferenciación en las trayectorias evolutivas.

Introducción

La complejidad del desarrollo humano requiere de una perspectiva holística del proceso del ciclo vital que comprenda aspectos psicológicos, pero también biológicos y sociales para su análisis. La psicología del desarrollo es la parte de la psicología que se ocupa del estudio de los *procesos de estabilidad y cambio psicológico* que ocurren a lo largo de la vida humana, siendo el desarrollo concebido como un proceso que ocurre a lo largo de toda la vida. Si bien esta disciplina científica en su intento de dar respuestas a esta complejidad necesita recurrir y apoyarse en otras disciplinas que aporten información complementaria y valiosa con relación a cómo se produce el desarrollo. De este modo, la psicología del desarrollo como ciencia se plantea cuatro objetivos principales para abarcar el estudio integral de la disciplina:

1. Describir los cambios relacionados con la edad y la experiencia en sus diversas dimensiones para obtener una imagen del curso general del desarrollo.
2. Explicar cómo se producen los cambios relacionados con la edad señalando los principios, reglas y mecanismos que subyacen a estos cambios.

3. Predecir pautas de desarrollo y comportamientos futuros, así como establecer la probabilidad de que este desarrollo siga pautas normales o no relacionadas con la edad.
4. Aplicar intervenciones que maximicen el desarrollo óptimo y minimicen aquellos factores patológicos que se alejan de las pautas del desarrollo.

Tal y como se puede observar, la psicología del desarrollo plantea la edad como uno de sus criterios fundamentales a la hora de investigar el desarrollo. Así, la variable tiempo y, por ende, la edad cronológica, se convierten en uno de los ejes vertebradores del desarrollo; sin embargo, debido a la enorme variabilidad que se produce en el desarrollo, se ha propuesto sustituir el tiempo cronológico por otra medida de tiempo más descriptiva: el tiempo funcional. El tiempo funcional es el resultante de establecer una relación entre la edad cronológica y diversas variables comportamentales (p. ej., el nivel intelectual) y, dependiendo de qué tipo de variable (biológica, psicológica o social) se relacione, tendremos distintos subtipos de tiempo funcional:

- *Edad cronológica:* hace referencia al número de años que han pasado desde el nacimiento. El tiempo es un índice riguroso de muchos eventos y experiencias, pero no necesariamente tiene por qué ser la causa.
- *Edad biológica:* se refiere a la edad de una persona en términos de salud biológica. Para conocer la edad biológica resulta necesario conocer la capacidad funcional de los órganos atendiendo a que la calidad de las diferentes capacidades funcionales no tiene por qué relacionarse con el hecho de tener una mayor edad. En este sentido, las capacidades vitales de una persona pueden ser mejores o peores que las de otras de edades similares.
- *Edad social:* se refiere a los roles y las expectativas relacionados con la edad de una persona. El tiempo social se sustenta, por un lado, en el conjunto de estatus y roles que asume una persona a lo largo de toda su vida y, por otro lado, en los acontecimientos relevantes que experimenta y que configuran su curso vital.
- *Edad psicológica:* hace referencia a la capacidad de adaptación de una persona en comparación con otros individuos de su misma edad cronológica. Es importante señalar que no hay una edad psicológica única, sino tantas como ambientes concretos tengan que afrontar las personas.

De este modo, vemos como el propio concepto de edad resulta complejo y, por tanto, no es posible describir el desarrollo humano sobre la base de un único aspecto. El desarrollo tiene un carácter sistemático, por ser coherente y organizado, y adaptativo, dado que es necesario ir afrontando diferentes situaciones internas y externas, pero además deben tenerse en consideración las distintas trayectorias vitales y aspectos que conforman el desarrollo a lo largo de toda la vida. La interacción de factores biológicos, psicológicos y socioambientales se posiciona como una explicación plausible para dar cuenta de la variabilidad en el desarrollo de las personas y su comportamiento. En esta línea, Baltes (1997) planteó la perspectiva del ciclo vital.

Inicialmente el énfasis de esta perspectiva se puso en la reconceptualización del concepto de desarrollo, proponiendo una nueva noción alejada de los conceptos maduracionistas tradicionales para plantear la multidireccionalidad del cambio evolutivo, las diferencias individuales o el contextualismo; asimismo, se señala que las influencias comportamentales, además de relacionadas con la edad, pueden ser dependientes de la historia e incluso ser no normativas, afectando exclusivamente a personas individuales.

Posteriormente, se trató de concretar cuáles eran los postulados específicos que la psicología del ciclo vital debía tener para la consecución de los objetivos principales de esta perspectiva: describir, explicar y predecir la dinámica del cambio a lo largo de la vida (cuadro 11.1). A continuación, se señalan los postulados que definen esta perspectiva (Baltes y Smith, 2003; Baltes et al., 1999):

- El desarrollo se extiende *a lo largo de toda la vida,* desde el nacimiento hasta la muerte. El desarrollo es un cambio duradero que se produce a lo largo de toda la vida y es entendido como el cambio en la capacidad adaptativa orientada a adecuarse a las necesidades del momento evolutivo, sin que unas etapas sean más importantes que otras. Cada periodo recibe

CUADRO 11.1 ■ Postulados de la perspectiva del ciclo vital

1. El desarrollo se extiende a lo largo de toda la vida, desde el nacimiento hasta la muerte.
2. El desarrollo es multidimensional.
3. El desarrollo es multidireccional.
4. El desarrollo se produce como una dinámica de ganancias y pérdidas.
5. El desarrollo es plástico.
6. Contextualismo ontogenético e histórico: influencias normativas según la edad, influencias normativas según la historia e influencias no normativas.

la influencia de lo que pasó antes y afectará a lo que venga después. Cada uno de ellos tiene características y valores particulares; ninguno es más o menos importante que otro.

- El desarrollo es *multidimensional.* Los procesos de cambio no afectan necesariamente por igual a todas las dimensiones del ser humano ni en el mismo momento. Los cambios ocurren en diferentes dimensiones que interactúan entre sí, pudiéndose dar de forma simultánea cambios negativos, positivos o estabilidad en las diferentes dimensiones.
- El desarrollo es *multidireccional.* A lo largo de la vida las distintas categorías conductuales despliegan perfiles de desarrollo diferentes y, dentro de un mismo periodo de vida, se observan conductas que muestran una dirección ascendente (crecimiento) junto con otras cuya dirección es descendente (declive). Por ejemplo, en el desarrollo cognitivo, los adultos mayores pueden convertirse en individuos más sabios al ser capaces de recurrir a la experiencia para la toma de decisiones (Baltes y Kunzmann, 2003); sin embargo, realizan de forma más lenta tareas que requieren velocidad en el procesamiento de la información (Li et al., 2004). En este contexto, las personas tratan de llevar al máximo sus ganancias concentrándose en lo que hacen bien, y tratan de reducir las pérdidas aprendiendo a manejarlas o compensarlas.
- El desarrollo como *dinámica de ganancias y pérdidas.* El desarrollo no es un proceso de solo ganancias o solo pérdidas, sino un sistema cambiante y dinámico en el que interaccionan pérdida y ganancias en capacidad adaptativa. Esta coocurrencia de pérdidas y ganancias caracteriza todo el ciclo vital.
- El desarrollo es *plástico,* lo cual implica la modificabilidad del curso evolutivo y la variabilidad intraindividual. El ser humano, en cualquier punto de su vida, posee un potencial para cambiar hacia formas de conducta o desarrollo diferentes de las que posee. Esta plasticidad podría manifestarse en el grado en que las mismas personas exhiben distintos comportamientos si se exponen a condiciones de vida diferentes.
- *Contextualismo ontogenético e histórico.* Los factores relacionados con el contexto sociocultural e histórico juegan un papel fundamental en el desarrollo. Existen tres influencias determinantes:
  - Las influencias normativas según la edad: son los determinantes biológicos y ambientales relacionados con la edad, es decir, que tienen lugar normalmente en determinados momentos de la vida, por lo que son bastante predecibles y siguen una dirección similar en la mayor parte de los individuos (Baltes et al., 2006). Son más importantes en la infancia y durante el envejecimiento, cuando los aspectos biológicos tienen más peso.
  - Las influencias normativas según la historia: son aquellos determinantes dependientes del momento histórico vivido que afectan de forma normativa a una generación o grupo social, por lo que están relacionados con épocas históricas o eventos, es decir, con la generación o cohorte, pero no con la edad. Como ejemplo pueden señalarse los impactos económicos como la crisis financiera de principios del siglo XXI, las guerras o la pandemia por la COVID-19.
  - Las influencias no normativas: experiencias de carácter idiosincrásico, irregulares y específicas que les ocurren a unos pocos individuos o a uno solo y no tienen lugar en secuencias

ni en patrones fijos o invariables. Estos eventos pueden incluir la muerte de un progenitor cuando el niño es joven, el embarazo en la adolescencia, un desastre o un accidente. Las influencias no normativas también pueden incluir eventos positivos como ganar un premio u obtener de manera inesperada algo deseado.

Finalmente, desde la psicología del ciclo vital, se propone un modelo que pretende describir y explicar las dinámicas evolutivas de las personas. Este modelo, denominado modelo de *optimización selectiva con compensación,* caracteriza aquellos procesos que se producen de forma coordinada y dan lugar a resultados evolutivos deseados, minimizando los no deseados y consiguiendo un desarrollo óptimo.

La selección implica la elección, consciente o no consciente, de determinadas metas o dominios de comportamiento como espacio de desarrollo. Al no ser posible conseguir todas las metas, lo más adaptativo es seleccionar de entre las posibles trayectorias una o unas pocas como foco de nuestro desarrollo. Existen dos grandes fuentes de selección: a) canalización biológica (o genética), que predispone a escoger ciertas trayectorias evolutivas, a la vez que restringe las posibilidades que podemos escoger, y b) factores socioculturales, vinculados a variables como clase social, sexo, valores, etc., que condicionan las alternativas posibles e incluso las trayectorias escogidas. Además, existen dos tipos de selección: a) selección electiva, que resulta de nuestra elección entre diferentes alternativas, elección que se realiza con criterios puramente motivacionales, y b) selección basada en pérdidas, que resulta de la no disponibilidad de ciertas metas o recursos para conseguir las previamente existentes y, en consecuencia, la necesidad de escoger otras alternativas.

La optimización es el componente que impulsa a regular el desarrollo de manera que se puedan alcanzar los niveles más deseables de funcionamiento. Si la clave de la selección estaba en las metas, la clave de la optimización está en los medios y recursos para alcanzar esas metas de la manera lo más eficiente posible. Además de la optimización específica para cierto dominio o trayectoria a partir de los recursos disponibles, también podemos llevar a cabo procesos de optimización refinando o adquiriendo estrategias que puedan servirnos para mejorar nuestro funcionamiento en dominios diversos, a veces muy diferentes entre sí. Al igual que pasaba con la selección, dependerá tanto de los recursos biológicos de los que dispongamos como de factores contextuales y socioculturales. La optimización (y en esto se diferencia de los otros dos componentes) tiene una dirección prefijada, hacia la obtención de un mejor ajuste, mejor en el sentido que nos permita alcanzar las metas propuestas.

Finalmente, la compensación es la respuesta funcional a la ausencia o pérdida de medios o recursos que son relevantes para la consecución de las metas evolutivas. Esta se genera bien por una limitación, insuficiencia y finitud de los recursos o medios que están a nuestra disposición para conseguir las metas deseadas. La limitación se refiere tanto a las restricciones biológicas como a las socioculturales o a la pérdida de un medio o recurso que antes estaba a nuestro alcance. La compensación actuará como un elemento clave para mantener un funcionamiento adaptativo, buscando medios y recursos alternativos, e implicará dos procesos y estrategias: a) adquirir nuevos medios (o reconstruir los antiguos) para sustituir a los que se han perdido o faltan con el fin de conseguir una meta evolutiva, y b) cambiar las propias metas del desarrollo como respuesta a una carencia o pérdida, con el fin de facilitar la consecución de las nuevas metas con los medios disponibles.

Será a partir de la integración de los tres mecanismos de adaptación como la persona conseguirá las principales metas evolutivas y optimizará su desarrollo.

Desarrollo a lo largo del ciclo vital

Para finalizar, en el presente apartado se ofrece una visión general de los cambios principales que se producen durante el proceso de desarrollo, diferenciando distintas etapas y los principales cambios en los sistemas físico, cognitivo y afectivo-social. Se distinguirán el periodo prenatal, la primera infancia, la niñez o segunda infancia, la adolescencia, la edad adulta y la vejez, destacando las características principales de cada una de estas etapas.

PERIODO PRENATAL

El periodo prenatal engloba desde la concepción hasta el nacimiento y presenta como principal característica definitoria el crecimiento. A partir de una célula se crea un organismo complejo con un cerebro y capacidades comportamentales, producido en un periodo aproximadamente de 9 meses. El desarrollo prenatal presenta tres etapas: germinal, embrionaria y fetal. A través de estas tres etapas el cigoto unicelular se convierte en embrión y, más tarde, en feto:

1. *Etapa germinal:* transcurre desde la fertilización hasta las 2 semanas de gestación. Durante este tiempo, el cigoto se divide, aumenta su complejidad y se implanta en la pared del útero.
2. *Etapa embrionaria:* se extiende desde la segunda semana de gestación hasta la octava. Durante la etapa embrionaria se forman los principales aparatos y sistemas orgánicos (aparato respiratorio, aparato digestivo y sistema nervioso). Es una de las etapas más críticas del periodo prenatal, ya que el embrión es más vulnerable a influencias del ambiente prenatal. Estos sistemas y aparatos en desarrollo tienen mayor probabilidad de resultar afectados si se ven expuestos a influencias externas.
3. *Etapa fetal:* comprende desde las 8 semanas de gestación hasta el nacimiento. Esta etapa se inicia con la aparición de las primeras células óseas, y el crecimiento del feto se acelera hasta alcanzar unas 20 veces su longitud anterior. En este tiempo los aparatos y órganos incrementan su nivel de complejidad.

Tanto los factores genéticos como los factores ambientales pueden influir en el desarrollo fetal. Los genes determinan, bajo una serie de leyes, nuestras características externas (físicas), así como también aspectos psicológicos, como la inteligencia o la personalidad. Sin embargo, durante el desarrollo intrauterino los cromosomas pueden presentar anormalidades que causen problemas graves del desarrollo. Los factores ambientales y sociales también influyen durante el desarrollo fetal. Los agentes no genéticos que pueden causar malformaciones en el embrión y en el feto son conocidos como teratógenos. Aspectos como la nutrición y el peso de la madre, el consumo de drogas, medicamentos, nicotina y cafeína, la ansiedad, el estrés y la edad de la madre, entre otros, son algunas de las principales influencias de los factores maternos.

Tanto unas como otras influencias pueden ser determinantes para el posterior desarrollo psicológico, si bien la prevención y un tratamiento adecuado pueden minimizar estas deficiencias, mejorando la adaptación y el ajuste en el desarrollo posterior a lo largo de todo el ciclo vital.

Primera infancia

La primera infancia es el periodo evolutivo que va desde el nacimiento hasta los 18 o 24 meses. Es un periodo de extrema dependencia de los adultos. Acaban de comenzar numerosas actividades psicológicas (lenguaje, pensamiento simbólico, coordinación sensoriomotora y aprendizaje social).

El desarrollo y crecimiento físico sigue el *principio cefalocaudal* y el *principio proximodistal.* Según el *principio cefalocaudal,* el crecimiento ocurre de arriba abajo. Debido a que el encéfalo crece con gran rapidez antes del nacimiento, la cabeza del neonato es grande fuera de toda proporción. Esta desproporcionalidad va aminorando a medida que el infante crece y se van desarrollando las partes inferiores del cuerpo (v. cap. 2). Asimismo, este principio rige también el desarrollo sensorial y motriz: los bebés aprenden a utilizar las partes superiores del cuerpo antes que las partes inferiores. Según el *principio proximodistal,* el crecimiento y el desarrollo motriz se producen del centro hacia fuera. En el periodo prenatal la cabeza y el tronco se desarrollan antes que los brazos y las piernas; del mismo modo, durante la infancia y la niñez las extremidades siguen creciendo más deprisa que las manos y los pies, lo cual implica que primero se adquiere la capacidad de usar las partes proximales de brazos y piernas y, posteriormente, las partes distales de estas extremidades.

Uno de los principales determinantes del desarrollo en esta etapa tiene que ver con la adquisición de las destrezas motoras. Aunque la capacidad de reacción del recién nacido es relativamente pequeña, dispone de una serie de mecanismos denominados reflejos, que son conductas que se ponen en marcha cuando se producen determinadas condiciones o ante la presencia de un estímulo. Los reflejos son respuestas fijas, no aprendidas, involuntarias e inconscientes que en los primeros meses de vida son una de las principales fuentes de información. Se calcula que los infantes humanos tienen hasta 27 reflejos principales. Estos reflejos pueden clasificarse en *reflejos primitivos, reflejos de posturas* y *reflejos locomotrices*.

Los *reflejos primitivos* se relacionan con necesidades instintivas de supervivencia y protección del niño o cumplen funciones de mantenimiento del vínculo original con quien los cuida. Son reflejos tales como el de succión, el de búsqueda del pezón o el de Moro (en respuesta a sobresaltos o ante la posibilidad de caer). Muchos de estos reflejos son una herencia evolutiva, de ahí su relación con el instinto de supervivencia.

A medida que los centros cerebrales superiores empiezan a activarse entre los 2 y 4 meses de vida, los bebés empiezan a mostrar *reflejos de posturas,* es decir, reacciones ante los cambios de equilibrio o de posición. Un ejemplo de ello lo encontramos al inclinar hacia abajo a un infante. En esta situación este extiende los brazos con el reflejo del paracaídas en un intento de evitar la caída.

Con respecto a los *reflejos locomotrices,* son similares a otros movimientos voluntarios que, en realidad, no tendrán lugar hasta meses después de que estos reflejos hayan desaparecido. Son reflejos tales como el reflejo de marcha y el reflejo natatorio.

Casi todos estos reflejos desaparecen paulatinamente durante los primeros 6-12 meses. Sin embargo, persisten los reflejos que cumplen funciones de protección, tales como el parpadeo, el bostezo, la tos, el atragantamiento, el estornudo, el estremecimiento y la dilatación de las pupilas en la oscuridad. La desaparición o no de los distintos tipos de reflejos es clave para evaluar el desarrollo neurológico, ya que la desaparición programada de los reflejos innecesarios indica que las vías motrices de la corteza están parcialmente mielinizadas, lo que faculta el cambio en las conductas voluntarias.

De forma paralela y a nivel cognitivo comienza, de acuerdo con la teoría de Piaget, la etapa denominada sensoriomotora o etapa sensoriomotriz. Es la primera etapa durante la cual los niños «piensan» con sus ojos, oídos, manos y otros elementos de su equipo sensoriomotor con el fin de explorar y comprender el entorno. Esta etapa abarca los primeros 2 años de vida; sin embargo, la diferencia entre el bebé recién nacido y el niño de 2 años es tan amplia que la etapa sensoriomotora queda dividida en seis subetapas. Durante esta etapa los bebés dejan de ser criaturas que responden principalmente por reflejos y conducta azarosa, y se convierten en niños con objetivos.

Las seis subetapas de la etapa sensoriomotriz se suceden una a otra a medida que los esquemas del infante incrementan su nivel de elaboración. Es decir, la coordinación de los datos de los sentidos, la organización de estos datos y la interacción con el entorno en respuesta a ellos se incrementan paulatinamente. Gran parte de este crecimiento cognoscitivo se ve reforzado por reacciones circulares mediante las cuales el bebé aprende a repetir los sucesos agradables o interesantes que inicialmente ocurrieron por casualidad. Por ejemplo, al principio una acción como la de succionar produce una sensación agradable que incita a la repetición. Esta repetición produce más placer, lo cual provoca que el bebé insista. La conducta azarosa original se consolida en un nuevo esquema. En la tabla 11.1 se presentan cada una de las seis subetapas descritas por Piaget (1972).

Finalmente, y por lo que se refiere al desarrollo socioemocional, el recién nacido se comunica y transmite información a través del llanto, la expresión emocional y la sonrisa. El llanto es una conducta que se produce como respuesta refleja ante un estado de malestar; existen cuatro tipos de llanto: básico de cólera, de dolor y de atención o frustración. La expresión emocional es una reacción subjetiva ante la experiencia y está asociada a cambios fisiológicos y de conducta, siendo la cara su principal medio de expresión. Las emociones básicas son la alegría, la tristeza, la ira, el miedo, la sorpresa, el desagrado y el interés. Con el crecimiento estas emociones se manifiestan de diferente manera y se van socializando, potenciando la expresión de emociones positivas y controlando las negativas; con el tiempo, son capaces de reconocer estas expresiones en otras personas.

TABLA 11.1 **Desarrollo cognitivo durante la etapa sensoriomotora**

Subetapa	Edad	Conducta adaptativa
Uso de reflejos	Desde el nacimiento hasta 1 mes	Se ejercitan los reflejos innatos y se empieza a producir algún tipo de control sobre ellos
Reacciones circulares primarias	1-4 meses	Repetición de conductas que suceden por casualidad de las que obtienen resultados satisfactorios. Se desarrollan las primeras adaptaciones. Se inicia la coordinación de la información de sentidos y se empiezan a tomar objetos
Reacciones circulares secundarias	4-8 meses	Mayor interés por el ambiente. Repetición de acciones que producen resultados agradables e inicio de puesta en práctica de conductas aprendidas. Aunque las acciones son intencionadas, todavía no se encuentran dirigidas a una meta concreta
Coordinación de esquemas secundarios	8-12 meses	Aumenta el grado de deliberación e intención en las conductas. Coordinación del esquema aprendido. Los niños pueden involucrarse en conductas intencionales o dirigidas a un fin. Pueden anticipar los acontecimientos de forma más efectiva y hacer uso de su nueva capacidad de llevar a cabo conductas intencionales
Reacciones circulares terciarias	12-18 meses	Caracterizada por la curiosidad y la experimentación. El bebé varía sus acciones deliberadamente para explorar los distintos resultados, repite acciones, pero introduce variaciones, provocando nuevos resultados. Se empiezan a ensayar nuevas acciones y se resuelven problemas mediante ensayo y error
Combinaciones mentales	18-24 meses	Capacidad de formar representaciones mentales de los objetos. El pensamiento simbólico les permite comenzar a pensar en los sucesos y anticipar sus consecuencias sin necesidad de pasar siempre por la acción; ya no están sujetos al método ensayo y error para resolver problemas

La sonrisa es puramente fisiológica y transmite bienestar, pero al poco tiempo va adquiriendo valor social, convirtiéndose en su vehículo de relación social.

A nivel socioemocional, las teorías de Erikson proporcionan una visión de todo el ciclo vital, que comienza con la etapa de «confianza básica frente a desconfianza» (0-18 meses), en la que se producen las primeras interacciones con sus cuidadores. En este periodo los bebés desarrollan un sentido que les permite detectar el nivel de confiabilidad de las personas y los objetos que les rodean. En este punto se requiere encontrar un equilibrio entre la confianza (que permite formar relaciones íntimas) y la desconfianza (que capacita la autoprotección). Si se consigue un predominio de la confianza, los niños desarrollarán la virtud de la esperanza, basada en la creencia de que pueden cubrir sus necesidades y satisfacer sus deseos (Erikson, 1985). Por el contrario, si predomina la desconfianza, el infante concebirá que el mundo es un lugar impredecible y poco amable, por lo que le resultará difícil establecer relaciones. El niño ha de lograr encontrar una predictibilidad, una consistencia en las acciones de sus cuidadores, para llegar a confiar en ellos como personas que van a satisfacer sus necesidades.

Entre los 2 y los 3 años se produce la etapa de «autonomía frente a vergüenza y duda», en la que las energías del niño están dirigidas al desarrollo de habilidades físicas tales como andar y controlar esfínteres, que le ayudan a crear un cierto sentido de independencia y control de sí mismo, sintiéndose orgulloso de sus pequeños logros en vez de avergonzado. De este modo, la principal característica de esta etapa viene marcada por el cambio del control externo al autocontrol. La virtud que emerge en esta etapa es la voluntad, ya que el niño empieza a sustituir el juicio de sus cuidadores por el suyo propio. Tanto el desarrollo del lenguaje como el control de los esfínteres suponen aspectos clave que acercan al bebé hacia la autonomía y el autocontrol. No obstante, los niños todavía necesitan que los adultos establezcan límites apropiados: la vergüenza y la duda los ayudan a reconocer la necesidad de estos límites.

Además, dada la importancia de la interacción del niño con sus cuidadores, se produce la formación de lo que Bowlby (1969) definió como vínculos de apego. El apego se define como el vínculo o lazo afectivo que se establece entre dos personas como resultado de la interacción y que les lleva a mantener proximidad y contacto en el logro de seguridad, consuelo y protección. El individuo que ha formado un vínculo de apego halla en la otra persona una base de seguridad y refugio emocional a la que acudir en situaciones percibidas como amenazantes, pudiendo desarrollar mejor sus capacidades cuando piensa que tras él hay una o más personas dignas de confianza que acudirán en su ayuda si surgen dificultades. De este modo, el apego es considerado como un vínculo emocional recíproco y duradero entre el bebé y su cuidador, cada uno de los cuales contribuye a enriquecer la calidad de la relación. Desde el punto de vista evolutivo, el apego posee un valor adaptativo, ya que asegura que las necesidades físicas y psicosociales del bebé van a estar cubiertas. La preferencia innata de los bebés hacia estímulos sociales (el rostro humano, la voz de la madre, una caricia, etc.) frente a fuentes de estimulación no social (un sonajero, una melodía, etc.) es un indicador temprano de la necesidad primaria de afecto. El prototipo de apego de un niño se relaciona con el concepto de confianza básica de Erikson. El apego seguro refleja confianza, mientras que el apego inseguro refleja desconfianza. Los bebés con apego seguro han aprendido a confiar tanto en sus cuidadores como en su capacidad para obtener lo que necesitan. En este sentido, se considera que los bebés que lloran mucho tienden a desarrollar un apego seguro cuando sus madres responden de manera cariñosa y tranquila frente al llanto. Por el contrario, cuando las madres suelen ser desapegadas e intrusivas, los bebés tienden a desarrollar un apego inseguro.

Niñez o segunda infancia

Este segundo periodo queda dividido en dos etapas: niñez temprana y niñez intermedia y tardía.

NIÑEZ TEMPRANA

La niñez temprana abarca desde el final de la primera infancia hasta los 6-7 años, suele ser un periodo que coincide con el inicio de la escolarización. Durante esta etapa los niños aprenden a ser más autosuficientes y a cuidar de sí mismos, desarrollan habilidades lectoras y pasan muchas horas jugando entre iguales.

A nivel físico los niños crecen con gran rapidez entre los 3 y los 6 años, aunque la velocidad de este desarrollo es ligeramente menor que en etapas anteriores. Alrededor de los 3 años de edad se vuelven más esbeltos, pierden su redondez infantil y van desarrollando los músculos abdominales que hacen que su barriga se endurezca. La largura del tronco, los brazos y las piernas se incrementa, lo cual empieza a crear cada vez más una mayor proporcionalidad con la cabeza, acercándose a las proporciones corporales adultas.

El crecimiento muscular y esquelético avanza significativamente, haciéndolos más fuertes físicamente. Además, es aquí cuando el cartílago se convierte en hueso a una tasa más rápida que con anterioridad. Este endurecimiento del cartílago y de los huesos no solamente produce una apariencia más firme del niño, sino que sirve también para proteger en mayor medida los órganos internos. La coordinación de estos cambios con los que se producen en el cerebro y el sistema nervioso (que todavía están en maduración) fomenta el desarrollo de una gran variedad de habilidades motoras. A medida que estas habilidades motoras se van desarrollando, los niños empiezan a combinar habilidades que ya poseen con otras que están adquiriendo para producir capacidades más complejas. En este sentido, se desarrollan tanto las habilidades motoras gruesas (como correr o saltar), que involucran los músculos largos, como las habilidades motoras finas (como dibujar o atarse los cordones), que implican la coordinación entre el ojo, la mano y los músculos pequeños y que permiten adquirir una mayor autonomía gracias al crecimiento en la responsabilidad de su propio aseo personal.

A nivel cognitivo comienza la etapa preoperacional, que se extiende aproximadamente hasta los 7 años y se caracteriza por la capacidad de utilizar representaciones mentales, pero con una cierta incapacidad para usar la lógica. De hecho, Piaget llamó así a esta etapa porque los niños todavía no están listos para realizar operaciones mentales lógicas, como lo estarán posteriormente en la etapa de las operaciones concretas de la niñez intermedia. La función simbólica o semiótica es la capacidad que permite al niño recordar las cosas y pensar sobre ellas, aunque no estén físicamente presentes, lo que supone poder referirse a elementos actualmente no perceptibles y a aquellos que están presentes. Estos progresos en el pensamiento simbólico se acompañan de una mayor comprensión del espacio, la causalidad, las identidades, la categorización y el número. El desarrollo de la función simbólica se pone de manifiesto a través de:

- *Imitación diferida:* se inicia en ausencia del modelo y es la habilidad para observar una acción y repetirla después de un periodo determinado de tiempo.
- *Imágenes mentales:* son representaciones de objetos o hechos no necesariamente presentes y en esta etapa son casi exclusivamente estáticas, con dificultad para reproducir movimiento (cambio de posición) o transformaciones (cambio de forma).
- *Lenguaje:* es el medio más flexible de representación mental, ya que implica la capacidad para hablar de objetos y personas, aunque no estén presentes, y además cumple una función socializadora y de comunicación.
- *Juego simbólico:* se refiere a la capacidad de utilizar un objeto pretendiendo deliberadamente que represente otro. Según Piaget e Inhelder (1969), es indispensable para el equilibrio que el niño disponga de actividad que no esté motivada únicamente por la acomodación, sino también por la asimilación de lo real al yo.

Asimilación y acomodación son dos funciones básicas en la consecución del equilibrio cognitivo de los niños y de la adaptación. La adaptación implica un proceso activo donde el individuo tiende al equilibrio con el entorno afrontando las demandas de la situación inmediata.

En este sentido, la acomodación se refiere a la capacidad para reconocer las propiedades reales de objetos y acontecimientos, así como las relaciones que se establecen entre dichas propiedades, el desarrollo de nuevas estructuras en función de la nueva información o una modificación de los esquemas previos cuando los nuevos contenidos son muy diferentes, y a la acción del medio sobre el sujeto, adaptando las estructuras mentales a los estímulos.

Por su parte, la asimilación implica la interpretación o construcción de objetos o acontecimientos exteriores en función de las formas de comprender la realidad disponible, la integración en nuestros esquemas de aquella información nueva que no es muy diferente a la que ya tenemos y la acción del sujeto sobre el medio, adaptando los estímulos a las estructuras mentales. Para Rodrigo (1986a), mientras que la imitación es una actividad de acomodación a la realidad, el juego simbólico supone una cierta deformación de esta, representándola a partir de símbolos inventados y convirtiéndose en un medio para expresar el conocimiento del mundo y de las experiencias emocionales.

Tal como se ha señalado, el niño en esta etapa puede resolver problemas que requieran una representación interna de las acciones; sin embargo, aún no es capaz de realizar ciertas operaciones, ya que su pensar es rígido, limitado a un aspecto de una situación cada vez, y se ve muy influenciado por aquellas cosas que aparecen en el momento. De este modo, para Córdoba (2006), el pensamiento preoperatorio tiene una serie de limitaciones basadas en la dificultad del niño en este estadio para realizar operaciones mentales, tales como:

- *Razonamiento transductivo:* se trata de un razonamiento mediante el cual el niño preoperacional relaciona diversos contenidos, siendo característico establecer conexiones asociativas y yuxtapuestas más que causales y deductivas; no considera los principios generales que unen hechos específicos, es decir, el razonamiento causal se basa en hechos desconectados y contradictorios, de forma que se vinculan sucesos que aparecen próximos en el tiempo y el espacio como si hubiera relación de causa-efecto entre ellos.
- *Centración:* el niño centra la atención en algún rasgo que tenga especial relevancia frente a los demás, normalmente el más sobresaliente, focalizando sobre este aspecto toda la información y dejando de atender a aspectos importantes de dicha situación.
- *Egocentrismo:* es una forma de concentración que implica verse a sí mismo como el centro de la realidad y no puede ponerse en otra perspectiva que no sea la suya propia. De acuerdo con Piaget, los niños se concentran tanto en su propio punto de vista que no pueden considerar el de otra persona. El niño cree que todos piensan, sienten y perciben las cosas como él. Este egocentrismo podría ayudar a explicar por qué a los niños les puede resultar difícil separar la realidad de lo que sucede dentro de su cabeza y por qué muestran confusión con respecto a qué es causa y qué es consecuencia. Esto es lo que provoca la rigidez y falta de lógica propia del pensamiento preoperacional.
- *Irreversibilidad:* implica la no capacidad para realizar razonamientos o transformaciones a partir de un punto de partida y luego el proceso inverso; en esta etapa el niño es incapaz de superar los aspectos superficiales de la situación, manteniendo un análisis aislado de esta.
- *Dificultad para comprender adecuadamente las transformaciones:* el niño es estático en el sentido de que se centra en el estado del objeto más que en la transformación que se ha dado, dejando de lado la secuencia de pasos que ha provocado dicha transformación.
- *Incapacidad para la conservación:* existe incapacidad para darse cuenta de que ciertas características físicas de los objetos permanecen constantes, aunque se modifique su apariencia externa. Las limitaciones anteriores sugieren que el niño adopta una sola perspectiva y que no puede considerar dos dimensiones a la vez, lo que le dificulta las tareas que Piaget propuso de conservación de la cantidad, el número, la longitud, la masa, el peso o el volumen.
- *Animismo:* para el niño, los objetos inanimados tienen cualidades propias de los seres vivos (pensamientos, deseos, sentimientos).
- *Artificialismo:* el niño tiende a asumir que los objetos y los fenómenos naturales han sido creados por el ser humano para propósitos humanos.
- *Dificultades en la habilidad para clasificar:* el niño presenta dificultades para organizar los objetos en jerarquías de clases y subclases. No obstante, en este estadio el niño ya puede hacer una clasificación simple, aunque con dificultades para cambiar el criterio después de hacerla.

En relación con el desarrollo socioemocional, en esta etapa y aproximadamente a partir de los 3 años, se produce lo que Erikson definió como «iniciativa frente a culpa». En esta fase surge la necesidad de lidiar con sentimientos contradictorios acerca del yo. El conflicto surge de un deseo creciente de planear y realizar actividades que se acompaña de crecientes remordimientos de conciencia ante tales deseos. En estos momentos los niños quieren hacer cada vez más cosas, pero al mismo tiempo están aprendiendo que algunas de esas cosas obtienen aprobación social, y otras no. Este conflicto marca una división entre dos partes de la personalidad: por un lado, una parte llena de energía, exuberancia y deseo de intentar cosas nuevas, en la que se sigue siendo un niño; por otro lado, la parte que analiza constantemente los motivos y acciones adecuadas, aquella que está convirtiendo una parte del niño en adulto. Los niños que consiguen aprender a regular todas esas pulsiones de manera adecuada desarrollarán el propósito, entendido como el valor de prever y seguir metas sin necesidad de inhibirse demasiado por el temor al castigo o la culpa. Así, el niño va

Inductivo desde realidad/observación a la teoría
Deductivo - De la teoría a la realidad

aumentando su iniciativa cuando ensaya nuevas conductas y no se deja abrumar por el fracaso. De este modo va progresando en el dominio del entorno físico y social que le rodea y en las habilidades interpersonales (familia y compañeros).

NIÑEZ INTERMEDIA Y TARDÍA

La niñez intermedia y tardía es el periodo evolutivo que va desde los 7 a los 12 años y que aproximadamente se corresponde con la escuela primaria. Los niños llegan a dominar las habilidades fundamentales de lectura, escritura y aritmética, y se exponen formalmente al mundo y su cultura. El autocontrol aumenta de manera relevante y los logros se convierten en un tema central para ellos.

A nivel físico, la velocidad del crecimiento se reduce considerablemente. No obstante, aunque los cambios físicos no se perciben en el día a día, su apariencia se va semejando cada vez más a la de las personas adultas. Entre los 6 y los 11 años los niños crecen entre 5 y 7,5 cm y duplican su peso (Ogden et al., 2006).

Los cambios en las estructuras y funciones del cerebro se reflejan en los avances cognoscitivos propios de esta etapa. La sincronización de las conexiones cerebrales y la selección eficiente de las regiones apropiadas del cerebro hacen posible la maduración y el aprendizaje. Todos estos cambios suponen un incremento de velocidad y eficiencia en los procesos cerebrales y en la capacidad de descartar los estímulos irrelevantes.

Por lo que respecta a la esfera cognitiva, según Piaget, está determinada por la aparición de operaciones concretas. Es la etapa que él denominó operacional, que comienza a los 7 años y abarca hasta los 12 años. El paso a esta nueva etapa va a proporcionar, según Moreno y Hervás (1994), una interacción más objetiva con el entorno, aunque con ciertas limitaciones que se superarán en la posterior etapa de las operaciones formales. Es la etapa donde surgen nuevos instrumentos intelectuales que permiten avanzar en la comprensión y organización del mundo, esto es, las operaciones, siendo estas acciones representadas mentalmente las que obedecen a ciertas reglas lógicas de organización y las que forman sistemas integrados con otras operaciones, es decir, estructuras. Esta nueva capacidad propiciará en el niño un pensamiento más flexible, lógico y organizado. En esta etapa empiezan a estar preparados para realizar operaciones mentales, como el razonamiento o la resolución de problemas reales. Los niños empiezan a pensar de manera lógica porque ya son capaces de considerar múltiples aspectos de una situación; no obstante, todavía existen ciertas limitaciones, ya que su pensamiento está restringido a situaciones del aquí y el ahora.

Para Piaget, el constructo teórico que soporta el desarrollo de estas operaciones es el de agrupación, entendida como un conjunto de elementos que están estructurados de acuerdo con cinco condiciones: composición, reversibilidad, asociatividad, identidad y tautología y reabsorción. Según Moreno y Hervás (1994), son algunos agrupamientos/operaciones lógicas los que mejor indican el paso a esta etapa, concretamente la conservación, la clasificación y la seriación.

La adquisición de la noción de conservación es uno de los principales logros de esta etapa, siendo un indicador de que el niño ha progresado hasta las operaciones mentales, y pone de manifiesto su utilización. Para Rodrigo (1986b), esta etapa supone la comprensión de la invarianza de relaciones cuantitativas entre dos objetos, a pesar de la existencia de deformaciones perceptivas o transformaciones en uno de ellos que no añadan ni quiten nada. Así, implica que el niño es capaz de atender a distintas dimensiones a la vez (descentración) y reconocer la reversibilidad y la compensación, es decir, la capacidad que tiene el pensamiento para llegar a una comprensión del mundo más adaptable y no distorsionado. Estas adquisiciones favorecen que se desarrolle la noción de conservación, que se ve representada en aspectos como el número, la masa, la longitud, la superficie, el peso y el volumen. De este modo, los niños que se encuentran en esta etapa de operaciones concretas pueden calcular mentalmente la respuesta a varios tipos de conservación sin necesidad de medir o pesar objetos. Sin embargo, en las operaciones que implican conservación de peso no suelen dar la respuesta correcta hasta los 9 o 10 años.

Desde edades tempranas los niños perciben semejanzas y diferencias entre objetos, aunque estas son muy amplias y, según van avanzando en esta etapa, cada vez van discriminando en categorías más específicas. Piaget distingue entre la clasificación propiamente dicha, en la que se agrupan objetos en relación con una dimensión o criterio, la clasificación múltiple, en la que se clasifican objetos simultáneamente en dos dimensiones o criterios, y la inclusión de clases, que supone comprender que una clase debe ser siempre más pequeña que la que la contiene.

Por otro lado, comprendida dentro de la categorización, encontramos, según Piaget, la capacidad de seriación, que se refiere a la capacidad para comprender las relaciones de orden establecidas entre los objetos en función de una dimensión o criterio. Esta adquisición diferencia tres tipos de relaciones: seriación, seriación múltiple e inferencia transitiva. En la seriación debe planificar, bajo un criterio, comparaciones por parejas para determinar el orden; en la seriación múltiple utiliza dos criterios; respecto a la inferencia transitiva, se le presentan dos objetos que parecen idénticos, pero difieren cuantitativamente en alguna dimensión, y el niño debe determinar cuál de los dos posee en mayor grado esa dimensión (A o B). Se toma uno de estos dos objetos y se compara con un tercero con la misma finalidad. La relación entre este tercer objeto y el inicialmente no comparado debe ser deducida.

Piaget considera que a esta edad los niños funcionan por razonamiento inductivo y no pueden operar mediante razonamiento deductivo hasta la adolescencia. En este sentido, a partir de observaciones sobre miembros particulares de una clase de personas, animales, objetos o situaciones, extraen conclusiones generales sobre dicha clase como un todo.

Por otro lado, en esta etapa los niños son capaces de comprender relaciones espaciales; tienen una idea más clara de lo lejos o cerca que está un lugar de otro y el tiempo que se necesita para llegar a ese lugar. Además, empiezan a ser capaces de recordar rutas y lugares de referencia en el camino. La experiencia tiene un gran papel en el desarrollo de estas capacidades. Los niños necesitarán poner a prueba estas capacidades para poder consolidarlas con mayor facilidad.

Además, aparece la capacidad de contar mentalmente y adquieren una mayor capacidad para resolver problemas aritméticos simples si se les plantean con situaciones conocidas.

En relación con la esfera socioafectiva, se desarrolla la cuarta etapa de Erikson (1985): «diligencia frente a inferioridad». En esta etapa el niño ha de afrontar el aprendizaje de importantes competencias, habilidades y herramientas culturales, especialmente en el ámbito académico; además, debe encontrar sus zonas de resistencia y desarrollar un sentido del logro. El niño ya es capaz de manejar ciertas destrezas que le permiten comportarse en el mundo y ser productivo y útil para la sociedad. Aprende también reglas y procedimientos sociales que le permiten alcanzar el éxito. Si esta competencia se desarrolla adecuadamente, se sentirá productivo y alcanzará la diligencia. De lo contrario, experimentará sentimientos de inferioridad, lo cual puede convertirse en un problema si estos sentimientos de inferioridad son recurrentes y continuos. Es un periodo importante en cuanto a la comparación con el grupo de iguales; los compañeros del colegio se convierten en una pieza clave, ya que los niños se identifican y se comparan con ellos. En los años anteriores a esta etapa el niño se construye a sí mismo independientemente de la sociedad; sin embargo, ahora la personalidad se conforma sobre la base del entorno y el medio social. El exceso de diligencia significa estar excesivamente ocupado, estar en un continuo aprendizaje, lo cual también puede producir inferioridad. Por ello, es necesario encontrar el equilibrio entre la diligencia y la inferioridad, con el fin de conseguir la competencia.

Adolescencia

La adolescencia es un periodo de transición entre la niñez y la juventud, desde los 10 o 12 años hasta aproximadamente los 18 años. Este periodo comienza con cambios físicos rápidos, aumentos considerables de peso y estatura, cambios en el contorno del cuerpo y desarrollo de las características sexuales, como aumento del tamaño del pecho, desarrollo del vello púbico y facial, y cambio de la voz. En este momento del desarrollo, la búsqueda de la independencia y la identidad es fundamental. El pensamiento es más lógico, abstracto e idealista. En este periodo se pasa cada vez más tiempo fuera del ambiente familiar.

La pubertad es el resultado de una mayor producción de hormonas relacionadas con el sexo y tiene lugar en dos etapas:

1. Adrenarquia: implica la maduración de las glándulas suprarrenales.
2. Gonadarquia: implica la maduración de los órganos sexuales.

Biológicamente la pubertad hace referencia al hecho de adquirir la capacidad de procrear como un miembro maduro de la especie e implica un conjunto de cambios morfológicos y fisiológicos que se dan en el desarrollo conforme las gónadas cambian del estado infantil al estado adulto. Las manifestaciones más importantes son la aceleración y la desaceleración (al final de esta etapa) del crecimiento óseo y de los órganos internos, los cambios en la composición corporal y la maduración sexual (aparato reproductor y caracteres sexuales secundarios).

Entre la pubertad y la adultez temprana tienen lugar cambios muy relevantes en las estructuras del cerebro involucradas en las emociones, el juicio, la organización de la conducta y el autocontrol. La toma de riesgos parece ser causada por la interacción de dos redes cerebrales: la red socioemocional (sensible a estímulos sociales y emocionales, tales como la influencia de los iguales) y la red de control cognoscitivo (regula las respuestas antes los diferentes estímulos). Se considera que la primera de estas redes incrementa significativamente su actividad durante la pubertad y deja paso posteriormente a la progresiva maduración de la red cognoscitiva, lo cual explica la tendencia de los adolescentes a mostrar explosiones emocionales y conductas de riesgo (Steinberg, 2007).

Por lo que se refiere al área cognitiva, la etapa de las operaciones formales es la última, según Piaget, y comienza entre los 11 y los 12 años. El pensamiento concreto presenta una importante limitación, solo aplica los atributos cognitivos cuando se trata de una información tangible, concreta, percibida directamente y, aunque las propiedades y relaciones son abstractas, no son capaces de operar sobre ellas mismas según el principio de abstracción reflexiva, siendo capaces de elaborar nuevas reglas que aún no han sido observadas directamente de la experiencia cotidiana. Así, esta es la etapa en la que se logra desarrollar un pensamiento de resolución de problemas y de comprobación de hipótesis, un pensamiento racional y sistemático. Durante esta etapa aparecen nuevas reglas más lógicas a través de la reflexión interna.

Entre las características funcionales de esta etapa destaca la aparición del razonamiento hipotético-deductivo. Frente al razonamiento empírico-inductivo de la etapa anterior, el adolescente, cuando se presenta un problema, construye teorías a partir de todos los factores posibles para generar soluciones, bien a partir de referentes reales o de suposiciones, deduciendo hipótesis específicas de lo que podría ocurrir para después probarlas de forma ordenada obteniendo una estrategia de solución de problemas. Además, el pensamiento formal es un pensamiento proposicional, de manera que las entidades que maneja ya no son datos de la realidad, sino afirmaciones o enunciados que manejan esos datos. Para ser eficaz, este tipo de pensamiento necesita un carácter sistemático, es decir, requiere que el análisis del problema aísle e identifique aquellas variables implicadas, así como la realización de las diversas combinaciones entre estas que puedan conducir a la adecuada resolución o comprensión. Todos estos avances se ven propiciados por la integración de dos tipos de reversibilidad que hasta ahora se aplicaban de forma secuencial e independiente, la inversión y la compensación. Así, pueden apreciar todo el conjunto de transformaciones que se lleva a cabo sobre una situación y los efectos de unas sobre otras.

Además, destaca también la competencia para obtener, manejar y retener información, lo que se ve reflejado en un incremento continuo de la velocidad de procesamiento y un mayor desarrollo de la función ejecutiva, la cual incluye habilidades como la atención selectiva, la toma de decisiones, el control inhibitorio de respuestas impulsivas y el control de la memoria de trabajo.

Paralelamente, el comportamiento social y afectivo también sufre importantes transformaciones. Según Cantero (2006), en los años escolares previos a esta etapa el niño comienza a desarrollar nuevas capacidades de autonomía que emergen a partir de la entrada en el mundo social de la escuela, expandiendo las redes interpersonales y aumentando la importancia de las relaciones con los iguales y definiendo la amistad por la cooperación y la ayuda recíproca. Sin embargo, para Meléndez et al. (2007), con la llegada de la adolescencia la red social vuelve a sufrir una nueva transformación, ampliándose y convirtiéndose en una fuente de estima y aceptación por parte de otras relaciones ajenas al círculo familiar. La evolución de esta red es la consecuencia de un proceso continuo de transacciones y selección mutua, siendo los atributos personales, así como los intereses y necesidades, ejes en función de los que se genera la pertenencia a los diferentes grupos.

Además, se adoptan nuevos roles sociales y se asumen nuevas expectativas. El adolescente se debe enfrentar a diversas tareas evolutivas como alcanzar nuevas metas más maduras, lograr independencia emocional, prepararse para tener pareja y vida familiar, así como una carrera económica, adquirir un conjunto de valores, un sistema ético, etc. El cumplimiento de todas estas tareas puede dar lugar a algunos problemas, ya que la sociedad define las metas del adolescente, pero no facilita los medios para alcanzarlas. Es una etapa en la cual lo que predomina es la amistad y comienzan a relacionarse con el sexo opuesto. El grupo de iguales es su refugio de los conflictos familiares y sociales.

Para Erikson (1985), el adolescente se enfrenta a la etapa de «identidad frente a confusión de roles». La identidad se entiende como una concepción coherente del yo compuesta por metas, valores y creencias con los que el adolescente establece un compromiso sólido. Gracias al desarrollo cognoscitivo experimentado, el adolescente tiene la capacidad para construir una «teoría del yo». Según Erikson este esfuerzo por dar sentido al yo no forma parte de un malestar madurativo, sino más bien de un proceso normativo y saludable que tiene su base en los logros de etapas anteriores y construye las bases para afrontar los desafíos adultos. Sin embargo, lo habitual es que todos los conflictos de identidad no se resuelvan hasta la etapa adulta, donde la crisis de identidad suele surgir de manera recurrente.

El adolescente experimenta tanto transformaciones corporales aceleradas como nuevas demandas por parte de las personas que le rodean. Estos cambios desafían un sentido de la identidad (de saber quién es uno mismo) que ha de ser logrado en esta etapa. Se trata de que el adolescente afronte unos primeros compromisos tanto en el plano interpersonal como en el académico o ideológico. De este modo, de acuerdo con Erikson, la identidad se va conformando a medida que los adolescentes van resolviendo problemas importantes tales como la elección de una ocupación, la adopción de unos valores con los cuales vivir y el desarrollo de una identidad sexual satisfactoria. Para Erikson (1970), la fortaleza adquirida en cualquier etapa se pone a prueba ante la necesidad de trascenderla de modo tal que el individuo pueda arriesgar en la etapa siguiente lo que era más vulnerablemente precioso en la anterior. De este modo, el adulto joven, que surge de una etapa de identidad, está ansioso por difundirla y preparado para entrar en la fase de intimidad frente al aislamiento.

Edad adulta: juventud y madurez

A lo largo de las anteriores etapas del desarrollo, el crecimiento ha estado determinado mayoritariamente por influencias de tipo normativo, pero a partir de la etapa adulta el desarrollo empieza a ganar en variabilidad interindividual y se produce un auge acentuado de la diferenciación en las trayectorias evolutivas, momento en el cual las influencias del ambiente se tornan clave para el desarrollo. La entrada a la edad adulta ha sido definida atendiendo principalmente a criterios psicosociales (mayoría de edad), si bien, tal como plantean Torres y Zacarés (2004), no podemos hoy día plantear un criterio único, sino que se impone adoptar una perspectiva en la que la entrada a la adultez se considere progresiva y multifacética y se tengan en cuenta aspectos psicológicos, biológicos o económicos. Principalmente se pueden diferenciar dos grandes etapas en la adultez: la juventud, que comienza al final de la adolescencia y dura hasta cumplida la treintena, y la madurez, que empieza aproximadamente a los 40 años y dura más o menos hasta los 60 años.

Desde un punto de vista cognitivo, sabemos que en el transcurso del desarrollo adulto tienen lugar cambios en nuestros procesos de pensamiento. Dichos cambios se producen en el modo en que utilizamos nuestras capacidades intelectuales, en la rapidez con que pensamos y relacionamos nuevas experiencias con las anteriores o en la eficacia con que procesamos nueva información y cómo almacenamos conocimientos y experiencias. La perspectiva psicométrica fue la primera orientación que abordó el problema, analizándolo en particular sobre cómo cambia la inteligencia a través de diferentes escalas de medida y asumiendo que las puntuaciones que se obtienen de estas escalas reflejan las aptitudes reales de una persona (Vega y Bueno, 1996). Desde la perspectiva de Horn y Cattell (1976), se considera que, del número de factores involucrados para definir y medir la inteligencia, esta es el resultado de dos tipos de aptitudes fundamentales: la inteligencia fluida y la inteligencia cristalizada.

La inteligencia fluida refleja la capacidad de razonar bien y con rapidez ante tareas novedosas y, por tanto, está relacionada con los procesos cognitivos básicos como razonamiento inductivo, pensamiento abstracto o velocidad de procesamiento. Por su parte, la inteligencia cristalizada refleja la base de conocimientos de la persona y se manifiesta en un conjunto de habilidades tales como la competencia verbal o la memoria a largo plazo. La evidencia empírica señala que la inteligencia fluida aumenta progresivamente a lo largo del curso vital hasta finales de los cincuenta años o principio de los sesenta, momento a partir del cual parece presentar un declive gradual que se acelera después de los 70 años (Schaie, 1996; Horn y Hofer, 1992). Por el contrario, la inteligencia cristalizada tiende a mantenerse estable o incluso a experimentar pequeñas mejoras con el paso de los años.

Por contra, la perspectiva de Piaget y los neopiagetianos parte de la idea de que existen diferentes fases en la comprensión del mundo (Belsky, 2001). Esta perspectiva está más interesada en el pensamiento, en cómo llega el individuo a las respuestas. Piaget sugirió que el pensamiento formal continuaba después de la adolescencia (Piaget e Inhelder, 1969), pero introdujo algunas matizaciones a su teoría (Piaget, 1972) y supuso que el inicio de la especialización profesional induciría que las estructuras mentales que son comunes a todos los individuos se aplicasen a actividades particulares, ya que estarían ligadas a contenidos y tareas específicos; en otras palabras, habría una especialización de las operaciones mentales en las distintas profesiones. El nivel de operaciones formales dependerá de las aptitudes y de la especialización profesional, de modo que la utilización de estas estructuras formales no sería exactamente la misma en todos los casos. Aun asumiendo que durante la edad adulta pueda haber este asentamiento del estadio formal de acuerdo con la especialización profesional y el tipo de vida, parece claro que el pensamiento formal es insuficiente para dar cuenta de las operaciones mentales que un adulto utiliza para resolver muchas de las situaciones complicadas de la vida, y así surge la hipótesis del pensamiento posformal.

El pensamiento posformal se presenta como un pensamiento práctico, dialéctico y flexible. Se dice que es práctico porque se maneja de manera multicausal y genera soluciones múltiples, está relacionado con la experiencia, integra el razonamiento lógico y analítico con el intuitivo para responder a los problemas diarios, es flexible y contextual e interpretativo y relativista. Los pensadores formales disfrutan del proceso de desarrollar nuevas preguntas, explorar nuevas perspectivas, contemplar marcos nuevos, idear diferentes formas de ver el mundo. El pensamiento es dialéctico porque presenta la capacidad para integrar información contradictoria como un aspecto básico de la realidad. Muchos problemas del mundo real no tienen respuestas bien definidas. Así, aceptan las opiniones contrapuestas y analizan las múltiples perspectivas desde las que se pueden considerar las cosas. Además, encuentran problemas y descubren cuestiones, no existe una única y exclusiva resolución a un problema. Finalmente, es flexible porque implica la integración de creencias y de experiencia, manteniendo la visión de uno mismo, de los otros y de una realidad que no es rígida. El conocimiento no es necesariamente ni absoluto ni fijo, surge como una conciencia contextual que reconoce que la vida implica incoherencias, incluidas las incoherencias entre el análisis intelectual y las realidades emocionales, y a menudo requiere una perspectiva flexible y relativista.

Por lo que se refiere al desarrollo emocional y psicosocial, este está altamente vinculado a las tareas de desarrollo diferenciadas de la juventud y la madurez.

La juventud es un periodo para establecer una independencia económica y personal, un desarrollo profesional y, para muchos, elegir pareja, aprender a vivir con alguien de forma íntima, comenzar una familia y criar a los hijos. Según Erikson, tras resolver la crisis de la identidad, el adulto joven experimenta la crisis de la etapa de la «intimidad frente al aislamiento». Por intimidad se entiende la capacidad y habilidad para establecer una relación mutua, cercana y satisfactoria con otra persona, aun cuando esta pueda exigir sacrificios y compromisos significativos. Representa la unión de dos identidades, pero sin perder las cualidades únicas de cada una de ellas. Cada relación íntima implica una progresión desde la atracción inicial hasta una relación estrecha y luego a un compromiso continuado. Tal como plantea Erikson (1985), el adulto joven debe enfrentarse al temor de perder el yo en situaciones que requieren una entrega total y evitar tales experiencias puede conducir a una sensación profunda de aislamiento. Según Erikson (1985), el aislamiento es la contraparte de la intimidad y supone la disposición a aislar, el temor de permanecer separado y no reconocido y, de ser ello necesario, destruir aquellas fuerzas y personas cuya esencia parece peligrosa para la propia y cuyo «territorio» parece rebasar los límites de las propias relaciones íntimas. El aislamiento sería el resultado del fracaso en la tarea de intimidad.

En cambio, la madurez es un periodo de expansión personal, participación y responsabilidad social, es el momento de ayudar a la siguiente generación para convertirse en individuos maduros y competentes y alcanzar y mantener el éxito profesional. Así, este es para Erikson el momento de la «generatividad frente al estancamiento». La generatividad es entendida según Zacarés y Serra (2011) como la capacidad adulta de obtener logros significativos generativos en el particular contexto histórico en el que le ha tocado vivir. De este modo, abarca productividad y creatividad y, por tanto, la generación de nuevos seres, productos e ideas, incluido un tipo de autogeneración que tiene que ver con el mayor sentido de identidad. La generatividad es entendida como el compromiso del individuo con el establecimiento y guía de la siguiente generación, es la necesidad de aportar algo valioso al sistema social que redunde en el beneficio para las siguientes generaciones. El adulto busca ser productivo a través de una ocupación, de una afición o del cuidado de los hijos. Frente a esta tarea encontramos en su antítesis el estancamiento, el cual no es algo de ninguna manera ajeno ni siquiera a quienes son más intensamente productivos y creativos, que implica que la persona no muestra preocupación por las generaciones futuras o por la sociedad, se preocupa por sí misma y puede que encuentre su vida frustrante y tenga la sensación de estar algo perdido, aunque no sepa cuál es la causa.

Vejez

La vejez es el periodo que comienza a los 60 o 70 años y dura hasta la muerte. Es el momento de reflexionar sobre la vida y adaptarse a la disminución de la fuerza y de la salud, a los nuevos roles sociales y a la jubilación.

Existe una clara dificultad para constituir una definición general de envejecimiento, tanto por la dificultad en aunar causas y conocimientos de las diversas áreas de estudio como por la heterogeneidad en la forma de envejecer de los mayores. No obstante, en lo que sí parece existir un cierto acuerdo es en diferenciar tres formas distintas de envejecer, que han sido denominadas envejecimiento normal, envejecimiento patológico y envejecimiento exitoso (Baltes y Baltes, 1990).

El envejecimiento normal es intrínseco al organismo y es entendido como un patrón en el que no hay enfermedades, pero sí un aumento del riesgo de padecerlas asociado a la edad que minimiza el disfrute y la satisfacción. De este modo, el proceso de envejecimiento no implica necesariamente el deterioro y declive de las capacidades. Por otro lado, y de forma opuesta al envejecimiento normal, se encuentra el envejecimiento patológico, el cual hace referencia a un patrón de envejecimiento caracterizado por la patología grave y la dependencia en algún grado, con aparición de discapacidades que se acentúan en esa edad y que minimizan el disfrute y la satisfacción (Meléndez et al., 2009). Finalmente, el término envejecimiento con éxito *(successful aging)* surge a partir de los trabajos de Havighurst (1961) y tanto para Triadó (2003) como para Gutiérrez et al. (2006) nace como una diferenciación necesaria de los dos típicos patrones de envejecimiento: normal y patológico. Una de las definiciones más utilizadas fue la proporcionada por Rowe y Kahn (1997), quienes definieron el envejecimiento con éxito como la baja probabilidad de enfermedad y de discapacidad asociada, el alto funcionamiento cognitivo y funcionalidad física y el compromiso activo con la vida. De este modo, el estudio del envejecimiento con éxito puede evidenciar la presencia de modos sanos de envejecer y nos puede permitir conocer cuáles son los factores que evitan que la persona se deslice hacia un envejecimiento patológico, los que determinan este éxito y, por tanto, consiguen una adecuada calidad de vida (Meléndez et al., 2009).

Un ejemplo de este planteamiento podemos encontrarlo en el trabajo de Baltes y Baltes (1990), quienes señalaron que vejez y éxito no son contradictorios e indican que la persona mayor obtiene la posibilidad de construir activamente su vida y regularla según las nuevas exigencias de la edad y, aunque las capacidades descienden, según el postulado de ganancias, estabilidad y pérdidas, la persona mayor dispone de unas reservas y recursos que pueden ser movilizados.

Un concepto diferenciado del envejecimiento con éxito es lo que algunos autores denominan envejecimiento óptimo definido como la capacidad de funcionar en muchos dominios (físico y funcional, cognitivo, emocional, social y espiritual), que fomentan la satisfacción a pesar de la existencia de condiciones médicas adversas. Esta concepción del envejecimiento implica que debe ser estudiado desde una perspectiva biopsicosocial, buscando un equilibrio entre las diferentes áreas mediante procesos de adaptación a los cambios que se puedan producir durante el desarrollo, como las enfermedades y la discapacidad. De este modo, el estudio del envejecimiento óptimo debería analizar y promover diferentes esferas multidisciplinarias que plantearían ese desarrollo global, pudiendo estar integrado por cinco grandes factores latentes que serían: la salud, lo cognitivo, lo psicológico, la personalidad y el apoyo social (fig. 11.1).

Estos principios del envejecimiento con éxito están relacionados con la teoría postulada por Erikson (1985), quien desde una perspectiva psicodinámica presentó una nueva etapa, la de «integridad frente a desesperación» (cuadro 11.2). Según Erikson (1970), solamente la persona que ha cuidado de cosas y de personas, que se ha adaptado a sus triunfos y a sus desilusiones, que se ha adaptado también al hecho de ser generador de otras personas o de productos e ideas es un individuo capaz de madurar las etapas de la vida en general y de resolver la última con éxito; definiendo el concepto de integridad como «la aceptación del propio y único ciclo de vida como algo que debía ser y que, necesariamente, no permitía sustitución alguna». Además, la superación de esta etapa, es decir, el hecho de que la persona consiguiera la integridad haría que la muerte perdiera ese carácter atormentador. La desesperación expresa el sentimiento de que ahora el tiempo que queda es corto, demasiado corto para

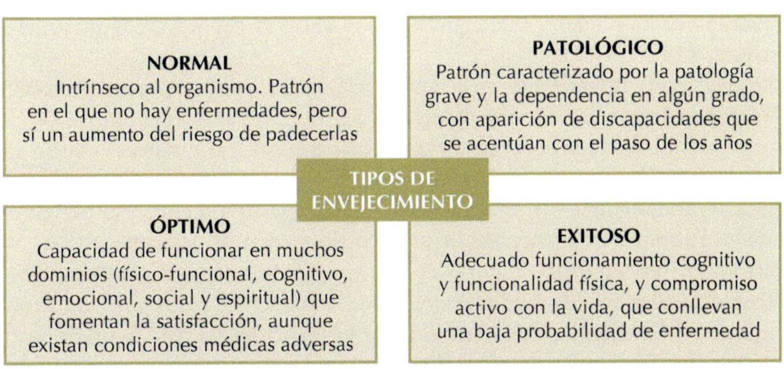

Figura 11.1 Diferentes formas de envejecer.

CUADRO 11.2 ■ Erikson: etapas del desarrollo socioemocional

1. Confianza básica frente a desconfianza básica (0-18 meses).
2. Autonomía frente a vergüenza y duda (2-3 años).
3. Iniciativa frente a culpa (a partir de los 3 años).
4. Diligencia frente a inferioridad (7-12 años).
5. Intimidad frente a confusión de roles (a partir de los 11-12 años hasta la juventud).
6. Intimidad frente a aislamiento (juventud).
7. Generatividad frente a estancamiento (adultez).
8. Integridad frente a desesperación (adultos mayores).

intentar otra vida y para probar caminos alternativos hacia la integridad. La persona que no logra esta integridad tiene remordimientos y se encuentra desesperada, siente que ha desperdiciado su vida. Así pues, desde su perspectiva, la persona que ha logrado la integridad es aquella que acepta de manera responsable la vida tal como la ha vivido, que es capaz de integrarla, de darle un sentido, de sentirse feliz y de acuerdo con ella, de aceptar lo que ha sido, lo que ha hecho y las decisiones que ha tomado.

En relación con los cambios cognitivos, cabe destacar una importante diferenciación entre lo normal y lo patológico. El proceso de envejecimiento no implica necesariamente el deterioro y declive de las capacidades; a nivel cognitivo se observa un enlentecimiento procesual y una menor eficiencia producidos por cambios estructurales en el cerebro que determinan alteraciones en las funciones cognitivas (Park, 2002; Park y Schwarz, 2012; Reuter-Lorenz, 2002). Estas personas pueden presentar olvidos ocasionales, de poca importancia y evolución lenta, y de forma paralela también pueden presentar dificultades en la recuperación de la información memorizada previamente. Sin embargo, en el envejecimiento normal estas dificultades se mantendrían de forma estable o evolucionarían de manera muy lenta (Casanova-Sotolongo et al., 2004).

Por otro lado, al hablar de envejecimiento patológico, uno de los aspectos que más destaca por su incidencia y preocupación tiene que ver con el área cognitiva, que según Sandi et al. (2001) hace principalmente referencia a la capacidad de mantener información en la memoria durante largos periodos de tiempo y utilizarla de manera flexible para dirigir la conducta. Así, mientras que en el envejecimiento normal existe una cierta estabilidad o evolución lenta, en el patológico el tipo de pérdida provoca restricciones en el desarrollo de actividades funcionales y en la propia calidad de vida de los sujetos, siendo por tanto sus consecuencias notables e interfiriendo de forma significativa en las tareas cotidianas.

Con la publicación de la quinta edición del *Manual diagnóstico y estadístico de los trastornos mentales* (DSM-5) (Asociación Americana de Psiquiatría, 2013) se produce una modificación sustancial en la nomenclatura y los criterios diagnósticos utilizados para denominar los trastornos cognitivos. En esta nueva clasificación no se incluyen los estadios preclínicos, pero sí se contempla un estadio patológico de predemencia equivalente al antiguo deterioro cognitivo leve planteado por Petersen et al. (1999, 2001).

El cambio más significativo consiste en la introducción del término «trastorno neurocognitivo», que sustituye al término «demencia». De esta manera, se centra en el paradigma cognitivo y diferencia las formas mayores, asimilables a la demencia, y las formas menores, asimilables al deterioro cognitivo leve (López-Álvarez y Agüera-Ortiz, 2015).

La diferencia fundamental entre el trastorno neurocognitivo menor y el mayor estriba en la intensidad de los síntomas y su repercusión en la funcionalidad del paciente.

En el trastorno neurocognitivo menor o leve existe evidencia de un declive cognitivo moderado comparado con el nivel previo de rendimiento en uno o más dominios cognitivos, basándose tanto en la preocupación del paciente o de un informador fiable de que ha habido un declive como en la demostración mediante pruebas neuropsicológicas estandarizadas. Además, los déficits cognitivos no interfieren en la capacidad de independencia en las actividades cotidianas (p. ej., conserva las actividades instrumentales complejas de la vida diaria, pero necesita hacer un mayor esfuerzo o recurrir a estrategias de compensación o de adaptación). En el trastorno neurocognitivo mayor, al igual que en el menor, existe evidencia de un declive cognitivo significativo comparado con el nivel previo de rendimiento en uno o más dominios cognitivos, pero los déficits cognitivos interfieren en la autonomía del individuo para las actividades cotidianas como, por ejemplo, las actividades instrumentales (pagar facturas o cumplir los tratamientos). De este modo, una diferencia fundamental entre ambos estriba en la intensidad de los síntomas y su repercusión en la funcionalidad del paciente; además, en ambos se especifica que los déficits cognitivos no ocurren exclusivamente en el contexto de un síndrome confusional ni se explican mejor por otro trastorno mental (p. ej., trastorno depresivo mayor o esquizofrenia).

Por otro lado, el DSM-5 también incluye el trastorno neurocognitivo mayor o leve debido a la enfermedad de Alzheimer.

Para el trastorno neurocognitivo mayor, se diagnostica enfermedad de Alzheimer probable si aparecen evidencias de una mutación genética causante de ella en los antecedentes familiares o en pruebas genéticas; evidencias claras de un declive de la memoria y del aprendizaje y, por lo menos, de otro dominio cognitivo; declive progresivo, gradual y constante de la capacidad cognitiva sin mesetas prolongadas y sin evidencias de una etiología mixta. En caso contrario, debe diagnosticarse enfermedad de Alzheimer posible. Para el trastorno neurocognitivo leve se diagnostica enfermedad de Alzheimer probable si se detecta una evidencia de mutación genética causante de ella mediante una prueba genética o en los antecedentes familiares, y se diagnostica enfermedad de Alzheimer posible si no se detecta ninguna evidencia de mutación genética causante de ella, pero existen evidencias claras de declive de la memoria y del aprendizaje, declive progresivo, gradual y constante de la capacidad cognitiva sin mesetas prolongadas y ausencia de evidencias de una etiología mixta.

Bibliografía

Asociación Americana de Psiquiatría. Guía de consulta de los criterios diagnósticos del DSM-5. Arlington, VA: Asociación Americana de Psiquiatría; 2013.

Baltes PB. On the incomplete architecture of human ontogeny. Selection, optimization, and compensation as foundation of development theory. Am Psychol 1997;52:336-80.

Baltes PB, Baltes MM. Psychological perspectives on successful aging: the model of selective optimization with compensation. In: Baltes PB, Baltes MM, editors. Successful aging: perspectives from the behavioural sciences. New York: Cambridge University Press; 1990. p. 1-34.

Baltes PB, Kunzmann U. Wisdom. Psychologist 2003;16:131-2.

Baltes PB, Lindenberger U, Staudinger UM. Life span theory in developmental psychology. In: Damon W, Lerner RM, editors. Handbook of child psychology Vol. 1. Theoretical models of human development. New York: Wiley; 2006. p. 569-664.

Baltes PB, Smith J. New frontiers in the future of aging: from successful aging of the young old to the dilemmas of the fourth age. Gerontology 2003;49:123-35.

Baltes PB, Staudinger UM, Lindenberg U. Lifespan psychology: theory and application to intellectual functioning. Annu Rev Psychol 1999;50:471-507.

Belsky J. Psicología del envejecimiento. Madrid: Paraninfo; 2001.

Bowlby J. Attachment and loss. Vol. 1: Attachment. Nueva York: Basic Books; 1969.

Cantero MJ. Desarrollo socioafectivo. In: Córdoba AI, Descals A, Gil MD, editors. Psicología del desarrollo en la edad escolar. Madrid: Pirámide; 2006. p. 157-80.

Casanova-Sotolongo P, Casanova-Carrillo P, Casanova-Carrillo C, La memoria. Introducción al estudio de los trastornos cognitivos en el envejecimiento normal y patológico. Rev Neurol 2004;38:469-72.

Córdoba AI. Desarrollo cognitivo. In: Córdoba AI, Descals A, Gil MD, editors. Psicología del desarrollo en la edad escolar. Madrid: Pirámide; 2006. p. 89-116.

Erikson EH. El ciclo de vida completado. Paidós: Buenos Aires; 1985.

Erikson EH. Infancia y sociedad. Hormé: Buenos Aires; 1970.

Gutiérrez M, Serra E, Zacarés JJ. Envejecimiento óptimo. Perspectivas desde la psicología del desarrollo. Valencia: Promolibro; 2006.

Havighurst R. Successful aging. Gerontologist 1961;1:8-13.
Horn JL, Cattell RB. Age differences in fluid and crystallized intelligence. Acta Psychol 1967;26:107-29.
Horn JL, Hofer SM. Major abilities and development in the adult period. In: Sternberg RJ, Berg CA, editors. Intellectual development. New York: Cambridge University Press; 1992. p. 44-99.
Li SC, Hommel B, Aschersleben G, Prinz W, Baltes PB. Transformation in the couplings among intellectual abilities and constituent cognitive processes across the lifespan. Psychol Sci 2004;15:155-63.
López-Álvarez J, Agüera-Ortiz LF. Nuevos criterios diagnósticos de la demencia y la enfermedad de Alzheimer: una visión desde la psicogeriatría. Psicogeriatría 2015;5:3-14.
Meléndez JC, Tomás JM, Navarro E. Análisis de las redes sociales en la vejez a través de la entrevista Manhein de apoyo social. Salud Publica Mex 2007;49:408-16.
Meléndez JC, Tomás JM, Oliver A, Navarro E. Psychological and physical dimensions explaining life satisfaction among the elderly: a structural model examination. Arch Gerontol Geriatr 2009;48:291-5.
Moreno JA, Hervás R. Periodo preoperacional y operaciones concretas. In: Bermejo V, editor. Desarrollo cognitivo. Madrid: Síntesis; 1994. p. 315-29.
Ogden CL, Carroll MD, Curtin LR, McDowell MA, Tabak CJ, Flegal KM. Prevalence of overweight and obesity in the United States, 1999-2004. JAMA 2006;295:1549-55.
Park D. Mecanismos básicos que explican el declive cognitivo con el envejecimiento. In: Park D, Schwarz N, editors. Envejecimiento cognitivo. Madrid: Médica Panamericana; 2002. p. 3-22.
Park D, Schwarz N. Cognitive aging: A primer. Psychology Press; 2012.
Petersen RC, Smith GE, Waring SC, Ivnik RJ, Tangalos EG, Kokmen E. Mild cognitive impairment: clinical characterization and outcome. Arch Neurol 1999;56:303-8.
Petersen RC, Doody R, Kurz A, Mohs RC, Morris JC, Rabins PV, et al. Current concepts in mild cognitive impairment. Arch Neurol 2001;58:1985-92.
Piaget J. Intellectual evolution from adolescence to adulthood. Hum Dev 1972;15:1-12.
Piaget J, Inhelder B. Psicología del niño. Madrid: Morata; 1969.
Reuter-Lorenz PA. Neuropsicología cognitiva del cerebro envejecido. In: Ruiz-Vargas JM, Belinchón M, editors. Envejecimiento cognitivo. Madrid: Médica Panamericana; 2002. p. 95-116.
Rodrigo MJ. Las teorías de Piaget: de la inteligencia sensoriomotriz al pensamiento preoperacional. In: Vega JL, editor. Psicología evolutiva. Madrid: UNED; 1986. p. 207-58.
Rodrigo MJ. Las teorías de Piaget: el desarrollo de las operaciones concretas y formales. In: Vega JL, editor. Psicología evolutiva. Madrid: UNED; 1986. p. 259-305.
Rowe JW, Kahn RL. Successful aging. Gerontologist 1997;37:433-40.
Sandi C, Venero C, Cordero MI. Estrés, memoria y trastornos asociados. Implicaciones en el daño neuronal y en el envejecimiento. Barcelona: Ariel; 2001.
Schaie KW. Intellectual development in adulthood: the Seattle Longitudinal Studies. New York: Cambridge University Press; 1996.
Steinberg L. Risk taking in adolescence: New perspectives from brain and behavioral science. Curr Dir Psychol Sci 2007;16:55-9.
Torres F, Zacarés JJ. La adultez emergente: ¿Una nueva fase en el ciclo vital? Comunicación presentada en el IV Congreso Internacional de Psicología y Educación «Calidad Educativa». Almería, marzo de 2004.
Triadó C. Envejecer en entornos rurales. Madrid: IMSERSO, Estudios I + D + I; 2003. p. 19.
Vega JL, Bueno B. Desarrollo adulto y envejecimiento. Madrid: Síntesis; 1996.
Zacarés JJ, Serra E. Explorando el territorio del desarrollo adulto: la clave de la generatividad. Cultura y Educación 2011;23:75-88.

CAPÍTULO 12

Bienestar

Marta Miret

PUNTOS CLAVE

- El estudio del bienestar es un campo de interés en diversas disciplinas, como la política, la economía, la psicología, la medicina y la enfermería.
- El bienestar es un constructo multidimensional que incluye la satisfacción con la propia vida o con aspectos específicos de la vida (bienestar evaluativo), las emociones positivas y negativas que sentimos en nuestro día a día (bienestar hedónico) y el sentido de propósito y significado vital (bienestar eudaimónico).
- Como cualquier otro fenómeno complejo, el bienestar está determinado por múltiples factores sociodemográficos, económicos, sociales y de salud, entre otros.
- A lo largo del ciclo vital se producen cambios en el bienestar. En muchos países, el bienestar evaluativo disminuye en la edad adulta, pero cuando las personas envejecen disminuyen sus emociones negativas y aumentan sus emociones positivas.
- El envejecimiento saludable es el proceso de fomentar y mantener la capacidad funcional que permite el bienestar en la vejez.

Introducción

La felicidad no es una frivolidad ni un lujo, es un profundo anhelo que compartimos todos los humanos. Por ello, no se debe negar a nadie y debe estar al alcance de todos.

BAN KI-MOON, EXSECRETARIO GENERAL DE LA ORGANIZACIÓN DE LAS NACIONES UNIDAS

¿Alguna vez te han preguntado cómo de satisfecho estás con tu vida? ¿Alguna vez has pensado sobre tu bienestar o cómo de feliz eres? En este capítulo vamos a reflexionar sobre qué es el bienestar, cómo se evalúa, por qué es interesante estudiarlo, qué factores influyen en nuestro bienestar y cómo cambia el bienestar a lo largo de la vida.

El balance positivo *(positivity offset),* es decir, sentirse positivo cuando no hay eventos negativos, supone ventajas evolutivas. El bienestar es beneficioso para las relaciones sociales, la energía, el éxito sexual reproductivo y el rendimiento laboral, entre otros. Además, el bienestar fomenta la salud, tanto mental como física. El efecto sobre la salud mental se manifiesta en menos morbilidad y en una recuperación más rápida, y el efecto sobre la salud física se refleja en una mayor longevidad (Martin-Maria et al., 2017). Por ejemplo, en un estudio se analizaron las autobiografías que habían escrito monjas católicas al hacer sus votos, cuando tenían en torno a 22 años. A pesar de que habían tenido unos estilos de vida similares, aquellas que escribían con un contenido emocional positivo tuvieron una mayor longevidad seis décadas más tarde (Danner et al., 2001).

La reflexión sobre el bienestar de las personas ha estado presente en numerosos momentos de la historia desde hace siglos. Podemos remontarnos al siglo IV a. C., cuando Aristóteles planteaba que vivir una buena vida era sinónimo de haber alcanzado el potencial personal en materia de conocimiento, salud, amistad, riqueza y otros dominios de la vida. Pero para no extendernos en una revisión histórica exhaustiva vamos a dar un salto hasta los siglos XX y XXI para centrarnos en la época más reciente, cuando ha surgido con fuerza el interés por el estudio y la promoción del bienestar desde numerosas disciplinas, como la economía, la política, la salud y la psicología, entre otras.

En el ámbito de la *economía,* en la década de 1930, el economista Simon Kuznets, que participó en la creación del indicador del producto interior bruto (PIB), advirtió que el bienestar de una nación apenas podía inferirse de su ingreso nacional y abogaba por una evaluación del bienestar de la población. Años después, Richard Easterlin también afirmó que el crecimiento económico no implica necesariamente un incremento en la felicidad de la población —fenómeno conocido como la *paradoja de Easterlin*— y defendió evaluar la felicidad además del crecimiento económico. En 2009, la Comisión Europea publicó una comunicación en la que reconocía las limitaciones del PIB y proponía complementarlo con indicadores ambientales y sociales, como un índice ambiental integral y medidas de calidad de vida y bienestar. El mismo año, la Comisión para la Medición del Desempeño Económico y el Progreso Social nombrada por el presidente de la República Francesa en aquel entonces, Nicolas Sarkozy, recomendó cambiar el énfasis de medir la producción económica a medir el bienestar de las personas, y que esta medición se realizase en el ámbito nacional (Stiglitz et al., 2009). En 2010, David Cameron, primer ministro del Reino Unido en ese momento, solicitó a la Oficina Nacional de Estadística que idease una nueva forma de evaluar el bienestar en el país. En su discurso explicaba que el PIB no debe ser el único objetivo de ninguna sociedad, argumentando que puede aumentar cuando un país sufre un terremoto debido al gasto adicional en reconstrucción, con la delincuencia debido al gasto en cerraduras y en contratación de personas dedicadas a la seguridad, o cuando alguien está gravemente enfermo debido al coste de la compra de medicamentos y al pago de la atención sanitaria. Citando a Robert Kennedy, explicaba que el PIB «no mide el acceso a la sanidad de nuestros hijos, la calidad de su educación, o su disfrute cuando juegan. En resumen, el PIB mide todo, salvo lo que hace que la vida valga la pena» (Cameron, 2010). En 2019, Nueva Zelanda dio un paso más lanzando su primer «presupuesto del bienestar» que prioriza el bienestar de la población frente al crecimiento económico.

En el ámbito *político,* muchos gobiernos apuestan desde hace algunos años por recopilar medidas de bienestar subjetivo de manera amplia y frecuente con el fin de establecer valores de referencia y observar cambios de tendencia en el bienestar subjetivo dentro de las naciones y las comunidades, y entre ellas, y evaluar las consecuencias de eventos y cambios de políticas en el bienestar. En el Reino de Bután, un pequeño país ubicado en la cordillera del Himalaya, la promoción de la felicidad forma parte de su Constitución. La Felicidad Nacional Bruta se considera un indicador más relevante que el PIB y se evalúa de manera periódica parar orientar las políticas nacionales y los planes de desarrollo (Centre for Bhutan Studies & GNH Research, 2016). El primer informe mundial sobre la felicidad, publicado en 2012, señalaba: «Además de las medidas específicas de desempeño económico, social y ambiental, los gobiernos deberían comenzar la medición sistemática de la felicidad en sí misma, tanto en su dimensión afectiva como en su dimensión evaluativa» (Helliwell et al., 2017). La Organización de las Naciones Unidas, en la resolución adoptada por su Asamblea General el 19 de julio de 2011, invitó a los Estados miembros a elaborar medidas adicionales que capten mejor la importancia de la búsqueda de la felicidad y el bienestar en el desarrollo, con miras a orientar sus políticas públicas. Al año siguiente, proclamó el 20 de marzo como Día Internacional de la Felicidad, señalando la relevancia de la felicidad y del bienestar como metas y aspiraciones universales en las vidas de las personas de todo el mundo, y la importancia de su reconocimiento en los objetivos de las políticas públicas.

En el ámbito de la *salud,* corría la década de 1930 cuando varias voces comenzaron a reconocer que la salud iba más allá de la ausencia de enfermedad, y arguyeron que era necesario investigar sobre la salud y no solo sobre la enfermedad. Fue también en ese momento cuando el término «felicidad» se utilizó por primera vez en el sector de la salud en el Reino Unido. El término «bienestar» se incorporó a la definición de salud en la constitución de la Organización Mundial de la Salud (OMS) a raíz de una propuesta de Andrija Stampar, uno de los pioneros en salud pública, quedando definida como «un estado de completo bienestar físico, mental y social, y no simplemente la ausencia de afecciones o enfermedades». El principal documento de la OMS para enmarcar el bienestar y los conceptos relacionados es la Clasificación Internacional de Funcionamiento, Discapacidad y Salud (Organización Mundial de la Salud, 2001), una clasificación complementaria a la Clasificación Internacional de Enfermedades, que puede considerarse como un primer intento de desarrollar un lenguaje unificado y estándar para la salud y los problemas relacionados (Salvador-Carulla et al., 2014). El bienestar es en la actualidad una prioridad en la agenda global de salud pública. El plan de acción integral de salud mental 2013-2030 de la OMS señalaba como objetivo general promover el bienestar, prevenir los trastornos mentales y mejorar la atención a las personas con trastornos mentales. Este plan establecía la necesidad de proteger y promover el bienestar de todos los ciudadanos (Organización Mundial de la Salud, 2021).

En el ámbito de la *psicología,* a finales de la década de 1990 surgió el movimiento de la psicología positiva, argumentando que el enfoque exclusivo en la patología que había dominado gran parte de la disciplina hasta el momento resultaba en un modelo del ser humano que carece de las características positivas que hacen que valga la pena vivir (Seligman y Csikszentmihalyi, 2000). El objetivo de la psicología positiva se puede definir como el estudio científico de las fortalezas que permiten a las personas y las comunidades prosperar. A finales de la década de 1980, Carol Ryff definió el bienestar psicológico como un constructo que aporta información sobre cómo los individuos se evalúan a sí mismos y la calidad de sus vidas. Esta psicóloga estadounidense planteó una formulación multidimensional del bienestar psicológico que va más allá de los criterios de ausencia de enfermedad y deriva de las teorías del desarrollo a lo largo del ciclo vital que formulan las tareas y los desafíos del desarrollo humano. Su modelo plantea la existencia de seis dimensiones: autonomía, dominio del entorno, crecimiento personal, relaciones positivas, propósito en la vida y autoaceptación (Ryff et al., 1999). Más recientemente, Martin Seligman (2011) planteó que las emociones positivas, el compromiso, las relaciones, el propósito y el logro (PERMA, por sus siglas en inglés) son los cinco elementos evaluables que constituyen el bienestar.

¿Qué es el bienestar?

Podemos distinguir el bienestar objetivo y el bienestar subjetivo. El *bienestar objetivo* es un concepto muy amplio que hace referencia a aspectos como la calidad de la vivienda, la seguridad laboral y la calidad de la red social, entre otros. A lo largo de este capítulo nos vamos a centrar en el bienestar subjetivo, aunque en ocasiones lo llamemos simplemente bienestar.

Una de las definiciones clásicas de *bienestar subjetivo* es la de Diener et al. (1999), quienes describieron que «el bienestar subjetivo incluye la satisfacción de una persona con diferentes dominios de la vida, su juicio global de satisfacción con la vida, y su estado afectivo actual evaluado como una medida ponderada en el tiempo de la cantidad de emociones negativas o positivas». Por su parte, Keyes y López (2001) plantearon que el bienestar refleja la percepción y la evaluación de las personas sobre sus propias vidas en términos de sus estados afectivos y su funcionamiento psicológico y social. Con el fin de hacer una definición lo más amplia posible que incluya todas las perspectivas actuales, podríamos definir el bienestar subjetivo como un constructo que abarca las emociones que las personas sienten en cada momento, su satisfacción con diferentes dominios de su vida y con su vida en general, sus motivaciones y la satisfacción de sus necesidades psicológicas.

Podemos distinguir tres componentes diferentes del bienestar (tabla 12.1):

1. El *bienestar evaluativo* capta la evaluación global que las personas hacen sobre su vida. Generalmente, se determina preguntando cómo de satisfechas están las personas con sus vidas en general, que es lo que se conoce como *satisfacción con la vida* y también incluye la *satisfacción con aspectos específicos de la vida,* como la satisfacción con las relaciones personales,

TABLA 12.1 **Componentes del bienestar**

Nombre	Descripción	Ejemplo de ítem para evaluarlo	Frase resumen
Bienestar evaluativo	Evaluación global sobre la vida	¿Cómo de satisfecho está con su vida en general?	Ser feliz *con tu vida*
Bienestar hedónico	Frecuencia e intensidad de las emociones experimentadas en el día a día	¿Cómo de feliz se siente en este momento?	Ser feliz *en tu vida*
Bienestar eudaimónico	Autorrealización, sentido de propósito y significado vital	¿En qué medida siente que lleva una vida plena y significativa?	Tener una *vida con sentido*

la situación económica o la salud. Está relacionado con la memoria y lo podríamos resumir como la idea de ser feliz *con tu vida.*

2. El *bienestar hedónico, experimentado o emocional* se refiere a la frecuencia y la intensidad de las emociones positivas, como alegría o calma (afecto positivo), y negativas, como tristeza e ira (afecto negativo), que las personas experimentan en su día a día. Está relacionado con la experiencia y lo podríamos resumir con la idea de ser feliz *en tu vida.*
3. El *bienestar eudaimónico* se refiere al desarrollo del potencial humano. Incluye tanto motivaciones y metas como la satisfacción de necesidades psicológicas de autonomía y competencia, y abarca conceptos como la autorrealización, el crecimiento personal, el sentido de propósito y el significado vital. Este concepto lo podemos resumir como *tener una vida con sentido.*

Algunos autores plantean además la existencia de otro concepto, el *bienestar social,* que fue definido por Keyes (1998) como «la valoración que hacemos de las circunstancias y el funcionamiento dentro de la sociedad». Desde esta perspectiva, el bienestar se centra más en las relaciones entre las personas que en la experiencia de las personas. Este constructo se compone de cinco dimensiones:

1. *Integración social:* calidad de la relación con la sociedad y la comunidad.
2. *Aceptación social:* confianza en las otras personas.
3. *Contribución social:* sentimiento de que se aporta algo a la sociedad o comunidad en la que se vive y se es tenido en cuenta.
4. *Actualización social:* confianza en la evolución de la sociedad y en que su potencial se está aprovechando.
5. *Coherencia social:* percepción de la calidad del mundo social y curiosidad por saber lo que ocurre en el mundo.

Aunque en muchas ocasiones los conceptos de bienestar y de felicidad se usan indistintamente, desde un punto de vista científico se utiliza con mayor frecuencia el término «bienestar» debido a que el término «felicidad» puede resultar ambiguo porque puede hacer referencia a uno u otro de los componentes.

La evidencia también sugiere que los componentes evaluativos, hedónicos y eudaimónicos del bienestar son constructos diferentes, aunque están interrelacionados, y no tienen necesariamente los mismos correlatos (Miret et al., 2014). Por ejemplo, las madres y los padres con hijos pequeños reportan bastantes emociones negativas, como estrés, pero por otro lado tener hijos contribuye a que tengan un mayor bienestar eudaimónico porque criar a sus hijos da sentido y significado a sus vidas, y contribuye a su realización personal.

Algunos investigadores combinan estos conceptos con el constructo de *florecimiento* (*flourishing,* en inglés), que es un concepto más amplio y hace referencia a un estado en el que todos los aspectos de la vida de la persona son buenos. Se trata de una combinación de aspectos hedónicos y eudaimónicos, e incluye sentirse bien y funcionar de forma efectiva (Huppert y So, 2013). El florecimiento, por tanto, implicaría estar bien en los siguientes dominios (VanderWeele, 2017):

- Felicidad y satisfacción con la vida.
- Salud física y mental.
- Significado y propósito.
- Carácter y virtud.
- Relaciones sociales cercanas.

El psicólogo de origen húngaro Mihaly Csikszentmihalyi acuñó otro concepto relacionado con el de bienestar, que es el de *flujo* (*flow* en inglés). Fluir se puede definir como un estado de absorción por la tarea que se está haciendo. Este es el estado que experimentan muchos artistas en sus momentos de creatividad y que muchas personas experimentamos cuando estamos fascinados leyendo un libro o viendo una película.

Otro concepto relacionado con el bienestar, muy utilizado en el ámbito de la salud, es el de *calidad de vida*. Lamentablemente, no existe un consenso en la definición de este término (Salvador-Carulla et al., 2014). La OMS define la calidad de vida como «la percepción de un individuo de su posición en la vida en el contexto de la cultura y el sistema de valores en los que vive y en relación con los objetivos, expectativas, estándares y preocupaciones» (Kuyken y Orley, 1994). Esta definición destaca que la calidad de vida es una evaluación subjetiva y que está integrada en un contexto cultural, social y ambiental. Desde esta perspectiva, la calidad de vida sería similar al componente evaluativo del bienestar que implica satisfacción con aspectos específicos de la vida o con la vida en general.

EVALUACIÓN DEL BIENESTAR

Existen numerosas herramientas para medir el bienestar. En la tabla 12.2 se describen algunos de los instrumentos validados en español más comúnmente utilizados para evaluar el bienestar.

La principal ventaja al medir el *bienestar evaluativo* es que se puede evaluar de forma sencilla y en poco tiempo, incluso con un único ítem. Sin embargo, una de sus principales limitaciones es que puede conllevar sesgos de juicio y de memoria. Cuando se pide a las personas que evalúen sus vidas y se centra su atención en un aspecto determinado de su vida, las personas tienden a sobrestimar el impacto de dicho aspecto en su bienestar. Este fenómeno es conocido como la *ilusión de enfoque*. Por ejemplo, en un estudio se preguntaba a los participantes por las citas que habían tenido en el último mes y a continuación por lo satisfechos que estaban con su vida. Los juicios de evaluación de la propia vida eran muy diferentes cuando se hacían ambas preguntas en orden inverso, preguntando primero por la evaluación de la vida y posteriormente por las citas (Strack et al., 1988). Como afirma el psicólogo Daniel Kahneman, laureado con el Premio del Banco de Suecia en Ciencias Económicas en memoria de Alfred Nobel, nada en la vida es tan importante como piensas que es cuando estás pensando sobre ello (Schkade y Kahneman, 1998). Las respuestas sobre evaluación de la vida se construyen solo cuando se pregunta y son susceptibles de estar condicionadas por el hecho de centrar la atención en determinados aspectos de la vida.

La evaluación del *bienestar hedónico* con medidas como el método de muestreo de experiencias (ESM, por sus siglas en inglés) (Csikszentmihalyi y Larson, 1987), en el que las personas reportan en tiempo real qué están haciendo y cómo se sienten, evita estos sesgos de juicio y de memoria, aunque requiere mayor tiempo de administración, implica un mayor compromiso por parte de los participantes y tiene una mayor interferencia en su actividad diaria.

Existen numerosas escalas para evaluar el *bienestar eudaimónico* de forma sencilla. Algunas de ellas proporcionan una única puntuación global, como la escala de felicidad subjetiva de Lyubomirsky y Lepper (1999), mientras que otras, como la escala de bienestar psicológico de Ryff (1989), aportan puntuaciones en diversos dominios.

TABLA 12.2 **Principales instrumentos para evaluar el bienestar validados en español**

Componente que evalúa	Instrumento	Descripción
Bienestar evaluativo	Escalera de autoanclaje de Cantril (Cantril, 1965)	Se pide a los participantes que indiquen en qué peldaño se sienten de una escalera en la que el peldaño más alto representa la mejor vida posible y el peldaño más bajo la peor vida posible. Hay una escalera para el presente y una escalera para el futuro
	Escala de satisfacción con la vida (SWLS)[a] (Diener et al., 1985)	Consta de cinco ítems que evalúan la satisfacción con la vida en una escala de 1 (totalmente en desacuerdo) a 5 (totalmente de acuerdo)
Bienestar hedónico	Método de muestreo de experiencias (ESM) (Csikszentmihalyi et al., 1987)	Las personas reportan en tiempo real, a través de una aplicación instalada en su teléfono móvil, qué están haciendo y cómo se sienten en varios momentos del día seleccionados aleatoriamente
	Método de reconstrucción del día (DRM) (Kahneman et al., 2004)	Los participantes reconstruyen las actividades que realizaron el día anterior e informan en qué medida experimentaron varias emociones positivas y negativas mientras realizaban cada una de ellas
	Escala de afecto positivo y negativo (PANAS) (Watson et al., 1988)	Incluye dos subescalas, de afecto positivo y afecto negativo, cada una con 10 ítems. El participante tiene que indicar si ha sentido cada afecto en una escala de 1 (nada o muy ligeramente) a 5 (mucho)
Bienestar eudaimónico	Índice de satisfacción vital (LSI-A) (Neugarten et al., 1961)	Consta de 20 afirmaciones que se responden con «De acuerdo» o «En desacuerdo»
	Escala de bienestar psicológico (PWBS) (Ryff, 1989)	Consta de 39 ítems distribuidos en seis subescalas: autoaceptación, relaciones positivas, autonomía, dominio del entorno, propósito en la vida y crecimiento personal. Las respuestas van de 1 (totalmente en desacuerdo) a 6 (totalmente de acuerdo)
	Escala de felicidad subjetiva (SHS) (Lyubomirsky y Lepper, 1999)	Consta de cuatro ítems con respuesta en una escala de 1 a 7

[a]Las siglas de todos los instrumentos hacen referencia a la versión original en inglés.

Determinantes del bienestar

Los resultados de estudios realizados con personas de todos los rincones del planeta, tan diversos como India, Groenlandia, Ghana, Canadá, México, Nueva Zelanda y España, muestran que, en términos generales, la mayoría de las personas son felices (Diener y Diener, 1996). Los resultados de la encuesta mundial Gallup indican que cerca del 75% de las personas del mundo tienen un *balance de afecto* o *afecto neto* positivo, es decir, experimentan más emociones positivas que negativas. Sin embargo, solo el 47% de las personas del mundo evalúan su vida por encima del nivel neutral (Diener et al., 2018). Por otra parte, las personas que experimentan graves problemas interpersonales, económicos o físicos no son felices. Por ejemplo, estudios realizados con personas sin hogar, trabajadores sexuales y personas hospitalizadas por causas psiquiátricas han visto que no todas las personas son felices (Diener et al., 2018).

Como cualquier otro fenómeno complejo, el bienestar está determinado por múltiples factores. Entre los aspectos que influyen en el bienestar podemos encontrar factores sociodemográficos, económicos, sociales, personales y de salud. Aunque algunos de los factores con gran influencia sobre el bienestar, como las circunstancias personales y sociales, no los podemos controlar o modificar fácilmente (Diener et al., 2018), otros factores que también influyen sobre el bienestar, como la actitud hacia la vida, sí son susceptibles de modificación por nuestra parte. A continuación, vamos a describir algunos de los factores que influyen en el bienestar.

FACTORES SOCIODEMOGRÁFICOS

Si atendemos a las diferencias en función del sexo, las mujeres evalúan sus vidas de forma más positiva que los hombres, pero las diferencias con respecto al bienestar experimentado no son muy concluyentes. Algunos estudios han encontrado que las mujeres experimentan ligeramente más emociones positivas, pero también más emociones negativas y más estrés que los hombres (Kahneman y Deaton, 2010), mientras que otros estudios no han encontrado diferencias estadísticamente significativas en el bienestar experimentado entre hombres y mujeres (Miret et al., 2014). Las personas con educación superior y con un nivel ocupacional más alto reportan más satisfacción con sus vidas, pero estas mismas personas no reportan un mayor bienestar experimentado, es decir, más emociones positivas y menos emociones negativas en su día a día (Kahneman y Deaton, 2010). La edad también influye en el bienestar. En el siguiente apartado describiremos en detalle los cambios que se producen en el bienestar a lo largo del ciclo vital.

FACTORES ECONÓMICOS

Para analizar el impacto de los factores económicos en el bienestar podemos distinguir, por un lado, los factores *micro,* es decir, la situación económica de una persona o de una familia, y por otro lado los factores *macro,* que incluirían la situación económica del país en el que vive dicha persona.

Analizando los factores micro podemos observar que el desempleo tiene un impacto negativo en el bienestar. Por otro lado, la satisfacción de necesidades básicas como alimentos y vivienda, y tener ciertas comodidades materiales, como electricidad o agua corriente, están asociados a una mayor satisfacción con la vida (Diener y Tay, 2015). Aunque el dinero no necesariamente da la felicidad, un menor nivel de ingresos está asociado con mayor sufrimiento emocional. El sufrimiento de algunas experiencias vitales negativas, como el divorcio o estar solo, se agrava significativamente por la pobreza, pero existe un umbral a partir del cual el aumento de los ingresos no se asocia con un mayor bienestar experimentado (Kahneman y Deaton, 2010). Esto puede deberse a que, a medida que aumentan los ingresos, las personas no dedican más tiempo a actividades que son más importantes para su bienestar experimentado, como pasar tiempo con sus seres queridos y disfrutar del ocio, y también tienden a estar más tensos (Kahneman y Deaton, 2010). Contrariamente a la creencia popular, la satisfacción con los aspectos materiales de la vida tiene un impacto más fuerte en el bienestar en los países más ricos que en los más pobres. Sin embargo, las necesidades de autonomía, respeto y apoyo social son esenciales para los sentimientos positivos y negativos en todo el mundo (Ng y Diener, 2014).

Si nos centramos ahora en los factores macro, observamos que también existe una asociación entre los ingresos de un país y la satisfacción con la vida promedio en ese país. A pesar de la alta correlación, existen grandes diferencias en la satisfacción con la vida entre países con ingresos similares (Diener y Tay, 2015). Aunque las personas que viven en naciones más ricas reportan estar más satisfechos con su vida, también experimentan más sentimientos negativos (Ng y Diener, 2014) y no necesariamente experimentan un mayor afecto positivo (Tay et al., 2014). Las fuertes caídas

Bienestar hedónico - Se modifica con los hijos

en el crecimiento económico y la inseguridad durante las crisis económicas afectan negativamente al bienestar (Graham, 2009), pero como ya comentábamos antes, los grandes aumentos en los ingresos en un país no se asocian con aumentos en el bienestar subjetivo promedio (Kahneman et al., 2006), y un rápido crecimiento económico puede incluso tener efectos negativos debido a las preocupaciones sobre la desigualdad y los beneficios cambiantes (Graham, 2009).

FACTORES SOCIALES

El entorno social tiene un gran impacto en el bienestar. Tener apoyo social se correlaciona con la satisfacción con la vida y el bienestar experimentado (Diener y Tay, 2015). Las personas casadas y las que viven en pareja reportan más satisfacción con sus vidas, pero estas mismas personas no reportan un mayor bienestar experimentado (Miret et al., 2014). Tener hijos no es garantía de mayor felicidad. El placer de ser padre depende de la edad de los niños, de la calidad de la relación con la pareja y del contexto social, incluyendo disponer del tiempo suficiente para disfrutar de la vida familiar (Helliwell et al., 2017). Por otro lado, cuidar a un adulto dependiente y la soledad son fuertes predictores de un bajo bienestar hedónico (Kahneman y Deaton, 2010). En las personas mayores que viven en residencias, los profesionales que les cuidan son una fuente fundamental de conexión y apoyo. Los profesionales de enfermería que trabajan en residencias pueden promover el sentido de propósito y significado vital y mejorar el bienestar de los residentes escuchando con interés sus pensamientos, sentimientos y experiencias vitales, y comunicándose con ellos y tratándoles con atención, respeto y empatía (Haugan, 2013).

FACTORES RELACIONADOS CON EL ESTADO DE SALUD

Existe una relación bidireccional entre el bienestar y la salud. La salud influye en el bienestar, incluso después de controlar por la presencia de depresión, edad, ingresos y otras variables sociodemográficas (Miret et al., 2014). A su vez, el bienestar también puede ser un factor protector para la salud, reduciendo el riesgo de enfermedades crónicas y promoviendo la longevidad (Lyubomirsky et al., 2005; Steptoe et al., 2015).

El estado de salud tiene una fuerte relación con el afecto positivo, el afecto negativo y el bienestar evaluativo incluso después de controlar por variables sociodemográficas, la presencia de un episodio depresivo y el funcionamiento cognitivo (Miret et al., 2014). Por otra parte, las enfermedades crónicas también se asocian con un bienestar experimentado y un bienestar eudaimónico reducidos. La reducción tanto en el bienestar experimentado como en el eudaimónico aumenta progresivamente con el número de comorbilidades (Steptoe et al., 2015). También hay evidencias de que los dolores de cabeza y el hábito de fumar son fuertes predictores de un bajo bienestar experimentado (Kahneman y Deaton, 2010).

Estar ingresado en una unidad de cuidados intensivos (UCI) supone numerosas barreras para el bienestar. Sin embargo, los profesionales de enfermería tienen un rol importante en la promoción del bienestar de estos pacientes, ya que atienden a sus necesidades físicas, facilitan la presencia de familiares según las necesidades del paciente, proporcionan un entorno seguro y de confianza para el paciente, adaptan su entorno (reduciendo los ruidos y las luces molestas), facilitan que puedan ver elementos de la naturaleza y los animan a tener un diario (Halvorsen et al., 2020). Pequeños detalles como estar cerca de los pacientes, mantener conversaciones informales y hablarles de forma amable contribuyen al bienestar de los pacientes.

Salud mental

El concepto de bienestar va más allá de la mera ausencia de enfermedad mental. Hay personas que no padecen ninguna enfermedad mental y tienen un bajo bienestar. Sin embargo, la enfermedad mental es una de las principales causas de infelicidad (Helliwell et al., 2013). La salud mental forma una parte integral de la capacidad de un individuo para llevar una vida plena, incluida la capacidad de estudiar, trabajar o perseguir intereses de ocio, y para tomar decisiones cotidianas personales o del hogar sobre educación, empleo o vivienda (Helliwell et al., 2013). Cada vez hay más evidencias que indican que promover el bienestar es la forma más efectiva de prevenir los trastornos mentales (Helliwell et al., 2015).

Bienestar a lo largo del ciclo vital

El bienestar también se ve afectado por la edad, aunque los cambios en el bienestar a lo largo de la vida varían según los países. Como se observa en la figura 12.1, algunos países muestran una disminución progresiva en la evaluación de la vida con la edad. Este patrón también se ha observado en países de la antigua Unión Soviética, Europa del Este, América Latina y África subsahariana (Steptoe et al., 2015). Los datos de otros estudios muestran que en los países anglosajones de ingresos altos hay una relación en forma de U entre el bienestar evaluativo y la edad, con las menores puntuaciones entre los 45 y 54 años, y un mayor bienestar en adultos jóvenes y mayores. Sin embargo, como se observa en esa misma figura, el bienestar hedónico aumenta en algunos países, como España, conforme aumenta la edad, debido a que se incrementan las emociones positivas y disminuyen las emociones negativas. Los resultados en otros países, sin embargo, muestran una reducción del bienestar hedónico con la edad (Helliwell et al., 2015). Un estudio en EE. UU., en el que se analizaron diversas emociones por separado, apunta a un patrón en forma de U para las emociones positivas, mientras que las emociones negativas muestran diferentes patrones: el estrés y la ira disminuyen abruptamente desde principios de los 20 años, la preocupación aumenta hasta la mediana edad y luego disminuye, y la tristeza es esencialmente plana (Stone et al., 2010). En

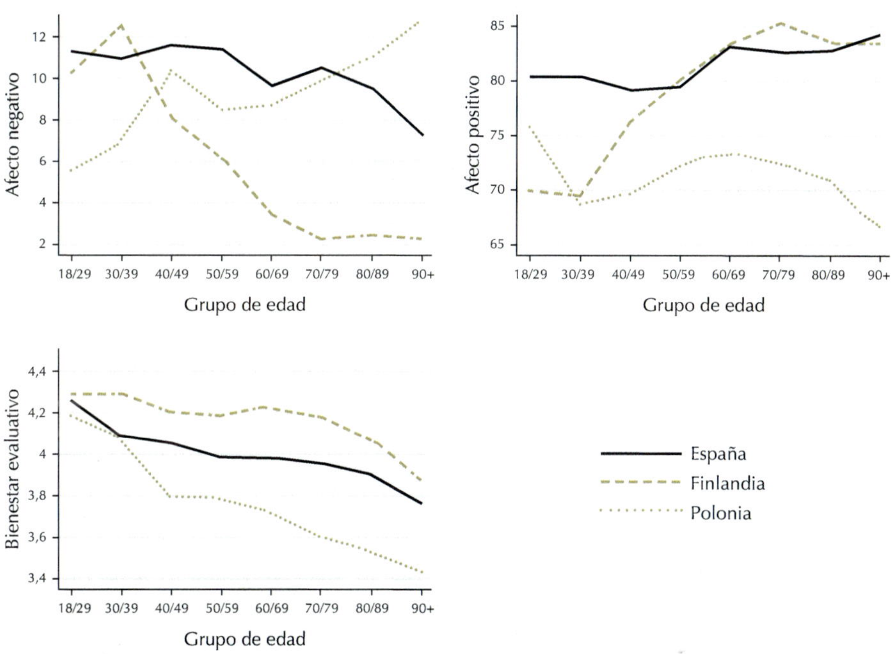

Figura 12.1 Afecto positivo, afecto negativo y bienestar evaluativo en diferentes grupos de edad. Datos del estudio COURAGE in Europe. Nota: las medidas de afecto están en una escala de 0 a 100, donde 100 indica más afecto positivo y 0 más afecto negativo. El bienestar evaluativo está en una escala de 1 a 5, donde 1 indica estar muy insatisfecho con la vida y 5 indica estar muy satisfecho con la vida.

África subsahariana, las emociones negativas aumentan ligeramente con la edad, mientras que en los países de la antigua Unión Soviética y Europa del Este algunas emociones negativas, como la preocupación, también aumentan con la edad (Steptoe et al., 2015). A continuación, vamos a analizar el bienestar en cada una de las fases del ciclo vital.

INFANCIA

Como vimos en el capítulo 11, la infancia es una etapa de constante crecimiento y cambios en la que los niños se descubren a sí mismos, a los otros y al mundo, y adquieren multitud de habilidades y destrezas. Alrededor del 10% de los niños del mundo sufre un trastorno mental diagnosticado. En los países ricos, en torno al 25% de estos niños recibe atención por parte de un especialista, pero en los países con bajos ingresos el porcentaje es aún menor (Helliwell et al., 2015).

El bienestar de los niños está afectado por todas las áreas de sus vidas: tanto por aspectos sociales y económicos como por su salud física, la calidad de su dieta, vivir en situación de pobreza, discriminación, guerras y conflictos, y por aspectos personales que incluyen la estabilidad, la estimulación y los valores que proporciona la familia, y el apoyo del entorno, como la disponibilidad de asistencia sanitaria y de educación (Helliwell et al., 2015). El bienestar en la infancia es importante *per se,* pero además porque el mejor predictor de si un niño se convertirá en un adulto satisfecho es su salud emocional en la infancia. Una infancia infeliz y violenta tiene un fuerte impacto negativo en el bienestar de los adultos (Bellis et al., 2013). El estilo de crianza de los padres también tiene un impacto en el bienestar en la edad adulta (Huppert et al., 2010).

Un estudio realizado con niños de 12 años de toda España reveló que la mayoría estaban bastante satisfechos con sus vidas y que su bienestar dependía de sus características personales y de su entorno socioeconómico (UNICEF Spain, 2012). La tabla 12.3 describe los factores que influyen en el bienestar de los niños más felices y de los menos felices.

ADOLESCENCIA

La adolescencia es un periodo clave del desarrollo caracterizado por cambios significativos cerebrales, endocrinos, emocionales, cognitivos y comportamentales, y en las relaciones interpersonales (v. cap. 11). Durante la adolescencia, las personas adquieren los recursos físicos, cognitivos, emocionales, sociales y económicos que serán la base para su salud y bienestar posteriores (Patton et al., 2016). Aunque la adolescencia es una etapa en la que generalmente se goza de buena salud y bienestar, es también un momento en el que pueden aparecer nuevos problemas asociados al inicio de la actividad sexual, el control emocional y los cambios conductuales, y es un periodo de mayor vulnerabilidad a problemas de salud mental (Blakemore, 2019). Se estima que más del 13% de los adolescentes de 10 a 19 años tiene un trastorno mental diagnosticado (Fondo de las Naciones Unidas para la Infancia, 2021).

En la última década se ha producido un aumento del tiempo que los adolescentes dedican a usar pantallas, lo que incluye jugar, utilizar redes sociales, chatear y navegar por Internet, entre otros. En 2017, un adolescente promedio de 17-18 años en EE. UU. pasó más de 6 h al día navegando por Internet, usando redes sociales y chateando. El uso de pantallas ha desplazado el tiempo que antes ocupaban en otras actividades, como salir con amigos, socializar, ir a fiestas, leer, participar en actividades religiosas e incluso dormir, que son actividades asociadas a mayores niveles de bienestar. Esta modificación en el uso del tiempo también ha ido acompañada de una disminución en la felicidad. Los adolescentes que dedican más tiempo a los medios digitales reportan un menor bienestar. La reciente disminución de la felicidad de los adolescentes puede estar, por tanto, indirectamente explicada porque el aumento en el uso de los medios digitales ha desplazado el tiempo que dedican a otras actividades más beneficiosas para su bienestar (Helliwell et al., 2019). Sin embargo, hay otras actividades que pueden mejorar el bienestar en los adolescentes. La actividad

TABLA 12.3 **Características de los niños más felices y menos felices en España (UNICEF Spain, 2012)**

	Los niños más felices	Los niños menos felices
Entorno y uso del tiempo	• Los padres tienen niveles altos de educación • Informan tener un espacio para ellos en casa • Informan tener suficientes espacios para jugar y disfrutar en el área donde viven • Tienen más pertenencias materiales y culturales (como libros) en casa • En su hogar hay dos adultos con trabajo remunerado • En el último año estuvieron al menos 1 semana de vacaciones fuera de casa • Sus padres les dan paga para sus gastos • Hacen ejercicio físico o deporte todos los días • Hacen actividades con su familia a diario • Asisten a colegios públicos o concertados	• No reciben ningún tipo de paga para sus gastos • Sus padres no finalizaron la educación primaria • No hay ningún adulto en casa con trabajo remunerado • No tienen acceso a las tecnologías de la información y la comunicación cuando las necesitan
Características	• Viven en casa con ambos progenitores • Han experimentado menos eventos vitales significativos recientes • Van al colegio en entornos semiurbanos, de entre 2.000 y 20.000 habitantes	• Viven en centros de acogida públicos • No han nacido en España • Ha habido cambios en sus progenitores o se han cambiado de colegio en el último año • Han repetido un curso académico
Percepciones y preocupaciones	• Se sienten seguros en su casa, en su ciudad y en su colegio • Sienten que sus padres, sus profesores y los responsables de su ciudad les escuchan y les tienen en cuenta • Consideran que otras personas les tratan bien, incluyendo sus padres, amigos, compañeros de clase y profesores • Se les ha hablado de los derechos de los niños y de la Convención sobre los Derechos de los Niños • Tienen aspiraciones relacionales, como la bondad, por encima de valores materiales • Nunca se preocupan por el dinero • Sienten que su tiempo está bien organizado • Informan de que les tratan bien cuando van al médico	• Sienten que no pueden participar en las decisiones que se toman en el hogar • No se sienten seguros, especialmente en casa o en el colegio • Perciben que su familia es mucho más pobre o mucho más rica que otras familias

física intensa está relacionada con más afecto positivo y menos afecto negativo en este grupo de edad (Costigan et al., 2019).

EDAD ADULTA

En la edad adulta, el estado físico de las personas alcanza su mejor momento y posteriormente comienza a disminuir. Esta etapa suele caracterizarse por la independencia económica y personal. Es el momento en que las personas toman las riendas de su vida y asumen el riesgo de su libertad.

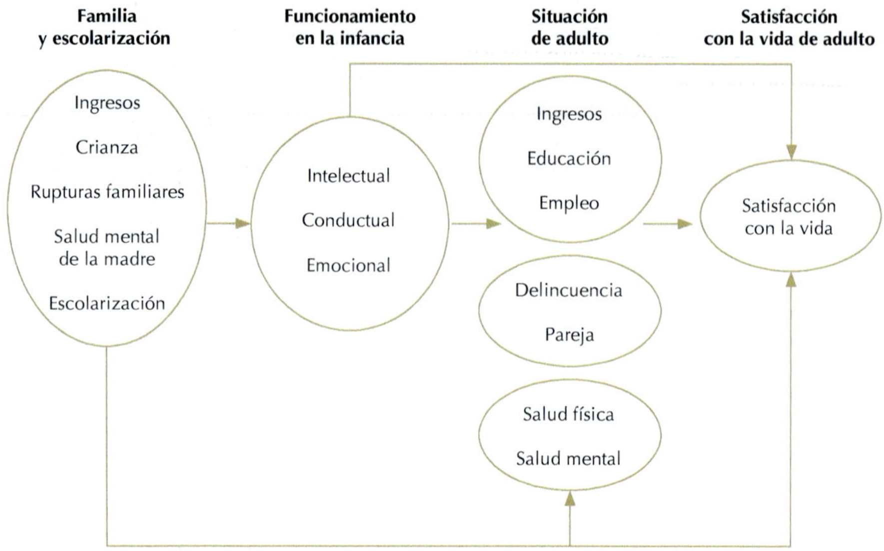

Figura 12.2 Determinantes de la satisfacción con la vida en la edad adulta. (Adaptado de Helliwell et al., 2017.)

La satisfacción con la vida en la edad adulta está determinada por *influencias inmediatas* (la situación actual), pero también por otras más *distantes* de la infancia, la escolaridad y los antecedentes familiares (Helliwell et al., 2017). La figura 12.2 resume los diversos factores que determinan la satisfacción con la vida en la edad adulta. Entre las influencias inmediatas destacamos la situación económica (el nivel de ingresos, el nivel educativo y tener trabajo o estar desempleado), la situación social (tener o no pareja y estar involucrado en situaciones de delincuencia) y la salud (tanto física como mental). Estas influencias dependen en parte del desarrollo en la infancia (intelectual, conductual y emocional), que a su vez depende de la familia y de la escuela (Helliwell et al., 2017).

VEJEZ

La vejez conlleva afrontar cambios biológicos, de roles y de estatus social, y afrontar pérdidas de seres queridos. Las personas mayores suelen centrarse en un conjunto menor, pero más importante, de metas y actividades, y optimizan sus capacidades compensando la pérdida de algunas habilidades con otras maneras de realizar las tareas. Como ya avanzábamos antes, en muchas ocasiones es un momento vital en el que muchas personas gozan de un buen bienestar.

El bienestar en la edad avanzada está relacionado con las relaciones personales y sociales, la prosperidad económica, factores de riesgo biológico, la salud y conductas relacionadas con la salud y el uso del tiempo, entre otros (Steptoe, 2019). La jubilación conlleva una mejora del bienestar hedónico. Las personas jubiladas experimentan más emociones positivas y menos emociones negativas que las no jubiladas. Estas diferencias se explican en parte por cambios en la cantidad de tiempo invertido en diversas actividades como trabajar, hablar con otras personas o escuchar la radio (Moreno-Agostino et al., 2019).

Las relaciones sociales son de gran importancia para el bienestar en las personas de edad muy avanzada. Los resultados de un estudio cualitativo realizado con personas de 80 y más años señalaban la importancia de las relaciones basadas en la confianza mutua, la pertenencia y las experiencias compartidas para el bienestar. Las interacciones con la familia cercana son muy relevantes y también lo es estar rodeado de amigos de confianza y compartir actividades con personas de la misma edad, especialmente en ausencia de vínculos familiares (Lara et al., 2019).

El hecho de que al final de la vida muchas personas experimenten más emociones positivas y menos emociones negativas que en otros momentos de su vida ha sido explicado por Laura Carstensen, psicóloga de la Universidad de Stanford. En su teoría de la socioselectividad emocional plantea que a medida que las personas envejecen cambia su perspectiva temporal, porque perciben el tiempo como limitado y se centran más en el presente. Esta orientación hacia el presente implica que centren sus metas en estados emocionales, obtener significado emocional y experimentar satisfacción emocional. Las personas mayores, por tanto, ven sus prioridades de manera más precisa, dan menos importancia a las cosas triviales, valoran más la vida y se hacen más reflexivas y expertas en manejar sus emociones, centrando más su atención en los aspectos positivos. También saben qué cosas y qué personas les hacen sentirse bien, y les dedican más tiempo (Carstensen et al., 1999).

Envejecimiento saludable

El envejecimiento biológico es el progresivo deterioro de la función que ocurre en la fase posterior a la madurez, a nivel individual, fisiológico y celular (Rattan, 2013). El proceso de envejecimiento se caracteriza por ser universal, progresivo y continuo. Sin embargo, es un proceso modificable y se puede acelerar o desacelerar en cualquier momento de la vida (Boccardi y Boccardi, 2019). Además, el envejecimiento no está necesariamente asociado con una disminución en la participación social y el bienestar (Bousquet et al., 2015). Como comentábamos al principio de este capítulo, la salud es un concepto multidimensional que va más allá de la ausencia de enfermedad e implica cómo se sienten y funcionan las personas.

El proceso de envejecimiento se asocia solo vagamente con la edad cronológica. Mientras que algunas personas de 70 años gozan de un buen funcionamiento físico y mental, otras son frágiles y necesitan ayuda para cubrir sus necesidades básicas. Esto se debe a que muchos de los mecanismos del envejecimiento son aleatorios y también a que esos cambios están influenciados por el entorno y el comportamiento de la persona.

El término *envejecimiento saludable* se utiliza en el ámbito académico y político, aunque no existe consenso sobre cómo se puede definir o evaluar. La OMS define el envejecimiento saludable como el proceso de fomentar y mantener la capacidad funcional que permite el bienestar en la vejez (Organización Mundial de la Salud, 2015). El concepto de *capacidad funcional* hace referencia a tener las capacidades que permiten a las personas ser y hacer lo que desean. Se compone de la capacidad intrínseca de la persona, las características de los entornos que afectan a esa capacidad y las interacciones de ambas. La *capacidad intrínseca* es la combinación de todas las capacidades físicas y mentales de la persona. Abarca aspectos como la capacidad de moverse, sensorial (como la visión y la audición); la vitalidad (energía y equilibrio), y capacidades cognitivas y psicológicas. Los *entornos* son el lugar donde las personas viven y llevan a cabo su vida. Los entornos dan forma a lo que las personas mayores con determinado nivel de capacidad intrínseca pueden ser y hacer. Incluyen el hogar, la comunidad y la sociedad en general y todos los factores que los componen (Organización Mundial de la Salud, 2020).

El concepto de envejecimiento saludable plantea, por tanto, crear oportunidades que permiten a las personas ser y hacer lo que valoran en su vida. Desde esta perspectiva, no es necesario no padecer ninguna enfermedad para tener un envejecimiento saludable, debido a que muchas personas mayores tienen uno o varios problemas de salud que, cuando están bien controlados, tienen poca influencia en su bienestar y, por tanto, pueden tener un envejecimiento saludable. Promover el envejecimiento saludable implica promover la capacidad funcional. Algunos dominios importantes incluyen: 1) satisfacer sus necesidades básicas para tener un adecuado nivel de vida; 2) aprender, crecer y tomar decisiones; 3) tener movilidad; 4) crear y mantener relaciones, y 5) contribuir a la sociedad (Organización Mundial de la Salud, 2020).

TABLA 12.4 **Descripción de cinco acciones para el bienestar e indicaciones de cómo los profesionales de enfermería pueden promoverlas**

Acción	Descripción	Aplicación desde la enfermería
Conectar	Conectar con la gente que le rodea. Con familiares, amigos, compañeros y vecinos. En casa, en el trabajo, en la escuela o en su comunidad. Considerarlos los pilares de su vida e invertir tiempo en desarrollarlos. Construir estas conexiones le servirá de apoyo y le enriquecerá todos los días	Anima a los pacientes a que salgan de su casa y se reúnan con otras personas. Facilita las visitas a los pacientes hospitalizados como una conexión con su vida fuera del hospital
Ser activo	Salir a caminar o correr. Salir de casa. Montar en bicicleta. Jugar a algún juego. Cultivar un huerto. Bailar. Hacer ejercicio le hará sentir bien. Descubrir una actividad física que le guste y que se adapte a su nivel de movilidad y estado físico	Anima a los pacientes a realizar ejercicio. Ayúdales a (re)descubrir una actividad física que les guste y que se adapte a su estado físico. En los pacientes hospitalizados, anímales a que hagan incluso movimientos muy pequeños como rotación de muñecas o tobillos
Tomar nota	Ser curioso. Observar la belleza. Darse cuenta de las cosas inusuales. Observar el cambio de las estaciones. Saborear el momento, ya sea caminando al trabajo, comiendo o hablando con amigos. Ser consciente del mundo que le rodea y de lo que está sintiendo. Reflexionar sobre sus experiencias le ayudará a apreciar lo que le importa	Anima a los pacientes a que disfruten de los pequeños placeres de la vida. En pacientes hospitalizados, anímales a que miren por la ventana, tengan una planta o un cuadro en la habitación y que escuchen la música que les gusta
Continuar aprendiendo	Probar algo nuevo. Redescubrir un viejo interés. Apuntarse a un curso. Asumir una responsabilidad diferente en el trabajo. Arreglar una bicicleta. Aprender a tocar un instrumento o a cocinar su comida favorita. Plantearse un reto que disfrute alcanzando. Aprender cosas nuevas le hará tener más confianza y además es divertido	Habla con tus pacientes sobre sus intereses y aficiones. Anímales a que aprendan algo nuevo
Dar	Hacer algo bueno por un amigo o por un extraño. Dar gracias a alguien. Sonreír. Ofrecer su tiempo como voluntario. Unirse a un grupo comunitario. Mirar hacia fuera tanto como hacia dentro. Verse a sí mismo y su felicidad vinculados a una comunidad más amplia puede ser increíblemente gratificante y crea conexiones con las personas que le rodean	Explica a tus pacientes que hacer algo por otra persona les hará sentir bien y ayúdales a pensar qué pueden hacer por otras personas

Previamente se utilizaba el término *envejecimiento activo*, que en la actualidad se usa en conjunción con el de envejecimiento saludable, refiriéndonos a *envejecimiento activo y saludable*, o ha sido sustituido por el término *envejecimiento saludable*. Ambos enfatizan la necesidad de acción por parte de numerosos sectores para permitir que las personas mayores sigan siendo un recurso para sus familias, comunidades y economías. Otros términos también utilizados son los de *envejecimiento exitoso*, *envejecimiento óptimo*, *envejecimiento armonioso* y *envejecimiento productivo*. Todos ellos destacan la idea de que el último estadio de la vida puede ser un momento de vitalidad y salud (Boccardi y Boccardi, 2019).

Conclusiones

El bienestar subjetivo no es simplemente la ausencia de depresión, ansiedad o malestar. El bienestar es un concepto multidimensional que tiene relaciones con numerosas variables. El bienestar es un factor protector para la morbilidad y la mortalidad.

La promoción del bienestar no se debe confundir con una aspiración a una vida sin emociones negativas. Los seres humanos necesitamos nuestras emociones (tanto positivas como negativas) para muchos procesos mentales, como la toma de decisiones. Las emociones negativas tienen importantes funciones para nuestra supervivencia y nuestro aprendizaje. Muchas de las cosas más apasionantes de la vida, como la maternidad y la paternidad, estudiar en la universidad o participar en una competición deportiva, implican sentir emociones tanto positivas como negativas. Debemos tener también en cuenta los otros componentes del bienestar, es decir, el bienestar evaluativo y el bienestar eudaimónico, y no solo el componente hedónico para comprender el fenómeno del bienestar en su conjunto.

El bienestar está influenciado por múltiples factores. Las circunstancias personales y sociales son de gran importancia (Diener et al., 2018), pero la actitud hacia la vida también es importante. El bienestar se puede modificar. En la tabla 12.4 se muestran cinco acciones cotidianas basadas en la evidencia científica para mejorar el bienestar (Aked, 2008) y se ofrecen sugerencias para aplicar estas medidas en la práctica de la enfermería basadas en las recomendaciones de Catherine Gilliver (2021).

Agradecimientos

Agradezco a Chiara Castelletti su ayuda en la elaboración de las figuras.

Bibliografía

Aked J, Marks N, Cordon C, Thompson S. Five ways to wellbeing: a report presented to the Foresight Project on communicating the evidence base for improving people's well-being. Londres: New Economics Foundation; 2008.

Beard JR, Araujo de Carvalho I, Sumi Y, Officer A, Thiyagarajan JA. Healthy ageing: moving forward. Bull World Health Organ 2017;95(11):730-730A.

Bellis MA, Hughes K, Jones A, Perkins C, McHale P. Childhood happiness and violence: a retrospective study of their impacts on adult well-being. BMJ Open 2013;3(9):e003427.

Blakemore SJ. Adolescence and mental health. Lancet 2019;393(10185):2030-1.

Boccardi M, Boccardi V. Psychological wellbeing and healthy aging: focus on telomeres. Geriatrics (Basel) 2019;4(1):e25.

Bousquet J, Kuh D, Bewick M, Standberg T, Farrell J, Pengelly R, et al. Operational definition of Active and Healthy Ageing (AHA): a conceptual framework. J Nutr Health Aging 2015;19(9):955-60.

Cameron D. Discurso del Primer Ministro del Reino Unido sobre bienestar (2010). London: United Kingdom Government; 2019.

Cantril H. The pattern of human concerns. New Brunswick, NJ: Rutgers University Press; 1965.

Carstensen LL, Isaacowitz DM, Charles ST. Taking time seriously. A theory of socioemotional selectivity. Am Psychol 1999;54(3):165-81.

Centre for Bhutan Studies & GNH Research. A Compass Towards a Just and Harmonious Society: 2015 GNH Survey Report. Bruthan: Centre for Bhutan Studies & GNH Research; 2016.

Costigan SA, Lubans DR, Lonsdale C, Sanders T, Del Pozo Cruz B. Associations between physical activity intensity and well-being in adolescents. Prev Med 2019;125:55-61.

Csikszentmihalyi M, Larson R. Validity and reliability of the Experience-Sampling Method. J Nerv Ment Dis 1987;175(9):526-36.

Danner DD, Snowdon DA, Friesen WV. Positive emotions in early life and longevity: findings from the nun study. J Pers Soc Psychol 2001;80(5):804-13.

Diener E, Diener C. Most people are happy. Psychol Sci 1996;7(3):181-5.

Diener E, Diener C, Choi H, Oishi S. Revisiting "Most People Are Happy" — and discovering when they are not. Perspect Psychol Sci 2018;13(2):166-70.

Diener E, Emmons RA, Larsen RJ, Griffin S. The satisfaction with life scale. J Pers Assess 1985;49(1):71-5.

Diener E, Suh EM, Lucas RE, Smith HL. Subjective well-being: three decades of progress. Psychological Bulletin 1999;125(2):276-302.

Diener E, Tay L. Subjective well-being and human welfare around the world as reflected in the Gallup World Poll. Int J Psychol 2015;50(2):135-49.

Fondo de las Naciones Unidas para la Infancia. The State of the World's Children 2021: On My Mind – Promoting, protecting and caring for children's mental health. New York: UNICEF; 2021.

Gilliver C. The Five Ways to Wellbeing model: a framework for nurses and patients. Nursing Times 2021;117(5):48-52.

Graham C. Happiness around the world: the paradox of happy peasants and miserable millionaires. New York: Oxford University Press; 2009.

Halvorsen K, Jensen JF, Collet MO, Olausson S, Lindahl B, Sætre Hansen B, et al. Patients' experiences of well-being when being cared for in the intensive care unit—An integrative review. J Clin Nurs 2022;31(1-2):3-19.

Haugan G. The relationship between nurse–patient interaction and meaning-in-life in cognitively intact nursing home patients. J Adv Nurs 2014;70(1):107-20.

Helliwell JF, Layard R, Sachs J. World Happiness Report 2013. New York: Sustainable Development Solutions Network; 2013.

Helliwell JF, Layard R, Sachs J. World Happiness Report 2015. New York: Sustainable Development Solutions Network; 2015.

Helliwell JF, Layard R, Sachs J. World Happiness Report 2017. New York: Sustainable Development Solutions Network; 2017.

Helliwell JF, Layard R, Sachs J. World Happiness Report 2019. New York: Sustainable Development Solutions Network; 2019.

Huppert FA, Abbott RA, Ploubidis GB, Richards M, Kuh D. Parental practices predict psychological well-being in midlife: life-course associations among women in the 1946 British birth cohort. Psychol Med 2010;40(9):1507-18.

Huppert FA, So TT. Flourishing across Europe: application of a new conceptual framework for defining well-being. Soc Indic Res 2013;110(3):837-61.

Kahneman D, Deaton A. High income improves evaluation of life but not emotional well-being. Proc Natl Acad Sci 2010;107(38):16489-93.

Kahneman D, Krueger AB, Schkade DA, Schwarz N, Stone AA. A survey method for characterizing daily life experience: the day reconstruction method. Science 2004;306:1776-80.

Kahneman D, Krueger AB, Schkade DA, Schwarz N, Stone AA. Would you be happier if you were richer? A focusing illusion. Science 2006;312(5782):1908-10.

Keyes C. Social well-being. Social Psychology Quarterly 1998;61(2):121-40.

Keyes C, López S. Towards a science of mental health. In: Snyder CR, López SJ, editors. Handbook of positive psychology. New York: Oxford University Press; 2001. p. 54-9.

Kuyken W, Orley J. Development of the WHOQOL — rationale and current status. Int J Ment Health 1994;23(3):24-56.

Lara E, Martín-María N, Forsman AK, Cresswell-Smith J, Donisi V, Ådnanes M, et al. Understanding the multi-dimensional mental well-being in late life: evidence from the perspective of the oldest old population. J Happiness Stud 2020;21:465-84.

Lyubomirsky S, King L, Diener E. The benefits of frequent positive affect: does happiness lead to success? Psychol Bull 2005;131(6):803-55.

Lyubomirsky S, Lepper HS. A measure of subjective happiness: preliminary reliability and construct validation. Soc Indic Res 1999;46(2):137-55.

Martin-Maria N, Miret M, Caballero FF, Rico-Uribe LA, Steptoe A, Chatterji S, et al. The impact of subjective well-being on mortality: a meta-analysis of longitudinal studies in the general population. Psychosom Med 2017;79(5):565-75.
Miret M, Caballero FF, Chatterji S, Olaya B, Tobiasz-Adamczyk B, Koskinen S, et al. Health and happiness: cross-sectional household surveys in Finland. Poland and Spain. Bull World Health Organ 2014;92(10): 716-25.
Moreno-Agostino D, Stone AA, Schneider S, Koskinen S, Leonardi M, Naidoo N, et al. Are retired people higher in experiential wellbeing than working older adults? A time use approach. Emotion 2020;20(8):1411-22.
Neugarten BL, Havighurst RJ, Tobin SS. The measurement of Life Satisfaction. J Gerontol 1961;16:134-43.
Ng W, Diener E. What matters to the rich and the poor? Subjective well-being, financial satisfaction, and postmaterialist needs across the world. J Pers Soc Psychol 2014;107(2):326-38.
Organización Mundial de la Salud. International Classification of Functioning, Disability and Health: ICF. Ginebra: Organización Mundial de la Salud; 2001.
Organización Mundial de la Salud. Informe mundial sobre el envejecimiento y la salud: Ginebra: Organización Mundial de la Salud; 2015.
Organización Mundial de la Salud. Decade of healthy ageing: baseline report. Ginebra: Organización Mundial de la Salud; 2020.
Organización Mundial de la Salud. Comprehensive mental health action plan 2013-2030. Ginebra: Organización Mundial de la Salud; 2021.
Patton GC, Sawyer SM, Santelli JS, Ross DA, Afifi R, Allen NB, et al. Our future: a Lancet commission on adolescent health and wellbeing. Lancet 2016;387(10036):2423-78.
Rattan SI. Healthy ageing, but what is health? Biogerontology 2013;14(6):673-7.
Ryff CD. Happiness is everything, or is it? Explorations on the meaning of psychological well-being. J Pers Soc Psychol 1989;57(6):1069-81.
Ryff CD, Magee WJ, Kling KC, Wing EH. Forging macro-micro linkages in the study of psychological wellbeing. In: Ryff CD, Marshall VW, editors. The self and society in aging process. New York: Springer; 1999. p. 247-78.
Salvador-Carulla L, Lucas L, Ayuso-Mateos L, Miret M. Use of the terms "Wellbeing" and "Quality of Life" in health sciences: a conceptual framework. Eur J Psychiatry 2014;28(1):50-65.
Schkade D, Kahneman D. Does living in California make people happy? A Focusing Illusion in Judgments of Life Satisfaction. Psychol Sci 1998;9(5):340-6.
Seligman ME. Flourish. New York, NY: Free Press; 2011.
Seligman ME, Csikszentmihalyi M. Positive psychology. An introduction. Am Psychol 2000;55(1):5-14.
Steptoe A. Investing in happiness: the gerontological perspective. Gerontology 2019;65(6):634-9.
Steptoe A, Deaton A, Stone AA. Subjective wellbeing, health, and ageing. Lancet 2015;385(9968):640-8.
Stiglitz JE, Sen A, Fitoussi JP. Report by the Commission on the Measurement of Economic Performance and Social Progress 2009.
Stone AA, Schwartz JE, Broderick JE, Deaton A. A snapshot of the age distribution of psychological wellbeing in the United States. Proc Natl Acad Sci 2010;107(22):9985-90.
Strack F, Martin LL, Schwarz N. Priming and communication — social determinants of information use in judgments of life satisfaction. Eur J Soc Psychol 1988;18(5):429-42.
Tay L, Morrison M, Diener E. Living among the affluent: boon or bane? Psychol Sci 2014;25:1235-41.
UNICEF Spain. Children's well-being from their own point of view. What affects the children's well-being in the first year of Compulsory Secondary Education in Spain? Madrid; 2012.
VanderWeele TJ. On the promotion of human flourishing. Proc Natl Acad Sci 2017;114(31):8148-56.
Watson D, Clark LA, Tellegen A. Development and validation of brief measures of positive and negative affect: the PANAS scales. J Pers Soc Psychol 1988;54(6):1063-70.

CAPÍTULO 13

Psicología de la personalidad y su relación con la salud

Cecilia Peñacoba

PUNTOS CLAVE

- La personalidad puede entenderse como la organización relativamente estable de aquellas características estructurales y funcionales que definen el patrón peculiar y definitorio de conducta de cada individuo. Se trata de un concepto complejo; además, existen diferentes modelos descriptivos de la personalidad, atendiendo al paradigma conceptual en el que se engloben (p. ej., humanismo, psicoanálisis, psicométrico, conductista) y al objetivo que se pretende con su estudio (descripciones estructurales exhaustivas, estudio de procesos individuales).
- Una aplicación de la personalidad en el contexto de la enfermería es entender la variabilidad individual en los procesos de salud-enfermedad. De manera específica, nos permite analizar en qué medida el patrón de conductas características de las personas (incluyendo pensamiento, emoción y comportamiento) ejerce su influencia en ámbitos como la promoción de la salud, la prevención de la enfermedad, el tratamiento propiamente dicho y su adhesión o la rehabilitación.
- La teoría de los rasgos ha sido decisiva en la creación de instrumentos de evaluación que permitan valorar desde el método científico (concretamente el método correlacional) los diferentes aspectos de la personalidad. La validación de estos instrumentos resulta esencial para asegurar que la evaluación de la personalidad presenta las suficientes garantías científicas, teniendo en cuenta que trabajamos en el ámbito de la salud y junto con otros profesionales sanitarios que emplean igualmente el método científico.
- La literatura científica acerca de la relación entre personalidad y procesos de salud-enfermedad es abundante. Se observa una evolución desde aportaciones iniciales centradas fundamentalmente en la relación de la personalidad con la salud mental (en su mayoría empleando taxonomías multidimensionales) hasta modelos que incluyen igualmente la relación de la personalidad (en especial de los procesos) con la enfermedad «física» (p. ej., dolor crónico, trastornos cardiovasculares, oncológicos). Mención especial merece el estudio específico de la personalidad saludable, dado que se conoce que los determinantes psicológicos de la enfermedad no son los mismos que los de la salud.

Introducción

El presente capítulo pretende abordar algunas cuestiones básicas en relación con la personalidad que resultan de interés para los actuales y futuros profesionales de enfermería a los que va dirigido este manual. La psicología de la personalidad constituye un ámbito de estudio demasiado amplio, por lo que, dados los objetivos de esta obra, se han seleccionado ciertos elementos que pueden ser de ayuda a las enfermeras para incorporar aspectos comportamentales y cognitivo-emocionales dentro del modelo biopsicosocial como modelo explicativo de la salud-enfermedad de nuestros pacientes. En este contexto, el comportamiento individual (entendido desde una perspectiva amplia que englobe elementos cognitivos, emocionales y conductuales) constituye un factor esencial para la comprensión de los procesos vinculados a la salud y a la enfermedad, que históricamente han sido estudiados tan solo desde una perspectiva biologicista. Además, dentro de los determinantes de salud, el comportamiento es uno de los factores claramente modificables, o al menos ligado directamente a la acción del individuo, por lo que el concepto de personalidad sitúa al «paciente» en «agente» de su salud-enfermedad.

Desde una perspectiva interdisciplinar, basada tanto en la experiencia clínica como en la investigación, se pretende reflexionar sobre los distintos elementos a los que hace referencia el concepto de personalidad. La revisión que se realizará del concepto de personalidad en este capítulo va dirigida a ofrecer un marco conceptual básico, desarrollando los modelos y procesos más relevantes en entornos sanitarios. Se trata de realizar una introducción elemental que nos permita entender las implicaciones del concepto en el desempeño diario de la actuación de enfermería. Aunque definir la personalidad no es tarea fácil, en el presente capítulo trataremos de aproximarnos a este concepto, analizando su papel en los diferentes paradigmas que a lo largo de la historia de la psicología han tratado de explicar el comportamiento humano. El objetivo no es otro que reflexionar sobre cómo el comportamiento diferencial de las personas en sentido amplio tiene una influencia relevante en los procesos y resultados de enfermedad habituales del paciente; esta reflexión nos proporcionará conocimientos y herramientas útiles para mejorar el cuidado de los pacientes.

El concepto de personalidad

Pese a que existen numerosas definiciones de personalidad, todas válidas en función del marco conceptual en el que se sitúen, se podrían encontrar algunas características comunes a todas ellas (Pérez-García y Bermúdez, 2003): se trata de un constructo hipotético (inferido de la observación de la conducta), más o menos diferenciador de la persona (distintivo y propio de cada individuo), y que abarca tanto la conducta manifiesta como la experiencia privada (es decir, la totalidad de funciones y manifestaciones conductuales). Además, uno de los elementos cruciales, en especial en lo que se refiere a su relación con la salud y, en particular, a su capacidad predictiva, es que incluye una serie de elementos (rasgos o disposiciones internas) relativamente estables temporalmente y consistentes situacionalmente, que explican el estilo de respuesta de los individuos. Del mismo modo, para completar su capacidad explicativa también incluye otros elementos (cogniciones y emociones) que justifican su falta de consistencia y estabilidad en ciertas circunstancias. Podemos tomar a modo de ejemplo la clásica definición de Pervin (1988) que entiende la personalidad como «una organización compleja de cogniciones, emociones y conductas que da orientaciones y pautas (coherencia) a la vida de una persona. Como el cuerpo, la personalidad está integrada tanto por estructuras como por procesos y refleja tanto la naturaleza (genes) como el aprendizaje (experiencia). Además, la personalidad engloba los efectos del pasado, incluyendo los recuerdos del pasado, así como las construcciones del presente y del futuro» (Pervin, 1988, p. 444).

Como puede deducirse de la definición anterior, la personalidad es un concepto complejo, puesto que su propia definición (o incluso su propia viabilidad como concepto) depende del paradigma de explicación de la conducta desde el que se parta (psicoanalítico, humanista, conductual, etc.). Por otro lado, las unidades que se empleen para su estudio (taxonomías o descripciones estructurales exhaustivas, estudio de procesos individuales) van a depender igualmente del objetivo final que se persigue con el análisis de la personalidad (p. ej., diagnóstico o intervención).

En lo que a los paradigmas se refiere, aunque algunas de las diferentes aproximaciones que comentaremos a continuación no se planteaban la personalidad como objeto de estudio explícito (negándose incluso desde algunos paradigmas su existencia como tal), todas, dado que la propia definición de personalidad va ligada claramente al comportamiento, en alguna medida nos acercan a la definición del concepto. A continuación, a modo de ejemplo, se expone la consideración y abordaje del concepto de personalidad en cuatro paradigmas especialmente diferenciales en el estudio de la psicología: el psicoanalítico, el conductual, el humanista y el dimensional o psicométrico.

Desde el *paradigma psicoanalítico,* el estudio del inconsciente resulta fundamental para la aproximación al análisis de las personas. Aunque Freud no se centró en el estudio de la personalidad, su modelo del sujeto personal implica dinamismo y conflicto entre las instancias psíquicas estructurales (el ello, el yo y el superyó). Esta estructura del sujeto se refleja en tres fuerzas básicas: el principio del placer y la satisfacción de las propias necesidades (ello), el principio de la realidad y las relaciones que se mantienen con otros y con el mundo exterior (yo), y la internalización de las normas del yo (superyó). Desde este modelo, es la naturaleza cualitativamente diferente de las tres instancias psíquicas lo que genera el conflicto intrapsíquico y, en definitiva, lo que explicaría la actuación del sujeto personal.

El *paradigma conductual,* centrado en el estudio científico de la conducta, no se ha interesado por la personalidad, más bien, como ocurría con el psicoanálisis, aunque desde una perspectiva totalmente diferente, la ha negado. Los conductistas (p. ej., Skinner, Watson) entienden la personalidad como un patrón de conductas que se adquiere a través de procesos de condicionamiento. Desde este punto de vista es difícil formular una teoría de la personalidad, ya que por un lado se minimizan los aspectos permanentes de la conducta (situacionismo) y por otro se plantean una serie de leyes generales del comportamiento que no contemplan la variabilidad individual. Por su propia naturaleza, el modelo conductual es determinista, es decir, entiende que el comportamiento es causado por variables externas al propio sujeto, por lo que un concepto interno explicativo, como es la personalidad, no tiene mucha cabida en sus teorías. No obstante, dentro de este paradigma conductual es necesario destacar el modelo del aprendizaje social, representado por autores como Rotter, Bandura o Mischel, como un modelo que se aproxima claramente al estudio de la personalidad. El papel de determinadas variables cognitivas como las expectativas en la relación estímulo-conducta abre un valioso campo de estudio, que ha sido ampliamente desarrollado con posterioridad en el estudio de la relación entre personalidad y salud. Desde este modelo, la expectativa desplaza la importancia determinista de la relación estímulo-respuesta (E-R), de manera que la respuesta puede dejar de depender del estímulo para depender de la expectativa que la persona ha desarrollado sobre esta a partir de la observación E-R en otras personas.

Paradójicamente, el *paradigma humanista* (p. ej., Rogers, Maslow) es una de las aproximaciones más cercanas conceptualmente a la elaboración de modelos globales de la personalidad. No obstante, el empleo de metodologías clínicas, cualitativas, idiosincrásicas y poco definidas en la construcción de sus modelos ha podido influir en el hecho de que otros paradigmas que emplean la metodología científica hayan ganado terreno a nivel teórico y se hayan aplicado como referentes del estudio de la personalidad (p. ej., paradigma dimensional o psicométrico). A diferencia de los paradigmas anteriores, el modelo humanista centra su objeto de estudio en la persona, desde su singularidad e idiosincrasia, y desde un enfoque no molecular sino global de la personalidad. La importancia de los motivos, de la capacidad del propio individuo para autodeterminarse, para proponer sus propias metas, supone en definitiva una rebeldía a las propuestas reduccionistas de los modelos conductuales. La influencia de este modelo en otras perspectivas dentro del estudio de la psicología ha sido tal que algunas de las variables cognitivas han sido incluidas en los modelos conductuales más contemporáneos, aunque bajo otro enfoque de investigación e incluso de actuación.

Finalmente, el *paradigma dimensional o psicométrico,* caracterizado por el empleo de los rasgos como unidad conceptual, es probablemente, como hemos señalado, el modelo que más se identifique con la psicología de la personalidad. Este modelo es el reflejo, junto con el modelo conductual, de uno de los hechos más significativos de la historia de la psicología: la aplicación del método científico al estudio de la conducta y de la personalidad. Dentro de ese método científico, mientras el método correlacional, y en particular el análisis factorial y el análisis de consistencia, ha sido decisivo en el modelo dimensional, fue el método experimental el decisivo en el modelo conductual. Resulta curioso que la aplicación de dos métodos científicos (correlacional/experimental) en la psicología haya derivado en modelos que abarquen de manera diametralmente opuesta la personalidad. Mientras que, como se ha señalado, el modelo conductual excluye el concepto de personalidad, el modelo dimensional, a través de sus modelos de los rasgos, es el modelo más representativo de la psicología de la personalidad.

Es precisamente dentro de este paradigma dimensional donde nos encontramos una clara diferenciación entre los dos tipos de aproximaciones a las que aludíamos anteriormente, en función del objetivo que se pretende al estudiar la personalidad. Así, podemos distinguir entre los modelos y las teorías centrados en rasgos y disposiciones (estructurales), basados en la elaboración de taxonomías, y aquellos otros que se centran en procesos menos generales, que incluyen variables cognitivas y afectivas (funcionales), sujetas en menor medida a esa estabilidad como característica esencial. Dentro de esta última perspectiva, la de los procesos, emociones, cogniciones y conducta son los determinantes de la personalidad del individuo, desde una perspectiva claramente dinámica, que incluye la autorregulación como el resultado de su interacción. Así, son numerosas las variables que han sido estudiadas en relación con la salud, incluyendo procesos tanto cognitivos (expectativas, atribuciones, estilos cognitivos, etc.) como emocionales (estados emocionales, regulación emocional) y conductuales. Algunos de estos procesos serán detallados en la segunda parte del presente capítulo cuando se aborde su relación con la salud.

Dada la relevancia, dentro del paradigma dimensional, de los modelos estructurales centrados en rasgos y disposiciones (estructurales) para el estudio de la personalidad, nos centraremos a continuación en el análisis de estas unidades conceptuales: los rasgos.

DIMENSIONES ESTRUCTURALES DE LA PERSONALIDAD: PSICOLOGÍA DE LOS RASGOS

La búsqueda de unidades descriptivas y explicativas ha sido una constante en la historia de la psicología. Dentro de estas unidades, posiblemente las más conocidas sean las de tipo y rasgo de personalidad, aunque estas no son las únicas. Los tipos y tipologías constituyen probablemente la forma más antigua de describir la personalidad. Hipócrates (siglo IV a. C.) ya distinguía cuatro tipos básicos de personalidad desde un enfoque biológico: sanguíneo, flemático, colérico y apático. Los tipos son formas categoriales y exclusivas de distinguir la personalidad. No existen diferencias cuantitativas, simplemente las personas pertenecen a un grupo, quedando excluidas en otros. A lo largo de la historia de la psicología se han creado numerosas tipologías, algunas de ellas centradas en características psicológicas, como la de Jung, que distinguía dos tipos psicológicos básicos, que son introversión (centrado en los procesos internos) y extraversión (centrado en los acontecimientos externos), y otras centradas en características anatómicas, como la de Kretschmer, que establece tres tipos de constitución física relacionadas con la personalidad y los trastornos psiquiátricos: leptosomático, pícnico y atlético.

Algunas limitaciones del empleo de las tipologías, como la minimización de la idiosincrasia de un individuo a favor de tipologías generales, han ocasionado que estos modelos de personalidad hayan ido entrando en desuso, avanzando hacia las teorías del rasgo. No obstante, algunas de esas tipologías (aunque relativas a comportamientos específicos y no a modelos explicativos globales) han tenido un fuerte impacto en la psicología de la salud, por implicar patrones de personalidad novedosos que entendían el comportamiento como factor de riesgo adicional a los factores de riesgo tradicionales en determinadas enfermedades abordadas desde modelos biomédicos (Moreno-Jiménez, 2008). Este es el caso del tipo A de personalidad (Friedman y Rosenman, 1974) en el contexto de los trastornos cardiovasculares o del patrón C de personalidad (Temoshok y Dreher, 1992) en relación con los trastornos oncológicos.

Frente a los tipos de personalidad, los rasgos, manteniendo las ventajas de los primeros, superan algunas de las limitaciones de estos. Así, en lugar de optar por tipologías cerradas que pueden no ser exhaustivas de la totalidad de comportamientos de la persona, el rasgo como unidad de análisis nos permite cuantificar la personalidad basándonos en las combinaciones de las puntuaciones de las personas en diferentes criterios de descripción. El rasgo además permite cubrir una de las necesidades básicas de las disciplinas científicas: la medida. Medida que, en el caso de los rasgos, se realiza respecto a unas dimensiones acordadas de antemano, válidas para cualquier individuo, que permiten establecer únicamente diferencias cuantitativas. Es, en definitiva, la necesidad de medida, en términos objetivos y universales, lo que marca la proliferación y el estudio de los rasgos como elemento clave del paradigma objetivo (científico) de la conducta y de la personalidad. Esta necesidad es todavía mayor, si cabe, si nuestro objeto de estudio es la relación entre personalidad y salud desde el abordaje interdisciplinar con otros profesionales sanitarios que emplean igualmente el método científico. Si además asumimos que esta caracterización de cada individuo de acuerdo con esos criterios o dimensiones universales es más o menos estable a lo largo del tiempo, las posibilidades no solo de diagnóstico, sino también de predicción del comportamiento y de determinados resultados de salud, se vuelven más objetivas y generalizables, por lo que no debe extrañar que este modelo sea uno de los que más instrumentos de medida ha generado. Además, posiblemente sea el método más reforzado en el ámbito clínico y sanitario, puesto que se convierte en muchas ocasiones en la única metodología válida para difundir los resultados.

El rasgo constituye un constructo hipotético que resume las conductas que las personas realizan en distintas situaciones, permitiendo describir las diferencias individuales en relación con ese comportamiento. Son, por tanto, instrumentos conceptuales que engloban un cierto abanico de comportamientos. A pesar de su utilidad, este modelo ha sido también criticado fundamentalmente por dos aspectos: la consistencia de los rasgos y su carácter causal. Respecto a la primera de las críticas, aunque la consistencia va implícita en el propio modelo dimensional (al igual que el situacionismo va ligado al modelo conductual), se admite, como se ha señalado, una mayor o menor consistencia en función del tipo de rasgo; por otro lado, en relación con su carácter causal, la crítica tendría más sentido cuando el rasgo es utilizado para explicar parte de los propios comportamientos que define y no cuando se emplea como instrumento conceptual para explicar sus efectos en otros resultados diferentes (como es el caso de gran parte de la investigación en salud). En la actualidad, la mayoría de los autores incorporan el rasgo desde una perspectiva interaccionista, incluyendo además del efecto de la personalidad el efecto de la situación en la conducta del individuo.

Dentro de la agrupación de los rasgos en modelos más amplios, merecen destacarse dos tipos de taxonomías: la multidimensional (conjunto de rasgos que definen la personalidad global, teniendo todos los individuos la misma estructura de la personalidad) y la unidimensional (centrada únicamente en un rasgo que se considera de interés en los resultados de conducta). Gran parte del estudio de los procesos se realiza bajo taxonomías unidimensionales.

Dentro de las *taxonomías multidimensionales*, a pesar de la abundante investigación al respecto, no parece haberse llegado a un acuerdo sobre una única estructura descriptiva exhaustiva del comportamiento de los individuos. Así, encontramos diferentes propuestas en las que el número de factores oscila entre 3 y 16 (pueden encontrarse algunos ejemplos en la tabla 13.1).

El objetivo fundamental de las taxonomías multidimensionales es determinar los rasgos estructurales de la personalidad para describir y evaluar de forma completa la personalidad, empleando el análisis factorial. Su enfoque nomotético hace posible comparar las puntuaciones individuales con la distribución normal del grupo de referencia, lo que permite disponer de una puntuación normativa del sujeto. Aunque existen numerosos modelos dentro de este enfoque, merecen destacarse el modelo de Cattell (1946), el de Eysenck (1967) y el denominado modelo de los cinco grandes, teniendo este último una especial repercusión en el estudio de la relación personalidad-salud.

Cattell estableció 16 factores bipolares que permitirían describir la personalidad, que podían clasificarse en relación con diferentes criterios: origen (constitucionales, determinados biológicamente, y ambientales), contenido (de capacidad o aptitudinales, de personalidad o temperamentales y rasgos dinámicos, motivación), rango de aplicación (comunes, aplicables a todos los individuos y

TABLA 13.1 **Diferentes propuestas de instrumentos basados en taxonomías multidimensionales**

16 PF-5[1]	EPQ-R[2]	NEO-PI-R[3]	HEXACO PI[4]
Afabilidad	Extraversión	Extraversión	Extraversión
Razonamiento	Neuroticismo	Apertura a la experiencia	Apertura a la experiencia
Estabilidad	Psicoticismo	Amabilidad	Agradabilidad
Dominancia		Responsabilidad	Conciencia
Animación		Neuroticismo	Emocionalidad
Atención a normas			Honestidad-humildad
Atrevimiento			
Sensibilidad			
Vigilancia			
Abstracción			
Privacidad			
Aprensión			
Apertura al cambio			
Autosuficiencia			
Perfeccionismo			
Tensión			

[1]Cuestionario de personalidad de 16 factores revisado. Cattell RB, Cattell AKS, Cattell HEP. 16 PF-5 Cuestionario factorial de la personalidad. Madrid: TEA; 2001.
[2]Cuestionario revisado de personalidad de Eysenck (EPQ-R). Eysenck HJ, Eysenck SBG. Cuestionario revisado de personalidad de Eysenck (EPQ-R). Madrid: TEA; 1997.
[3]Inventario de personalidad NEO revisado. Costa PT, McCrae RR. NEO-PI-R. Madrid: TEA; 2002.
[4]Inventario de personalidad HEXACO. Lee K, Ashton MC. Psychometric properties of the HEXACO personality inventory. Multivariate Behav Res 2004; 39 (2): 329-58.

específicos, propios de una persona) y significación (superficiales y profundos). Después de diferentes procedimientos (análisis del lenguaje, análisis factoriales) obtuvo finalmente 16 factores bipolares que permitirían describir la personalidad.

El modelo de Eysenck trató de identificar el mínimo número de rasgos que podían explicar la personalidad, concretamente tres: extraversión, neuroticismo y psicoticismo. Estos rasgos eran, al igual que en el modelo de Cattell, bipolares y cuantitativos. La extraversión (frente a la introversión) se refiere a cualidades relacionadas con el gusto por las relaciones sociales y altos niveles de actividad. El neuroticismo distingue a las personas con mayor inestabilidad emocional, mayores niveles de ansiedad, preocupación, tensión y diferente sintomatología psicosomática. El psicoticismo hace referencia a la tendencia a la conducta de disconformidad y desviación social, conllevando tanto conductas de alejamiento personal como pensamientos divergentes. Además, Eysenck proporcionó una fundamentación biológica de los tres rasgos que proponía. Para la extraversión propuso como fundamentación la reactividad y activación del sistema nervioso central, estableciendo el sistema de activación reticular ascendente como un elemento clave. El neuroticismo se fundamentaba en el sistema nervioso autónomo, en concreto en el sistema límbico y sus estructuras. Finalmente,

CUADRO 13.1 ■ Habilidades para la vida (OMS, 1993)

Autoconocimiento

Es la habilidad de conocer nuestros propios pensamientos, reacciones, sentimientos, qué nos gusta o disgusta, cuáles son nuestros límites y nuestros puntos fuertes/débiles.

Empatía

Es la habilidad de ponerse en el lugar de la otra persona en una situación muy diferente de la primera. Esta habilidad ayuda a comprender mejor al otro y, por tanto, a responder de forma consecuente con las necesidades y circunstancias de la otra persona.

Comunicación asertiva

Es la habilidad para expresar con claridad y de forma adecuada los sentimientos, los pensamientos o las necesidades individuales.

Relaciones interpersonales

Es la habilidad de establecer conversaciones e interactuar con otras personas de forma positiva, así como dejar de lado aquellas relaciones que impiden un desarrollo personal.

Toma de decisiones

Es la habilidad de evaluar las distintas posibilidades, teniendo en cuenta necesidades y criterios y estudiando cuidadosamente las consecuencias que pueden acarrear las diferentes alternativas, tanto en la vida individual como en la ajena.

Solución de problemas y conflictos

Habilidad para buscar la solución más adecuada a un problema/conflicto, identificando en ello oportunidades de cambio y crecimiento personal y social.

Pensamiento creativo

Es la habilidad que permite buscar alternativas diferentes de manera original y ayuda a realizar una toma de decisiones adecuada.

Pensamiento crítico

Es la habilidad que permite preguntarse, replantearse y analizar la situación existente de la forma más objetiva posible para llegar a conclusiones propias sobre la realidad.

Manejo de emociones y sentimientos

Es la habilidad de reconocer las propias emociones y sentimientos y saber cómo influyen en el comportamiento, aprendiendo a manejar las emociones más difíciles como ira, agresividad, etc.

Manejo de tensiones y estrés

Es la habilidad de conocer qué provoca tensión y estrés en la vida, y encontrar formas de canalizarlos para que no interfieran en nuestra salud.

el psicoticismo se fundamentaba en mecanismos neuroendocrinos, en concreto en la presencia de niveles altos de andrógenos.

El denominado modelo de los cinco grandes *(Five Factor Model)* (Costa y McCrae, 2002), de amplia divulgación a partir de las décadas de 1980 y 1990, propone cinco rasgos básicos como suficientes para la descripción completa de la personalidad. Probablemente sea el modelo más utilizado, dentro de las taxonomías multidimensionales, en la investigación realizada sobre personalidad y salud. Aunque sigue existiendo debate acerca del número exacto de factores y de su denominación, los cinco factores comúnmente aceptados son: extraversión, neuroticismo, apertura a la experiencia, amabilidad y responsabilidad.

El neuroticismo y la extraversión son las mismas variables que las definidas en el modelo de Eysenck. La apertura a la experiencia refleja a las personas que son curiosas, con amplios intereses, intelectualmente activas, en búsqueda continua de experiencias e información. La amabilidad caracteriza a las personas agradables de trato, que evitan los conflictos y que tratan de llevarse bien con las personas que les rodean. La responsabilidad se refiere a la capacidad de autocontrol de los impulsos y el interés en marcarse objetivos y metas. Diferentes trabajos han comprobado la estabilidad de estos rasgos a lo largo del tiempo, la influencia de los factores genéticos y, especialmente, la relación del modelo con resultados de enfermedad, replicando igualmente el modelo en diferentes culturas.

Respecto a los modelos dentro de la *taxonomía unidimensional,* centrados en un solo rasgo, siguiendo a Moreno-Jiménez (2008), son numerosos los ejemplos que podrían citarse. Entre ellos se puede destacar la tolerancia a la frustración (Rosenzweig, 1972), que hace referencia a la vulnerabilidad de la persona por no poder ejecutar lo que ha comenzado o está haciendo; el lugar de control (Rotter, 1966), que se refiere a la ubicación personal de la causalidad de la conducta (fuera o dentro del individuo); la indefensión aprendida (Seligman, 1981), entendida como la incapacidad de respuesta ante estímulos aversivos debida a experiencias previas de aprendizaje, o la autoeficacia (Bandura, 1977), rasgo que hace referencia a las creencias de las personas sobre su capacidad de llevar a cabo determinadas conductas con éxito.

Personalidad y salud

Dentro de la psicología, el estudio de la relación entre personalidad y salud ha despertado gran interés. La mayor parte de la investigación emplea el método correlacional para el estudio de la personalidad, desde el enfoque dimensional o psicométrico, utilizando cuestionarios de autoinforme con las adecuadas propiedades psicométricas (validez y fiabilidad). Menos habitual es la publicación de investigaciones que incluyen métodos cualitativos, como la observación, la entrevista clínica, el estudio de casos, el análisis de textos o de contenido, las historias de vida o las propias biografías. Es por ello necesario tener en cuenta que la información que podemos obtener acerca de la relación personalidad-salud contiene ciertos sesgos por el tipo del modelo teórico del que partimos y de la metodología que empleamos para la medida de las variables de personalidad. Conviene señalar a este respecto que los cuestionarios de autoinforme (por muy excelentes propiedades psicométricas que presenten) no resultan del todo adecuados para la evaluación de determinadas variables de personalidad, como es el caso de algunas variables emocionales. A modo de ejemplo, los estudios que relacionan el patrón A de conducta (y concretamente la ira) con la enfermedad, y en particular con el trastorno cardiovascular, obtienen resultados diferentes en función del método de medida empleado (cuestionario de autoinforme/entrevista).

La relación entre personalidad y salud es de gran relevancia para la enfermería, aunque su estudio perdiera importancia con los modelos biomédicos de la enfermedad, el desarrollo de la medicina moderna y el reduccionismo etiológico a causas orgánicas o fisiológicas. En la actualidad, dentro del modelo biopsicosocial de la salud y tras la aparición de la psicología de la salud (en la década de 1980), esta relación ha adquirido un interés especial, poniendo de manifiesto la importancia de la variabilidad individual, plasmada a través de diferentes variables de personalidad, tanto en la prevención como en el tratamiento y rehabilitación de la enfermedad.

Un dato del interés de las ciencias sanitarias por la inclusión de variables relacionadas con la personalidad en la predicción de variables de salud-enfermedad puede encontrarse en el modelo de habilidades para la vida (OMS, 1993). Este modelo describe un grupo de competencias psicosociales que predicen mejores estados de salud, de acuerdo con la motivación individual, el campo de acción y el contexto social y cultural en que se vive. Se proponen diez habilidades para la vida: autoconocimiento, empatía, comunicación efectiva (asertividad), relaciones interpersonales, toma de decisiones, solución de problemas y conflictos, pensamiento creativo, pensamiento crítico, manejo de emociones y sentimientos, y manejo de tensiones y de estrés (cuadro 13.1). En definitiva, se trata de un modelo que, desde la promoción de la salud, incorpora la personalidad como factor determinante en los procesos de salud-enfermedad.

Como ya hemos señalado, el estudio de la relación entre personalidad y salud ha seguido diferentes perspectivas. Por un lado, desde la perspectiva más clásica de la psicología clínica, y en particular desde la psicopatología, se ha analizado la relación entre las variables de personalidad, fundamentalmente desde la teoría de los rasgos y los modelos más sistémicos, como es el caso del modelo de los cinco grandes, con determinados problemas de salud mental. Sin embargo, uno de los avances más importantes, gracias al nacimiento de la psicología de la salud, y especialmente en lo que a las profesiones sanitarias se refiere, es la investigación que relaciona personalidad y salud, con un especial interés en los trastornos «no mentales», «con sintomatología física». Así, desde esta perspectiva, diferentes trabajos se han centrado en el estudio de determinados procesos de personalidad, como es el caso de las creencias de control y las tendencias generales de afectividad, en su asociación con la enfermedad en general (en la mayoría de las ocasiones como variables mediadoras de los procesos de estrés) y en la búsqueda de determinadas características asociadas con determinados trastornos, como es el caso de las tipologías (p. ej., patrón A de conducta, patrón C de conducta). A este respecto, pueden consultarse diferentes revisiones que ponen de manifiesto la influencia de la personalidad en la calidad de vida y en los procesos de salud-enfermedad (Huang et al., 2017; Jokela et al., 2014).

Dentro de la relevancia de la personalidad en la psicología de la salud, no cabe duda de que el concepto de estrés introducido en las ciencias sanitarias por Hans Selye potenció el estudio de la variabilidad individual respecto a la activación propia de los procesos de estrés. Aunque en sus planteamientos iniciales Selye mantenía una línea de investigación (experimentación animal, estímulos físicos, respuesta generalizada) que poco tiene que ver con los modelos actuales de estrés, lo cierto es que su propuesta planteó nuevos interrogantes respecto a las diferencias en las consecuencias de las personas que están sometidas a los mismos estresores, poniendo de relieve en los modelos actuales de estrés el papel de la percepción y las respuestas de afrontamiento del individuo y, por tanto, planteando la importancia de incorporar las variables de personalidad a los procesos de salud-enfermedad (fig. 13.1). Así, dentro de este marco conceptual se han incorporado variables como los sistemas de creencias, los estilos de vida o las respuestas de afrontamiento, y se han relacionado desde este modelo «determinadas enfermedades asociadas al estrés», insistiendo en el debilitamiento del sistema de vigilancia inmunológica como una de las causas más relevantes en la aparición de las enfermedades causadas por el estrés.

Finalmente, otra perspectiva de estudio es aquella que se centra en el análisis de las variables relacionadas con estados de salud y bienestar (a diferencia de la enfermedad). El auge actual de la denominada psicología positiva se centra precisamente en este objetivo. Aunque existen antecedentes en la historia de la psicología desde esta perspectiva, lo cierto es que en la actualidad está tratando de constituirse como un campo de estudio específico dentro de la psicología de la salud, argumentando el hecho, ya conocido, de que los determinantes de la enfermedad no son los mismos que los de la salud.

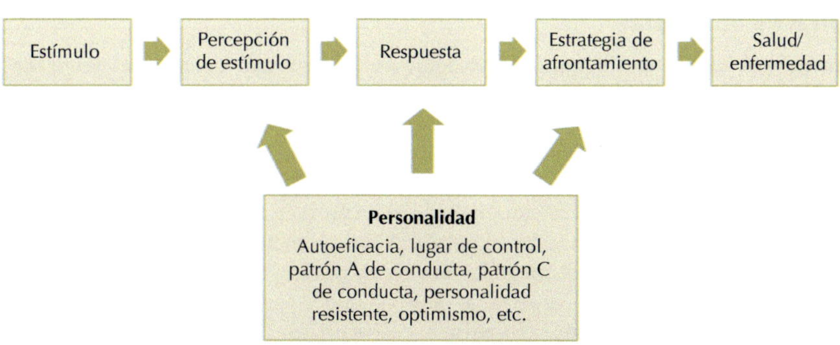

Figura 13.1 Papel mediador de la personalidad en los procesos de estrés.

Considerando los anteriores precedentes, dado que la literatura respecto a la relación personalidad-salud es muy amplia, a continuación vamos a definir cuatro ámbitos en los que esta investigación ha sido especialmente fructífera.

MODELOS DIMENSIONALES DE PERSONALIDAD Y SALUD

Dentro de los modelos de taxonomías multidimensionales, son numerosos los trabajos que han analizado en qué medida los cinco grandes rasgos de personalidad se asocian a problemas psicopatológicos y a determinadas enfermedades. Dentro de este modelo, los rasgos más estudiados han sido el neuroticismo y la extraversión. Aunque no existe un modelo general explicativo sobre cómo los rasgos de personalidad influyen en la salud mental, se han propuesto diferentes mecanismos, tanto biológicos como comportamentales, para entender esta relación.

Entre los mecanismos biológicos, una de las hipótesis hace referencia al planteamiento de Gray (1990), que distingue entre el sistema comportamental de inhibición (BIS) y el sistema comportamental de aproximación (BAS), que comprenden varias áreas cerebrales y circuitos que conectan personalidad con bienestar (Elliot y Thrash, 2002). Pese al debate que sigue existiendo sobre el tema, diferentes estudios ponen de manifiesto que neuroticismo y psicopatología, por un lado, y extraversión y salud mental, por otro, comparten bases fisiológicas, como es el caso de los neurotransmisores. Así, la serotonina se relaciona tanto con el neuroticismo como con la psicopatología, mientras que la dopamina se relaciona con la extraversión y el afecto positivo. Además de estos mecanismos biológicos, la personalidad también facilita la presencia de eventos vitales y afecta a la salud a través de determinados mecanismos conductuales. Las personas que puntúan alto en neuroticismo son más proclives a padecer afecto negativo y a experimentar más eventos vitales que suelen ser interpretados además en términos negativos, definiendo estos círculos viciosos como la «cascada neurótica». Por el contrario, las personas extrovertidas no solo experimentan más emociones positivas, sino que llevan a cabo, a su vez, más actividades que incrementan esa emoción positiva. De hecho, uno de los planteamientos de la relación de los cinco rasgos de la personalidad y la salud es a través de los procesos de regulación emocional. Aunque el neuroticismo sigue mostrándose como el predictor más consistente de la psicopatología (Widiger y Oltmanns, 2017), diferentes trabajos ponen de manifiesto que alto neuroticismo, baja responsabilidad, baja amabilidad y baja extraversión es el patrón mayoritariamente asociado con la patología mental, fundamentalmente con la ansiedad y la depresión (Schrier et al., 2013). La amabilidad potencia estrategias saludables de apoyo social, y la responsabilidad se asocia al empleo de estrategias de afrontamiento centradas en el problema y a una tendencia mayor hacia el autocuidado.

TIPOLOGÍAS DE PERSONALIDAD Y SALUD

Patrón A de conducta

El patrón A de conducta está considerado como un factor independiente de riesgo coronario que incrementa más del doble la probabilidad de dicho trastorno (Friedman y Rosenman, 1974). Conceptualizado inicialmente a partir de la observación de pacientes infartados, la influencia de este patrón en el trastorno cardiovascular se ha puesto de manifiesto en estudios prospectivos, especialmente el realizado por el *Western Collaborative Group Study* (WCGS) o el *Framingham Study*. A partir de su conceptualización, ha sido abundante la investigación al respecto (Chen et al., 2019). En su conceptualización, el patrón A de conducta hace referencia a un complejo emoción-acción caracterizado por inclinaciones conductuales (ambición, agresividad, competitividad e impaciencia), conductas específicas (alerta, rapidez y energía) y respuestas emocionales (irritabilidad, hostilidad y enfado) (Friedman y Rosenman, 1974). Uno de los aspectos más controvertidos son los diferentes resultados encontrados en función del instrumento empleado para su medida. Así, parece que el instrumento más adecuado para su medida es el instrumento inicial (la entrevista estructurada) y no los cuestionarios de autoinforme diseñados al respecto. En coherencia con lo anterior, se ha puesto de manifiesto que, dentro del constructo multidimensional que constituye el patrón A de conducta, determinados componentes son mejores predictores que otros, como es el caso de la hostilidad, lo que podría explicar la baja validez de los cuestionarios de autoinforme, dadas las limitaciones de estos instrumentos para la medida de esta variable, por su elevada deseabilidad social. Así, enfatizando en la importancia de la emoción en la salud, el síndrome agresión-hostilidad-ira (AHI), conceptualizado por Spielberger et al. (1983), representa la influencia del complejo AHI en los trastornos de salud. Por último, aunque inicialmente el patrón A de conducta se asoció con trastornos cardiovasculares, la investigación posterior lo ha relacionado como un factor general de riesgo a la enfermedad a través de los procesos de estrés (Chen et al., 2019).

Patrón C de conducta

El patrón C de conducta es un patrón de personalidad relacionado con los procesos oncológicos (Temoshok y Dreher, 1992) consistente en una supresión de las emociones. La supresión de determinadas emociones, en particular la ira, parece tener una relevancia en la predisposición del desarrollo de enfermedades cancerígenas (Contrada et al., 1990), en particular asociado a un deterioro del sistema inmune defensivo.

Aunque el estudio de este concepto se inicia a partir de constructos psicodinámicos que plantean la posibilidad de que existieran algunos modelos de defensa psíquica en pacientes oncológicos frente a situaciones conflictivas o estresantes, no es hasta mediados de la década de 1970 cuando el equipo de Greer acuña el tipo C de conducta para referirse a la contención emocional que presentaban algunas mujeres con cáncer de mama, siendo cuantiosa la investigación que a partir de entonces relaciona patrón C de conducta con cáncer. Los resultados de estos trabajos apuntan un perfil común, caracterizándose por ser sumamente cooperativos, pasivos, evitadores de conflictos, supresores de emociones como la ira o la ansiedad, y con una mayor predisposición a experimentar desesperanza y depresión. Aunque existe abundante investigación que apoya que el patrón C de conducta se refiere a un modo de afrontar el diagnóstico y la terapéutica del cáncer (Anarte et al., 2001), otros estudios encuentran una clara relación entre patrón C de conducta y cáncer, mostrando que estos pacientes tienen puntuaciones más altas en racionalidad y antiemocionalidad. Estudios pros pectivos encuentran asociación entre la aparición del cáncer y la tendencia a inhibir las emociones como rasgo de personalidad valorado antes de que se diagnostique la enfermedad, y otros trabajos señalan que el patrón C de conducta no afecta tanto a la etiología del cáncer como al pronóstico y la supervivencia (Durá et al., 2010). Las limitaciones metodológicas en las investigaciones realizadas hasta el momento, la complejidad de los trastornos oncológicos y la dificultad de conocer el efecto de cada variable de manera aislada dificultan la extracción de conclusiones generalizables. Por ello, hay que descartar explicaciones deterministas de la relación personalidad y salud, entendiendo en este caso el patrón C de conducta como un factor de riesgo adicional a tener en cuenta, dentro de la complejidad biopsicosocial, en la predicción de procesos y resultados de enfermedad oncológicos. En cualquier caso, el patrón C de conducta pone de manifiesto la importancia de la regulación emocional y, en particular, de la expresión de las emociones en los procesos de salud-enfermedad de las personas.

PROCESOS DE PERSONALIDAD Y SALUD

Variables cognitivas de control

Numerosos trabajos han puesto de manifiesto la relevancia de la percepción de control en el bienestar psicológico, poniendo de manifiesto que la percepción de control sobre los estímulos y situaciones que ocurren alrededor reduce la activación psicofisiológica, mientras que percepciones de no control se relacionan con peores consecuencias en los procesos de estrés (de Kloet et al., 2019). Dos elementos parecen centrales: la percepción de competencia (expectativas de autoeficacia) y la de contingencia (expectativas de resultado, lugar de control) (Skinner, 1996).

La percepción de competencia, es decir, las expectativas de autoeficacia (creencia sobre la capacidad personal para realizar las conductas necesarias dirigidas a conseguir un determinado resultado; Bandura, 1977) han mostrado ser uno de los procesos centrales del éxito en muchos problemas de salud de manera independiente o como recurso cognitivo relevante en los procesos de recuperación del estrés (Pastor et al., 2012). Junto con la autoeficacia, Bandura (1977) señaló otras expectativas también relevantes en relación con los procesos de salud-enfermedad: las expectativas de resultado (estimación que hace una persona de que una conducta dada le conducirá a ciertos resultados). La combinación de niveles altos y bajos de expectativas de resultado y autoeficacia puede explicar diferentes aspectos de la salud mental (fig. 13.2).

En concreto, tal como apuntó Villamarín (1994), las expectativas de autoeficacia pueden influir en la salud a través de sus efectos motivacionales y emocionales, entendidos estos, básicamente, como la capacidad de modulación de la reactividad biológica ante estímulos estresantes. En cuanto a las variables motivacionales de carácter cognitivo que determinan la elección de comportamientos y el esfuerzo y la persistencia en ellos, las expectativas de autoeficacia pueden influir en el abandono de los hábitos perjudiciales para la salud, en el cumplimiento de comportamientos favorecedores de la salud y en la recuperación después de traumas físicos y enfermedades incapacitantes. El equipo de Bandura ha puesto de manifiesto cómo la autoeficacia modula la reactividad biológica (actividad autonómica, mecanismos opiáceos y no opiáceos de control del dolor) y la inmunocompetencia.

El lugar (locus) de control (Rotter, 1966) hace referencia a las expectativas que tiene un sujeto acerca de las causas de los eventos que ocurren en su vida, de tal manera que se puede percibir una contingencia de los resultados con lo que uno hace (lugar de control interno) o con agentes fuera de nuestro control (otros, suerte o azar; lugar de control externo).

Estudios sobre el locus de control y la salud han indicado que el locus de control interno amortigua el efecto de síntomas físicos y emocionales de la enfermedad (Grotz et al., 2011). Por el contrario, el locus de control externo puede tomarse como predictor de enfermedades y de peor ajuste emocional. No obstante, aunque en términos generales un lugar de control interno depara resultados favorables para la salud, no es menos cierto que con el tiempo se han realizado avances conceptuales sobre la variable, evitando la visión reduccionista y errónea de que toda atribución interna es benéfica y toda externa es nociva, contemplando desde un punto de vista interaccionista el carácter de la situación (éxito/fracaso) a la se enfrenta el individuo.

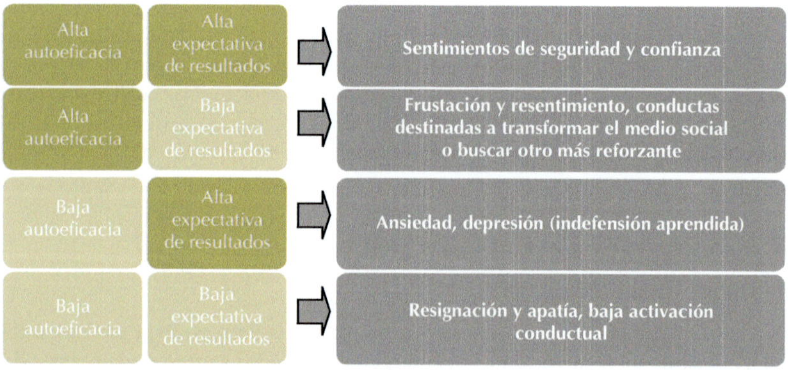

Figura 13.2 Efectos de la combinación de diferentes niveles de expectativas de resultados y autoeficacia.

Variables de regulación emocional

Dentro del estudio de los aspectos emocionales en relación con la salud podemos distinguir dos perspectivas que han acaparado la atención de los investigadores: a) por un lado, el estudio de la afectividad negativa (AN) y de la afectividad positiva (AP) como disposiciones emocionales, y b) por otro lado, el estudio de la regulación emocional. Watson y Clark (1984) denominaron AN a una dimensión más o menos estable en las personas que incluye un amplio rango de estados de humor aversivos tales como agresividad, disgusto, desprecio y miedo. En contraste, el rasgo de AP refleja la tendencia a experimentar emociones agradables asociadas con un alto nivel de energía, excitación, entusiasmo y bienestar. La AP y la AN se muestran como dos dimensiones independientes (v. cap. 12). Diferentes estudios ponen de manifiesto que los sujetos con AN relatan más síntomas sin causa aparente, son más hiperfrecuentadores de consulta y sufren mayores niveles de ansiedad y depresión, así como de abuso de sustancias (Moller et al., 2013).

Por otro lado, la *regulación emocional,* entendida como un proceso complejo que permite a las personas identificar sus emociones, sentirlas, etiquetarlas, normalizarlas y buscar su función, podría constituir un factor de protección para la salud (Vázquez et al., 2008). Así, dentro de esta contextualización existen datos suficientes para afirmar la existencia de una serie de procesos de regulación emocional adaptativos y otros desadaptativos (fig. 13.3).

Concretamente, la inhibición de la expresión emocional influye de manera negativa en la salud y en el bienestar psicológico (Martínez-Sánchez et al., 2002), induciendo una marcada hiperactivación fisiológica, provocando inmunodepresión y efectos adversos en la salud a medio y largo plazo. Además, induce sesgos cognitivos sobre el procesamiento de la información emocional, a la vez que dificulta el afrontamiento adaptativo. Por el contrario, enfrentarse activamente a los problemas, expresando los sentimientos, reduce la activación fisiológica asociada al hecho traumático y contribuye a un afrontamiento eficaz. Los efectos más positivos de la expresión emocional sobre la salud se han puesto de manifiesto en relación con la competencia inmune, a los niveles de activación autónoma y a los indicadores fisiológicos relacionados con el estrés.

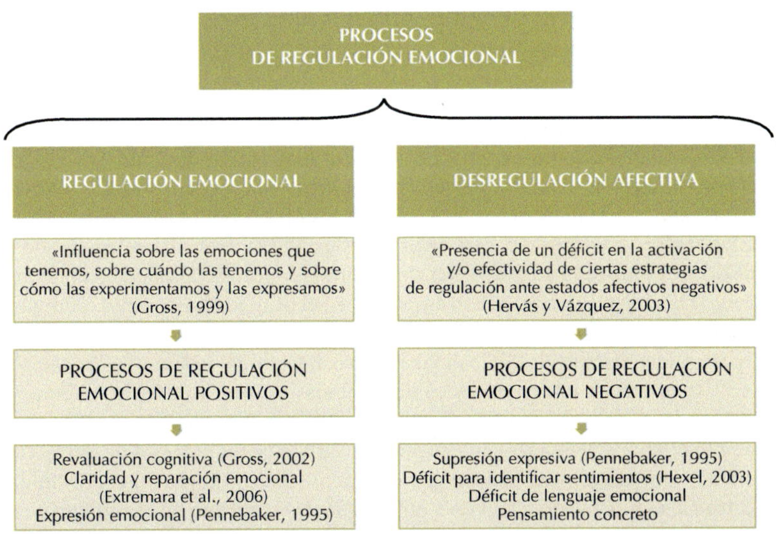
PROCESOS DE REGULACIÓN EMOCIONAL
REGULACIÓN EMOCIONAL
DESREGULACIÓN AFECTIVA
«Influencia sobre las emociones que tenemos, sobre cuándo las tenemos y sobre cómo las experimentamos y las expresamos» (Gross, 1999)
«Presencia de un déficit en la activación y/o efectividad de ciertas estrategias de regulación ante estados afectivos negativos» (Hervás y Vázquez, 2003)
PROCESOS DE REGULACIÓN EMOCIONAL POSITIVOS
PROCESOS DE REGULACIÓN EMOCIONAL NEGATIVOS
Revaluación cognitiva (Gross, 2002)
Claridad y reparación emocional (Extremara et al., 2006)
Expresión emocional (Pennebaker, 1995)
Supresión expresiva (Pennebaker, 1995)
Déficit para identificar sentimientos (Hexel, 2003)
Déficit de lenguaje emocional
Pensamiento concreto

Figura 13.3 Procesos de regulación emocional adaptativos y no adaptativos. (Adaptado con autorización de Écija C. Regulación emocional, afecto, variables cognitivas y bienestar psicológico. Análisis diferencial en mujeres con y sin fibromialgia [tesis doctoral no publicada]. Universidad Rey Juan Carlos; 2013.)

Con respecto a la supresión emocional, destaca el concepto de alexitimia, conceptualizado por Sifneos, rasgo de personalidad que caracteriza a personas con dificultad para identificar emociones, para comunicarlas, y por un pensamiento orientado externamente, que se ha visto asociado de forma consistente con problemas de somatización (Alonso-Fernández, 2011).

Salovey et al. (1995) plantearon la existencia de tres procesos de regulación emocional: a) la atención emocional, entendida como la capacidad de observar y pensar sobre las emociones, así como de valorar los estados afectivos; b) la claridad emocional, referida a las habilidades de las personas para identificar y distinguir sus emociones, y c) la reparación emocional, que hace referencia a la capacidad de las personas para interrumpir sus estados emocionales de carácter negativo y prolongar aquellos de carácter positivo. Estos tres procesos han sido señalados a lo largo de la literatura como procesos adaptativos, salvo en el caso de la atención emocional, cuyo papel resulta controvertido, ya que algunos trabajos plantean que las personas que atienden excesivamente a sus emociones sin una claridad adecuada y sin reparación emocional tienen el riesgo de desarrollar un proceso rumiativo fuera de control que repercute negativamente en su estado de ánimo (Fernández-Berrocal et al. 2001).

PERSONALIDAD SALUDABLE

Optimismo

Scheier y Carver (1985) propusieron el constructo optimismo-pesimismo como un posible factor de riesgo asociado especialmente a la salud y al rendimiento. El optimismo es concebido dentro de un modelo de autorregulación de la conducta. Así, el optimista, que conlleva la tendencia a plantear expectativas favorables sobre determinados resultados, es más persistente y efectivo que el pesimista en relación con la eficacia de sus conductas en función de objetivos preestablecidos (Forgeard y Seligman, 2012). Al individuo pesimista se le atribuye una menor reactividad psicofisiológica, y su papel protector ha sido observado en relación con diferentes trastornos, como el dolor crónico, o con una mejor recuperación después de determinadas intervenciones quirúrgicas. Para evitar los riesgos de un exceso de optimismo ante la evidencia de resultados no tan favorables, Avia y Vázquez (1998) proponen el optimismo inteligente como un tipo de optimismo que es capaz de insistir en los aspectos positivos de la realidad, aun cuando sea negativa.

Sentido de la coherencia

Antonovsky (1979) propone el sentido de la coherencia (SOC) como una perspectiva integradora con un carácter claramente cognitivo, estableciéndose como uno de los marcos explicativos de los estados saludables en procesos de estrés. El SOC hace referencia a una «orientación global que expresa hasta qué punto uno tiene la sensación de confianza en que los cambios en el entorno interno y externo son predecibles y en que existe una gran probabilidad de que las cosas marchen de la forma razonable que cabe esperar» (Antonovsky, 1979). El SOC relaciona dos sistemas interdependientes, el individuo y la sociedad, desde una perspectiva de salud claramente centrada en el individuo. Tres características resultan esenciales en el SOC: a) los posibles estímulos internos y externos están estructurados y son predecibles y explicables (comprensión); b) existen recursos disponibles para poder afrontar las demandas provocadas por esos estímulos (manejabilidad), y c) esas demandas pueden ser interpretadas como cambios a superar y de los que siempre se puede aprender (significado). Su teoría ha tenido un fuerte impacto en la medicina psicosomática. El SOC está íntimamente relacionado con las consecuencias positivas de los procesos de estrés, tanto con la percepción menos amenazante del estresor (percibiéndolo incluso como una oportunidad), como con la confianza en su superación y la puesta en marcha de estrategias de afrontamiento efectivas. Igualmente, el SOC se asocia con estrategias adecuadas de regulación emocional, con mejores hábitos de salud, con una menor activación fisiológica y focalización en la enfermedad, y con una mayor competencia inmune (Länsimies et al., 2017).

Personalidad resistente

El modelo de *personalidad resistente* (Kobasa y Maddi, 1977) critica los modelos deterministas previos que entendían que la persona era irremediablemente víctima del estrés (en concreto de determinados eventos vitales), siendo su gran aportación en este sentido el constituir una alternativa a las limitaciones que hasta el momento tenía la investigación al respecto. Se resalta, por tanto, el papel del individuo como agente de los procesos de estrés y de enfermedad y salud. Gran parte de su fundamentación proviene de la teoría existencialista que plantea que las personas son sujetos activos en el mundo y que lo determinante en el individuo no es un conjunto de rasgos estáticos, sino un continuo y dinámico constructo de personalidad ante un día a día que se caracteriza por el cambio (Peñacoba y Moreno, 1998). La personalidad resistente señala tres componentes básicos dentro de su teoría: a) el compromiso, que hace referencia a la capacidad de creer en la verdad, importancia e interés de lo que uno hace y, por tanto, la tendencia a implicarse en todas las actividades de la vida, incluidos el trabajo, la familia, las relaciones personales y sociales; b) el control, entendido como la percepción de influencia de nuestros propios actos en el curso de los acontecimientos, y c) el reto, que se refiere a la creencia de que el cambio, en lugar de la estabilidad, es inherente a la vida, y a la cualidad de poder ser interpretado como una oportunidad de crecimiento personal, en lugar de como una amenaza. Latorre (2008), en una revisión de trabajos realizados en español en el ámbito de la psicología de la salud, pone de manifiesto que esta variable ha sido analizada de forma especial en los trastornos de estrés y *burnout,* siendo menores los trabajos realizados en el ámbito de enfermedades específicas, como es el caso de las enfermedades crónicas y terminales.

Hacia aproximaciones contextuales. Los modelos de flexibilidad psicológica en la relación personalidad-salud

Antes de concluir, nos gustaría reflexionar brevemente sobre la necesidad de atender a modelos multifactoriales, dinámicos y procesuales en el estudio de la relación entre la personalidad y los procesos de salud-enfermedad. Retomando el inicio de este capítulo, queremos recordar la propia complejidad que entraña el concepto de personalidad y que hemos venido señalando a lo largo de las páginas anteriores. Esta complejidad se hace todavía más evidente si atendemos a los nuevos interrogantes que plantean los modelos de flexibilidad psicológica a la relación entre personalidad y salud-enfermedad. La flexibilidad psicológica constituye un factor esencial de la salud y efectividad conductual, tal y como se hipotetiza en la terapia de aceptación y compromiso (ACT; Hayes et al., 1999). Este concepto sintetiza la capacidad de las personas para atender a su situación actual y, de acuerdo con las oportunidades específicas de esa situación, llevar a cabo las acciones oportunas dirigidas a lograr sus metas y valores, incluso en presencia de eventos psicológicos no deseados (p. ej., pensamientos, sentimientos, sensaciones fisiológicas o recuerdos; Hayes et al., 2006). El concepto de flexibilidad psicológica abre, por tanto, nuevas perspectivas de estudio en la relación entre personalidad y salud-enfermedad. Lejos de modelos deterministas, la influencia de las diferentes variables y dimensiones de personalidad que hasta aquí hemos venido señalando ha de entenderse desde una perspectiva funcional y contextual de los procesos de salud-enfermedad, lo que recibe el nombre de contextualismo funcional. En definitiva, el comportamiento del individuo debe contemplarse desde el contexto en el que ocurre, porque si se descontextualiza no es posible descubrir su funcionalidad. Una implicación clave de la flexibilidad psicológica es que, en cualquier situación, las personas pueden ser flexibles en cuanto al grado en que basan sus acciones en sus eventos internos (personalidad) o en las contingencias de refuerzo/castigo que definen esa situación. La ACT entiende a su vez esa flexibilidad psicológica dentro de la claridad de valores y la acción comprometida. Es decir, plantea que el comportamiento, en cualquier situación dada, debe estar centrado más en los valores personales que en los eventos internos (pensamientos, emociones o sensaciones fisiológicas) o situacionales. Bajo esta perspectiva de flexibilidad psicológica, el carácter universal de un determinado comportamiento como saludable o no saludable ha de ser cuestionado y debería ser estudiado desde esta perspectiva más contextual y funcional. Diferentes trabajos han puesto de manifiesto la relevancia de este modelo en el ámbito de la salud y enfermedad, señalando cómo determinados patrones comportamentales (p. ej., patrones de actividad) o cognitivos (p. ej., catastrofismo) pueden ser más o menos adaptativos/desadaptativos en función de otras variables situacionales (p. ej., intensidad de dolor) o internas (p. ej., perfeccionismo) (Blanco et al., 2020; Suso-Ribera et al., 2021). En definitiva, la relación entre personalidad y salud-enfermedad ha de ser entendida desde modelos complejos, dinámicos, procesuales y contextuales.

Aplicaciones específicas de la consideración de la personalidad en el contexto de enfermería

Finalmente, nos gustaría realizar una breve mención a ámbitos de actuación específicos de la enfermería donde el conocimiento de la personalidad puede aportar claves de actuación y mejorar la atención del cuidado. Realmente, tal y como se define la personalidad, resulta casi imposible que esta no tenga algún tipo de influencia en cualquier proceso vinculado a la salud-enfermedad, por lo que simplemente, a modo de ejemplo, vamos a seleccionar cuatro ámbitos de actuación: promoción de la salud, adhesión al tratamiento, abordaje integral del cuidado y autocuidado.

En lo que se refiere a la promoción de la salud, el propio concepto de inmunógeno conceptual (Matarazzo e Istvan, 1985), entendido como el comportamiento que lleva a cabo una persona para mantener su estado de salud, deja claro la influencia que tiene la personalidad en la promoción de la salud de las personas (v. cap. 25). La psicología positiva, impulsada por Martin Seligman y con gran desarrollo en la actualidad, señala que las relaciones interpersonales, el optimismo, la autoestima, la gratitud y la estabilidad emocional son variables de personalidad asociadas a un mayor bienestar psicológico (Proyer et al., 2016). En este contexto, dada la relevancia de la enfermería en la promoción de la salud, diferentes actuaciones han contemplado el papel de la personalidad, junto con otras variables más vinculadas al ámbito biomédico, en actuaciones específicas dirigidas a potenciar la salud en diferentes colectivos (Dong et al., 2021; Minnerath, 2005).

La adhesión al tratamiento (v. cap. 24). constituye otro ámbito de especial interés para la actuación enfermera, potenciado por las bajas tasas de adhesión terapéutica en lo que se refiere especialmente al cambio comportamental. Son numerosos los programas específicos para mejorar la adhesión terapéutica en el contexto de la enfermería, desde un enfoque multidisciplinar, contemplando la influencia de variables de personalidad (Probst et al., 2020; Stilley et al., 2004). La literatura previa señala como diferentes variables de personalidad incluyendo la AN, la autoeficacia, el optimismo, el neuroticismo o el catastrofismo han mostrado su capacidad predictiva en la adhesión al tratamiento en diferentes trastornos (Brandelli et al., 2019; Reis et al., 2013). De entre las anteriores variables, mención especial en el contexto de la actuación enfermera merece la autoeficacia, que ha sido empleada en diferentes intervenciones dirigidas a la mejora de la adhesión al tratamiento, y que ha mostrado resultados claramente favorables (Cook et al., 2015; McKenzie y Chang, 2015).

Desde una perspectiva biopsicosocial, el abordaje integral del cuidado del paciente en diferentes trastornos ha de incluir la presencia de variables de personalidad. Previamente, ya se ha hecho mención a la relación de determinadas variables de personalidad con trastornos específicos como es el caso del patrón A de conducta y la mala gestión de la ira con los trastornos cardiovasculares, la ansiedad con el dolor crónico o la inhibición emocional con los trastornos oncológicos. Diferentes intervenciones en el ámbito hospitalario, desde una perspectiva multidisciplinar y tomando como eje la actuación enfermera, han mostrado la efectividad de incluir y abordar determinadas variables de personalidad de acuerdo con el tipo de trastorno considerado para mejorar la calidad de vida y el pronóstico del paciente (Lai et al., 2017; Rafanelli et al., 2016).

Finalmente, un ámbito de relevancia para la inclusión de la personalidad es el relativo al propio autocuidado de las enfermeras. Es conocido que, dentro de los profesionales sanitarios, el personal de enfermería es uno de los que tiene mayor riesgo en relación con su salud mental. Los estudios sobre el síndrome *burnout* (síndrome de estrés crónico asistencial caracterizado por cansancio emocional, despersonalización sobre los pacientes y agotamiento profesional) ponen de manifiesto las condiciones estresantes de desempeño (naturaleza de la tarea y, muy especialmente, estrés de rol) a las que se encuentra sometido el personal de enfermería (Foster et al., 2019). Estudios recientes sobre los efectos de la pandemia de COVID-19 enfatizan aún más la necesidad de realizar actuaciones específicas, especialmente preventivas, que potencien los rasgos de personalidad asociados a la resiliencia en el personal sanitario y, en particular, en las enfermeras (Bahadir y Yüksel, 2021). En este contexto, determinadas variables de personalidad como ciertas estrategias de afrontamiento, la personalidad resistente o la autoeficacia se han mostrado relevantes para mantener la salud de nuestros profesionales sanitarios (Peñacoba et al., 2021; Zhang et al., 2021).

Bibliografía

Alonso-Fernández F. La alexitimia y su trascendencia clínica y social. Salud Mental 2011;34(6):481-90.

Anarte M, Esteve R, Ramírez C, López AE, Amorós FJ. Adaptación al castellano de la escala Cuortauld de control emocional en pacientes con cáncer. Psicothema 2001;13(4):636-42.

Antonovsky A. Health, Stress, and Coping: New Perspectives on Mental and Physical Well-Being. San Francisco: Jossey-Bass; 1979. p. 123.

Avia MD, Vázquez C. Optimismo inteligente. Madrid: Alianza; 1998.

Bahadir YE, Yüksel A. State anxiety levels of nurses providing care to patients with COVID-19 in Turkey. Perspect Psychiatr Care 2021;57(3):1088-94.

Bandura A. Self-efficacy: toward a unifying theory of behavioral change. Psychol Rev 1977;84(2):191-215.

Blanco S, Luque-Reca O, Catalá P, Bedmar D, Velasco L, Peñacoba C. Perfectionism and Pain Intensity in Women with Fibromyalgia: Its Influence on Activity Avoidance from The Contextual Perspective. Int J Environ Res Public Health 2020;17(22):8442.

Brandelli YN, Chambers CT, Tutelman PR, Stinson JN, Huber AM, Wilson JP. Parent Pain Cognitions and Treatment Adherence in Juvenile Idiopathic Arthritis. J Pediatr Psychol 2019;44(9):1111-9.

Cattell RB. Description and measurement of personality. London: Harrap; 1946.

Chen H, Feng Y, Li S, Zhang Y, Yang X. Bibliometric analysis of theme evolution and future research trends of the Type A personality. Pers Indiv Differ 2019;150.

Contrada RJ, Leventhal H, O'Leary A. Personality and health. In: Pervin LA, editor. Handbook of Personality: Theory and Research. New York: Guilford; 1990. p. 638-69.

Cook P, Schmiege S, Mansberger S, Kammer J, Fitzgerald T, Kahook M. Predictors of Adherence to Glaucoma Treatment in a Multisite Study. Ann Behav Med 2015;49(1):29-39.

Costa PT, McCrae RR. NEO-PI-R. Madrid: TEA; 2002.

De Kloet ER, de Kloet SF, de Kloet CS, de Kloet AD. Top-down and bottom-up control of stress-coping. J Neuroendocrinol 2019;31(3):e12675.

Dong F, Liu J, Hodgson NA, Medoff CB. Early life factors of schizotypal personality disorder in adolescents: A systematic review. J Psychiatr Ment Health Nurs 2021;28(6):1092-112.

Durá E, Pérez S, Ferrando M, Murgui S, Martínez P. Emotional suppression and breast cancer: validation research on the Spanish adaptation of the Courtauld emotional control scale. Span J Psychol 2010;13(1): 406-17.

Elliot AJ, Thrash TM. Approach-avoidance motivation in personality: approach and avoidance temperaments and goals. J Pers Soc Psychol 2002;82(5):804-18.

Eysenck HJ. The biological basis of personality. Springfield, IL: Thomas; 1967.

Fernández-Berrocal P, Ramos N, Extremera N. Inteligencia emocional, supresión crónica de pensamientos y ajuste psicológico. Bol Psicol 2001;70:79-95.

Forgeard MJ, Seligman ME. Seeing the glass half full: a review of the causes and consequences of optimism. Pratiques Psychologiques 2012;18:107-20.

Foster K, Roche M, Delgado C, Cuzzillo C, Giandinoto J, Furness T. Resilience and mental health nursing: An integrative review of international literature. Int J Ment Health Nurs 2019;28(1):71-85.

Friedman M, Rosenman RH. Type A behavior and your heart. New York: Knopf; 1974.

Gray JA. Brain systems that mediate both emotion and cognition. Cogn Emot 1990;4(3):269-88.

Grotz M, Hapke U, Lampert T, Baumeister H. Health locus of control and health behaviour: results from a nationally representative survey. Psychol Health Med 2011;16(2):129-40.

Hayes SC, Luoma JB, Bond FW, Masuda A, Lillis J. Acceptance and commitment therapy: Model, processes and outcomes. Behav Res Ther 2006;44(1):1-25.

Hayes SC, Strosahl K, Wilson KG. Acceptance and commitment therapy: An experiential approach to behavior change. New York: Guilford Press; 1999.

Huang IC, Lee JL, Ketheeswaran P, Jones CM, Revicki DA, Wu AW. Does personality affect health-related quality of life? A systematic review. PLoS One 2017;12(3):e0173806.

Jokela M, Hakulinen C, Singh-Manoux A, Kivimäki M. Personality change associated with chronic diseases: pooled analysis of four prospective cohort studies. Psychol Med 2014;44(12):2629-40.

Kobasa SC, Maddi SR. Existential personality theory. In: Corsini R, editor. Current personality theories. Itasca, III: T.F. Peacock; 1977.

Lai C, Borrelli B, Ciurluini P, Aceto P. Sharing information about cancer with one's family is associated with improved quality of life. Psycho-Oncology 2017;26(10):1569-75.

Länsimies H, Pietilä A, Hietasola HS, Kangasniemi M. A systematic review of adolescents' sense of coherence and health. Scan J Caring Sci 2017;31(4):651-61.

Latorre J. El enfoque de la personalidad resistente en el ámbito de la psicología de la salud: una revisión de publicaciones en español. Psicología y Salud 2008;18(2):267-74.

Martínez-Sánchez F, Páez D, Pennebaker JR. Emoción y salud. In: Palmero F, Fernández-Abascal E, Martínez F, Chóliz M, editors. Psicología de la motivación y emoción. Madrid: McGraw Hill; 2002. p. 515-40.

Matarazzo J, Istvan J. Good and bad habits: the role of behavioral immunogens and pathogens in health and illness. In: Sánchez-Sosa J, editor. Health and Clinical Psychology. Estados Unidos: Elsevier Science Publisher; 1985. p. 387-401.

McKenzie K, Chang Y. The Effect of Nurse-Led Motivational Interviewing on Medication Adherence in Patients With Bipolar Disorder. Perspect Psychiatr Care 2015;51(1):36-44.

Minnerath K. Growth and Development Across the Lifespan: A Health Promotion Focus. Fam Community Health 2005;28(4):359-60.

Moller CI, Tait RJ, Byrne DG. Deliberate self-harm, substance use, and negative affect in nonclinical samples: a systematic review. Subst Abus 2013;34(2):188-207.

Moreno-Jiménez B. Psicología de la personalidad: procesos. Madrid: Thomson; 2008.

OMS. Life skills education for children and adolescents in schools. Ginebra: OMS; 1993.

Pastor MA, Lledó A, Pons N, López-Roig S, Dolor y fibromialgia. Aportaciones desde la psicología. In: Peñacoba C, editor. Fibromialgia y promoción de la salud. Herramientas de intervención psicosocial. Madrid: Dykinson; 2012. p. 56-96.

Peñacoba C, Catala P, Velasco L, Carmona-Monge FJ, Garcia-Hedrera FJ, Gil-Almagro F. Stress and quality of life of intensive care nurses during the COVID-19 pandemic: Self-efficacy and resilience as resources. Nurs Critic Care 2021;26(6):493-500.

Peñacoba C, Moreno M. El concepto de personalidad resistente. Consideraciones teóricas y repercusiones prácticas. Boletín de Psicología 1998;58:61-96.

Pérez-García AM, Bermúdez J. Modelos teóricos en psicología de la personalidad. In: Bermúdez J, Pérez-García A, Sanjuán P, editors. Psicología de la personalidad: teoría e investigación (I). Madrid: UNED; 2003. p. 61-89.

Pervin, L. Personalidad. San Sebastián: Desclée De Brouwer; 1988.

Probst S, Saini C, Buehrer Skinner M. Development and feasibility of a multidisciplinary education program on adherence to treatment in persons with venous leg ulcers in the clinical setting: A pilot study. J Adv Nurs 2020;76(10):2733-6.

Proyer RT, Gander F, Wellenzohn S, Ruch W. Addressing the role of personality, ability, and positive and negative affect in positive psychology interventions: Findings from a randomized intervention based on the authentic happiness theory and extensions. J Posit Psychol 2016;11(6):609-21.

Rafanelli C, Gostoli S, Tully PJ, Roncuzzi R. Hostility and the clinical course of outpatients with congestive heart failure. Psychol Health 2016;31(2):228-38.

Reis A, Guerra MN, Lencastre L. Treatment adherence and subjective well-being in HIV/AIDS infection. AIDS Care 2013;25(12):1604-11.

Rosenzweig S. Test de frustración. Buenos Aires: Paidós; 1972.
Rotter JB. Generalized expectancies for internal versus external control of reinforcement. Psychol Monogr 1966;80(1):1-28.
Salovey P, Mayer JD, Goldman SL, Turvey C, Palfai TP. Emotional attention, clarity, and repair: exploring emotional intelligence using the Trait Meta-Mood Scale. In: Pennebaker JW, editor. Emotion, Disclosure, and Health. Washington: American Psychological Association; 1995. p. 125-51.
Scheier MF, Carver CS. Optimism, coping, and health: assessment and implications of generalized outcome expectancies on health. Health Psychol 1985;4(3):219-47.
Schrier AC, de Wit MA, Krol A, Fassaert TJ, Verhoeff AP, Kupka RW, et al. Similar associations between personality dimensions and anxiety or depressive disorders in a population study of Turkish-Dutch, Moroccan-Dutch, and native Dutch subjects. J Nerv Ment Dis 2013;201(5):421-8.
Seligman MEP. Indefensión. Barcelona: Debate; 1981.
Skinner EA. A guide to constructs of control. J Pers Soc Psychol 1996;71(3):549-70.
Spielberger CD, Jacobs G, Russell S, Crane R. Assessment of Anger: the State-Trait Anger Scale. In: Butcher JN, Spielberger CD, editors. Advances in Personality Assessment. Hillsdale, NJ: Erlbaum; 1983. Vol. 2, p. 159-87.
Stilley CS, Sereika S, Muldoon MF, Ryan CM, Dunbar-Jacob J. Psychological and cognitive function: predictors of adherence with cholesterol lowering treatment. Ann Behav Med 2004;27(2):117-24.
Suso-Ribera C, Catalá P, Ecija C, Sanromán L, López-Gómez I, Pastor-Mira Á, Peñacoba-Puente C. Exploring the contextual role of pain severity as a moderator of the relationship between activity patterns and the physical and mental functioning of women with fibromyalgia. Eur J Pain 2021;25(1):257-68.
Temoshok L, Dreher H. The Type C Connection: The Behavioral Links to Cancer and Your Health. New York: Random House; 1992.
Vázquez C, Sánchez A, Hervás G. Intervenciones psicológicas para la promoción del bienestar. In: Vázquez C, Hervás G, editors. Psicología positiva aplicada. Bilbao: Desclée de Brower; 2008. p. 41-71.
Villamarín F. Autoeficacia: investigaciones en psicología de la salud. Anuario de Psicología 1994;61:9-18.
Watson D, Clark LA. Negative affectivity: the disposition to experience aversive emotional states. Psychol Bull 1984;96(3):465-90.
Widiger TA, Oltmanns JR. Neuroticism is a fundamental domain of personality with enormous public health implications. World Psychiatry 2017;16(2):144-5.
Zhang X, Jiang X, Ni P, Li H, Li C, Zhou Q, et al. Association between resilience and burnout of front-line nurses at the peak of the COVID-19 pandemic: Positive and negative affect as mediators in Wuhan. Int J Mental Health Nurs 2021;30(4):939-54.

CAPÍTULO 14

Psicología social

Rubén Blanco · Amalio Blanco

PUNTOS CLAVE

- La psicología social puede ser definida como el estudio de la influencia entre la persona y las condiciones que rodean su vida y su existencia: los otros, los grupos, la estructura social y la cultura. Estos son los agentes de influencia.
- Tanto la persona como las acciones que realiza están siempre situadas dentro de alguno de estos escenarios.
- Persona y situación se erigen, pues, en la clave para el estudio y la intervención sobre cualquiera de las manifestaciones del comportamiento humano, incluidas todas las que están relacionadas con la salud.
- La influencia alude al efecto de estos cuatro agentes sobre lo que las personas pensamos (cognición), sentimos (emoción) y hacemos (comportamiento).
- Influencia es cambio, aprendizaje, mantenimiento y transmisión de pensamientos, emociones y comportamientos.
- Los agentes de influencia tienen, entre otras, dos particularidades especialmente pertinentes en el marco de la salud: son externos al sujeto, y son, además, fruto del quehacer humano y, por tanto, pueden ser cambiados.
- Investigaciones emblemáticas coinciden en tres argumentos que merecen una especial atención desde la psicología médica: a) la naturaleza de la acción, tan decisiva en algunos casos para la salud, no siempre ni necesariamente refleja la naturaleza de la persona que la ejecuta; b) el grupo es el escenario más importante de influencia, y c) el producto de la relación de influencia dentro de un determinado escenario es distinto a la mera suma de sus partes.

Introducción: las enfermedades del hacinamiento

A William Henri Duncan se le considera uno de los pioneros de la salud pública. Fue el primer jefe local de salud de la ciudad de Liverpool, originalmente un sencillo pueblo de pescadores que, entre 1820 y 1830, pasó de 120.000 a 900.000 habitantes atraídos por los engañosos destellos del desarrollo industrial que estaba dando sus primeros pasos en Inglaterra. Casi todos procedían de zonas rurales, y al llegar a la gran ciudad, muchos de ellos (alrededor de un 25% según sus cálculos) se hacinaban, en un promedio de 16 personas por habitación, en inmundos habitáculos con suelo de tierra, sin ventilación y carentes de los mínimos servicios higiénicos. A través de una sencilla encuesta, Duncan descubrió que en ese entorno crecían «vigorosas y sanas» enfermedades como la tuberculosis, la neumonía, la tosferina, la viruela, el sarampión y hasta el cólera. Su diagnóstico no se hizo esperar: ello era debido al «desenfreno de las fiebres» causado por «las enfermedades del hacinamiento». Y su respuesta fue inminente: mejoremos las condiciones de estas viviendas, cambiemos las condiciones higiénicas, aseguremos aprovisionamiento de agua potable y de alimentos sanos y bacteriológicamente seguros, y así mejorará de manera inmediata la salud de esta población.

Así se hizo, con resultados más que notables, hasta que el empuje de la teoría microbiológica abrió el camino a nuevas terapias como la vacunación.

La propuesta de este médico inglés lleva impresa la idea vertebradora de este capítulo: la salud y la enfermedad siempre se predican de un sujeto que vive en un determinado momento histórico rodeado de circunstancias sociales y económicas que juegan un papel (ejercen una influencia) en todos sus procesos vitales. La pandemia de la COVID-19 nos ofrece el mejor ejemplo; los niveles de contagio, de enfermedad y de muerte se han distribuido de manera desigual siguiendo principalmente criterios socioeconómicos: las minorías étnico-raciales y los colectivos situados en los márgenes de la estructura económica han sufrido de manera especialmente intensa las embestidas mortales del virus. Lo han hecho hasta el punto de que, en realidad, lo que estamos viviendo es una «sindemia», una enfermedad cuya propagación e impacto corre paralelo a las circunstancias sociales que rodean a las personas, con el «complejo biosocial», que se encuentra detrás de las condiciones de vulnerabilidad propias de determinados grupos (Singer et al., 2017): el género, la pertenencia étnico-racial, el estatus socioeconómico, la pertenencia a una minoría, etc., de un sujeto que está dentro de un contexto. En realidad, este es el principal argumento del que se vale la psicología social para abordar el estudio del comportamiento humano y de los procesos psicológicos asociados a él, entre ellos la salud y la enfermedad: la indudable influencia de los factores externos en las personas.

El estudio de la influencia: experimentos clásicos

Las enfermedades del hacinamiento son un excelente ejemplo de la naturaleza sindémica de la salud y de la enfermedad: la influencia del entorno como marco de referencia a partir del cual podría ser considerada la hipótesis matriz de la perspectiva psicosocial, esto es, todo evento psicológico es fruto de las relaciones de interdependencia entre la persona y el ambiente, si bien su importancia es distinta de acuerdo con las características del contexto y de la propia persona (Lewin, 1936). Este argumento aparece de manera muy visible en tres investigaciones que han pasado a engrosar la nómina de los «clásicos» porque, con independencia del tiempo transcurrido, siguen ofreciendo claves para entender lo que hacen las personas y las cosas que ocurren en el mundo de hoy. Hablamos de los estudios de Solomon Asch (1951; publicado en español en 1962), Stanley Milgram (1963; publicado en español en 1980) y Philip Zimbardo (Craig et al., 1973; publicado en español en 1986).

EL EXPERIMENTO DE SOLOMON ASCH

La primera de las investigaciones nos remite a uno de los fenómenos más recurrentes en el campo de la salud: el inicio de determinados hábitos insanos de conducta a consecuencia de la presión de un grupo (p. ej., de amigos). El diseño experimental del que se valió Asch fue extraordinariamente simple y, por eso mismo, roza la genialidad: a los sujetos, reunidos en grupo alrededor de una mesa, se les encomendó una sencilla tarea: la de señalar qué línea de las tres que había trazadas en la cartulina A era idéntica a la línea trazada en la cartulina B (fig. 14.1).

Lo que se pretendía era ver en qué medida las personas eran capaces de mantener su opinión cuando esta chocaba frontalmente con la que mantenían, de manera unánime, el resto de los miembros del grupo —es lo que se conoce como presión grupal—. El sujeto se enfrentaba, en palabras de Asch, a dos fuerzas diametralmente opuestas: la evidencia de su propia percepción y la opinión unánime del resto del grupo. ¿Qué haríamos en este caso? ¿Mantendríamos nuestra postura o nos dejaríamos llevar por la corriente? ¿Seríamos capaces de aguantar la presión del grupo una vez tras otra (hasta 12 seguidas) o acabaríamos sucumbiendo cuando nos viésemos obligados a enfrentarnos a la opinión del resto del grupo que en connivencia con el investigador daba una respuesta a todas luces errónea? De manera aparentemente ocasional e ingenua, el grupo se configuró de tal modo

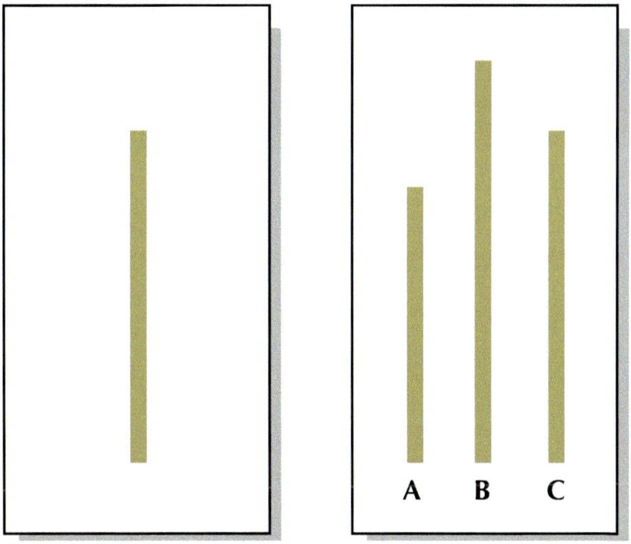

Figura 14.1 Cartulinas empleadas en el experimento de conformidad de Asch.

que el sujeto experimental fuera el penúltimo en responder, a fin, dice el propio Asch, de que recibiera de lleno el impacto de la tendencia mayoritaria antes de emitir su opinión. Y entonces daba comienzo un particular vía crucis con las siguientes estaciones:

- *Percepción de un problema:* ante una tarea que no entrañaba dificultad alguna, el resto del grupo proponía una solución manifiestamente errónea.
- Ante la insistencia del disenso con el resto del grupo, en el transcurso de los ensayos aparecían la *confusión* y la *perplejidad.*
- Cuando no se vislumbraba posibilidad alguna de llegar a un acuerdo, algunos de los sujetos empezaban a *dudar de sí mismos:* no podía ser que todos estuvieran equivocados.
- A partir de entonces se abría el peligroso camino de la *autoinculpación* como estrategia para salvar la brecha entre la opinión propia y la del resto del grupo.
- Detrás de todo ello se encontraba la necesidad de estar de acuerdo con el grupo, la *tendencia a la convergencia.* Se entablaba una especie de lucha entre el corazón y la razón en la que salía victorioso el primero. Uno de los sujetos experimentales confesó en la entrevista posterior: «me parece que estoy en lo cierto, pero mi corazón me dice que estoy errado, porque dudo de que tanta gente pueda estar en el error y ser yo solo el que tiene razón» (Asch, 1962, p. 462).

A la postre, el 33,2% de los sujetos que participaron en el experimento original acabaron conformándose con la opinión de la mayoría. Lo hicieron por razones muy diversas, pero todas ellas tuvieron algo en común: el miedo a ser rechazado por el grupo, el vértigo de la soledad, el peligro del aislamiento o el de ser considerado como un «bicho raro». Es el mismo efecto que se produce entre los adolescentes cuando se inician en la ingesta del alcohol, en el consumo de la droga, en el hábito del tabaco, etc. Con una preocupante particularidad: el porcentaje de conformidad en estos casos suele ser muy superior al que se produjo en los experimentos de Asch. Cuando hablamos de comportamientos y hábitos de salud importa mucho el contexto. Tanto que, en muchas ocasiones, es realmente lo único que importa.

Las reacciones de conformidad se contraponen a las de independencia. Asch ofrece pautas para definir lo que entraña y lo que significa cada una de ellas en cualquiera de los aspectos de nuestra vida, incluidos todos aquellos directa o indirectamente relacionados con la salud (cuadro 14.1).

CUADRO 14.1 ■ Independencia y sumisión

Independencia

- Autoafirmación.
- Confianza en sí mismo.
- Afirmación de la propia realidad.
- Afirmación de la propia experiencia.
- Fomenta la libertad de pensamiento.
- Respeto al disenso.

Sumisión

- Superficialidad.
- Renuncia a realidad, valores y creencias propias.
- Siembra el error fomentando el pensamiento único.
- Introduce confusión y arbitrariedad en las relaciones sociales.

EL EXPERIMENTO DE STANLEY MILGRAM

Milgram intentó responder a otro fenómeno muy común en la vida de las personas: la obediencia a las órdenes o mandatos que emanan de las figuras de autoridad. Lo hizo con la ayuda de un diseño experimental muy sencillo (fig. 14.2): una figura de autoridad (V) —un joven profesor de biología de un instituto de New Haven vestido con una bata blanca— instruía a una persona que se había presentado voluntaria para participar en el experimento (L) —sujeto experimental— a fin de que administrase descargas eléctricas en orden creciente hasta llegar, si fuese necesario, a los 450 voltios

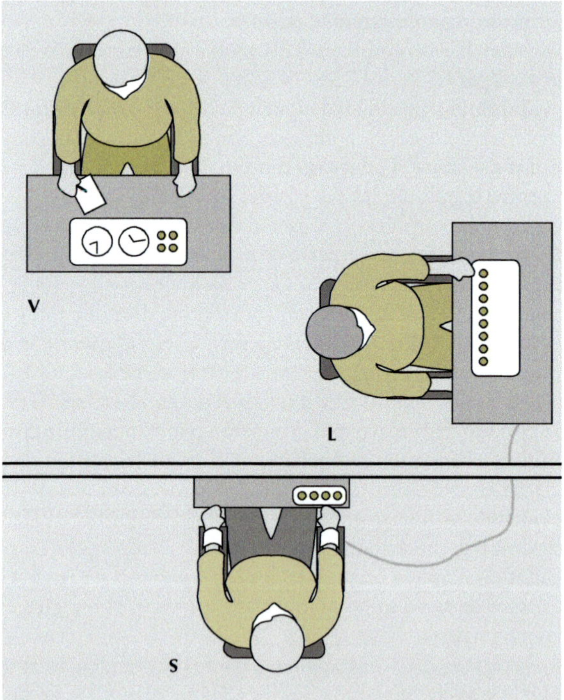

Figura 14.2 Configuración del experimento de Stanley Milgram.

a un sujeto (S) situado en una sala contigua cuando este fallase en el recuerdo de pares asociados de palabras que previamente debería haber aprendido —«caja verde», «día nublado», «pato salvaje», etc.—.

Como en el caso anterior, la situación experimental quedó definida en unos términos muy sencillos. Por un lado, una *figura de autoridad* que recordaba a los sujetos la necesidad de cumplir con las demandas del experimento: asestar descargas eléctricas en orden creciente a una persona —un supuesto aprendiz— cuando esta cometiera un error en la memorización de pares de palabras —tarea de aprendizaje—. Por otro, una persona encargada de castigar los errores del aprendiz: el *sujeto experimental* propiamente dicho sentado delante de un conmutador con 30 clavijas entre 0 y 450 voltios. Cada cuatro clavijas, de izquierda a derecha, un pequeño rótulo advertía del peligro de la descarga: «descarga ligera» —entre 15 y 60 voltios—, «descarga moderada» —entre 75 y 120 voltios—, «descarga fuerte» —entre 135 y 180 voltios—, «descarga muy fuerte» —entre 195 y 240 voltios—, «descarga intensa» —entre 255 y 300 voltios—, «descarga de extrema intensidad» —entre 315 y 360 voltios—, «peligro: descarga intensísima» —entre 375 y 420 voltios—. Al final, entre los 435 y los 450 voltios, una triple X indicaba un peligro extremo. Por último, una tercera persona —*el supuesto aprendiz que en realidad era un actor que simulaba el impacto de la electricidad*— iba recibiendo descargas crecientes cada vez que fallaba en la repetición (aprendizaje) de pares de palabras. Es necesario recordar que los experimentos se llevaron a cabo en la prestigiosa Universidad de Yale, que en ese sentido jugaba también del lado de la autoridad.

¿Habría quien llegara a los 450 voltios cuando se sabe que esta descarga podría poner en peligro la vida de una persona por el mero hecho de que cometa un error en la memorización de pares asociados de palabras? Contrariamente a lo que pudiéramos pensar, los datos mostraron que el 65% de los sujetos experimentales llegaron hasta el final. Para asegurarse de que los resultados no obedecían a un mero artificio experimental, Milgram llevó a cabo 18 experimentos en los que participaron 650 personas, todas ellas ciudadanos corrientes de la ciudad de New Haven, donde está situada la Universidad de Yale. En todos los casos se «jugó» con la relación que se establecía entre la figura de autoridad y el supuesto aprendiz. Por ejemplo:

- Cuando al sujeto experimental se le permitió que fuera él quien eligiese el nivel de castigo, nadie llegó a los 450 voltios. El grueso de las descargas se situó entre los 15 y los 120 voltios.
- Cuando la figura de autoridad abandonó la sala, solo nueve sujetos (el 22,5%) llegaron hasta el final.
- Cuando la figura de autoridad se vio obligada a sustituir al aprendiz debido al pánico que este mostró ante las descargas, los sujetos experimentales le obedecieron cuando mandó detener el castigo a los 150 voltios.
- Cuando el sujeto experimental estuvo acompañado de otras personas se produjo una suerte de rebelión contra la figura de autoridad y tan solo cuatro sujetos llegaron al máximo de descargas.
- Cuando el aprendiz exigió que se le propinasen las descargas hasta el final y la figura de la autoridad lo impidió, los 20 sujetos que participaron en este experimento cesaron las descargas entre los 135 y los 180 voltios.
- Cuando hubo dos figuras de autoridad que dieron órdenes contradictorias, los sujetos experimentales detuvieron las descargas a los 150 voltios.

EL EXPERIMENTO DE LA PRISIÓN DE STANFORD

Inquieto y preocupado por la ineficacia del sistema penitenciario norteamericano y por los continuos y violentos enfrentamientos entre carceleros y presos, Philip Zimbardo y sus colaboradores (Craig et al., 1973) quisieron mostrar hasta dónde podían llegar unos jóvenes estudiantes universitarios normales y corrientes cuando se les invitaba a ejercer un papel ajeno a su vida cotidiana —el de ser presos o carceleros en una prisión simulada—, encarnando un rol para el que no habían recibido entrenamiento alguno.

Una mañana del mes de agosto de 1968, un domingo para más señas, la policía de Palo Alto (California) se dirigió a casa de unos estudiantes de la Universidad de Stanford y los detuvo. Eran los que el más puro azar había seleccionado como «presos». En los sótanos de la universidad donde se había habilitado la «cárcel» los estaban esperando unos jóvenes perfectamente camuflados de «guardianes»: traje oscuro, gorra de plato, manojo de llaves, porra al cinto, silbato, etc. La instrucción experimental fue muy escueta: había que mantener el orden. La situación quedaba, pues, definida en los siguientes términos:

- A los estudiantes se les asignaba un rol, bien de preso, bien de carcelero, que tenían que interpretar como un actor hace con el papel que le ha encomendado el director en una obra de teatro.
- Se trataba de papeles interdependientes que se definían por referencia mutua.
- Se trataba además de roles jerárquicos que perfilaban relaciones de poder y sumisión.

Los papeles se ejercían de manera rígida e impersonal —anonimato—, permitiendo a quienes los protagonizaban esconderse detrás de una máscara —minimización de las características personales— que permitía realizar determinadas acciones relajando los niveles de exigencia personal, prescindiendo de las convenciones sociales y de los límites morales con los que nos manejamos en nuestra vida cotidiana. Salvando las distancias, probablemente no sería difícil encontrar paralelismos entre las características de este juego de roles con el que se da en la relación entre los profesionales de la salud y el enfermo. Ambos juegan roles interdependientes, si bien se trata de roles que, en el caso de los profesionales de la salud, forman parte de su actividad cotidiana.

Lo que se puso en juego y se acabó poniendo de manifiesto en el experimento de la prisión de Stanford (EPS) fue la enorme capacidad que las personas tenemos para reproducir roles e interpretar papeles —modelos de acción— que no se corresponden con nuestras actividades habituales y de hacerlo de manera muy pertinente, como si hubiéramos recibido un prolongado entrenamiento al respecto. En este sentido cabe señalar que los presos se rebelaron, diseñaron un intento de fuga, engañaron a los carceleros, obedecieron las órdenes de los guardianes por muy absurdas que estas fueran, hablaban solo y de manera obsesiva de temas relacionados con la prisión, apenas hacían referencia a cuestiones personales, hasta el punto de que muchos de ellos nunca supieron el nombre verdadero de los otros. Los carceleros, por su parte, dieron órdenes, impartieron castigos de manera caprichosa y aleatoria, humillaron a los presos, les hicieron cumplir las normas de manera estricta, los enfrentaron —presos «buenos» y presos «malos»—, etc. Unos y otros se comportaron con tanta propiedad, con tanta pasión, con tanto realismo, que hubo que suspender el experimento por miedo a que ocurriera lo peor.

Presos y carceleros asumieron su rol más allá de lo que ellos mismos hubieran esperado y más allá de lo que habían imaginado los mismos investigadores. Esa inmersión en el rol conduce a «ceder temporalmente nuestras identidades y permitirnos que estos roles asignados y estas fuerzas sociales de la situación guíen, modelen y, al final, acaben controlando nuestra libertad de pensamiento y acción» (Zimbardo et al., 1986, p. 102). Alrededor de esta completa inmersión en el rol de unos y otros se fue creando una nueva realidad que solo puede ser explicada invocando la fuerza del contexto más que la de los rasgos y características psicológico-individuales de las personas que participaron en este juego. A esa realidad le conviene plenamente la denominación de patología grupal, tal como se recoge en el cuadro 14.2.

COORDENADAS TEÓRICAS COMUNES

Tres serían los supuestos en los que coinciden estos incombustibles maestros de la psicología de todos los tiempos. El primero de ellos se deja formular de manera muy sencilla: la naturaleza de la acción no refleja siempre la naturaleza de la persona que la ejecuta. Se puede mentir sin «ser» un mentiroso, se puede humillar o torturar psicológicamente sin necesidad de «ser» un psicópata desalmado. No es posible una adecuada aproximación al comportamiento humano tomando

CUADRO 14.2 ■ Patología grupal

Desgraciadamente, la insistencia de los psiquiatras tradicionales, los psicoanalistas y los psicólogos de la personalidad en que la conducta desviada o patológica es un producto de los débiles, de rasgos latentes y de toda una cohorte de disposiciones internas ha hecho un flaco servicio a la humanidad. Los que ocupan posiciones de poder han recibido de esta forma un arsenal de etiquetas para aplicar a los que carecen de poder, a los pobres, a los disidentes, a los inconformistas, a los revolucionarios, etc., permitiéndoles mantener el *statu quo* convirtiendo a las personas en *problema* en lugar de las injusticias en la situación vital económico-sociopolítica. Además, este análisis disposicional se convierte en un arma en manos de los legisladores reaccionarios y de las agencias encargadas de sancionar las leyes, ya que entonces las personas que son consideradas como problema pasan a ser tratadas por una de las instituciones ya existentes, mientras que las situaciones problemáticas son ignoradas o despreciadas como irrelevantes o demasiado complejas para cambiar fácilmente.

Zimbardo P, Haney C, Banks W, Jaffe D. La psicología del encarcelamiento: privación, poder y patología. Rev Psic Soc 1986; 1: 95-105.

CUADRO 14.3 ■ El poder de la situación

Los psicólogos sociales (como yo mismo) nos inclinamos a evitar el criterio disposicional cuando intentamos entender las causas de una conducta inusual. Preferimos iniciar nuestra búsqueda de significado planteando preguntas sobre el *qué*. ¿*Qué* condiciones pueden contribuir a determinadas reacciones? ¿*Qué* circunstancias pueden generar una conducta? ¿*Qué* aspecto tiene la situación desde el punto de vista de quienes se encuentran en ella? Los psicólogos sociales nos preguntamos en qué medida los actos de una persona se pueden deber a factores externos a ella, a variables situacionales y a procesos propios de un entorno o un marco dado.

Zimbardo P. El efecto Lucifer. El porqué de la maldad. Barcelona: Paidós; 2007.

únicamente como unidad de análisis los rasgos y las disposiciones personales. Es necesario tomar en consideración las condiciones reales de su «existencia», es imprescindible situar a la persona y a la acción que realiza en el contexto concreto —interpersonal, intergrupal, cultural, político, económico— en el que se manifiesta. Philip Zimbardo ha sido quizás quien mejor lo ha explicitado, tal como se muestra en el cuadro 14.3.

El segundo de los supuestos pone a prueba una de las hipótesis más características del proceso de influencia, aquella que sostiene que su escenario más común y sus efectos más profundos se dan en el seno de los grupos o, si se prefiere, que el grupo es el escenario más decisivo de influencia en el transcurso de nuestra vida. Kurt Lewin (1936, 1978) lo dejó expresamente mencionado en unos términos muy convincentes: los procesos que convierten a una persona en un santo o en un criminal son básicamente los mismos y todos ellos nos remiten a la influencia de los grupos en los que estamos, a los que pertenecemos y con los que nos sentimos identificados. La formulación de este supuesto se deja resumir también en un sencillo aserto: la prueba más fehaciente de la influencia del grupo es que el comportamiento del individuo en su presencia difiere, a veces de manera muy evidente, de lo que este hace cuando está solo. Esta vez es Solomon Asch quien nos sirve de apoyo: «en cuanto alguien se halla dentro de un grupo ya no se siente indiferente para con él. Puede encontrarse en una relación totalmente inequívoca con un objeto cuando está solo, pero en el momento en que aparece un grupo, [la persona] deja de estar determinada únicamente por sus propias coordenadas» (por sus rasgos y disposiciones personales) (Asch, 1962, p. 481). Kurt Lewin dará un paso más; es un paso digno de destacar porque tiene como propósito implantar en las madres recientes hábitos alimentarios saludables para sus bebés: resulta más fácil cambiar a los individuos constituidos en grupo que a cualquiera de ellos por separado (Lewin, 1978).

El tercer supuesto nos remite a un planteamiento de indudable aroma filosófico, el principio de irreductibilidad: la relación dentro de un todo produce efectos que no pueden ser reducidos a la mera suma de sus partes. Cuando las partes que componen un todo (profesionales de la salud, pacientes, supervisores, jefes de servicio, etc.) entran en relación, lo que allí acaba sucediendo no puede ser reducido a las características particulares de sus componentes, sino al fruto de su interacción. El todo es distinto a la mera suma de las partes (personas) que lo componen. Los fenómenos psicológicos son fruto de la interacción y de la interdependencia: esa será la clave de la teoría topológica de Kurt Lewin, una clave imprescindible para el estudio de lo que ocurre en cualquiera de los escenarios en los que transcurre nuestra existencia, también en los escenarios sanitarios: que formamos parte de grupos y categorías sociales (los pacientes y los profesionales de la salud son dos categorías sociales) y que las acciones de unos y otros están en parte definidas por las ideas y representaciones previas (estereotipos) de unos respecto a otros. Solomon Asch, seguidor como Lewin de aquellos grandes maestros que fueron los teóricos de la Gestalt (Wertheimer, Köhler y Koffka), recurre al concepto de «campo mutuo», un campo «mutuamente compartido», como una de las claves de acceso al porqué y el cómo de nuestras acciones. Siguiendo su propuesta, podríamos decir que el hecho capital de la influencia es que «los participantes se hallan en un campo común, se dirigen *unos a otros,* sus actos se interpenetran y, por tanto, se regulan recíprocamente» (Asch, 1962, p. 169).

Aprendiendo de los grandes maestros

EL GRUPO COMO ESCENARIO PRIVILEGIADO DE INFLUENCIA

Hasta aquí algunos de los supuestos básicos. Cuando vamos a los detalles de cada uno de estos tres emblemáticos experimentos encontramos también algo en común: todos juegan con procesos de influencia, todos, cada uno a su manera, ponen en juego el poder del contexto y de la situación en la que se pone en marcha y se hace presente la conducta. Solomon Asch recurre al grupo para poder ejemplificar uno de los principales procesos de influencia: la presión grupal. Milgram, sin embargo, recurre a una sola persona —la autoridad— como epicentro de un escenario presidido por la dependencia, la abdicación de la iniciativa y de las convicciones propias, la desaparición de todo sentido de responsabilidad. Zimbardo, por su parte, dibuja un contexto enmarcado en el mero juego de roles complementarios que sitúan a las personas en una dinámica de poder y sumisión. Tres contextos distintos, tres escenarios diferentes en los que se describe una historia que tiene un mismo final: no hay sujeto ajeno a una situación, no hay acción fuera de contexto.

La influencia del grupo de pares en la adquisición y el mantenimiento de algunos de los «patógenos comportamentales» —consumo de tabaco, adicción al alcohol, conducta sedentaria, hábitos alimentarios, conducta sexual sin protección— que peores consecuencias tienen sobre nuestra salud es un hecho ampliamente avalado por la literatura científica y muy reconocido por los profesionales de la salud y por los responsables de la salud pública. El grupo de pares no es un grupo cualquiera; es el grupo por excelencia porque es un grupo primario. En él encontramos afecto, apoyo, identidad, pertenencia, todas esas cosas que resultan tan imprescindibles para nuestro bienestar o, si se prefiere, para nuestra salud entendida como un estado de bienestar, siguiendo la ya clásica definición de la Organización Mundial de la Salud (OMS). Por eso no debe extrañarnos que sea uno de los escenarios más importantes de influencia, tanto para lo bueno —para promocionar conductas de salud, por ejemplo— como para lo menos bueno —para fomentar los patógenos comportamentales, como acabamos de señalar—.

Solomon Asch siempre estuvo convencido de ello y para demostrarlo puso a prueba el poder de la influencia en su sentido más elemental: el mero hecho de estar dentro de un grupo es ya una fuente de influencia sin necesidad de que esté de por medio un sentimiento de pertenencia ni mucho menos una identidad asociada a ella.

Todas las razones que están detrás de la conformidad encierran además algunas enseñanzas que conviene recordar y de las que podríamos extraer conclusiones muy valiosas de cara a la implementación de programas de salud (v. cap. 16): a) cuando las personas se encuentran dentro de un escenario o de un campo común psicológicamente tan significativo como el grupo, ya no hay posibilidad de que este pase desapercibido; b) los humanos hemos tenido desde siempre una tendencia hacia el grupo, hacia la vida en común, hacia la compañía de los otros. No es un capricho, sino un impulso por satisfacer las necesidades de relación —apego, afiliación, pertenencia, identidad y apoyo— tan beneficiosas para nuestra salud (Taylor, 2002); c) en el grupo existe una tendencia a la convergencia, al acuerdo; d) las distorsiones en el juicio que observamos en este experimento no son debidas a rasgos y predisposiciones psicológico-individuales, sino a la influencia del entorno definido en este caso como presión de grupo, y e) sin embargo, y al mismo tiempo, la conformidad como norma, como procedimiento habitual en la vida de un grupo, de una organización o de toda una sociedad es psicológicamente destructiva y socialmente perjudicial: «El acto de sumisión es antisocial, porque siembra el error y la confusión… La acción compartida que reposa en la supresión voluntaria o involuntaria de la experiencia individual constituye un proceso psicológico nocivo» (Asch, 1962, p. 493). El respeto y fomento de la independencia es socialmente más provechoso en cualquier organización, incluidas las organizaciones sanitarias. Esa postura tiene efectos beneficiosos sobre la satisfacción de los profesionales, sobre la cohesión (el deseo de permanecer dentro de la organización) y sobre el rendimiento.

LA OBEDIENCIA A LAS FIGURAS DE AUTORIDAD

El capítulo 24 de este manual está expresamente dedicado a los complejos mecanismos que definen la adhesión al tratamiento por parte de los pacientes —entre un 30 y un 50% de los que sufren enfermedades crónicas no siguen las pautas ordenadas por los profesionales sanitarios—, es decir, la obediencia a las órdenes de una figura de autoridad que tiene el poder del experto, como son los profesionales de la salud. Este es, no cabe duda, otro escenario de influencia. Sobre él trabajó Stanley Milgram por razones muy distintas a las que están implicadas en la adhesión al tratamiento, pero que, a la postre, siguen teniendo relación con la salud: no hay ninguna otra actividad humana que tanto dolor, tanto sufrimiento —tanto riesgo para nuestra salud física y mental— y tanta destrucción haya causado al ser humano como la violencia perpetrada en nombre de alguna figura de autoridad.

Milgram había quedado impactado por las inusitadas explicaciones que aquel criminal de guerra que fue Adolf Eichmann iba dando para salir airoso de la acusación que pesaba sobre él en el juicio que finalmente le condenó a la horca por crímenes contra la humanidad: haber sido el coordinador de aquellos terribles campos de exterminio en los que murieron cerca de seis millones de judíos. Ante las crónicas que Hannah Arendt enviaba al *The New Yorker* dando cuenta de los pormenores del juicio, Milgram no dejaba de hacerse preguntas: puede que Eichmann sea un psicópata, puede que sea un payaso, pero también es posible que no mintiera cuando reiteraba que él era simplemente una persona que había obedecido órdenes. ¿Será posible, se preguntó este genial investigador, que las personas puedan poner en peligro la vida de un prójimo asestándole 450 voltios cuando falla en la repetición de una serie de palabras por el mero hecho de que se lo ordene, de manera educada en este caso, una figura de autoridad? Los expertos a los que Milgram consultó dijeron taxativamente que no, que «únicamente un pequeño grupo patológico, que de ninguna manera superaría el 1 o el 2%, se temía que siguieran hasta el final en su administración de descargas» (Milgram, 1980, p. 39). Ya hemos visto que los datos demostraron lo contrario. A veces, la obediencia deja de ser una virtud para convertirse en un pecado perverso protagonizado por personas corrientes, por ciudadanos de a pie (cuadro 14.4).

CUADRO 14.4 ■ La «virtud» de la obediencia

Es posible que sea esta la lección más fundamental de nuestro estudio: las personas más corrientes, por el mero hecho de realizar las tareas que les son encomendadas, y sin hostilidad particular alguna de su parte, pueden convertirse en agentes de un proceso terriblemente destructivo. Más aún, incluso cuando los efectos destructivos de su obra aparezcan patentes y se les pida que lleven a cabo acciones incompatibles con las normas fundamentales de la moralidad, son relativamente pocas las personas que cuentan con recursos suficientes para oponerse a la autoridad. En ese momento entran en acción toda una serie de inhibiciones contra la desobediencia a la autoridad y hacen que la persona permanezca en su puesto.

Milgram S. Obediencia a la autoridad. Bilbao: Desclée de Brouwer; 1980.

A VECES EL HÁBITO TAMBIÉN HACE AL MONJE

Las órdenes de una figura de autoridad pueden inhibir los códigos morales más elementales. Cuando nos escondemos detrás de una máscara, cuando alguien nos invita a jugar un rol claramente definido en términos de poder-sumisión, se produce un efecto complementario: los códigos morales quedan en suspenso al tiempo que se desinhiben nuestras más bajas pasiones. El resultado final es el mismo: el rechazo, la exclusión, la discriminación, la agresión indiscriminada contra personas inocentes con lo que ello supone de trastorno para su salud física y mental. Igual que el de la obediencia, el EPS intenta dar respuesta a un problema real: la ineficacia del sistema penitenciario en el propósito de rehabilitación de los reclusos, los enfrentamientos entre presos y carceleros, el maltrato a que eran sometidos los presos en las cárceles de EE. UU. y el uso sistemático de la violencia física. El objetivo principal del EPS era «evaluar el impacto de unas fuerzas situacionales extremas» sobre la conducta de unos jóvenes universitarios a los que la aplicación de diversas pruebas estandarizadas y de entrevistas en profundidad habían definido como «normales». Lo que aquí se pone en juego es un escenario, un campo social y psicológico común caracterizado por los tres siguientes rasgos: a) anonimato, pues las personas tienen la oportunidad de esconder su rostro —en términos simbólicos— detrás de una máscara; b) roles claramente delimitados —presos y carceleros—, ajenos por completo a la actividad cotidiana de los sujetos —estudiantes universitarios de primer año—, que los sitúan en una perversa dinámica de poder-sumisión, y c) normas definidas por parte de los carceleros que son de obligado cumplimiento por parte de los presos.

En el transcurso de los días que duró el experimento se fue construyendo una nueva realidad, asistimos a una metamorfosis (cuadro 14.5) de las personas como consecuencia de su inmersión en ese campo común. Dicha realidad nos remite a la imposibilidad de reducir lo que ocurre en ese escenario a los rasgos, características y disposiciones psicológicas de las personas que participan en él.

CUADRO 14.5 ■ Metamorfosis

El valor social potencial en este estudio deriva precisamente del hecho de que jóvenes normales, sanos y con alto grado de educación formal pudieran ser transformados radicalmente bajo las presiones institucionales del entorno de una prisión. El argumento seguiría así: si esto sucede en tan corto tiempo, sin los excesos que son posibles en las prisiones reales, en la flor y nata de la juventud del país, entonces no cabe más que echarse a temblar ante la imagen de lo que la sociedad está haciendo tanto a los guardias como a los prisioneros reales que en este mismo momento están participando en ese antinatural «experimento social».

Zimbardo P, Haney C, Banks W, Jaffe D. La psicología del encarcelamiento: privación, poder y patología. Rev Psic Soc 1986; 1: 95-105.

La (verdadera) naturaleza de la influencia

Los ejemplos comentados, además de llamar la atención sobre posibles condicionantes del comportamiento (también de aquellos que afectan a nuestra salud) que no siempre son debidamente tomados en consideración, han puesto de manifiesto que la influencia es un fenómeno común y cotidiano. Theodor Newcomb (1964) lo expresó de manera sencilla: somos al mismo tiempo y con la misma intensidad agentes y pacientes, actores y receptores de influencia. Gracias a ello hemos sido capaces de desarrollarnos como personas, hemos devenido en sujetos con mente capaces de pensar sobre la procedencia de nuestros propios pensamientos sobre la salud o sobre la enfermedad, por ejemplo, sin tomarnos la molestia de someterlos a comprobación y actuando como si fueran ciertos. Ese es, en realidad, el amplio espectro que abarca la influencia. Los expertos han concretado su perfil en los términos que aparecen en el cuadro 14.6.

El núcleo central de estas definiciones es prácticamente idéntico, pero hay entre ellas una diferencia que entraña una visión claramente distinta, aunque complementaria, del proceso de influencia, o si se prefiere del significado y de la amplitud del adjetivo «social» aplicado a la influencia. Fiel a la tradición norteamericana, Herbert Kelman (1984) sitúa lo social en el marco de lo interpersonal, mientras que, fieles por su parte a la tradición europea, Juan Pérez y Gabriel Mugny (1988) amplían lo social a lo grupal. Ambas propuestas resultan muy útiles para los propósitos de este capítulo, y ambas tienen mucho que ofrecer en el campo de la salud. La de Herbert Kelman resulta de especial interés en el marco de las relaciones entre los profesionales de la salud y el paciente. Aunque no es este el principal objetivo del capítulo que tenemos entre manos (v. a este respecto el cap. 17), no cabe duda de que se trata de una relación que hemos frecuentado incontables veces a lo largo de nuestra vida y de la actividad por excelencia en los centros de salud. En este contexto es perfectamente aplicable la definición de influencia de Herbert Kelman. No está expresamente pensada para definir la interacción profesional de la salud-paciente, pero lo parece: «podemos definir una situación de influencia —en su forma más general—, como aquella en la que un agente de influencia ofrece algún nuevo comportamiento a una persona y se comunica con ella de forma que la adopción de esta conducta contenga ciertas implicaciones para el logro de sus metas» (Kelman, 1984, p. 388), por ejemplo, la adopción de una determinada dieta para reducir los niveles de colesterol. A partir de esta definición, y tomando como referencia la propuesta original de su autor, cabría proponer la siguiente guía de influencia en el marco de la salud (tabla 14.1).

Las propuestas de estos expertos dan pie para introducir algunas puntualizaciones y matices en torno al fenómeno de la influencia:

- Cuando se influye, se producen efectos. No es necesariamente así como las personas interactúan entre sí. Dicha interacción puede dejar las cosas tal como están entre los interlocutores; a consecuencia de la influencia, sin embargo, las cosas son distintas de cómo eran antes: «Cabría hablar de cambio como resultado de la inducción en la medida en que la conducta

CUADRO 14.6 ■ El proceso de influencia

El término influencia social se usa para hacer referencia a un cambio de conducta socialmente inducido. Por tanto, puede decirse que la influencia social ocurre siempre que una persona (P) cambia su comportamiento como resultado de la inducción por parte de otra persona o grupo (el agente de influencia u O).

Los fenómenos de influencia se refieren a los procesos a través de los cuales durante las interacciones sociales directas o simbólicas los individuos y los grupos forman, mantienen, difunden y modifican sus modos de pensamiento y de acción.

Kelman H. La influencia social y los nexos entre el individuo y el sistema social: más sobre los procesos de sumisión, identificación e internalización. En: Torregrosa JR, Crespo E, editors. Estudios básicos de psicología social. Barcelona: Hora; 1984. pp. 383-416, y Pérez JA, Mugny G. Psicología de la influencia social. Valencia: Promolibro; 1988.

TABLA 14.1 **Guía de influencia en el marco de las relaciones profesional de la salud-paciente**

Probabilidad de influencia: determinantes básicos	Condiciones generales de influencia	Condiciones de influencia positiva
Importancia de la inducción: a) medida en que activa metas importantes para el paciente; b) motivos de la inducción: vulnerabilidad a posibles patógenos, y c) relevancia de la situación *Poder del agente (O):* a) medida en que el paciente lo percibe como necesario para el logro de sus fines, y b) capacidad del profesional de la salud para controlar las condiciones necesarias para el logro de la meta *Relevancia de la conducta inducida:* «Si no se activa una meta importante, P (el paciente) carece de motivación para buscar una nueva conducta y, por consiguiente, es improbable que se exponga a la inducción» (Kelman, 1984, p. 389)	*Conexión significativa, reconocida socialmente, entre conducta inducida y agente de influencia* *Inducción clara:* el agente de influencia (profesional de la salud) debe señalar una dirección (una pauta, una prescripción) clara *Cambio visible*: consecuencias positivas en el estatus de salud del paciente	*Definición de la situación:* activar una meta importante para el paciente *Relevancia del agente de influencia:* el paciente percibe que lo que el profesional de la salud dice o hace es relevante para el logro de la meta *Especificación de la respuesta:* la conducta inducida por el profesional de la salud es elegida por el paciente frente a otras posibles

de P después de sufrirla es diferente de lo que hubiera sido en caso de no haber ocurrido la inducción» (Kelman, 1984, p. 386).

- Esos efectos, definidos en términos de cambio entre el antes y el después de la influencia (inducción), pueden ser, sigue apuntando Herbert Kelman, manifiestos (cambios en la conducta previa, adopción de nuevas conductas) o latentes (cambio de actitudes o adopción de nuevas actitudes o creencias en torno a la salud). Pueden ser, asimismo, positivos (cuando P adopta el comportamiento inducido, lo que equivale a un comportamiento acorde con la fuente de influencia) o negativos (cuando P cambia en dirección opuesta a la prevista por la inducción). En todo caso, siempre suele haber una conexión significativa entre la conducta inducida y el agente de influencia.
- Aunque sea un indicador primordial, la influencia no se reduce a la comparación entre un «antes» y un «después». Juan Pérez y Gabriel Mugny (1988) nos han hecho una propuesta en la que también entra en juego el mantenimiento o la difusión de determinadas pautas de acción o determinadas creencias o actitudes. La educación para la salud sería un excelente ejemplo de influencia en la formación de nuevos hábitos de conducta; la adhesión al tratamiento sería otro buen ejemplo (v. cap. 24).
- En muchos casos los efectos de la influencia son bidireccionales, recíprocos. Los estudios sobre ansiedad prequirúrgica, por ejemplo, muestran cómo el agente de influencia (personal sanitario) llega a modificar el nivel de estrés del paciente previo a una intervención al tiempo que los indicadores posquirúrgicos obligan a cambiar determinadas pautas de atención del personal sanitario (Blanco, 2013).

Nos interesa resaltar un último matiz. Los estudiosos de la influencia han acostumbrado a concebirla dentro de un escenario preferentemente interpersonal y unidireccional: la influencia de cualquiera de los profesionales de la salud sobre el paciente, por ejemplo. Pero como hemos tenido la oportunidad de ver en alguno de los ejemplos mencionados, la influencia, es decir, la formación, el mantenimiento y el cambio de determinadas pautas de acción, así como de actitudes y creencias, sobre aspectos que atañen directamente a la salud y a la enfermedad, recorre también un camino que tiene como referente la estructura económica (la pobreza y la clase social), la estructura social (la exclusión y la discriminación como factores de riesgo para la salud física y mental), el ambiente residencial y la cultura (creencias de salud). Hablamos también, y sobre todo desde el punto de vista psicosocial, de influencia social para añadir que lo «social» no se limita a los otros, sino que abarca un amplio espectro del que forman parte la cultura, la estructura económica o los grupos a los que pertenecemos.

La necesaria atención a las formas que ha revestido el adjetivo «social» aplicado a la influencia nos invita a trazar un mapa que pueda ser de utilidad para las enfermeras. En esta tarea nos van a acompañar algunos de los autores que han hecho el intento por estudiar los niveles de análisis (los marcos de referencia) que se utilizan en la investigación psicosocial al abordar el estudio de los contenidos de nuestra mente (la cognición social; v. cap. 10), de las emociones (v. cap. 8) y de las acciones de las personas. La propuesta de Charles Stangor y John Jost (1997) sigue siendo la más convincente (fig. 14.3) y la de más amplio espectro.

En el campo de la salud se dan los nueve niveles de influencia, aunque no todos con la misma frecuencia ni con la misma intensidad. Desde la perspectiva psicosocial de la salud, las líneas de influencia más sobresalientes serían:

Sistema sobre individuo. Dentro de este nivel se incluiría todo lo que atañe a las creencias de salud, a las representaciones sociales sobre la enfermedad, a las actitudes frente a pruebas, prescripciones médicas, adherencia al tratamiento, etc. Tendría cabida, en segundo lugar, el estudio de las relaciones de influencia entre pobreza/estatus socioeconómico y salud, unas relaciones que frecuentemente se ven acompañadas por la discriminación, la exclusión y la desigualdad, dejando a su paso experiencias emocionales negativas que afectan de manera directa a la salud (Coley et al., 2018; Gallo y Matthews, 2003; Pressman y Cohen, 2005), sin olvidar lo que en las últimas dos décadas se ha puesto de manifiesto en torno al capital social (Putnam, 2002). Donde se percibe de una manera especialmente nítida esta línea de influencia es en los numerosos estudios de la OMS. Si hacemos una rápida lectura de las definiciones de salud que ha propuesto, de las investigaciones que ha llevado a cabo y de las intervenciones que ha implementado nos encontramos, entre un millón, con los siguientes ejemplos:

- La salud es un derecho humano fundamental, es una meta social en la que está implicado no solo el sector sanitario, sino otros muchos sectores sociales y económicos.
- La esperanza de vida depende mucho del lugar de nacimiento.

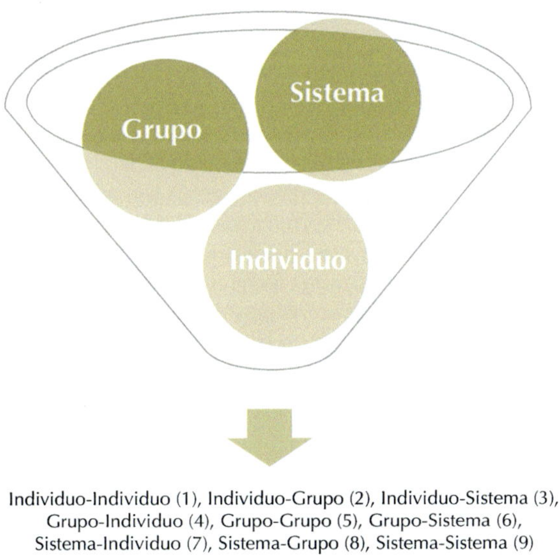

Figura 14.3 El mapa de la influencia en la psicología social.

- La salud y la enfermedad siguen un gradiente social: a peor situación económica, peor estatus de salud, tanto física como mental.
- La injusticia y la desigualdad social están en la base de una muerte prematura, una muerte perfectamente evitable.
- Al cabo del año mueren varios millones de niños menores de 5 años por el simple hecho de ser pobres.
- Hay estructuras sociales que contribuyen a crear un clima en el que se alienta la violencia (Blanco et al., 2016). Las víctimas de la violencia, por su parte, corren un especial riesgo de sufrir trastornos psíquicos, problemas reproductivos, disfunciones sexuales, etc.

Como se ha podido comprobar, ninguno de los tres estudios que hemos comentado en el epígrafe anterior toma como punto de partida el sistema —la estructura social—, pero todos ellos acaban por invocarla como posible referencia, y lo hacen prácticamente en los mismos términos: aquel sistema social que tenga como objetivo la salvaguarda férrea de la unanimidad coartando las legítimas —y necesarias— divergencias, que defina como valor prioritario la obediencia a las figuras de autoridad y cuyo ordenamiento burocrático permita la sistemática difusión de la responsabilidad de los responsables de la toma de decisiones, está llamado a la injusticia social, a la desigualdad, a la polarización y a la repetición de la barbarie. Desde ahí, está garantizado un impacto negativo tanto sobre la salud física como sobre la salud mental.

Tal como hemos tenido oportunidad de ver en el epígrafe anterior, la línea paradigmática de influencia *grupo-individuo* nos la ha ofrecido Solomon Asch. Ciertamente lo ha hecho en torno a un aspecto concreto que tiene como base un estímulo físico (el tamaño de unas rayas trazadas en una cartulina), poniendo de manifiesto un hecho al que se debe prestar la máxima atención: el grupo puede ser una potente herramienta de intervención en el contexto de la salud. Si, por ejemplo, tomamos como referencia los programas de intervención referidos en algunos de los últimos textos publicados al respecto (Blanco y Rodríguez, 2011; Maya et al., 2007; Fernández et al., 2011; Hombrados, 2013), el panorama que se divisa desde esta línea de influencia es el siguiente:

- Formación de líderes grupales y comunitarios.
- Fortalecimiento grupal y comunitario: información, organización, participación y capacitación.
- Desarrollo de sentimiento de pertenencia.
- Uso de recursos grupales y comunitarios.
- Intervención a partir de la resiliencia comunitaria.
- Entrenamiento y capacitación en autoeficacia grupal.
- Intervención en el ámbito de grupos y equipos deportivos.
- Programas de duelo comunitario en situaciones de violencia política.
- Prevención del consumo de drogas en la población juvenil.
- Apoyo social.

Pero en el caso de esta línea de influencia volveríamos, cargados quizás de mayores razones, sobre las creencias de salud y las definiciones, representaciones e interpretaciones sobre la enfermedad. Por una sencilla razón: como agente de socialización suelen ser los grupos los encargados de transmitir y controlar el aprendizaje del entramado de creencias y valores culturales. Como principal escenario de influencia el grupo desempeña un papel especialmente relevante como sistema de apoyo, una de las estrategias más consistentes en el campo de la salud, como agente de protección frente a los efectos negativos de los eventos estresantes a los que se enfrenta cualquier persona a lo largo de su vida. El poder sanador del grupo ha sido subrayado desde diversos campos de intervención, entre ellos el terapéutico (cuadro 14.7).

La línea de influencia *individuo-individuo* está cabalmente representada en las relaciones entre profesional de la salud y paciente, que se verán en el capítulo 17. En nuestro caso, ha sido Milgram quien de manera más contundente la ha puesto de manifiesto en sus investigaciones sobre la obediencia a las figuras de autoridad. Una parte importante de los procesos cognitivos (actitudes,

CUADRO 14.7 ■ El papel sanador del grupo

- Esperanza infundida en la capacidad del grupo para reparar los daños.
- Universalidad: «Se refiere a lo reparador que es para cada persona escuchar los problemas ajenos y ver que no son muy diferentes de los propios». Las experiencias emocionales son compartidas.
- Información participada: guía, consejos, sugerencias, experiencias, soluciones, etc. provenientes de los miembros del grupo. El grupo es un escenario de aprendizaje compartido, de enriquecimiento cognitivo. «La combinación de trabajo práctico vivencial con la reflexión teórica, el estudio y la elaboración intelectual da como resultado un proceso de transformación inusitado, más profundo que en el grupo terapéutico convencional.»
- Altruismo: en el grupo se aprende a dar y recibir; cuanto más se da, más se recibe. El grupo ayuda a descubrir aspectos positivos en cada una de las personas que pueden servir de ayuda a los otros.
- Experiencia familiar: el grupo puede actualizar y amplificar las relaciones familiares, con sus ventajas e inconvenientes.
- Socialización: el grupo es una escuela de convivencia, de empatía, de tolerancia.
- Imitación: el grupo facilita y activa la participación, la expresión emocional, el relato experiencial.
- Catarsis: el grupo es un escenario de descarga de aquellas emociones inhibidas o reprimidas.
- Aprendizaje interpersonal: el contacto directo y cercano con los otros ayuda a darles nombre, a ponerles cara, a prescindir de su pertenencia categorial como estrategia de interacción.
- El grupo es un microcosmos social en el que se reproducen comportamientos habituales de las personas en su vida cotidiana.
- Cohesión: fruto y resultado de la interacción. Cohesión es confianza, apertura, simpatía, afinidad.

Basado en Peñarrubia F. Círculo y centro: el grupo gestáltico. Barcelona: La llave; 2014.

representaciones sociales, atribución, autoeficacia percibida) responden a este esquema. Tomando como referencia los manuales de intervención previamente mencionados, nos encontramos con el siguiente panorama:

- Apoyo social.
- Entrenamiento y formación en habilidades de empatía y escucha activa.
- Intervención por «pares» en diversos campos.
- Programas de tutores-mentores en diversos ámbitos (escolar, hospitalario, etc.).
- Acompañamiento a líderes comunitarios.

Conclusiones y síntesis: el entorno como fuente de influencia en los procesos de salud y enfermedad

La propuesta de William Henri Duncan, el médico inglés con el que comenzábamos este capítulo, lleva impresas tres ideas que conviene dejar bien anotadas como síntesis. La primera de ellas tiene un importante trasfondo teórico: la salud y la enfermedad siempre se dan y se manifiestan dentro de un contexto y están protagonizadas por un sujeto situado. Si ello es así, no hay duda de que nuestra salud se verá claramente afectada por las condiciones del entorno y la intervención sobre ellas se convierte, entonces, en un objetivo prioritario (segunda idea). Queremos llamar especialmente la atención, sin embargo, sobre una tercera conclusión que deja entrever la pionera observación de Henri Duncan: la existencia de una relación de mutua dependencia y de mutua influencia entre el entorno residencial, las condiciones socioeconómicas y el estatus de salud.

Cuando hablamos de entorno (situación, contexto, ambiente) estamos aludiendo, en primer término, a condiciones que se sitúan fuera de la piel de los sujetos. Con ello no se pretende reducir toda la compleja dinámica salud-enfermedad a una ecuación meramente ambientalista, sino llamar la atención sobre la importancia que dichas condiciones revisten en nuestra vida. Junto a la situación está siempre la persona. Persona y situación (Ross y Nisbett, 1991) son, pues, dos varia-

CUADRO 14.8 ■ La naturaleza construida de la realidad social

El orden social es un producto humano. El orden social no se da *biológicamente* ni deriva de *datos* biológicos en sus manifestaciones empíricas. Huelga agregar que el orden social tampoco se da en el ambiente natural [...] El orden social no forma parte de la «naturaleza de las cosas» y no puede derivar de las «leyes de la naturaleza». Existe *solamente* como producto de la actividad humana. No se le puede atribuir ningún otro estatus ontológico sin confundir irremediablemente sus manifestaciones empíricas. Tanto por su génesis (resultado de la actividad humana pasada) como por su existencia en cualquier momento del tiempo (solo existe en tanto que la actividad humana siga produciéndolo), es un producto humano.

Los problemas más urgentes de nuestro mundo son problemas que hemos causado nosotros mismos. No tienen su origen en una naturaleza despiadada ni nos han sido impuestos, como castigo, por la voluntad de Dios. Son problemas estrictamente humanos cuya solución requiere el cambio de nuestras conductas y de nuestras instituciones sociales. Como ciencia directamente interesada en los procesos sociales y conductuales, sería esperable que la psicología liderase la búsqueda de nuevos y mejores escenarios personales y sociales.

Berger P, Luckman T. La construcción social de la realidad. Buenos Aires: Amorrortu; 1968, y Miller G. Psychology as a means of promoting human welfare. Am Psychol 1969; 24: 1063-75.

bles a las que hay que prestar atención si queremos abordar con garantías el estudio de cualquiera de las múltiples manifestaciones de las que se reviste el comportamiento humano, incluido, por descontado, todo aquel que afecte al binomio salud-enfermedad. Ese fue el marco de referencia del que posiblemente siga siendo uno de los más sólidos, originales y agudos pensadores en el campo de la psicología social: «Todo evento psicológico depende del estado de la persona y al mismo tiempo del ambiente, aunque la importancia relativa de cada uno es distinta en diferentes casos» (Lewin, 1936, p. 12), tanto por lo que respecta a la persona (debemos dar por sentadas las diferencias individuales) como en lo referente al ambiente. Lewin nos ofrece, pues, una clave importante: el comportamiento se da en un cruce de caminos (influencia) en el que siempre está presente la persona dentro de un entorno —interpersonal, intergrupal, cultural, ambiental, económico, etc.— que desempeña un determinado papel en lo que piensa, en lo que siente y en lo que hace. Es así como cabe entender la propuesta de otro de los grandes maestros, Muzafer Sherif: el objetivo de la psicología social se centra en «el estudio científico de la experiencia y el comportamiento del individuo en relación con las situaciones de estimulación social», que es lo mismo que decir que la psicología social se ocupa de estudiar la influencia de los estímulos sociales sobre el comportamiento de las personas. Y añade: «las situaciones de estimulación social se componen de gente (individuos y grupos) y aspectos del entorno sociocultural» (Sherif y Sherif, 1956). De cara al marco general de este manual, hay tres elementos de esta definición que resultan especialmente pertinentes:

- Además de las connotaciones cognitivas que la acompañan (v. cap. 10), la salud —y la enfermedad— puede ser considerada como una experiencia personal vinculada no solo a síntomas físicos, sino a dimensiones sociales y emocionales (v. cap. 8).
- La salud se asocia también con hábitos de conducta y estilos de vida (v. cap. 16).
- Las creencias y representaciones sobre la salud suelen ser aprendidas en el transcurso de las relaciones interpersonales y tienen como referente el entorno sociocultural (la cultura y la subcultura).

Las condiciones de estimulación social son además, y de manera especialmente relevante, fruto exclusivo del quehacer humano (cuadro 14.8), han sido creadas, son mantenidas y se transmiten de generación en generación por la acción voluntaria e intencional de las personas.

En el campo de la salud, y sobre todo de la enfermedad, sigue siendo muy frecuente invocar el destino, aludir al fatalismo (la mala suerte) o recurrir a otros factores externos. La persona queda convertida así en un «paciente» de fuerzas que se imponen a su voluntad contraviniendo un principio irrenunciable en la aproximación psicosocial al estudio de la salud: la creencia en la capacidad que las personas tenemos para producir cambios hacia dentro (cambio en nuestras conductas) y hacia fuera (en algunas condiciones del entorno: cambio en las instituciones sociales, mejora de los escenarios sociales).

Estas condiciones están siempre presentes en lo que las personas piensan (cognición), sienten (emociones) y hacen (conductas): toda nuestra conducta es una conducta situada. No es posible señalar de antemano qué parte de dicha conducta (o de nuestro estatus de salud) es debida a condiciones y variables estrictamente personales y qué porcentaje de la varianza se debe a las circunstancias (entorno) que la rodean, pero no hay duda de que ambas condiciones están siempre presentes en nuestra vida y en todos y cada uno de los acontecimientos que la definen. La OMS, asidua en este manual, nos ha ofrecido multitud de ejemplos sobre la influencia que diversos aspectos y variantes del entorno pueden llegar a ejercer sobre nuestro estatus de salud. En uno de sus informes, por ejemplo, establece una relación directa (un efecto), y muy preocupante, entre la injusticia social, la salud física y la esperanza de vida (cuadro 14.9).

Si prestamos atención a la persona, si centramos nuestra atención en el sujeto de la acción propiamente dicho, cabe decir que este es también un sujeto situado y eso lo convierte en un sujeto sociohistórico. No existe la persona suspendida en el vacío, no existe el sujeto ingrávido capaz de mantenerse al margen y permanecer inmune a cuanto acontece a su alrededor. Somos: a) sujetos urgidos por tres necesidades básicas que han pasado a ocupar un lugar cada vez más preponderante en el marco de la salud: la necesidad de relación, la necesidad de cognición y la necesidad de control; b) somos además personas dotadas de un determinado nivel de singularidad respecto al resto —diferencias individuales—; c) poseemos también una distintividad sociocultural, y d) somos finalmente sujetos activos (capaces no solo de adaptarse al medio, sino de modificarlo en su beneficio) y frente a nosotros mismos (capaces de modificar hábitos de conducta, estilos de vida, creencias sobre la salud, patrones atributivos sobre la enfermedad, etc.). Berger y Luckman (1968) lo resumieron de un certero plumazo: «el ser humano no se concibe dentro de una esfera cerrada de interioridad estática».

CUADRO 14.9 ■ La injusticia social mata

La justicia social es una cuestión de vida o muerte. Afecta al modo en que vive la gente, a la probabilidad de enfermar y al riesgo de morir de forma prematura. Vemos maravillados cómo la esperanza de vida y el estado de salud mejoran de forma constante en algunas partes del mundo, mientras nos alarmamos ante el hecho de que eso no ocurra en otros lugares. La esperanza de vida de una niña que nazca hoy puede ser de 80 años si nace en determinados países o de 45 años si nace en otros. Dentro de cada país hay grandes diferencias sanitarias estrechamente ligadas al grado de desprotección social. Semejantes diferencias no deberían existir, ni dentro de cada país ni entre los países. Esas desigualdades y esa inequidad sanitaria, que podría evitarse, son el resultado de la situación en que la población crece, vive, trabaja y envejece, y del tipo de sistemas que se utilizan para combatir la enfermedad. A su vez, las condiciones en que la gente vive y muere están determinadas por fuerzas políticas, sociales y económicas. Las políticas sociales y económicas tienen efectos determinantes en las posibilidades de que un niño crezca y desarrolle todo su potencial y tenga una vida próspera, o de que esta se malogre [...] El desarrollo de una sociedad, ya sea rica o pobre, puede juzgarse por la calidad del estado de salud de la población, por cómo se distribuyen los problemas de salud a lo largo del espectro social y por el grado de protección de que gozan las personas afectadas por la enfermedad.

Organización Mundial de la Salud (OMS). Subsanar las desigualdades sociales en una generación. Ginebra: Organización Mundial de la Salud; 2008.

Bibliografía

Asch S. Effects of group pressure upon the modification and distortion of judgements. In: Guetzkow H, editor. Groups, leadership and men. Carnegie Press: Pittsburg, PA; 1951. p. 177-90.

Asch S. Psicología social. Buenos Aires: Eudeba; 1962.

Berger P, Luckman T. La construcción social de la realidad. Buenos Aires: Amorrortu; 1968. p. 73.

Blanco A, Blanco R, Díaz D. Social (dis)order and psychosocial trauma: look earlier, look outside, and look beyond the persons. Am Psychol 2016;71:187-98.

Blanco A, Rodríguez J. Intervención psicosocial. Madrid: Prentice-Hall; 2011.

Blanco R. Comparación de la presencia de ansiedad en pacientes que van a ser sometidos a cirugía mayor y cirugía menor. Trabajo Fin de Máster. Facultad de Enfermería, Fisioterapia y Podología. Universidad Complutense de Madrid; 2013.

Craig H, Banks C, Zimbardo P. Interpersonal Dynamics in a Simulated Prison. Int J Criminology Penology 1973;1:69-97.

Coley RL, Sims J, Dearing E, Spielvogel B. Locating economic risks for adolescent mental and behavioral health: poverty and affluence in families, neighborhoods, and schools. Child Dev 2018;89:360-9.

Fernández I, Morales JF, Molero F. Psicología de la intervención comunitaria. Bilbao: Desclée de Brouwer; 2011.

Gallo L, Matthews K. Understanding the association between socioeconomic status and physical health: Do negative emotions play a role. Psychol Bull 2003;129:10-51.

Hombrados MI. Manual de psicología comunitaria. Madrid: Síntesis; 2013.

Kelman H. La influencia social y los nexos entre el individuo y el sistema social: más sobre los procesos de sumisión, identificación e internalización. In: Torregrosa JR, Crespo E, editors. Estudios básicos de psicología social. Barcelona: Hora; 1984. p. 383-416.

Lewin K. La teoría del campo en la ciencia social. Barcelona: Paidós; 1978.

Lewin K. Principles of topological psychology. Nueva York: McGraw-Hill; 1936.

Maya I, García M, Santolaya F. Estrategias de intervención psicosocial. Casos prácticos. Madrid: Pirámide; 2007.

Milgram S. Obediencia a la autoridad. Bilbao: Desclée de Brouwer; 1980.

Miller G. Psychology as a means of promoting human welfare. Am Psychol 1969;24:1063-75.

Newcomb T. Manual de psicología social. Buenos Aires: Eudeba; 1964.

Organización Mundial de la Salud (OMS). Subsanar las desigualdades sociales en una generación. Ginebra: Organización Mundial de la Salud; 2008.

Pérez JA, Mugny G. Psicología de la influencia social. Valencia: Promolibro; 1988.

Pressman S, Cohen S. Does positive affect influence health? Psychol Bull 2005;131:925-71.

Putnam R. Solo en la bolera. Colapso y resurgimiento de la comunidad norteamericana. Barcelona: Galaxia Gutenberg/Círculo de Lectores; 2002.

Ross L, Nisbett R. The Person and the Situation. Perspectives of Social Psychology. Nueva York: McGraw-Hill; 1991.

Sherif M, Sherif C. An Outline of Social Psychology. Nueva York: Harper & Brother; 1956. p. 4.

Singer M, Bulled N, Ostrach B, Mendenhall E. Syndemics and the biosocial conception of health. Lancet 2017;389:941-50.

Stangor C, Jost J. Commentary: individual, group and system levels of analysis and their relevance for stereotyping and intergroup relations. In: Spears R, Oakes P, Ellmers N, Haslam S, editors. The social psychology of stereotyping and group life. Oxford: Blackwell; 1997. p. 336-58.

Taylor S. Lazos vitales. De cómo el cuidado y el afecto son esenciales para nuestras vidas. Madrid: Taurus; 2002.

Zimbardo P. El efecto Lucifer. El porqué de la maldad. Barcelona: Paidós; 2007.

Zimbardo P, Haney C, Banks W, Jaffe D. La psicología del encarcelamiento: privación, poder y patología. Rev Psic Soc 1986;1:95-105.

CAPÍTULO 15

Nuestro cerebro está muy adaptado a convivir con otros seres humanos.

La familia y otros sistemas de apoyo social en el proceso salud-enfermedad

Cristina Reche-García ■ Magdalena Gómez-Díaz

PUNTOS CLAVE

- El apoyo social es un concepto multidimensional de gran influencia en el proceso de salud-enfermedad. Se viene estudiando su influencia desde la década de 1970, y a día de hoy no hay duda de su vinculación con la salud.
- No hay un consenso claro sobre la definición de apoyo social, pero al final son muchos los autores que remarcan, de alguna manera, la importancia de la percepción de la ayuda recibida y no tanto la ayuda en sí.
- La salud física y mental se ve favorecida por la percepción de adecuados apoyos sociales (instrumentales, emocionales e informacionales) y desfavorecida con inadecuados apoyos.
- Tanto el apoyo social formal como el apoyo social informal ayudan para un mejor afrontamiento de las situaciones de estrés, como es el proceso de una enfermedad. Y especialmente la familia, entre las fuentes de ayuda informal, juega un papel fundamental en la recuperación y el afrontamiento de una enfermedad. A continuación, estaría el apoyo de los amigos, siendo la enfermera, en el ámbito de la ayuda formal, uno de los puntos clave de soporte.
- La enfermera es la que está en contacto directo tanto con los pacientes como con los familiares, por lo que su apoyo resulta fundamental en el bienestar del paciente y de su entorno, así como en su propia salud.
- La comunidad aporta apoyos sociales que se deben fomentar como prevención de problemas de salud, siendo a su vez una garantía para reducir gastos económicos generados por las distintas enfermedades y para reducir problemas de desgaste en los cuidadores.
- Las fuentes de apoyo son diversas y las herramientas para ello también. Con la situación que ha marcado la COVID-19, por ejemplo, se ha puesto de manifiesto como principal apoyo, ante situaciones de alerta y confinamiento, la teleasistencia. Por lo que la situación social marca también la forma predominante y primordial de ayudar.

Introducción

El concepto de *apoyo social* comienza a desarrollarse con un gran interés científico en el siglo pasado, en la década de 1970, vinculado al tema de la salud y al afrontamiento de situaciones difíciles. La falta de apoyo se asocia a un peor afrontamiento de enfermedades físicas y mentales, y un adecuado apoyo, muchas veces basado más en la calidad del mismo que en su cantidad, se relaciona con una mejor salud y bienestar.

Son muchas las variables tanto objetivas como subjetivas que influyen en que el apoyo social repercuta o no, y de qué forma, en el proceso de salud-enfermedad de una persona. Aunque lo más conocido es la diferencia entre el apoyo social percibido y el recibido.

Lo realmente interesante es que la importancia e influencia que tiene el apoyo social en el proceso de salud-enfermedad muestra la tendencia actual a mantener una visión holística del paciente, donde hay que atender todas las parcelas de su vida: personal, social, emocional y espiritual. No podemos obviar ninguna parcela, y este capítulo subraya la importancia de atender al área social del paciente. Incluso la neurociencia ya muestra resultados claros de la influencia del apoyo social en el sistema nervioso (Araya, 2020).

Recordemos la definición que hace la Organización Mundial de la Salud (OMS) de la salud, donde queda clara la dimensión social en nuestro bienestar (v. cap. 12). La OMS expone que la salud es un estado de completo bienestar físico, mental y social, que no consiste solamente en la ausencia de enfermedades. La posesión del mejor estado de salud que se es capaz de conseguir constituye uno de los derechos fundamentales de todo ser humano, cualesquiera que sean su raza, su religión, su ideología política y su condición económico-social (Carta Fundacional de la OMS, 1948).

Concepto de apoyo social

Como ya comentamos en el capítulo 14, el apoyo social se define como la tendencia a la asociación y al vínculo con otras personas (Lin et al., 1985). Se trata de una afiliación social universal que parece tener base neurobiológica (Rowe, 1996). El término atiende a la calidad de ese vínculo, a la percepción de la posibilidad de ayuda que se brinda y a las conductas de apoyo efectivas (Cazals et al., 1993).

En la década de 1980 aún resultaba confuso el término de apoyo social, y hasta hoy en día no existe un total consenso en su definición. Si bien los autores suelen estar de acuerdo en su carácter multidimensional y en que, en ausencia de lazos y vínculos, la soledad o el aislamiento pueden influir de forma negativa en la salud.

El intento más riguroso en la propuesta de definir el apoyo social aparece con Lin (1986), que lo define como una ayuda proveniente de la comunidad (macro), las redes sociales (meso) y las relaciones íntimas y de confianza (micro), diferenciando el percibido del recibido y resaltando que influye en el bienestar de la persona y protege contra la enfermedad.

Siguiendo a De Rodríguez (2000), el apoyo social por su estructura valora las fuentes de apoyo (amigos, familia, etc.), su disposición (objetiva y subjetiva) y su duración. Por su función, es emocional (aporta afecto, confianza y seguridad), informacional (aporta consejo o guía a nivel cognitivo), valorativo (aporta sensación de poder contar con alguien) e instrumental (aporta ayuda tangible y material). Y por su naturaleza, contempla costes y beneficios asociados al dar y recibir ayuda, la reciprocidad, la evaluación del apoyo, la frecuencia de la interacción y la intensidad de las relaciones.

Por otro lado, Vega y González (2009) dividen el apoyo social en tres categorías: redes sociales (conexiones), soporte social percibido (valoración cognitiva del entorno social) y soporte social efectivo (acción de ayuda como tal).

Otra conceptualización señala dimensiones y funciones del apoyo social (Fernández y Manrique-Abril, 2010; Pinazo y Sánchez, 2005) (tabla 15.1).

En definitiva, son muchas las clasificaciones, todas muy similares, pero no siempre coincidentes en terminología. Sin embargo, podemos hablar de dos grandes redes de apoyo:

1. Las redes formales de apoyo, representadas por las instituciones económicas y asistenciales.
2. Las redes informales de apoyo, que son las que tenemos todos a nuestro alrededor con la familia, los amigos, los compañeros y los grupos de ayuda mutua.

TABLA 15.1 **Dimensiones del apoyo social y aportaciones de las mismas**

Tipo de apoyo social	Dimensión	Aportación
Afectivo	Emocional	Aumento de autoestima Sentimiento de pertenencia Compartir sentimientos, pensamientos y experiencias Tener con quién hablar Uso de las relaciones con un fin, para satisfacer necesidades emocionales
Cognitivo	Informativa	Consejo Información
Conductual	Material-instrumental	Ayuda material Dinero Servicios

Elaboración propia a partir de Fernández y Manrique-Abril (2010) y Pinazo y Sánchez (2005).

House (1981), por ejemplo, distinguió nueve fuentes proveedoras de apoyo: cónyuge o compañero/a; otros familiares; amigos; vecinos; jefes; compañeros de trabajo; cuidadores o personal de servicios; grupos de autoayuda, y profesionales sociosanitarios.

Apoyo social y salud

Uno de los recursos derivados de las relaciones sociales y de especial consideración en contextos relacionados con los procesos de salud-enfermedad es el apoyo social o sentimiento de pertenencia a una red social.

Al realizar una revisión de la literatura científica relacionada con el apoyo social y la salud, aparece la obra de Durkheim, *El suicidio* (1897), una de las primeras obras donde se menciona la relación de la integración social y la salud, y Faris, en 1934, con su hipótesis del aislamiento social deja también claro que las relaciones sociales son esenciales para un adecuado desarrollo de la personalidad y para una conducta social también apropiada (Fernández, 2005).

Existen dos hipótesis no excluyentes en relación con el apoyo social y su efecto en la salud:

1. La hipótesis de los efectos principales o directos, donde el apoyo social genera bienestar y salud, independientemente del estrés percibido, es decir, tendría un efecto directo.
2. La hipótesis amortiguadora, donde el apoyo social hace de amortiguador-protector de los efectos negativos del estrés de dos formas (Vega y González, 2009):
    a. Disminuyendo o redefiniendo la situación de estrés, lo que favorece un buen afrontamiento.
    b. Con medidas que reducen la percepción del estrés o actuaciones que influyen en la enfermedad.

La forma de dar ayuda, la forma de recibirla y la forma en la que se combinan pueden dar lugar a distintas formas y distintos efectos de dicho apoyo en la persona que recibe la ayuda. Esto nos hace pensar automáticamente que los efectos pueden ser tanto positivos como negativos, podemos encontrar que ciertos apoyos o formas de darlos pueden bloquear a la persona y pueden obstaculizar su afrontamiento ante la enfermedad. También pueden limitar su desarrollo o pueden confundirla en sus decisiones, por información errónea o incompleta. Como prevención ante estas situaciones es clave fomentar una buena comunicación para poder aclarar lo que se requiera y tener la asertividad suficiente para poner fin a una ayuda o canalizarla de forma adecuada.

Experimento clásico Stanley Schachter - Estudio ansiedad/estrés.

Es así que, de la misma forma, un apoyo social adecuado y percibido como disponible es capaz de fomentar conductas de salud y autocuidado en:

- El afrontamiento de una enfermedad y todo el estrés que provoca.
- Su evolución y recuperación. Y, por tanto, una mayor supervivencia.
- Su etiología (aunque hay menos estudios al respecto).
- Adherencia al tratamiento.
- Desarrollo de conductas de autocuidado y de salud. Aporta más control de la situación.
- Búsqueda de soluciones.
- Bienestar físico y psicológico.
- Una mayor autoestima por sentirse apreciado y cuidado.
- Prevención de problemas físicos y emocionales.

La falta de dicho apoyo o de la percepción de apoyo sería un factor que influye de forma negativa en los mismos aspectos enumerados, sería un factor de riesgo para enfermar o incluso morir.

En definitiva, el apoyo social está asociado a la salud de los individuos, protegiendo contra la enfermedad o amortiguándola (Castro et al., 1997), pero también lo está a una mayor satisfacción con la vida (Domínguez et al., 2011; Mahanta y Aggarwal, 2013; San Martín y Barra, 2013) y una atenuación de las respuestas de estrés fisiológico (Eisenberger, 2013), pudiendo reforzar la autoestima y el sentido de control, con lo que acelera la recuperación y facilita la adherencia a las prescripciones médicas (Barra, 2004).

Por otro lado, debemos tener en cuenta el efecto negativo de un apoyo constante respecto a las conductas del autocuidado que debe realizar el paciente, pues puede verse atrapado, consciente o inconscientemente, en la dependencia del cuidador y no asumir su responsabilidad (Alarcón et al., 2017).

El apoyo social se ha estudiado en muchos procesos de salud física y mental, procesos oncológicos, cardiovasculares, enfermedades crónicas, embarazadas, procesos quirúrgicos, problemas emocionales como la depresión o la ansiedad, y en los distintos momentos del ciclo vital humano, en niños, adolescentes, adultos jóvenes y adultos mayores, tanto en hombres como en mujeres. Algunos ejemplos son:

- En relación con el SIDA, se muestra una mayor satisfacción vital con el apoyo social en aquellos que participan en grupos de autoayuda y redes de personas seropositivas (Fasce, 2001).
- Respecto a la diabetes mellitus, se ha comprobado como un pobre apoyo social influye en el control metabólico de la enfermedad (García et al., 2020), así como en la adherencia al tratamiento (De los Santos, 2019), por lo que se hace necesario fortalecer y tener en cuenta las redes de apoyo como una forma más de afrontamiento ante la enfermedad, como evento estresante.
- También se ha estudiado cómo influye favorablemente el apoyo social en los pacientes hipertensos, sobre todo el apoyo familiar (Faquinello et al., 2011).
- En la enfermedad crónica suele aparecer desgaste tanto en el ámbito personal como en el social de la persona afectada y del cuidador. Ante esta situación, el apoyo social satisfactorio puede tanto proteger del estrés vivido por la enfermedad como capacitar para un mejor afrontamiento de la enfermedad (tanto al paciente como a sus familiares) y una mejor adaptación a esta (Vega y González, 2009). Sobre todo en jóvenes, el apoyo es clave para un buen afrontamiento de su enfermedad (Schütz y Mara de Melo, 2013).
- El apoyo social percibido también se ha asociado a una mayor salud en mujeres con menopausia (Matud et al., 2017).
- Un gran apoyo social percibido guarda relación con una menor presencia de sintomatología en trastornos mentales (Wang et al., 2018).
- En adicciones, el apoyo social se ha asociado tanto a la disminución del uso de drogas como a mejores tasas de abstinencia (Reed et al., 2013).

A modo de resumen:

- Las relaciones sociales positivas (íntimas y de confianza) caracterizan el modelo multidimensional de bienestar psicológico (Ryff, 2014).
- Desde una perspectiva biopsicosocial, la disponibilidad de las relaciones sociales cercanas se considera un recurso básico para afrontar los problemas de salud (el afrontamiento del estrés; la progresión de la enfermedad, el ajuste y recuperación; la recuperación posquirúrgica, y el inicio y mantenimiento de los cambios conductuales imprescindibles para prevenir la enfermedad o complicaciones) (Barra, 2004).
- Las redes de apoyo social son capaces de ayudar al paciente a revaluar la situación y adaptarse mejor a ella, ayudándolo a desarrollar diferentes respuestas de afrontamiento. En el caso de cuidadores, pueden ayudar a mejorar su bienestar protegiendo el estrés generado por la enfermedad (Vega y González, 2009).
- La variable de apoyo social percibido juega un papel fundamental en la valoración de la salud (Gallardo et al., 2014; Navarro et al., 2020; Waldinger y Schulz, 2010). Es importante que la persona que ayuda tenga las herramientas y recursos necesarios, así como la experiencia que facilite dicha percepción por parte del receptor de ayuda.

Apoyo social y familia

Existen diferentes redes de apoyo, desde la familia (crucial) hasta los amigos, compañeros de trabajo, vecinos, compañeros espirituales, pasando por redes menos naturales y más organizadas, funcionales y accesibles a todos, como organizaciones no gubernamentales, voluntariados, empresas e instituciones varias.

Se ha visto que diferentes apoyos (familiares, cuidadores y amigos) pueden facilitar en el enfermo (Hanestad, 1993; Wikby et al., 1993):

- Mayor bienestar.
- Prevención del estrés.
- Menor soledad.
- Menor vulnerabilidad.
- Mayor seguridad.

Sin embargo, es la familia la fuente principal de apoyo social en el enfermo, quien aporta el máximo apoyo instrumental, afectivo y emocional. Es por ello que los que conviven con sus familiares frente a los que conviven solos presentan más salud emocional y física (Bozo et al., 2009). Y con frecuencia las personas que provienen de familias funcionales tienen mejor salud, debido a los recursos emocionales y materiales que obtienen de ella (Thoits, 1982).

El apoyo social familiar es muy dinámico y se va transformando a lo largo de los sucesos vitales. Puede ser utilizado o no, pero todos sabemos que existen miembros de la familia con capacidad de soporte, listos para ayudar en caso necesario.

Hablar de familia es hablar de un concepto muy amplio. Las Naciones Unidas han considerado a la familia la democracia más pequeña en el corazón de la sociedad (1991).

Existen distintos tipos de familia, y hablamos de esta teniendo en cuenta no solo vínculos biológicos, sino también afectivos. También existen distintas perspectivas sociológicas que interpretan la funcionalidad de la familia, señalando su importancia ideológica, educativa, socializadora y económica.

La familia puede actuar sobre la salud de sus miembros de forma fisiológica y conductual. En el primer caso, ante un problema de salud de algún miembro de la familia, esta puede influir directamente en su estado de salud. En el segundo caso, la familia actúa de forma conductual en la salud, ya que como agencia de socialización ofrece pautas, actitudes, normas, experiencias e información al individuo que afectan en sus cuidados y salud.

Siguiendo a De la Cuesta (1995), la función de la familia en la salud es enseñar conductas relacionadas con esta; dar lugar a un espacio físico y relacional que proteja de la enfermedad,

Presencia de otro individuo tiene un efecto amortiguador.

y proveer de atención y cuidados. Pero el apoyo social familiar no siempre es positivo. Aquí encontramos hiperproteccionismo; familiares transmisores de ansiedad; escasa atención al paciente, o creencias contrarias a las recomendaciones de los profesionales de la salud.

En definitiva, podemos decir que la familia es contexto, causa y estrategia para el desarrollo de la salud. Así, los profesionales de la salud tienen que considerar establecer relaciones de una mayor igualdad y cooperación con ellos (alianzas terapéuticas), brindando cuidados, ofreciendo información y apoyo técnico y emocional.

Apoyo social y enfermería

Desde la perspectiva de la enfermería, se identifica a Norbeck, enfermera e investigadora desde la década de 1970, como pionera en el estudio del apoyo social identificando reportes significativos del apoyo social en diferentes situaciones del proceso vital humano.

Las investigaciones en apoyo social presentan conceptos amplios y claros para ser utilizados en la práctica de enfermería. Se refieren mejoras en salud mental, calidad de vida, aceptación de tratamientos, adaptación a procesos vitales y de enfermedad, y asunción de nuevos roles (De Rodríguez, 2000).

Las fuentes de apoyo sanitarias (médicos, enfermeras, auxiliares y las ayudas más tangibles del mismo sistema) son en muchas ocasiones el apoyo más importante para el enfermo, por encima de la familia, dependiendo siempre tanto de la circunstancia del paciente como de las relaciones que tenga con la familia.

La tendencia en el ámbito sanitario, aunque cada vez se habla más de una atención holística, es dar más importancia a los aspectos físicos que a los emocionales, sociales y espirituales. Cuando todos somos conocedores del efecto que estos aspectos también tienen en la salud física, así como en la adherencia al tratamiento y en conductas de autocuidado o colaboración. Seguimos viviendo en una cultura donde priman la innovación, la tecnología y la ciencia, y se corre el riesgo de perder el contacto humano con el paciente. Es fundamental lograr un acercamiento al paciente o usuario más allá de los instrumentos que se utilicen en su diagnóstico o tratamiento.

Está ampliamente demostrado (ya lo estamos mostrando a lo largo del capítulo) que el apoyo social trae beneficios para la salud y la prevención de la enfermedad. Respecto a los cuidadores informales, como la familia, también se ha visto que el apoyo de los profesionales sanitarios o de otros familiares y amigos tiene beneficios positivos.

Entre los profesionales sanitarios, la enfermera es, sin duda, la que más contacto puede llegar a tener con el paciente, y esa proximidad le proporciona el escenario ideal para dar el apoyo social que tanto beneficia a pacientes y familiares. Adaptando a cada paciente los recursos en función de las necesidades particulares que puedan tener y resolviendo las dudas que surgen ante una situación de estrés, como es el diagnóstico de una enfermedad, su tratamiento, su pronóstico o la relación con los demás o con las actividades de la vida diaria a partir de dicha enfermedad.

Dentro de la enfermería se aboga por incluir a la familia dentro de los planes de cuidados, tanto por su parcela de acompañante como por su parcela de ayuda informal. Sin embargo, ante situaciones críticas son muchas las ocasiones en que la familia queda más olvidada, cuando esta necesita, precisamente más en esos momentos, claridad en la información (dimensión cognitiva), un contexto donde expresar sus emociones (dimensión emocional) y donde sentir la confianza de contar con un apoyo (dimensión relacional), las tres dimensiones de la necesidad emocional expuestas por Gaspar et al. (2019). La familia necesita entender tanto el diagnóstico como el pronóstico y el tratamiento (Pelazza et al., 2015) y, para ello, se requieren el apoyo y la atención de los profesionales sanitarios, para mostrar la realidad del paciente y ofrecer siempre una esperanza realista, resolviendo dudas y escuchando los miedos manifestados por sus familiares.

Enfermería debe establecer relaciones empáticas con la familia, ofreciendo claridad en su comunicación, mostrándose accesible, adaptándose al nivel educativo y creando un ambiente acogedor

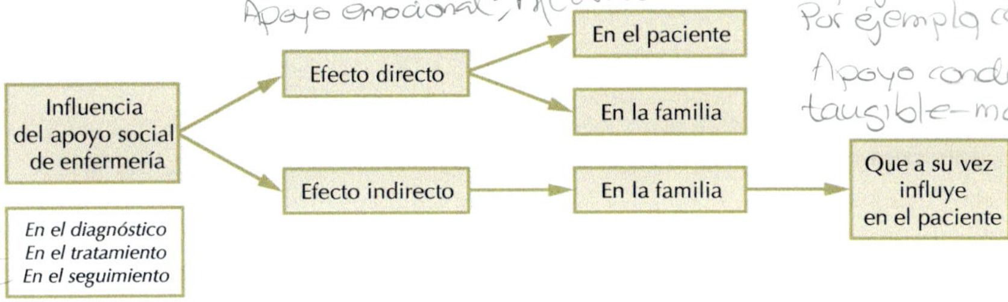

Figura 15.1 Los efectos del apoyo social proporcionados por el profesional de enfermería.

y cálido. Debe promover la escucha, la aceptación, la autenticidad y la honestidad como valores clave en la relación de ayuda tanto con el paciente como con su familia. Si para ello deben recibir más formación en dicho trato y apoyo, se hace necesario revisarlo y ofrecer apoyo también para los profesionales sanitarios, que en muchas ocasiones desconocen cómo actuar o se ven saturados por tanto sufrimiento y dolor que deben sostener.

Torres et al. (2008) hallaron que son las enfermeras las profesionales que más estudios de intervención a cuidadores proponen y las que juegan un relevante papel en el equipo multidisciplinar a la hora de ofrecer cuidados formales tanto a los pacientes como a sus familiares.

Por tanto, la enfermera tiene una relación directa no solo con el paciente, sino con su red social informal, lo que proporciona un efecto favorable para ambos y, a su vez, también tiene un efecto indirecto donde puede promover conductas y actitudes en la interacción entre el paciente y la familia, invitando a esta a mostrar cariño, cercanía, detalles verbales o materiales ante su familiar enfermo. De esta forma también influye de forma favorable en el paciente (Fernández y Manrique-Abril, 2010). En la figura 15.1 podemos ver gráficamente la influencia que tiene la enfermería tanto en pacientes como en familiares.

En un estudio de revisión y centrado en adolescentes y adultos jóvenes con enfermedad crónica, se demostró la importancia del apoyo no solo instrumental sino socioemocional dado por los profesionales sanitarios, en especial por las enfermeras, siendo este apoyo imprescindible para ayudar a desarrollar unas conductas más saludables en los jóvenes. La revisión realizada por Schütz y Mara de Melo (2013) muestra las hipótesis que tratan de explicar el efecto del apoyo socioemocional en la salud-enfermedad:

- Una expone que este apoyo influye a nivel neuroendocrino, disminuyendo así la ansiedad y la tensión vivida.
- Otra expone que el efecto está en que el apoyo aumenta la autoestima.
- Y, por último, está aquella que expone que el apoyo disminuye la depresión y, por tanto, la valoración de los eventos estresantes como menos graves, aumentando así la capacidad de afrontamiento.

HERRAMIENTAS DE APOYO

Existen diferentes herramientas de apoyo de gran valía dentro del ámbito de la enfermería, como sostienen distintas investigaciones y sucesos acaecidos. Así, consideramos de gran valor la terapia *counselling*, el uso del teléfono y las asociaciones y grupos de ayuda mutua.

Siguiendo a Sáenz et al. (2018) y sus investigaciones en el ámbito de la enfermería oncológica, cabe señalar que la utilización del *counselling* como apoyo a los pacientes permite prevenir complicaciones y afrontar los cambios físicos y socioemocionales que la enfermedad conlleva. El *counselling* es utilizado como herramienta en la relación de ayuda mejorando la salud, capacitando al paciente para tomar decisiones en su proceso de mejora. Facilita la adherencia al tratamiento, reduciendo el impacto emocional, y una mejor comunicación con la familia. Estos autores consideran app tienes-sal (para contactar con los vecinos)

a la enfermera un pilar fundamental en la asistencia, capacitada para llevar a cabo esta tarea tanto con los pacientes como con los familiares. Y exponen lo siguiente:

> *Las instituciones de salud deben contar con profesionales constantemente capacitados y entrenados para proporcionar acompañamiento efectivo, eficiente, con calidad y calidez humana, logrando así de forma conjunta cumplir con un modelo de atención integral* (p. 234).

El uso del teléfono como forma de atender a pacientes y usuarios es un elemento muy actual, que muchas empresas privadas de asistencia sanitaria vienen utilizando con el objetivo de reducir consultas innecesarias y canalizar adecuadamente la atención. Se empezó a utilizar en Norteamérica, y con el nuevo siglo se ha ido introduciendo cada vez más en prácticamente todo el mundo (Campos et al., 2002).

Con la situación de pandemia vivida con la COVID-19 hemos podido comprobar el valor de la teleasistencia en la atención sanitaria. Ante una ausencia de presencialidad asistencial, la teleasistencia se convirtió en la fuente de apoyo principal por la que se conectaban familiares, amigos y profesionales de la salud (Araya, 2020), sobre todo en los meses de confinamiento y posteriores.

El uso del teléfono asistencial como apoyo desde la enfermería también se ha estudiado dentro de un servicio de pediatría con resultados favorables en la atención a los niños menores de 1 año en casa (Campos et al., 2002). Un apoyo que debe ser considerado complementario al apoyo presencial, pero que debería tenerse en cuenta como una alternativa para resolver dudas y disminuir así consultas que a veces pueden congestionar los servicios e incluso poner en riesgo a los niños.

Por último, tenemos que resaltar la ayuda que las asociaciones y grupos de ayuda mutua ofrecen a los distintos grupos de usuarios y sus familias. Estas organizaciones tienen conexión con más fuentes de apoyo, como son las instituciones gubernamentales, y a su vez con los distintos profesionales vinculados a cada asociación o grupo, por lo que reúnen varios recursos. Para Rivera (2004), las características de las asociaciones en España son:

- Grupos de presión para las administraciones públicas.
- Apoyo a programas terapéuticos.
- Potenciadores de las redes asistenciales.
- Algunas gestionan otro tipo de recursos.

Estos grupos de ayuda para los familiares reportan descarga, ventilación emocional y aprendizaje de diferentes estrategias de afrontamiento ante el cuidado de su familiar enfermo (King et al., 2000) y, a su vez, son fundamentales para el tratamiento socioemocional de muchos pacientes, siendo una parte complementaria del tratamiento individual que muchos ya llevan.

A veces, los grupos de pertenencia son grupos religiosos o espirituales que aportan a la persona bienestar y apoyo para afrontar situaciones de dolor. Son muchos los estudios, según la revisión realizada por Rodríguez (2008), que han asociado la salud con aspectos religiosos o espirituales, y entre un 75 y un 90% de los resultados muestran una asociación saludable tanto a través del efecto de calma o relajación como por el compromiso de cumplir conductas de salud. Se han hallado resultados donde la religión se ha asociado a menos depresión, menos abuso de drogas y menos suicidio, así como a mayor optimismo, satisfacción y esperanza. Y a nivel físico se ha asociado con mejor funcionamiento inmunológico e incluso con más longevidad. El efecto negativo de estos aspectos religiosos o espirituales vendría por adoptar una actitud pasiva ante la enfermedad o comportamientos de riesgo o por creencias de castigo divino, por ejemplo.

Se hace necesario también contar con grupos de apoyo que aporten recursos a aquellas personas que puedan estar más desamparadas por otros tipos de ayuda. Sean personas que compartan una misma enfermedad o no. La enfermera comunitaria puede ser el nexo de unión y programar reuniones y encuentros de ayuda y así conectar, tras escuchar sus necesidades, con otros profesionales u organizaciones.

Ofrecer todos estos servicios de teleasistencia, así como grupos de autoayuda o grupos informativos, que a su vez ofrezcan intercambiar experiencias con un profesional sanitario que maneje técnicas

CUADRO 15.1 ■ Herramientas de apoyo

- Teleasistencia.
- Asociaciones y grupos de ayuda mutua.
  Donde se aplican técnicas de relación de ayuda:
  - *Counselling.*
  - Escucha activa.
  - Técnicas de relajación.
  - Habilidades sociales.

de relación de ayuda como la escucha activa, el *counselling,* técnicas de relajación y habilidades sociales como la asertividad, puede suponer un beneficio para todos los pacientes y familiares que estén receptivos a esta ayuda y apoyo. En el cuadro 15.1 podemos ver recogidas las herramientas de apoyo.

Obviamente, si no se ofrece nunca se verán beneficios, pero si se adquiere esta visión de la ayuda y se introduce de forma natural como una labor más dentro del ámbito sanitario, seguro que los resultados en salud e incluso en reducción de gastos sanitarios se verían beneficiados. Mejorar las habilidades sociales de la población en general ayudaría a tener más relaciones, pero sobre todo de más calidad. Dado que es común pensar que animamos a alguien cuando tal vez estemos importunando, no siempre se tiene la capacidad de estimular y motivar, aunque creamos que sí, por lo que cuando toca ayudar o apoyar también hay que revisar si se está preparado o si podemos violentar.

Apoyo social para el cuidador

Los proveedores de ayuda también deben cuidar su salud, pues ofrecer apoyo de forma continuada sin cuidarse puede desembocar en el conocido *burnout* para los profesionales sanitarios o en el síndrome de cuidador para los cuidadores informales. Pero es cierto que los beneficios del apoyo social son tanto para el que recibe como para el que da, pues aumentan su capacidad de adaptación y su resiliencia.

En el estado de alarma vivido por la COVID-19 los profesionales sanitarios han realizado un sobreesfuerzo por ofrecer, más que nunca, un vínculo saludable con los pacientes, dado que no tenían a sus familiares. Estas relaciones han sido sanas para ambos, pues el profesional sanitario podía liberar también tensiones laborales acercándose un poco más al paciente con emociones agradables o actividades distractoras. Obteniendo «beneficios en los sistemas neurofisiológicos del plano psiconeuroinmunoendocrinologicosocial» (Araya, 2020, p. 76), siempre y cuando no exista un agotamiento o rechazo por la tarea realizada.

Es por eso que el apoyo social es un factor predictivo y protector frente al síndrome de *burnout* en la profesión enfermera.

Apoyo social y algunas variables sociodemográficas

Distintos estudios nos aportan información concluyente del apoyo social en el proceso salud-enfermedad, teniendo en cuenta variables como el sexo, el estado civil o la situación laboral:

- *En función del sexo.* Es sabido que las mujeres son las que establecen vínculos más fuertes y las que suelen estar más abiertas a nuevas relaciones, con el efecto positivo que esto genera en su autoestima y salud (Adams et al., 2000; Arias, 2013; Navarro et al., 2020). Hay estudios que muestran que las mujeres son más propensas a buscar y recibir apoyo social (Almeida et al., 2016; Milner et al., 2016), siendo la percepción de apoyo un indicador de salud mental y, por tanto, un factor de protección, sobre todo en las mujeres (Gaino et al., 2019). También son las mujeres quienes por su rol ya de cuidadoras suelen estar más implicadas en el cuidado tanto de hijos como de mayores. En un estudio de Matud et al. (2002) sobre el género en el apoyo social y la salud hallaron que:

- Ambos, hombres y mujeres, prefieren recibir apoyo emocional de las mujeres.
- La mujer muestra más disponibilidad de apoyo por parte de sus amistades.
- Estar casado supone un mayor apoyo para los hombres, aunque no encontraron diferencias de género entre los casados. El apoyo emocional es mayor entre los casados que entre los no casados.
- Los hombres solteros perciben menos apoyo que las mujeres solteras.
- No hay diferencias de género respecto a la importancia del apoyo social percibido en la salud (sobre todo ante la depresión).
- Las mujeres con más cargas, con menos nivel de estudios y con peores condiciones laborales perciben menos apoyo social.

- *En función del estado civil.* Para Vivaldi y Barra (2012) el bienestar psicológico se relaciona en adultos mayores con el apoyo social percibido, y también el tener pareja estable o estar casado, aunque parece más el apoyo percibido que el estado civil en sí el que afecta al bienestar. El apoyo proporciona estabilidad emocional (Bozo et al., 2009) y aporta cierto control y sentido en la vida (Azpiazu et al., 2002), de ahí el mayor bienestar que genera.
- *En función de la situación laboral.* El apoyo social se asocia en desempleados con una mejor salud en general (Guarino y Sojo, 2011), pues es conocido el efecto negativo que una situación prolongada de desempleo produce en la salud de los afectados.

Podemos acabar diciendo que, en general, si se mejora el apoyo social (siempre atendiendo a la percepción de cada uno) se estará aumentando la calidad de vida y con ello la salud y el bienestar. Y como hemos podido comprobar, la enfermera tiene mucha fuerza y protagonismo en esta tarea.

La pregunta, para finalizar con una reflexión, sería: ¿Estamos dispuestos a invertir en esta salud social que influye en la salud física y mental?

Bibliografía

Adams RG, Blieszner R, Vries B. Definition of friendship in the third age: Age, gender, and study location effects. J Aging Stud 2000;14(1):117-33.

Alarcón C, Hernández L, Argüelles V, Campos Y. Apoyo social y su asociación con el autocuidado de la dieta en personas con diabetes. Liberabit 2017;23(1):111-21.

Almeida LM, Costa-Santos C, Caldas JP, Dias S, Ayresde-Campos D. The impact of migration on women's mental health in the postpartum period. Rev Saude Publica 2016;50:35.

Araya MA. El apoyo social en salud. Los beneficios del trabajo social sanitario como proveedor de apoyo social. Rev Ocronos 2020;3(7):76.

Arias CJ. El apoyo social en la vejez: La familia, los amigos y la comunidad. Rev Kairos 2013;16(4):313-29.

Azpiazu M, Jentoft A, Villagrasa J, Abanades J, García N, Alvear F. Factores asociados a mal estado de salud percibido o mala calidad de vida en personas mayores de 65 años. Rev Esp Salud Publica 2002;76(6):683-99.

Barra EB. Apoyo social, estrés y salud. Psicología y Salud 2004;14(2):237-43.

Bozo O, Toksabay N, Kürüm O. Activities of daily living, depression, and social support among elderly Turkish people. J Psychol 2009;143(2):193-205.

Campos C, Marquez F, Lucchini C. El teléfono como apoyo a los padres en la crianza de sus hijos: Una contribución de enfermería. Cienc Enferm 2002;8(2):1-7.

Castro R, Campero L, Hernández B. La investigación sobre apoyo social en salud: situación actual y nuevos desafíos. Rev Saude Publica 1997;31(4):425-35.

Cazals MP, Almudever B, Fraccaroli F. Social support, coping strategies and psychological well-being among young people awaiting employment. Eur Work Organ Psychol 1993;3(3):205-16.

De la Cuesta Benjumea C. Familia y salud. Rev ROL Enferm 1995;203-4:21-4.

De los Santos Saldaña RY. Relación del apoyo social percibido, ansiedad rasgo y la adherencia al tratamiento en pacientes con Diabetes Mellitus tipo 2 de un hospital de Lima Metropolitana [Tesis doctoral]. Lima: Universidad Peruana Unión; 2019.

De Rodríguez LM. El apoyo social y el cuidado de la salud humana. En: Cuidado y práctica de enfermería. Universidad Nacional de Colombia; 2000. p. 99-105.

Domínguez Espinosa ADC, Salas Menotti I, Contreras Bravo C, Procidano ME. Validez concurrente de la versión mexicana de las escalas de Apoyo Social Percibido de la Familia y los Amigos (PSS-Fa y PSS-Fr). Rev Latinoam Psicol 2011;43(1):125-37.

Eisenberger NI. An empirical review of the neural underpinnings of receiving and giving social support: implications for health. Psychosom Med 2013;75(6):545.

Faquinello P, Silva Marcon S, Pasgliarini Waidmann MA. A rede social como estratégia de apoio à saúde do hipertenso. Rev Bras Enferm 2011;64(5):849-56.

Fasce Cayo N. Soporte social en personas que viven con VIH. Rev Psicol 2001;19(1):65-86.

Fernández Alba R, Manrique-Abril. Rol de la enfermería en el apoyo social del adulto mayor. Enferm Global 2010;19:1-9.

Fernández Peña R. Redes sociales, apoyo social y salud. Periferia. Revista de Investigación y Formación en Antropología 2005;3:1-16.

Gaino LV, Almeida LY, Oliveira JL, Nievas AF, Saint-Arnault D, Souza J. The role of social support in the psychological illness of women. Rev Lat Am Enfermagem 2019;27:e3157.

Gallardo L, Barrón A, Sánchez E, Arias A. Dimensiones estructurales y funcionales del apoyo social y salud en personas mayores en Chile. Rev Mex Psicol 2014;31(2):187-97.

García Ortíz Y, Casanova Expóxito D, Raymond Álamo G. Estrés, apoyo social y representación de la enfermedad en pacientes con diabetes mellitus. Rev Cuba Endocrinol 2020;31(1):e162.

Gaspar Cabete D, Santos da Fonte C, Silva de Matos MM, Mendes Patrica H, Ribeiro Silva AR, Valadâo de Abranches Silva VF. Emotional support to the family of the critically ill patient: nursing interventions. Revista de Enfermagem Referência 2019;4(20):129-38.

Guarino L, Sojo V. Apoyo social como moderador del estrés en la salud de los desempleados. Univ Psychol 2011;10(3):867-79.

Hanestad BR. Self-reported quality of life and the effect of different clinical and demographic characteristics in people with type 1 diabetes. Diabetes Res Clin Pract 1993;19(2):139-49.

House JS. Work stress and social support. Massachusetts: Addison-Wesley; 1981.

King G, Stewart D, King S, Law M. Organizational characteristics and issues affecting the longevity of self-help groups for parents of children with special needs. Qual Health Res 2000;10:225-41.

Lin N. Conceptualizing social support. In: Lin N, Dean A, Ensel W, editors. Social support, life events, and depression. Nueva York: Academic Press; 1986. p. 17-30.

Lin N, Woelfel MW, Light SC. The buffering effect of social support subsequent to an important life event. J Health Soc Behav 1985;26(3):247-63.

Mahanta D, Aggarwal M. Effect of perceived social support on life satisfaction of university students. EAR 2013;1(6):1083-94.

Matud Aznar MA, Correa Reverón MC, García Pérez L. Relevancia de la menopausia y del apoyo social en las diferencias en salud entre mujeres y hombres. Univ Psychol 2017;16(1):1-11.

Matud P, Carballeria M, López M, Marrero R, Ibáñez I. Apoyo social y salud: Un análisis de género. Salud Mental 2002;25(2):32-7.

Milner A, Krnjacki L, LaMontagne AD. Age and gender differences in the influence of social support on mental health: a longitudinal fixed-effects analysis using 13 annual waves of the HILDA cohort. Public Health 2016;140:172-8.

Naciones Unidas. 1994 Año Internacional de la Familia. Viena: Naciones Unidas; 1991.

Navarro RM, Salazar-Fernández C, Schnettler B, Denegri M. Autopercepción de salud en adultos mayores: moderación por género de la situación financiera, el apoyo social de amigos y la edad. Rev Med Chile 2020;148(2):196-203.

Norbeck J, Lindsey A, Carrieri V. The development of an instrument to measure social support. Nurs Res 1981;30(5):264-9.

Pelazza BB, Simoni RC, Freitas EG, Silva BR, Silva MJ. Visita de enfermagem e dúvidas manifestadas pela família em unidade de terapia intensiva. Acta Paul Enferm 2015;28(1):60-5.

Pinazo S, Sánchez M, Gerontología. Actualización, innovación y propuestas. España: Pearson Prentice Hall; 2005.

Reed E, Emanuel AN, Myer B, Johnson K, Wechsberg WN. The relevance of social context and social action in reducing substance use and victimization among women participating in an HIV prevention intervention in Cape Town, South Africa. Subst Abuse Rehabil 2013;28(4):55-64.

Ryff CD. Psychological well-being revisited: Advances in the science and practice of eudaimonia. Psychother Psychosom 2014;83(1):10-28.

Rivera Navarro J. Asociaciones y grupos de ayuda mutua: un nuevo paradigma en el ámbito de la salud. Revista Internacional de Ciencias Sociales y Humanidades 2004;14(1):83-99.

Rodríguez Rossi R. La investigación de las relaciones entre religión y procesos de salud-enfermedad: abordajes y algunos resultados empíricos. Investigación en Salud 2008;10(3):51-7.

Rowe PM. Spotlight on Research: On the neurobiological basis of affiliation. APS Observer 1996; p. 17-8.

Sáenz Ramírez RA, Vargas España AO, Calderón Molina RE. Nursing counseling an invaluable support system for cancer patients. Universidad y Sociedad 2018;10(1):232-8.

San Martín JL, Barra E. Self Esteem, Social Support and Life Satisfaction in Adolescents. Terapia Psicológica 2013;31(3):287-91.

Schütz Balistieri A, Mara de Melo Tavares C. La importancia del apoyo socio-emocional en adolescentes y adultos jóvenes portadores de enfermedad crónica: una revisión de la literatura. Enferm Global 2013;12(30):388-98.

Thoits P. Conceptual, methodological and theoretical problems in studying social support as a buffer against life stress. J Health Social Behav 1982;23(2):145-59.

Torres Egea MP, Ballesteros Pérez E, Sánchez Castillo D. Programas e intervenciones de apoyo a los cuidadores informales en España. Gerokomos 2008;19(1):9-15.

Vega Angarita OM, González Escobar DS. Apoyo social: elemento clave en el afrontamiento de la enfermedad crónica. Enferm Global 2009;16:1-11.

Vivaldi F, Barra E. Bienestar psicológico, apoyo social percibido y percepción de salud en adultos mayores. Terapia Psicológica 2012;30(2):23-9.

Waldinger RJ, Schulz MS. What s love got to do with it? Social functioning, perceived health, and daily happiness in married octogenarians. Psychol Aging 2010;25(2):422-31.

Wang J, Mann F, Lloyd-Evans B, Ma R, Johnson S. Associations between loneliness and perceived social support and outcomes of mental health problems: a systematic review. BMC Psychiatry 2018;18(1):1-16.

Wikby A, Hörnquist JO, Stenström U, Andersson PO. Background factors, long-term complications, quality of life and metabolic control in insulin dependent diabetes. Qual Life Res. 1993;2(4):281-6.

Condiciones de estrés - apoyo social - salud-enfermedad.
↓
amortiguan efectos.
A través red social

Ejemplo: Paro -pensión- salud, pierden relaciones sociales,
El apoyo social puede ser recurso pero se puede ver afectado

Efecto directo = Da igual las condiciones + Salud - estrés.
Efecto indirecto = Carencia es un nivel tóxico parecido a la obesidad o el tabaco.

Efecto protector - Si tenemos apoyo se disminuyen efec. negativos.

PARTE 2

Psicología de la salud

CAPÍTULO 16

Psicología de la salud

Jesús Rodríguez-Marín ■ José Antonio García del Castillo ■ Esther Sitges

PUNTOS CLAVE

- El objetivo de este capítulo es mostrar la estrecha relación entre la psicología y la salud y presentar la definición de la psicología de la salud, así como sus ámbitos de estudio y trabajo.
- La relación de la psicología con el ámbito de la salud comenzó básicamente en el ámbito de la enfermedad mental, pero ha ido ampliándose al tiempo que se producía un cambio en el propio concepto de salud. Actualmente también incluye el análisis de la presencia de salud entendida como un estado de absoluto bienestar físico, mental y social.
- Las conductas de salud/enfermedad en interacción con otras personas o con productos de la conducta humana son el objeto de estudio principal de la psicología de la salud.
- Algunas de las actividades más importantes que se desarrollan desde la psicología de la salud son la promoción de esta, la prevención, el diagnóstico, el tratamiento y la rehabilitación de la enfermedad, la mejora del sistema de cuidado de salud y el desarrollo de políticas de salud.
- La promoción de la salud persigue la generación de estilos de vida saludables y el aprendizaje de las habilidades sociales básicas para mejorar la salud.
- La prevención de la enfermedad busca la modificación de los estilos de vida y de las conductas insalubres o de riesgo, la detección y solución precoz de los problemas psicológicos concurrentes con la enfermedad y la disminución de las secuelas o consecuencias de la enfermedad, entre otros objetivos.
- Desde la psicología de la salud se han estudiado los factores psicosociales asociados al padecimiento de la enfermedad en cada una de sus fases (etiología, diagnóstico, tratamiento y rehabilitación de la enfermedad), mejorando las condiciones de curación, rehabilitación y adaptación a la enfermedad y subrayando la importancia de las relaciones entre el médico y el enfermo.

Introducción

Este es un capítulo pórtico de la última sección del libro, la psicología de la salud, y en consecuencia incluye una referencia, aunque sea somera, a los temas que se tratan en los otros capítulos de la sección. Comenzaremos recuperando de nuevo el concepto de salud vigente desde hace algunos años, el concepto integral, biopsicosocial. Posteriormente analizaremos el proceso de salud, cuya consideración incluye los comportamientos de promoción de esta y los de evitación y prevención de su pérdida. También nos centraremos en la experiencia de la enfermedad, el análisis de los mediadores psicosociales del estatus de salud, y el papel de los factores cognitivos y emocionales, comportamentales y sociales que pueden colaborar en la aparición de la enfermedad. A continuación, desarrollaremos el impacto psicosocial que la enfermedad tiene sobre la persona y los comportamientos asociados a ella, así como los temas relacionados con el tratamiento de la enfermedad, centrados en la relevancia de la interacción entre enfermo y profesional sanitario, que constituye el primer paso para la instalación de un régimen terapéutico y tiene un impacto específico sobre la satisfacción de ambos actores y la conducta de cumplimiento del tratamiento. Finalmente analizaremos el tema del hospital como marco de atención a la salud, por su importancia dentro del sistema sanitario y por su potente acción psicosocial sobre los pacientes.

Psicología y salud

La relación de la psicología con el ámbito de la salud comenzó básicamente en el ámbito de la enfermedad mental, pero ha ido ampliándose al tiempo que se producía un cambio en el propio concepto de salud, como vimos en el capítulo 1. Tradicionalmente la salud se había definido como «ausencia de enfermedad», pero durante el siglo XX las causas más importantes de la muerte cambiaron, pasando de ser las enfermedades infecciosas a las enfermedades crónicas, ligadas estas a comportamientos insalubres. Además, los costes de los cuidados sanitarios experimentaron un crecimiento casi asintótico, y por ello cada vez más se reconoció la importancia de la prevención de la enfermedad y la promoción y educación sanitarias.

En 1948, el Congreso de Constitución de la Organización Mundial de la Salud (OMS) ya definió la «salud» como «el estado de absoluto bienestar físico, mental y social y no la mera ausencia de enfermedad». En esa definición, por primera vez, aparecían expresamente reconocidos como componentes de la salud dos aspectos relevantes del ser humano, el psicológico y el social, que se sumaban al biológico, dando lugar al concepto «integral» de salud. Esa nueva concepción ponía de relieve la importancia de los comportamientos en la génesis, pérdida o mantenimiento de la salud. La conducta alimentaria inadecuada, el hábito de fumar, de consumir alcohol, el abuso de fármacos o la falta de ejercicio físico son algunos ejemplos de comportamientos directamente relacionados con el estado de salud/enfermedad de la persona. En estos casos hablamos de comportamientos de riesgo cuyo análisis corresponde a la psicología, en general, y a la psicología de la salud, en particular (Rodríguez-Marín y Neipp, 2008). El papel de la psicología en este ámbito ha sido recogido desde una perspectiva histórica en los objetivos formulados por la OMS en su programa *Salud para todos en el año 2000,* en el que se propusieron metas específicas para la política sanitaria (OMS, 1978). En este programa se puso de relieve la atención que la OMS otorga a los factores comportamentales en el concepto de salud/enfermedad, los cuales coinciden con los campos de estudio de la psicología de la salud. Así, en la actualidad, entre los retos políticos y sociales de la Unión Europea se ha desarrollado la denominada estrategia «Europa Horizonte 2020 (H2020)», que incluye la salud y bienestar de todos a lo largo de la vida, manteniendo unos sistemas de cuidado económicamente sostenibles, y que ha sido creada como una inversión de futuro centrada en apoyar la investigación, la innovación y la competitividad para mejorar la calidad de vida de los ciudadanos. La temática «*Innovation for healthy living and active ageing*» (Innovación para una vida saludable y un envejecimiento activo) se planteó como un desafío alineado con el reto social «Salud, cambio demográfico y bienestar» de la estrategia «Europa Horizonte 2020 (H2020)». En este programa se hizo un especial énfasis en la relevancia de los factores comportamentales en el concepto de salud/enfermedad, reforzando el papel de la psicología en el ámbito de la salud.

Y es que comportamiento y salud están estrechamente unidos. La salud está relacionada con comportamientos funcionales que permiten una plena adaptación del hombre a su medio, con comportamientos saludables o comportamientos insalubres o de riesgo y con comportamientos que las personas realizan cuando llegan a la convicción de que están enfermas (comportamientos de enfermedad). A su vez, la búsqueda de soluciones para los problemas de salud implica comportamientos como los de búsqueda de ayuda, búsqueda de cuidado, o provisión de cuidado. Esa íntima relación entre comportamiento y salud es la base del vínculo entre la psicología y la salud. Como se ha comentado anteriormente, la historia de la psicología está estrechamente ligada a la enfermedad mental. Incluso cuando la psicología se constituye como ciencia experimental en el siglo XIX, su interés por el mundo de la salud viene inicialmente ligado al de la «enfermedad mental». Un ejemplo interesante de ello es la relación entre Wundt y Kraepelin, en el último cuarto del siglo XIX, como vimos en el capítulo 1. Kraepelin trabajó como ayudante en el laboratorio de Wundt para llevar a cabo investigaciones sobre psicofarmacología y psicofisiología, y fue Wundt el que lo dirigió hacia el mundo de la psiquiatría. En *Der Psychologische Versuch in der Psychiatrie* (1896), Kraepelin expuso sus criterios psicológicos inspirados en las enseñanzas de Wundt (Millon et al., 1982). En cualquier caso, desde mediados del siglo XX muchas de las enfermedades y discapacidades que se padecen en los países desarrollados e industrializados son causadas o promovidas por comportamientos insalubres, incluidos los comportamientos de autoagresión. Cada año se estima que 400 millones de personas resultan heridas en accidentes en los que se evidencia el uso del alcohol u otras sustancias psicoactivas, o por la ejecución de conductas violentas intencionales hacia ellos mismos o hacia otros, e incluso hacia sus propias familias. Asimismo, desde hace mucho tiempo se sabe que en torno a un 30-50% de todas las consultas clínicas son hechas por pacientes que no muestran ninguna patología de origen orgánico o que se quejan de una incomodidad o mal funcionamiento que no guarda proporción con sus problemas físicos, y siendo la categoría de «quejas» la de mayor proporción en la atención primaria (Rodríguez-Marín, 1995).

Así pues, además de los pacientes con enfermedades «biológicamente fundamentadas», estamos tratando con dos categorías de pacientes o personas que buscan ayuda. La primera, la de los denominados pacientes funcionales, que está constituida por aquellos pacientes que expresan quejas que implican un distrés y síntomas somáticos no fundamentados en hallazgos patológicos, pero que la persona atribuye a una enfermedad física. La segunda categoría está compuesta por pacientes que pueden o no estar crónicamente enfermos, o que han sido intervenidos quirúrgicamente, y que por diversas razones experimentan distrés, síntomas o complicaciones en exceso respecto a lo que puede esperarse a partir de su estado biológico (Rodríguez-Marín y Neipp, 2008).

Ante esta situación nos planteamos, ¿de qué recursos disponemos para afrontar los problemas que nos plantean esos pacientes? Parece bastante claro que no pueden ser tratados adecuadamente utilizando un modelo clásico de cuidado médico, en un sistema meramente reactivo, que solo actúa cuando la persona se pone enferma, para tratarla entonces puntualmente y centrándose en los aspectos biomédicos. Precisamente, ya en la Conferencia de Alma Ata de 1978 se señaló que «la atención primaria de salud incluye: educación sobre los problemas de salud prevalentes y los métodos de prevenirlos y controlarlos», y esta acción apunta a lo que se ha llamado promoción de la salud (Bayés, 1991). La consecución de los objetivos de la promoción de la salud implica propiciar un conjunto de comportamientos no solo de las personas cuya salud se pretende, sino de otras personas, grupos o sistemas sociales, como por ejemplo sería producir y consumir alimentos y bebidas saludables, enseñar y promover un ejercicio físico adecuado y apropiado, o trabajar en la mejora del entorno físico o psicológico y social de las personas utilizando diferentes métodos (Al-Natour et al., 2021).

La promoción de la salud se lleva a cabo mediante la «educación para la salud» (v. cap. 25) o educación sanitaria, que representa el esfuerzo para que las personas instauren, mantengan o modifiquen sus comportamientos, a fin de que adquieran o conserven hábitos de vida saludables y comportamientos de uso adecuado de los servicios de cuidado de la salud (Bunton y Macdonald, 2002). En la actualidad son muchos los enfoques de la educación para la salud (Coombs et al., 2021; Plutzer y Warner, 2021; Song et al., 2021). Gran parte de los programas preventivos se basan en intentar aumentar el control del comportamiento, incrementando la percepción de riesgo. La evaluación del riesgo depende tanto de la información disponible como de la experiencia previa, por lo que su control se va acrecentando con la edad (García del Castillo, 2012). La psicología puede realizar contribuciones significativas en este campo, desde el análisis de las funciones que estas conductas tienen para el individuo o grupo social que las practica, hasta la identificación de las fuerzas sociales que tienden a estabilizar y estimular estas conductas de riesgo. También participa

CUADRO 16.1 ■ Conjunto de problemas más comunes en el área de la atención primaria

Problemas de ansiedad y estrés. Como la ansiedad generalizada, los ataques de pánico, las fobias, las ideas o rituales obsesivos, las enfermedades agravadas o inducidas por el estrés, por ejemplo, la migraña, el asma, o la enfermedad cardiovascular.
Trastornos de hábitos. Como conductas habituales diversas que conducen a distrés personal, mala salud o problemas sociales, por ejemplo, fumar, obesidad, bulimia, problemas con la bebida, enuresis, encopresis y drogadicción.
Dificultades en el marco educativo o laboral. Como impacto de los puntos de transición a lo largo de la línea vital, por ejemplo, abandono de la escuela, cambio de trabajo, retiro; problemas que surgen en el contexto educativo o laboral, por ejemplo, problemas con el estudio, falta de confianza y falta de destrezas sociales.
Problemas interpersonales, sociales o matrimoniales. Problemas que surgen de las relaciones con los demás como, por ejemplo, timidez, falta de selectividad, discordias matrimoniales, problemas psicosexuales o conductas antisociales y agresivas.
Ajuste psicológico a la enfermedad física y a otros acontecimientos vitales significativos. Ajuste al trauma psicológico producido por la enfermedad y la hospitalización, a su tratamiento o sus secuelas; ajuste a la discapacidad crónica; ajuste a acontecimientos como el nacimiento de un hijo, el desempleo, el retiro, los accidentes, la enfermedad terminal o la muerte.

en el desarrollo y la ejecución de programas de intervención para prevenir o impedir la ejecución de dichas conductas.

Además de los programas de promoción de la salud y prevención de la enfermedad que la atención primaria pueda llevar a cabo, también existe un conjunto de problemas psicológicos, comportamentales y psicosociales, unidos al padecimiento de la enfermedad, que el sistema de salud debe atender mediante intervención psicológica. En el área de la atención primaria se presenta un conjunto de problemas comunes que exponemos en el cuadro 16.1 y que constituyen uno de los principales campos de aplicación de la psicología dentro de la denominada «psicología de la salud». Precisamente, en las últimas décadas, el interés por la psicología de la salud ha ido incrementándose significativamente al demostrarse que el estrés crónico, la depresión o el aislamiento social influyen significativamente en la vulnerabilidad a determinadas enfermedades (Clifton y Kim, 2020; Cohen et al., 2012; Kiecolt-Glaser et al., 2002).

Psicología de la salud

Aplicar la psicología al campo de la salud significa estudiar las conductas de salud/enfermedad en interacción con otras personas o con productos de la conducta humana (medicamentos o técnicas diagnósticas y de intervención, organizaciones de cuidado de salud, etc.). Implica el estudio de actividades como la promoción de la salud, prevención, diagnóstico, tratamiento y rehabilitación de la enfermedad, la mejora del sistema de cuidado de salud y el desarrollo de políticas de salud. Por otro lado, las conductas relacionadas con la salud y la enfermedad se aprenden y se realizan en un contexto social, lo que siempre debería tomarse en cuenta (Bonsu et al., 2021; Rodríguez-Marín et al, 1990).

Por su parte, las circunstancias socioculturales determinan, entre otras muchas cosas, las actitudes y comportamientos del individuo con relación a la salud y a la enfermedad, tal como vimos en el capítulo 10. Por ejemplo, pueden marcar cuál es el papel social de enfermo, influir en la aparición de nuevas etiquetas «patológicas», como la hiperactividad, y producir una creciente medicalización del embarazo y del parto, e incluso epidemias «funcionales», como la de dolor crónico ocurrida en Australia en la década de 1980. También es el contexto sociocultural el que asigna o no un contenido «estigmatizante» a determinadas enfermedades, como pudieron ser en su momento la lepra, la tuberculosis, el cáncer y, ahora, aunque ya en menor medida, el sida. También puede establecer la «bondad» de determinadas causas para otras tantas enfermedades, y así actualmente parece que en medios urbanos el estrés, la tensión o «los nervios» son los causantes de muchos problemas de salud y, además, «no están mal vistos» (Rodríguez-Marín et al., 1990).

La aplicación de la psicología dentro de las otras «ciencias de la salud» es un campo de trabajo diferenciado que conocemos como psicología de la salud. La aproximación de la psicología al campo de la salud se produjo muy tempranamente a través de su colaboración con el diagnóstico y el tratamiento de las enfermedades mentales. Desde esa perspectiva, la unidad de análisis e intervención fue el individuo con trastornos cognitivos, emocionales y/o comportamentales, con o sin base biológica. Este énfasis individual y sobre trastornos (enfermedad) se refleja claramente en el concepto que tenemos de la psicología clínica y de la psicoterapia, vinculada al mundo de la salud desde la perspectiva de la enfermedad mental y colaborando estrechamente con la psiquiatría, como hemos visto en la tercera sección de esta obra.

A pesar de que los psicólogos se interesaron en las cuestiones de la salud física ya desde los comienzos de 1900, la investigación en esta área creció muy lentamente. En un estudio sobre la aparición de artículos en *Psychological Abstracts* en las décadas de 1950 y 1960, Rodin y Stone (1987) encontraron solo 136 artículos en 1950 y 257 en 1960 que podrían considerarse en el área de lo que ahora se conoce como psicología de la salud (Rodin y Stone, 1987). La salud y la enfermedad física no entraron en el panorama de la psicología hasta casi finales de la década de 1970. Efectivamente, en esos momentos, gracias a los tremendos avances de la medicina científica, se había producido un aumento espectacular de la expectativa de vida, y una sustitución de las enfermedades agudas/infecciosas por las enfermedades crónicas como principales responsables de la morbilidad y mortalidad. Por ello, los psicólogos se fueron implicando cada vez más en el análisis y la consideración de tales comportamientos y, posteriormente, en los concomitantes psicológicos de muchas condiciones de salud que hasta entonces se habían considerado como de naturaleza exclusivamente física o médica.

Cada vez más se amplió el campo de las relaciones entre psicología y salud, y nació una nueva área de aplicación de la psicología al campo de la salud física bajo denominaciones diferentes como medicina psicosomática, medicina comportamental, medicina psicológica, salud comportamental y, finalmente, psicología de la salud. La denominación que parece reunir todos los aspectos que las otras denominaciones han ido presentando, al tiempo que soslaya las dificultades que también presentan, es la de «psicología de la salud».

La psicología de la salud aborda el mundo de la salud, fundamentalmente física, y con una metodología básicamente grupal, social y sistémica, tal como se muestra en la figura 16.1. El desarrollo real de la psicología de la salud se vincula con la publicación de un artículo de William Schofield en la revista *American Psychologist,* en 1969, en el que exponía los resultados de un análisis de contenido sobre *Psychological Abstracts* de 1966 y 1967, donde se mostraba que en ese periodo se habían publicado muy pocos artículos sobre temas de aplicación de la psicología al campo de la salud (excluida la salud mental en el sentido más restringido del término) y subrayaba la presencia «anémica» de la psicología en el campo de los servicios de salud, «en número y en tecnología», frente al de otros profesionales sanitarios. Sin embargo, también indicaba las posibilidades de que esa presencia llegara a ser importante, y que eso dependía en muy buena parte de las decisiones y de los intereses de los propios psicólogos. En 1973, la American Psychological Association (APA) nombró a Schofield presidente de un grupo de trabajo sobre investigación en salud. El grupo realizó un análisis de contenido del periodo 1966-1973 y concluyó que en 1974 solo 52 psicólogos podían considerarse como «psicólogos de la salud en sentido estricto». Afortunadamente, la acción del grupo de Schofield, y sus informes, tuvieron un resultado muy positivo. En Chicago, en 1976, la APA formó un grupo de trabajo con el nombre de «Sección de Investigación en Salud», que eligió a William Schofield como presidente y se constituyó con 150 miembros. Ese momento puede considerarse como el del nacimiento de la psicología de la salud. Su reconocimiento formal se

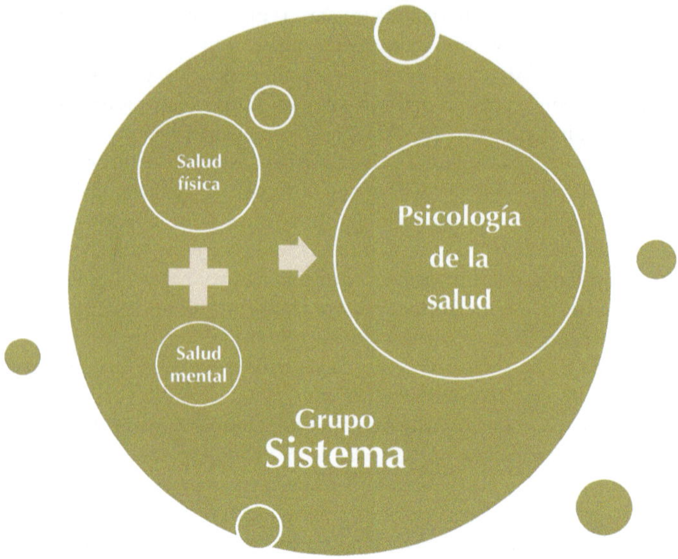

Figura 16.1 Marco conceptual de la psicología de la salud.

produjo en 1978 con la creación de una división específica (la División 38) dentro de la APA y la aparición del primer libro definitorio en 1979 (Stone et al., 1979). Igualmente en 1979, Matarazzo, en su discurso presidencial (Matarazzo, 1980) durante la primera reunión de la nueva División en Nueva York, proporcionó una definición inicial de la psicología de la salud. En 1980 el número de psicólogos que aparecían dedicados en EE. UU. a la aplicación de la psicología al campo de la salud/enfermedad físicas fue de 1.500, en 1988 se incrementó a 2.700 y en 1996 la División 38 alcanzó 3.177 miembros.

En el invierno de 1982 apareció también la revista *Health Psychology* (Stone, 1982), que en 1993 pasó a ser la revista oficial de la División de Psicología de la Salud, publicada por la propia APA y que en 1996 alcanzó 8.435 suscriptores. En 1983 tuvo lugar la primera conferencia norteamericana (que fue también la primera que se realizaba en todo el mundo) sobre la formación y el entrenamiento de psicólogos de la salud, como consecuencia de la cual se estableció un conjunto de directrices para la formación de especialistas en psicología de la salud y se desarrollaron programas de formación de posgrado en este campo (Belar, 1987).

El ejemplo de Norteamérica se expandió y rápidamente se fueron constituyendo secciones de psicología de la salud en casi todas las sociedades de psicología, científicas o profesionales, como en la Sociedad Británica de Psicología, en la Sociedad Holandesa de Psicología, en la Sociedad Alemana, en la Austríaca, en la Danesa, en la Escandinava, etc.; o sociedades nacionales o internacionales de psicología de la salud, la Sociedad Europea de Psicología de la Salud (European Health Psychology Society [EHPS]) y la Sociedad Internacional de Psicología de la Salud. En paralelo, en el periodo 1979-1989 aparecieron 15 manuales de psicología de la salud. Además, en el marco europeo aparecieron numerosas revistas ligadas a ese campo, como *Revista de Psicología de la Salud, British Journal of Health Psychology, Gezondheid, Zeitschrift far Gesundheitpsychologie, Journal of Health Psychology* y *Psychology, Health & Medicine, Revista Internacional de Psicología Clínica y de la Salud, Psychology and Health* y *Health Psychology Review*. La EHPS ha organizado congresos científicos anuales desde 1986 y adoptó como órgano oficial a la revista *Psychology and Health*. El desarrollo de la psicología de la salud en Europa parece, por tanto, tan sólido como lo está siendo en EE. UU., y se ha constituido como un campo de trabajo que subraya el papel primario de la psicología como ciencia y como profesión en el campo de la salud.

Como hemos comentado anteriormente, la definición canónica de la psicología de la salud la hizo Matarazzo en 1979 como «el conjunto de contribuciones científicas, educativas y profesionales que las diferentes disciplinas psicológicas hacen a la promoción y mantenimiento de la salud, a la prevención y tratamiento de la enfermedad, a la identificación de los correlatos etiológicos y diagnósticos de la salud, la enfermedad y las disfunciones relacionadas, a la mejora del sistema sanitario y a la formación de una política sanitaria» (Matarazzo, 1980, p. 815). Aunque no queda explícitamente reflejado en esta definición respecto a otros campos aplicados de la psicología que tienen que ver con la salud, lo que le da su característica diferencial a la psicología de la salud es su especial referencia a la salud física.

Esta aplicación de la psicología al campo de la salud y la enfermedad física ha reunido a investigadores y profesionales cuya característica distintiva es su consideración del sistema sanitario como «entorno de trabajo», porque la psicología de la salud no solo dirige su atención al individuo cuya salud está en cuestión, sino al «conjunto complejo de instituciones y fuerzas dentro de las cuales se persigue la salud» (Rodríguez-Marín y Neipp, 2008). De acuerdo con las conclusiones del Grupo de Trabajo sobre Psicología de la Salud de la Federación Europea de Asociaciones Profesionales de Psicología (EFPA), la psicología de la salud es la aplicación de la teoría y los métodos psicológicos al estudio y el cuidado de la salud y la enfermedad físicas, y se preocupa de los aspectos psicológicos de la promoción, la mejora y el mantenimiento de la salud, asumiendo que el contexto ecológico de estos aspectos psicológicos de la salud incluye los sistemas sociales en los que existe el ser humano (Marks, 1996; Marks et al., 1995). Para este grupo de trabajo, por tanto, la misión de los profesionales de la psicología de la salud es promover y mantener el bienestar de la persona, el grupo o la comunidad mediante la aplicación de la teoría, los métodos y la investigación psicológicos, tomando en cuenta el contexto económico, político, social y cultural, como se puede verificar en la actualidad en multitud de trabajos (Clifton y Kim, 2020; Del Río et al., 2021; Esmaili et al., 2020).

Sobre esa base, y teniendo en cuenta la secuencia misma de la relación del binomio salud-enfermedad, podemos establecer los campos de interés de la psicología de la salud que se presentan en el cuadro 16.2, sin el ánimo de considerarlos como los únicos (Rodríguez-Marín, 1999; Rodríguez-Marín y Neipp, 2008; Stone, 1982).

Campos de interés de la psicología de la salud

LA PROMOCIÓN DE LA SALUD Y LA PREVENCIÓN DE LA ENFERMEDAD

La promoción de la salud persigue, como se ha dicho, la generación de estilos de vida saludables y el aprendizaje de las habilidades sociales básicas para mejorar la salud. Por su parte, la prevención de la enfermedad persigue la modificación de los estilos de vida y de las conductas insalubres o de

CUADRO 16.2 ■ Campos de interés de la psicología de la salud

- Promoción de la salud.
- Prevención de la enfermedad.
- Experiencia de las diferentes fases del proceso de enfermedad.
- Aspectos psicológicos asociados al tratamiento de la enfermedad.
- Tratamientos psicológicos de enfermedades físicas.
- Relación entre el profesional de salud y el enfermo.
- Política sanitaria y mejora del sistema de cuidado de salud.

riesgo, la detección y solución precoz de los problemas psicológicos concurrentes con la enfermedad, y la disminución de las secuelas o consecuencias de la enfermedad, así como la prevención de las recaídas y la consecución de la rehabilitación y la recuperación de la vida social del enfermo cuando procede (Bayés, 1991; Faltermaier, 2008).

En este campo, la psicología de la salud utiliza programas de promoción y prevención sanitarias con enfoques individuales, grupales o comunitarios, que incluyen desde campañas en los medios de comunicación hasta intervenciones directas, personales, y que utilizan intervenciones unidimensionales o multidimensionales, dependiendo de si pretendemos producir cambios en una o varias conductas de riesgo o de salud simultáneamente (Kok et al., 2004). Asimismo, la psicología de la salud estudia los factores por los que los individuos se mantienen saludables, o que favorecen las conductas salubres, y los factores por los que se adoptan conductas y hábitos de riesgo o perjudiciales; los aspectos psicosociales que hay que tomar en cuenta en los distintos programas de promoción (incremento de hábitos saludables) y prevención (reducción de conductas de riesgo), y los factores que determinan la participación en el desarrollo de dichos programas (Rodríguez-Marín, 1995). Igualmente, la psicología de la salud colabora en el diseño, la planificación y la evaluación de programas para reducir o eliminar los factores ambientales que tienen efectos negativos sobre la salud, así como en el diseño de estrategias psicosociales para aumentar la calidad de vida de los ciudadanos, dentro del ámbito del «*marketing* de la conducta de salud» (Frederiksen et al., 1984).

En el momento actual, cuando los países occidentales asistimos a un espectacular cambio de las pirámides poblacionales en la dirección de un claro envejecimiento de la población, la OMS (2002) aboga por políticas de salud para potenciar los determinantes psicológicos y conductuales para lograr un envejecimiento activo y saludable, la reducción de los factores de riesgo asociados a enfermedades y el incremento de los factores de protección de la salud a través de hábitos saludables y de ejercicio físico, la participación psicosocial y la promoción de los factores de protección del funcionamiento cognitivo y emocional. Así, la psicología de la salud tiene, cada vez más, un amplio campo de actuación en la mejora de la calidad de vida en la tercera edad, puesto que podemos mejorar la salud en la vejez a través de la intervención psicológica basada en la prevención, la promoción de la salud y el tratamiento de los problemas de salud asociados a la edad.

LA EXPERIENCIA DE LAS DIFERENTES FASES DEL PROCESO DE ENFERMEDAD

Desde la psicología de la salud se contribuye al estudio de los factores psicosociales asociados al padecimiento de la enfermedad en cada una de sus fases (etiología, diagnóstico, tratamiento y rehabilitación de la enfermedad) mejorando las condiciones de curación, rehabilitación y adaptación a la enfermedad. También se estudian la percepción y la interpretación de los síntomas por parte de los pacientes, la construcción social de la enfermedad y de la salud, los efectos de las actitudes de los profesionales de la salud sobre el diagnóstico, el tratamiento y el proceso rehabilitador, así como de las actitudes de los enfermos y sus familias acerca de estos mismos procesos (Rodríguez-Marín y Neipp, 2008).

Desde la psicología de la salud se aborda también el desarrollo de programas para prevenir e intervenir el impacto psicosocial de la enfermedad y de sus tratamientos, tanto en el ámbito ambulatorio como en el hospitalario, para mejorar la adaptación psicosocial a la enfermedad, el ajuste y la adaptación del enfermo crónico a su medio sociolaboral, y el entorno psicosocial y la calidad de vida de los enfermos en situación terminal (Rodríguez-Marín y Neipp, 2008; Rodríguez-Marín y Zurriaga, 1997).

En el proceso de enfermar y sanar tienen mucha importancia las denominadas «conductas de enfermedad». Son conductas de enfermedad todas aquellas acciones que afectan al significado social y personal de los síntomas, de la enfermedad, de las discapacidades y de sus consecuencias. Incluyen, por ejemplo, acciones tales como el reconocimiento de síntomas, la búsqueda de ayuda, el uso de servicios médicos, el cumplimiento de prescripciones terapéuticas, la asunción de determinadas conductas de «rol» en distintas situaciones y las respuestas de afrontamiento ante la enfermedad, entre otras. Las conductas de enfermedad se ejecutan asociadas a las creencias (fundamentadas o no) que las personas tienen cuando experimentan síntomas de enfermedad (como ir al médico, tomar la baja laboral, etc.). A diferencia de la enfermedad en sí misma, que implica una patología «objetiva» y documentada, las conductas de enfermedad no necesariamente implican patología subyacente, y las trayectorias psicológica y biológica responsables de los dos tipos de resultados pueden ser totalmente diferentes (Mechanic, 1977; Taylor, 1990).

El siguiente momento de análisis es la situación de enfermedad. Dentro de ella cabe hablar de la experiencia de la enfermedad misma. Este proceso de padecer la enfermedad tiene sus fases (etiología, diagnóstico, tratamiento y rehabilitación de la enfermedad). La psicología de la salud se interesa por los determinantes psicosociales de cada una de ellas, así como de la curación, la rehabilitación y la adaptación a la enfermedad. El primer tema de estudio es el de los factores sociocomportamentales asociados a la etiología y la génesis de la enfermedad. Así, sobre todo, se han estudiado los factores socioculturales y psicosociales relacionados con las cardiopatías coronarias, los factores psicosociales asociados al patrón de conducta tipo A (relacionado con una mayor incidencia de las cardiopatías) o el papel del estrés en el origen de la enfermedad física (v. cap. 19), que fue uno de los grandes temas de interés para la «medicina psicosomática». Naturalmente, el estrés es una variable a considerar no solo en esa fase del proceso de enfermedad, sino también en todos los demás prácticamente.

La siguiente etapa del proceso de enfermar es el impacto estresante de la enfermedad sobre la persona. Sobre todo, ha sido objeto de investigación el impacto de algunas enfermedades, como es el caso del sida (Fundación Toronto People With AIDS, 2010). Los resultados de los estudios apoyan la idea de que, efectivamente, la experiencia misma de la enfermedad, o algunos de los procedimientos diagnósticos o terapéuticos, pueden tener un impacto estresante sobre la persona. El tema del estrés lleva estrechamente aparejado el estudio de su afrontamiento. De hecho, el afrontamiento de la enfermedad es un tema que podemos encontrar no solo «durante» el proceso de enfermedad, sino también «antes» y «después», en paralelo con el «estrés» (Betensky et al., 2009). Rodríguez-Marín et al., 1992; Rodríguez-Marín y Zurriaga, 1997; Taylor y Aspinwall, 1993). En relación con el afrontamiento, un factor importante es el de las creencias sobre la enfermedad. El tema de las creencias sobre la enfermedad está a su vez conectado con la representación social de esta. La representación social de la enfermedad ha sido también estudiada referida a enfermedades de específica relevancia como el sida o la hipertensión (van-der Hofstadt y Rodríguez-Marín, 1996).

Finalmente, uno de conceptos más estudiados como forma de afrontamiento es el de apoyo social, que ya desarrollamos en el capítulo anterior. En nuestro país se ha estudiado su posible papel en el ajuste psicosocial en determinados pacientes médicos o quirúrgicos, como los oncológicos, los reumáticos, los diabéticos, los pacientes con fracaso renal dializados, los discapacitados físicos, los intervenidos quirúrgicamente por desprendimiento de retina y los ostomizados (Rodríguez-Marín, 1999).

EL TRATAMIENTO DE LA ENFERMEDAD

Uno de los beneficios más frecuentemente percibidos en la conducta de búsqueda del tratamiento de la enfermedad es la creencia en su eficacia. Además, los beneficios percibidos no lo son solo en términos de la eficacia de la medicación, o de la prescripción terapéutica, sino también en términos del conjunto de la intervención y del cuidado médico profesional. Un elemento importante, vinculado a las creencias sobre la enfermedad, lo constituyen las conductas de adhesión a las prescripciones terapéuticas, que no ha recibido todavía toda la atención que merecen (Rodríguez-Marín, 2005; Rodríguez-Marín, 2006). Como se verá en el capítulo 24, la conducta de adhesión se puede definir como la conducta de una persona que se atiene a las recomendaciones médicas o sanitarias. Es

CUADRO 16.3 ■ Factores determinantes de la conducta de observancia

- Interacción con el profesional sanitario.
- Régimen terapéutico mismo.
- Variables referidas a la enfermedad.
- Aspectos psicosociales del paciente.

una conducta de salud compleja que incluye comportamientos muy diferentes, (p. ej., «no tomar la medicación prescrita», «no seguir las recomendaciones médicas», «no participar en los programas de salud recomendados», etc.).

La importancia del problema de la inobservancia del tratamiento no solo es grave porque lo hace ineficaz y produce un aumento de los costos de la asistencia sanitaria, sino también porque, además, proporciona una información falsa al terapeuta. Por otro lado, no se trata de un problema de dimensiones reducidas. Se estima que una media de un 40% de los pacientes no cumple adecuadamente las recomendaciones terapéuticas de sus médicos. Los factores determinantes de la conducta de observancia son muy variados, pero los más relevantes se exponen en el cuadro 16.3 y se verán con detenimiento en el capítulo 24.

Otro de los principales temas de la psicología de la salud, dentro del campo del tratamiento de la enfermedad, es el impacto psicosocial del hospital como marco de tratamiento. El ingreso en el hospital genera en el paciente un conjunto de problemas que tiene que aprender a gestionar. El impacto estresante del ingreso hospitalario se añade al de la propia enfermedad (Rodríguez-Marín y Zurriaga, 1997). Al ser hospitalizado, el enfermo es sometido a cambios culturales no deseados ni comprendidos, en el seno de un ordenamiento institucional nuevo y que, además, percibe como hostil. La interacción del personal hospitalario y el paciente puede constituir una fuente de estrés, tanto por cantidad como por calidad. La deficiente cantidad y calidad de la información que se proporciona al paciente suele ser uno de los factores estresantes más importantes. La hospitalización también introduce otros factores estresantes, como fenómenos de disonancia cognitiva, o conductas de reactancia o de desamparo que el paciente desarrolla en esa situación. Finalmente, el hospital funciona también como «estresor físico ambiental», con sus peculiares características (olores, ruidos, aspectos arquitectónicos, etc.). La psicología de la salud estudia la relevancia de diferentes factores (predictibilidad de los acontecimientos, sentimientos de pérdida de control, realismo de las expectativas previas, formas alternativas de apoyo social, etc.) para disminuir el impacto negativo de los estresores en marcos institucionales (Rodríguez-Marín y Zurriaga, 1997; Rodríguez-Marín y Neipp, 2008).

TRATAMIENTOS PSICOLÓGICOS DE ENFERMEDADES FÍSICAS

Este último campo de aplicación de la psicología al campo de la salud está en el área de intersección de la psicología de la salud y de la psicología clínica, pudiendo constituir el objeto de una disciplina mixta que se ha denominado psicología de la salud clínica (Millon et al., 1982). Desde esta área de conocimiento se analizan o proponen tratamientos curativos o rehabilitadores de enfermedades físicas como las cardiovasculares, trastornos del sistema nervioso central, neuromusculares, gastrointestinales, excretores, respiratorios, dermatológicos, renales, oftalmológicos y visuales, endocrinos, inmunitarios, ginecológicos, sexuales, alimentarios, orofaciales, del sueño, conductas adictivas y dolor crónico.

Relación entre el profesional de salud y el enfermo

La relación entre el paciente y el profesional sanitario es uno de los temas de estudio relevantes en la psicología de la salud, como veremos en el capítulo 17. Uno de los problemas centrales es el análisis de la estructura y la dinámica del proceso de comunicación, así como de los factores que los facilitan u obstaculizan (v. cap. 18). Toda relación terapéutica implica un proceso de influencia interpersonal. La psicología de la salud ha subrayado la importancia de las relaciones entre el médico y su enfermo, y ha demostrado que el «cumplimiento» u «observancia» del régimen terapéutico se incrementa significativamente cuando aumenta la satisfacción del paciente con un trato amigable y cálido con su médico, con consultas o sesiones informativas y cuando se le da *feedback* (Stone, 1979). Igualmente, la mutua satisfacción con la relación hace que aumente la calidad de la atención y de los resultados de los tratamientos. Facilitar la comunicación de los profesionales con los enfermos y familiares aumenta la implicación en su tratamiento y cuidado y permite controlar las dificultades que puedan surgir en la aplicación del programa terapéutico. Finalmente, la mejora de las relaciones interpersonales de los usuarios con los profesionales de la salud contribuye al aumento de la competencia social de dichos profesionales, así como a su satisfacción profesional. Tiene, por tanto, una influencia clara sobre la calidad asistencial (Rodríguez-Marín et al., 1992).

Uno de los problemas psicosociales centrales en el campo de la salud es el de la relación entre el paciente y el profesional sanitario, y más concretamente el análisis de la estructura y la dinámica del proceso de comunicación y de los factores que los facilitan u obstaculizan. Fueron sociólogos, y médicos, quienes desde la órbita de la sociología iniciaron la reflexión sobre la relación con el paciente. Así, en 1909, el fisiólogo Henderson aplicaba ya la teoría de sistemas en sus estudios en el campo de la fisiología, y en la década de 1930 la aplicaba al estudio de las relaciones sociales, inspirándose en Pareto. Los elementos fundamentales de esa teoría son: primero, la idea de que las relaciones interpersonales son pautadas sobre expectativas culturales vinculadas a los roles sociales de los miembros del grupo; segundo, que la conducta fundamental en esa interacción es la comunicación; tercero, que la integridad del sistema se mantiene por homeostasis; y cuarto, que el conjunto no es igual a la suma de sus partes, y que cualquier cambio en una de las partes altera simultáneamente el carácter de todo el sistema. Henderson (1935) describió la relación entre médico y paciente en términos de la teoría funcionalista, y uno de sus colegas más jóvenes, Talcott Parsons, recogió y prolongó su concepción, y le dio expresión dentro de una teoría sociológica. Sin embargo, mientras que Henderson consideraba la teoría de sistemas centrada en el proceso interno de interacción entre médico y paciente, Parsons subrayaba los aspectos más estructurales, considerando la medicina como un «subsistema de la sociedad occidental» (Parsons, 1966).

A partir de esos primeros estudios, la reflexión sobre la relación médico-paciente ha estado siempre presente en el ámbito de la medicina, de la sociología y, más recientemente, en el de la psicología, que se ha interesado más, como es natural, por los aspectos comportamentales de la relación terapéutica. Toda relación terapéutica implica, ciertamente, un proceso de influencia interpersonal, como vimos en el capítulo 14.

Por otro lado, sabemos que la especificidad del mensaje y la concreción de las instrucciones respecto a cómo, cuándo y dónde actuar aumenta la probabilidad de que tal mensaje resulte eficaz y de que su eficacia se mantenga a largo plazo. Además, dado que la adhesión a las recomendaciones terapéuticas implica normalmente cambios comportamentales, diferentes trabajos han demostrado que saber cómo cambiar es más importante que saber qué cambiar, fundamentalmente porque los planes específicos de acción estimulan sentimientos de competencia y autoeficacia (Maes, 1991).

Como ya hemos señalado, dentro de la relación médico-paciente un componente importante es la comunicación, y dentro de esta, a su vez, la información. La información que el/la paciente tiene o desea ha sido repetidamente analizada en relación con enfermedades de mayor gravedad o socialmente relevantes, como es el caso del cáncer, pero también en sujetos sanos, a fin de establecer los conocimientos que sobre la enfermedad tiene la población general y la «imagen» que determinadas enfermedades tienen en las poblaciones sanas, cuyo conocimiento puede facilitar el diseño y la ejecución de campañas de prevención, pero también la comunicación entre médico y paciente en la consulta cotidiana.

Política sanitaria y mejora del sistema de cuidado de salud

El análisis y la mejora de la eficacia y la eficiencia del sistema sanitario es uno de los campos más recientes de aplicación de la psicología de la salud. Desde la psicología de la salud se analizan y modifican las actitudes de la población y de los profesionales sanitarios respecto a los servicios de salud, a fin de mejorar la calidad asistencial. También se estudia cómo los mecanismos de influencia social, junto con el sistema sociocultural, inciden en los estilos de vida y en el uso de los servicios sanitarios. Estos análisis permiten el diseño de programas encaminados a generar actitudes favorables hacia el uso racional de los servicios sanitarios, y la mejora de la coordinación entre los miembros del equipo de salud optimiza su funcionamiento (Rodríguez-Marín y Neipp, 2008).

Por otro lado, la mejora del sistema de cuidado de salud tiene que ver con la formulación de políticas sanitarias. Sin embargo, su campo de actuación es mucho más amplio e incluye objetivos de *marketing* y organización sanitaria. La psicología de la salud colabora en el estudio de las necesidades de la población, para establecer prioridades e integrarlas con las políticas sanitarias, y colabora también en la implantación y la difusión de los programas propuestos a través de los medios de comunicación social. Finalmente, el estudio del impacto de las nuevas tecnologías en el marco sanitario propone interesantes retos a los profesionales de la psicología de la salud.

Bibliografía

Al-Natour A, Al-Natour A, Ali R, Alzoubi F, Almomani MH, Albashtawy M. Students' perceptions and experiences in a health promotion course using interactive learning. Heliyon 2021;7:e07192.

Bayés R. Prevención y psicología de la salud. Revista de Psicología de la Salud 1991;1:93-108.

Belar C. The current status of predoctoral and postdoctoral training in health psychology. In: Stone G, Weis S, Matarazzo J, Miller N, Rodin J, Belar C, editors. Health psychology: a discipline and a profession. Chicago, IL: University of Chicago Press; 1987. p. 326-34.

Betensky J, Robinson D, Szeszko P. A health psychology perspective of stress in schizophrenia. Psychiatry Res 2009;165:199-200.

Bonsu A, Walker P, Edey J, Rea P, Kaski D, Kheradmand A, et al. Time to consider the role of rationalisation in health psychology. Public Health 2021;196:59-61.

Bunton R, Macdonald G. Health promotion: disciplines, diversity, and developments. 2nd ed. London: Routledge; 2002.

Clifton JDW, Kim ES. Healthy in a crummy world: Implications of primal world beliefs for health psychology. Med Hypotheses 2020;135:109463.

Cohen Sh, Janicki-Deverts D, Doyle WJ, Miller GE, Frank E, Rabin BS, et al. Chronic stress, glucocorticoid receptor resistance, inflammation, and disease risk. Proc Natl Acad Sci USA 2012;109:5995-9.

Coombs NM, Porter JE, Barbagallo M, Plummer V. Public health education by emergency nurses: A scoping review and narrative synthesis. Patient Educ Couns 2021;21:582-6.

Del Río M, Volpato L, Michoud C, Phan T, Gatica D. Professional YouTubers' health videos as research material: Formulating a multi-method design in health psychology. Methods Psychol 2021;5:100051.

Esmaili N, Buchlak QD, Piccardi M, Kruger B, Girosi F. Multichannel mixture models for time-series analysis and classification of engagement with multiple health services: An application to psychology and physiotherapy utilization patterns after traffic accidents. Artif Intell Med 2021;111:101997.

Faltermaier T. Health psychology and health promotion. Zeitschrift für Gesundheitspsychologie 2008;16:123-6.

Frederiksen LW, Solomon LJ, Brehony KA. Marketing health behavior: principles, techniques and applications. New York: Plenum Press; 1984.

Fundación Toronto People With AIDS. El estrés y el VIH. Boletín de Tratamiento, 2. Toronto: Toronto People With AIDS Foundation; 2010.

García del Castillo JA. Concepto de percepción de riesgo y su repercusión en las adicciones. Health and Addictions/Salud y Drogas 2012;12:133-51.

Henderson LJ. Physician and patient as a social system. N Engl J Med 1935;212:819-23.

Kiecolt-Glaser JK, McGuire J, Robles ThF, Glaser R. Emotions, morbidity, and mortality: new perspectives from psychoneuroimmunology. Ann Revof Psychol 2002;53:83-107.

Kok G, Schaalma H, Ruiter RAC, Van Empelen P, Brug J. Intervention Mapping: Protocol for Applying Health Psychology Theory to Prevention Programmes. J Health Psychol 2004;9:85-98.
Maes S. Health promotion and disease prevention: a social psychological approach. Revista de Psicología Aplicada 1991;1:5-28.
Marks D. Health Psychology in context. J Health Psychol 1996;1:7-21.
Marks D, Donker F, Jepsen Z, Rodríguez-Marín J, Sidot S, Wallin B. Health Psychology 2000: the development of professional health psychology. Atenas: Progress report, EFPPA General Assembly; 1995.
Matarazzo JD. Behavioral health and behavioral medicine: frontiers for a new health psychology. Am Psychol 1980;35:807-17.
Mechanic D. Illness behavior, social adaptation and the management of illness: a comparison of educational and medical models. J Nerv Ment Dis 1977;165:79-87.
Millon Th, Green C, Meagher R. Handbook of Clinical Psychology. New York: Plenum Press; 1982. p. 1-27.
OMS. Envejecimiento activo: un marco político. Revista Española de Geriatría y Gerontología 2002;37(Supl 2):74-105.
OMS. Salud para todos. Ginebra: Organización Mundial de la Salud; 1978.
Parsons T. El sistema social. Madrid: Revista de Occidente; 1966.
Plutzer E, Warner SB. A potential new front in health communication to encourage vaccination: Health education teachers. Vaccine 2021;39:4671-7.
Rodin J, Stone GC. Historical highlights in the emergence of the field. In: Stone GC, Weiss SM, Matarazzo JD, Miller NE, Rodin J, Belar CD, editors. Health Psychology: a discipline and a profession. Chicago, IL: University of Chicago Press; 1987. p. 15-6.
Rodríguez-Marín J. Cumplimiento de regímenes terapéuticos y calidad asistencial. Revista de Calidad Asistencial 2006;21:255-63.
Rodríguez-Marín J. Cumplimiento terapéutico del paciente y seguridad clínica. Monografía Humanitas. Número monográfico sobre Seguridad Clínica 2005;81-90.
Rodríguez-Marín J. La psicología de la salud en la España actual. In: Simón MA, editor. Manual de Psicología de la Salud. Madrid: Biblioteca Nueva; 1999.
Rodríguez-Marín J. Psicología social de la salud. Madrid: Síntesis; 1995.
Rodríguez-Marín J, Martínez M, Valcárcel P. Psicología y psicología de la Salud. In: Rodríguez-Marín J, editor. Aspectos psicosociales de la salud y de la comunidad. Barcelona: PPU; 1990.
Rodríguez-Marín J, Mira JJ, Aranaz J, Vitaller J. Satisfaction of health care providers and quality assurance in hospitals. Work Stress 1992;6:229-38.
Rodríguez-Marín J, Neipp MC. Manual de psicología social de la salud. Madrid: Síntesis; 2008.
Rodríguez-Marín J, Zurriaga R. Estrés, enfermedad y hospitalización. Granada: Escuela Andaluza de Salud Pública; 1997.
Schofield W. The role of psychology in the delivery of health services. Am Psychol 1969;24:565-84.
Song Y, Zhang R, Yao T, Zhu X, Liu J, Deng L, et al. Effect of Team Health Education on Radiodermatitis in Patients with Head and Neck Tumor Radiotherapy Under the Joint Committee International Standards. Semin Oncol Nurs 2021;37:151148.
Stone G. Health Psychology: a new journal for a new field. Health Psychol 1982;1:1-16.
Stone G, Cohen F, Adler NE, editors. Health Psychology. San Francisco, CA: Jossey Bass; 1979.
Taylor SE. Health psychology: the science and the field. Am Psychol 1990;45:40-50.
Taylor SE, Aspinwall LG. Coping with chronic illness. In: Goldberger L, Breznitz S, editors. Handbook of stress: theoretical and clinical aspects. 2nd ed. New York: Free Press; 1993. p. 511-31.
Van-der Hofstadt C, Rodríguez-Marín J. La representación de la hipertensión en población general y personal sanitario. Revista de Psicología de la Salud 1996;1:65-82.

CAPÍTULO 17

La relación enfermera-paciente

César Leal-Costa · M.ª Carmen Neipp · Sonia Tirado-González
Carlos J. van-der Hofstadt

PUNTOS CLAVE

- Las habilidades relacionales constituyen una de las competencias esenciales de los diferentes profesionales de la salud.
- Las habilidades interpersonales y de comunicación no dependen de la manera de ser de cada profesional o una dimensión secundaria frente a las dimensiones clínicas. Actualmente, se consideran como una dimensión de la competencia de las profesiones sanitarias susceptible de enseñarse, aprenderse y evaluarse.
- Los problemas vinculados a la relación profesional sanitario-usuario de salud son frecuentes en la práctica sanitaria, y la insatisfacción de muchos usuarios está relacionada con dichos problemas.
- Las habilidades de interacción social pueden, y deben, ser enseñadas a los profesionales de la salud desde el comienzo de su formación y durante el ejercicio de su profesión.
- Existen diferentes modelos para explicar la relación profesional sanitario-usuario de salud. En el *modelo centrado en el usuario,* los profesionales sanitarios ejercen una influencia social sobre los usuarios mediante la utilización de habilidades relacionales como el uso de la información que les proporcionan y el modo en que lo hacen.

Introducción

El modelo de relación entre los profesionales sanitarios y el usuario de salud está en continua transformación (Lázaro y Gracia, 2006). El poder y el control en la relación, mayoritariamente en manos de los profesionales, tienden en la actualidad a ser compartidos con el usuario, promoviéndose así la participación del este en el proceso de salud-enfermedad (Mead y Bower, 2000). Los usuarios de salud están adquiriendo progresivamente un papel más activo, siendo más conscientes de sus derechos y responsabilidades, que son amparados desde un punto de vista legal, como se recoge en la Ley de autonomía del paciente (Gobierno de España, 2003), promovidos por organismos internacionales como la Organización Mundial de la Salud (OMS) (World Health Organization. Division of Mental Health, 1993).

En la actualidad, no existe duda alguna —al menos desde las principales instituciones, nacionales (Gobierno de España. Ministerio de Ciencia e Innovación, 2008) e internacionales (Committee on the Robert Wood Johnson Foundation, 2011), dedicadas a la educación en ciencias de la salud— de que la comunicación constituye una de las partes nucleares de la competencia de las enfermeras (v. cap. 18). Así pues, se puede aseverar con rotundidad que las competencias relacionales no dependen de la manera de ser de cada profesional o una dimensión secundaria frente a las dimensiones clínicas. Actualmente, se consideran los aspectos relacionales como una dimensión de la competencia de las profesiones sanitarias susceptible de enseñarse, aprenderse y evaluarse.

Aspectos relacionales entre los profesionales de la salud y los usuarios de salud

Han sido numerosos los informes sobre cuáles deben ser las habilidades interpersonales y de comunicación de los profesionales de la salud, como el consenso de Toronto (Simpson et al., 1991) y el consenso de Kalamazoo (Duffy et al., 2004; Makoul, 2001), donde se expusieron los elementos esenciales de la comunicación en los contextos sanitarios.

En el consenso de Toronto se realizó una revisión sobre los métodos de enseñanza de las habilidades interpersonales y de comunicación entre profesionales de la salud. A continuación, se exponen algunos de los problemas detectados (Simpson et al., 1991):

- El 54% de las quejas y el 45% de las preocupaciones de los usuarios no son comentadas con los profesionales.
- Hasta en un 50% de las consultas los usuarios no estaban de acuerdo con el problema principal de consulta.
- El tiempo medio de que disponen los usuarios para hablar sobre su problema antes de ser interrumpidos por los profesionales es de 18 s.
- La mayoría de las quejas de los usuarios no hacen referencia a problemas de naturaleza técnica, sino a problemas relacionales.
- Los profesionales sanitarios muestran importantes deficiencias en la comunicación cuando son evaluados.
- El lenguaje sanitario es, a menudo, técnico y confuso.
- Una proporción sorprendentemente elevada de los usuarios no entienden ni recuerdan lo que se les ha explicado sobre el diagnóstico o el tratamiento.

Así pues, el consenso de Toronto dejó claro que los problemas relacionales son frecuentes, que la insatisfacción de muchos usuarios está relacionada con la falta de información y de explicaciones dadas por el profesional y que este, a menudo, es incapaz de reconocer la cantidad y el tipo de información que el usuario requiere. Además, enfatiza que las habilidades interpersonales y de comunicación pueden, y deben, ser enseñadas a los profesionales de la salud desde el comienzo de su formación y durante el ejercicio de su profesión.

Posteriormente, en el consenso de Kalamazoo (Makoul, 2001) se delimitaron una serie de elementos esenciales en la relación de los profesionales sanitarios y sus usuarios. Los participantes expresaron tres objetivos a discutir:

1. Alcanzar un consenso en una «lista corta» de elementos que caracterizara una comunicación efectiva en varios contextos clínicos.
2. Suministrar ejemplos tangibles de competencias relacionales que podrían ser útiles en currículos que acrediten a las profesiones sanitarias, programas de residencia y programas de enseñanza sanitaria a todos los niveles.
3. Asegurar que el resultado obtenido por el grupo estuviese basado en la evidencia y fuera apropiado para la enseñanza, la investigación y la evaluación.

El consenso reunió a representantes de los cinco modelos más importantes de la comunicación profesional-usuario, alcanzando un consenso en los elementos relacionales esenciales sobre la base de los tres objetivos anteriormente citados. Cada presentación incluía una descripción explícita del modelo, exponiendo la base de su investigación, que englobaba puntos de vista y últimas aplicaciones.

La perspectiva del grupo sobre los elementos relacionales esenciales es coherente con el abordaje según *tareas*, un concepto que ha sido apoyado en la enseñanza de habilidades de comunicación desde principios de la década de 1980 (Association of American Medical Colleges, 1999). Como apuntaron Makoul y Schofield (1999): «Centrarse en tareas proporciona un objetivo para el aprendizaje de habilidades de comunicación. El abordaje según tareas también conserva la individualidad de los estudiantes para alentarlos a desarrollar un repertorio de estrategias y habilidades de comunicación, y responder a los usuarios de una manera flexible».

CUADRO 17.1 ■ Habilidades esenciales de comunicación: consenso de Kalamazoo

Abrir la discusión

- Permitir la apertura del paciente.
- Conocer todas las preocupaciones de los pacientes.
- Establecer/mantener conexión con el paciente.

Obtener información

- Usar preguntas abiertas y cerradas adecuadamente.
- Estructurar, clarificar y resumir la información.
- Escucha activa usando técnicas no verbales (p. ej., contacto ocular) y verbales (p. ej., palabras de ánimo).

Comprender la perspectiva del paciente

- Explorar factores contextuales (p. ej., familia, cultura, género, edad, estado socioeconómico, espiritualidad).
- Explorar creencias, preocupaciones y expectativas sobra la salud y la enfermedad.
- Conocer y responder a las ideas, los sentimientos y los valores de los pacientes.

Compartir información

- Utilizar un lenguaje que el paciente pueda comprender.
- Comprobar que el paciente nos entienda.
- Animar al paciente a que formule preguntas.

Alcanzar un acuerdo sobre problemas y planes

- Animar al paciente a participar en decisiones hasta que él desee.
- Comprobar la buena voluntad y las habilidades del paciente para seguir el plan.
- Identificar y enumerar recursos y apoyos.

Cerrar la sesión

- Preguntar si el paciente tiene otras cuestiones o preocupaciones.
- Resumir y afirmar el acuerdo con el plan de acción.
- Discutir el seguimiento (p. ej., siguiente visita, plan para resultados inesperados).

En el cuadro 17.1 se exponen no solo las tareas que se identificaron, sino también los conocimientos, las habilidades y las actitudes relevantes en la comunicación profesional-usuario.

Además de los modelos expuestos en el consenso de Kalamazoo, existen en la literatura otros modelos aproximativos a los elementos esenciales que componen la relación clínica, que dejamos descritos en la tabla 17.1 (Cole y Bird, 2013; Frankel y Stein, 2001; Neighbour, 1997; Pendleton et al., 1984).

Como podemos observar, la mayoría de los modelos descritos se llevan a la práctica a través de una serie de *tareas*, entendidas como el establecimiento de unos objetivos prácticos que deben alcanzarse idealmente en las relaciones entre los profesionales de la salud y los usuarios. Sin embargo, como hemos visto, las tareas precisan de *habilidades* y *técnicas comunicativas* para su desarrollo. La puesta en marcha de estos elementos da lugar a unas consecuencias en la relación que afectan al propio usuario (mejoría o curación del proceso clínico, satisfacción con la atención, cambios conductuales), a los profesionales (satisfacción o bienestar en su trabajo), a la relación entre ambos (reforzamiento, confianza, denuncias o reclamaciones) e incluso al sistema sanitario (utilización de recursos).

Por otro lado, el profesional de la salud tiene la responsabilidad ética y el compromiso social de servir como «agente de salud» que ayude a potenciar la autonomía del usuario y conservar la confianza entre este y el profesional sanitario (ética de la confianza) (León et al., 2003). La confianza mutua es, pues, la base de la relación clínica, y el medio a través del cual se va

TABLA 17.1 **Propuestas de modelos por tareas para la relación clínica**

Modelos	Tareas
The three function approach (Cole y Bird, 2013)	Obtener información para comprender los problemas del paciente Desarrollar la relación y responder a las emociones del paciente Educar al paciente y motivarlo
The five check point (Neighbour, 1997)	Conectar Resumir Transmitir Red de seguridad Mantenimiento
Four habits model (Frankel y Stein, 2001)	Invertir en el recibimiento Explorar la perspectiva del paciente Demostrar empatía Invertir en la despedida
Tasks of the consultation model (Pendleton et al., 1984)	Comprender las razones por las que el paciente acude a la consulta Considerar la perspectiva del paciente para llegar a una comprensión compartida Capacitar al paciente para que elija una acción apropiada para cada problema Capacitar al paciente para manejar el problema Considerar otros problemas Usar el tiempo y los recursos apropiadamente Establecer o mantener una relación con el paciente que facilite la consecución de las otras tareas

trabando esta relación es la comunicación interpersonal que se establece en el encuentro clínico (Dörr, 2004).

Por tanto, la comunicación entre los profesionales de la salud y los usuarios es considerada como una prioridad de primer orden, ya que afecta directamente a la eficiencia de las intervenciones de los profesionales sanitarios. Aspectos relacionales como el entendimiento mutuo, centrarse en las necesidades del usuario, compartir la responsabilidad y establecer una relación clínica caracterizada por la confianza, el respeto y la empatía se han visto relacionados en diversos estudios observacionales y experimentales con resultados como:

- Mayor satisfacción tanto del profesional sanitario (Roter et al., 1987) como del usuario de salud (Eggenberger et al., 2013; Gutiérrez-Puertas et al., 2020).
- Contención de costes (Stewart et al., 2000).
- Adhesión al tratamiento (Beach et al., 2005; Mead y Bower, 2002).
- Prevención del desgaste profesional (Leal-Costa et al., 2015).
- Prevención de problemas médico-legales y mejora de los indicadores de calidad asistencial (Franks et al., 2006).
- Mejora de resultados en salud (Mead y Bower, 2002; Stewart et al., 2000).

Modelos teóricos de la relación entre el profesional sanitario y el usuario de salud

El contacto con el sistema de cuidado de salud tiene, como resultado inmediato, el comienzo de una relación con los profesionales sanitarios. Tradicionalmente el centro de la asistencia sanitaria ha sido, sin duda, la relación que se establece entre el profesional sanitario y el usuario de salud.

MODELO PARSONIANO O DE ROLES DE LA RELACIÓN PROFESIONAL-USUARIO DE SALUD

Lawrence J. Henderson fue quien introdujo el concepto de sistema social para analizar la relación entre el profesional sanitario y el usuario de salud (Henderson, 1935). La descripción que Henderson hizo de la relación entre profesional y usuario no fue más allá de una formulación del tema en términos de la teoría funcionalista. Uno de sus colegas más jóvenes, Parsons, prolongó la visión que Henderson tenía de la relación como parte de un sistema social y le dio expresión dentro de una teoría sociológica (Parsons, 1966).

Hoy día, hablar de la salud en los términos propuestos por la OMS, como hecho biopsicosocial, no sorprende a nadie. Sin embargo, esto no fue siempre así. La dimensión social de la salud comenzó a ser conocida gracias a la labor de, entre otros profesionales, los sociólogos que, alrededor de la década de 1950, hicieron hincapié en demostrar que la relación profesional de la salud-usuario estaba programada socialmente en función del estatus y de unas expectativas de rol, que venían determinados previamente y que ambos aceptaban. Dentro de las teorías planteadas por los autores de esta corriente destaca la propuesta de Parsons (1966).

Parsons planteó un modelo desde una perspectiva funcionalista, y las premisas básicas del modelo que elaboró son:

- La salud es una de las necesidades funcionales de los miembros individuales de la sociedad. Desde el punto de vista del funcionamiento del sistema social, un nivel general demasiado bajo de salud (o un nivel demasiado alto de enfermedad) es disfuncional.
- La enfermedad es un estado de perturbación en el funcionamiento «normal» del ser humano, comprendiendo el estado del organismo como sistema biológico y el estado de su ajuste personal y social. La enfermedad se define, por tanto, en parte biológicamente y en parte socialmente. La enfermedad y la salud son parte de la cultura.
- El cuidado de la salud comporta una interacción de roles sociales, el de la persona que ayuda y el de la persona que necesita y recibe la ayuda.
- Los roles sociales implicados en el cuidado de la salud son un sector pautado de la cultura y, por tanto, conllevan secuencias comportamentales aprendidas.

La práctica de los profesionales sanitarios constituye así un mecanismo en el sistema social para enfrentarse a las enfermedades de sus miembros y, en ellas, las estructuras sociales consisten en las pautas del rol del profesional sanitario y las del rol de usuario de salud. Como relación de asistencia, la relación entre profesional sanitario y usuario de salud tiene unas características generales (Parsons, 1966):

- Es fundamentalmente una relación entre dos personas. Es decir, se trata de una díada o pareja.
- Es una relación de desigualdad o asimétrica. Las dos posiciones de los roles no están al mismo nivel: el que asiste o ayuda posee la capacidad de influencia social, tiene el poder.
- Esta relación de asistencia es una relación de espera, de esperanza. El asistido espera que le ayuden, tiene la esperanza de que será así, pero también el que asiste espera que el asistido haga determinadas cosas (que sea sincero, que cumpla las recomendaciones, etc.).
- Es una relación de confianza mutua.
- La relación de ayuda es fundamentalmente verbal. La palabra es el principal intermediario de la relación, aunque es obvio que entran en juego otros elementos no verbales. La palabra es tan importante en este tipo de relación que en muchas ocasiones se ha hablado de curación por la palabra.

En cualquier caso, ambos roles no pueden definirse unívocamente y de una forma general porque sus respectivas expectativas comportamentales serán distintas dependiendo del grupo cultural al que pertenezcan. En el caso del modelo de Parsons, las características de cada uno de ellos son las siguientes (Parsons, 1966):

- El *rol del profesional sanitario* pertenece al grupo de roles profesionales, dentro a su vez del grupo de roles ocupacionales. Se trata de un rol adquirido, en cuyo desempeño los criterios de competencia técnica son prominentes. Además, es un rol universalista, funcionalmente específico y afectivamente neutral, que está colectivamente orientado. Hay una conexión estrecha entre la característica de estatus adquirido y los requisitos de alta competencia técnica, así como entre el universalismo y la competencia. Efectivamente, el alto nivel de competencia técnica que se exige para el desempeño del rol implica que las pautas de este puedan ser universalmente adscritas. Dicho de otro modo, la posibilidad de adquirir el estatus debe estar abierta para todos y al servicio de todos. La alta competencia técnica implica, asimismo, la especificidad funcional. En virtud de su rol, el profesional sanitario no es un hombre sabio o prudente en general, sino un especialista, cuya superioridad se limita al campo específico de su experiencia y entrenamiento técnico. La especificidad de la competencia del profesional sanitario permite que su campo de actuación sea manejable. Pero, además, define la relación con el usuario de salud y la regula de manera que se excluyan alternativas posibles en la relación que pueden resultar lesivas. En la medida en que su actividad es aplicar los conocimientos científicos, se espera de él que se ocupe de problemas objetivos en términos objetivos, científicamente justificables, es decir, que sea afectivamente neutral. Por último, el rol del profesional sanitario se asocia a una orientación colectiva. La ideología de su profesión implica la obligación de poner el bienestar del usuario por encima de sus propios intereses. Se supone que excluye el ánimo de lucro, el hacer negocio a costa de sus usuarios. Su rol se centra, pues, en su responsabilidad en el bienestar del usuario de salud, debiendo hacer todo lo posible para facilitar su recuperación en los mejores términos que le permita su habilidad. Por ello, entre las expectativas de rol está la de que el profesional sanitario adquiera y use una alta competencia técnica en las ciencias de la salud, para la asistencia de todos los usuarios que acudan a él en busca de ayuda para sus problemas de salud, dejando aparte su relación afectiva con ellos.

- El *rol del usuario de salud* es el rol complementario al del profesional sanitario. Aunque Parsons no trazó la distinción entre rol de enfermo y rol de usuario de salud, creemos, sin embargo, que es una distinción útil y justificada. Podemos estar enfermos sin llegar a ser usuarios de salud, ya que no se llega a ser usuario de salud si, aunque estemos enfermos, no decidimos acudir al sistema de cuidado de salud para pedir la ayuda de un profesional sanitario. Podemos, también, estar realmente enfermos, acudir en busca de ayuda profesional, pero no ser reconocidos como tales y, en consecuencia, no ser aceptados como usuarios del sistema de salud.

El conjunto de obligaciones y derechos recíprocos de los roles complementarios del profesional sanitario y del usuario, según Parsons, pueden observarse en la tabla 17.2 (Rodríguez-Marín y Neipp-López, 2008).

MODELO DE LOS TIPOS DE RELACIÓN ENTRE PROFESIONAL Y USUARIO DE SALUD

Una de las críticas iniciales al modelo de Parsons fue su excesiva abstracción, ya que parecía una construcción muy adecuada para una sociedad como la norteamericana de la década de 1950, que no tiene en cuenta el contexto en el que se produce la interacción (Bloom y Wilson, 1979). Para reducir alguna de sus limitaciones, desde una misma óptica funcionalista Szasz y Hollender (1956) y Hollender (1958) completaron el modelo añadiendo diferentes tipos posibles de la relación entre profesional sanitario y usuario de salud, describiendo las expectativas comportamentales de ambos en función, sobre todo, del tipo de enfermedad. Dicho de otro modo, los comportamientos de rol variarían según la enfermedad de que se trate. Así, establecieron tres tipos de relación posible (tabla 17.3):

1. *Relación de actividad-pasividad.* En ella, el profesional de la salud es activo y el usuario de salud es pasivo. Se origina en, y es totalmente adecuada a, situaciones de urgencia, como

TABLA 17.2 **Modelo parsoniano de relación entre profesional sanitario y usuario de salud**

Estatus	Rol del usuario de salud	Rol del profesional sanitario
Expectativas comportamentales	• Estar motivado para ponerse bien • Buscar ayuda técnica competente • Confiar en el médico • Aceptar la asimetría de la relación	• Actuar para el bienestar del usuario • Guiarse por las reglas de la conducta profesional • Aplicar sus conocimientos y destrezas para resolver el problema de salud • Ser objetivo y no implicarse emocionalmente con el usuario
Privilegios de estatus	• Exención de la ejecución de otros roles • Exención de responsabilidad por su estado	• Acceso a la intimidad física y psíquica del usuario • Autonomía • Dominancia profesional

Basado en Rodríguez-Marín y Neipp-López (2008).

TABLA 17.3 **Tipos de relación profesional sanitario-usuario de salud**

Modelo	Papel del usuario de salud	Papel del profesional sanitario	Aplicación clínica
1. Actividad-pasividad	Receptor (incapaz de responder)	Hace algo al paciente	Anestesia, trauma agudo
2. Guía-cooperación	Cooperador (obedece)	Dice al paciente lo que debe hacer	Proceso infeccioso agudo
3. Participación mutua	Participante	Ayuda al paciente a ayudarse a sí mismo	Enfermedad crónica

Basado en Rodríguez-Marín y Neipp-López (2008).

heridas graves, hemorragia masiva, estado de coma, etc. El usuario de salud está desamparado y el profesional sanitario es el que actúa. El tratamiento se produce sin contribución por parte del usuario de salud.

2. *Relación de guía-cooperación.* Este tipo de relación se da en la mayoría de las enfermedades agudas, sobre todo en las infecciosas. Aunque el usuario de salud esté enfermo, es consciente de lo que está pasando y es capaz de cumplir instrucciones y tomar ciertas decisiones. Sin embargo, atiende al profesional sanitario y le obedece.
3. *Relación de participación mutua.* Este tipo de relación es útil para el manejo de la enfermedad crónica, en la que el programa de tratamiento bascula sobre el usuario de salud con consultas ocasionales al profesional sanitario. Es el caso, por ejemplo, de la diabetes, de la hipertensión, de la psoriasis, etc. Lo que hace el profesional en este caso es ayudar al usuario de salud a empoderarse sobre su enfermedad. Requiere una organización psicológica y social por parte del usuario de salud, por lo que es difícil establecerla en el caso de niños y personas con déficits mentales o con muy bajo nivel cultural.

El modelo propuesto por Szasz y Hollender es análogo al de Parsons en su asimetría y tiene implicaciones semejantes a favor de la necesidad de la diferencia de estatus en roles y del control por parte del profesional sanitario.

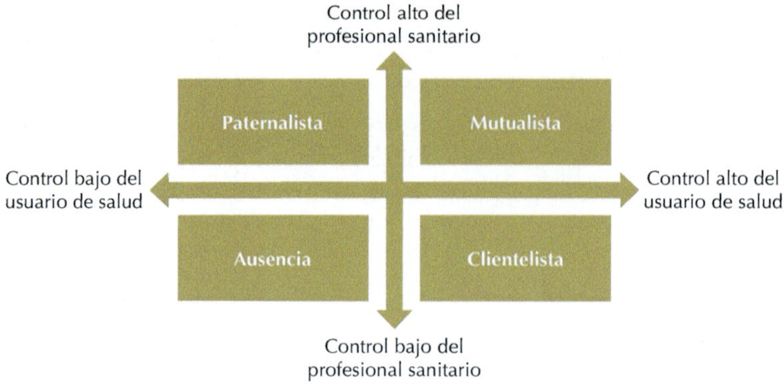

Figura 17.1 Formas típicas de control en la relación profesional de la salud-paciente.

MODELOS BASADOS EN EL TIPO DE CONTROL

De acuerdo con Roter y Hall (2006), las formas típicas de control en la relación profesional de la salud-usuario son:

- *Paternalista.* Es un tipo de relación en la que se dan un alto control por parte del profesional de la salud y un bajo control por parte del usuario de salud. El profesional de la salud domina la toma de decisiones, aunque se suponga que son decisiones tomadas para conseguir los máximos beneficios para el usuario.
- *Clientelista.* Es el extremo opuesto al paternalista. En este tipo se invierte la relación de poder. El usuario pide que el profesional le proporcione información y servicios técnicos. El poder reside fundamentalmente en el usuario de salud.
- *De mutualidad.* Este tipo de relación es una alternativa moderada a los extremos de los otros dos tipos mencionados. Aquí, cada uno de los participantes aporta las fuerzas y recursos de que dispone. Las decisiones son el fruto de lo que se considera un encuentro entre iguales.
- *Ausencia.* Este tipo de relación se caracteriza por una total ausencia de control tanto por parte del usuario como por parte del profesional sanitario. Refleja una situación en la que se ha producido una parálisis en la acción. Ni el profesional sanitario ni el usuario de salud han asumido la responsabilidad de las decisiones y negociado un terreno medio mutuamente aceptable. Este tipo de relación puede prolongarse durante mucho tiempo, sin dirección, o puede terminar sin ningún tipo de resolución. En este caso, el usuario abandona la relación y simplemente no vuelve.

En la figura 17.1 se esquematiza la relación que acabamos de explicar.

Sobre la base de esos estilos, Byrne y Long (1976) identificaron dos tipos diferentes de interacción:

1. *Relación centrada en el profesional.* Es una pauta de interacción en la cual el profesional sanitario plantea preguntas que exigen respuestas breves, centradas principalmente en el primer problema que el usuario de salud ha mencionado. En este tipo de relación el profesional ignora los intentos del usuario para discutir otros problemas y trata de establecer una conexión entre el problema inicial expuesto y algún trastorno orgánico.
2. *Relación centrada en el usuario.* En ella, el rol del profesional es menos controlador, formula preguntas de respuesta abierta que permiten al usuario de salud dar más información e introducir respuestas que pueden ser pertinentes, evitando usar jerga sanitaria y permitiendo que el usuario participe, en la medida de lo posible, en la toma de decisiones.

USO DE LA INFLUENCIA SOCIAL EN LA RELACIÓN ENTRE EL PROFESIONAL SANITARIO Y EL USUARIO DE SALUD

Como vimos en el capítulo 14, la influencia social se define como un cambio en las creencias, las actitudes o la conducta de una persona resultante de la acción o de la presencia de otra persona o grupo de personas. Para analizar el uso de la influencia social en la relación entre el profesional de la salud y el usuario se pueden utilizar diversas teorías; sin embargo, siguiendo a Rodríguez-Marín y Neipp-López (2008), se va a analizar de acuerdo con la teoría de French y Raven (1977), ya que plantea seis posibles bases que el agente influyente (profesional de la salud) puede emplear para cambiar las creencias, las actitudes o la conducta del destinatario (usuario de salud): la recompensa, la coerción o el castigo, la legitimidad, la experiencia, la referencia y la información.

Así, por ejemplo, un profesional de la salud que está indicando al usuario la necesidad de seguir un tratamiento y un régimen de vida determinado puede influirle y producir un cambio de comportamiento que supone la implicación en el tratamiento recomendado de las siguientes formas (French y Raven, 1977):

- En primer lugar, puede informar y argumentar lógicamente sobre las «bondades» del tratamiento que propone. Usa la *información.* Puede explicar detenidamente por qué el tratamiento que recomienda es eficaz. Tal vez tenga éxito y con ello baste. Pero puede ocurrir que el usuario de salud no entienda los argumentos o que tenga una actitud contraria, generada por su sistema de referencia (familia, amigos, vecinos, etc.). Si es así, la base informacional no será eficaz.
- Una segunda base sobre la que el profesional sanitario puede ejercer su influencia es la *coerción.* Puede utilizar la amenaza de un castigo. Por ejemplo, puede insinuar que el servicio no puede atender a personas que no están dispuestas a seguir sus indicaciones y que no se hace responsable de las consecuencias.
- En tercer lugar, el profesional sanitario puede utilizar la *recompensa.* Habitualmente, la recompensa consiste en los beneficios que el tratamiento produce respecto a la enfermedad y los síntomas.
- En cuarto lugar, el profesional sanitario puede producir influencia social sobre la base de la *legitimidad.* La legitimidad se basa en la relación establecida entre el agente y el destinatario de la influencia en la estructura social en la que ambos se encuentran. Esa relación es obvia cuando la estructura social de referencia es formal.
- En quinto lugar, la influencia social del profesional sanitario se basa en gran medida en la *pericia.* En este caso, el usuario atribuye al profesional de la salud una determinada experiencia, pericia o competencia profesional.
- En sexto lugar, la influencia se puede ejercer sobre la base de la *referencia.* En este caso, el usuario de salud debe experimentar la sensación de unidad con el profesional de la salud, agente de la influencia; debe identificarse con él o, al menos, desearlo. Es frecuente que obtengamos satisfacción pareciéndonos a quienes queremos o admiramos. El término «referencia» alude a los grupos de referencia, grupos sociales a los que no pertenecemos, pero a los que querríamos pertenecer. El uso de la referencia como base de la influencia social en la interacción del profesional sanitario y el usuario de salud está implicado en la pretensión de involucrar a los usuarios de forma más activa y participativa. Con ello, se contribuye a la «internalización» de las recomendaciones y a su cumplimiento. Probablemente, en el caso de nuestro ejemplo, la utilización de la referencia es muy recomendable. La importancia de la utilización de la referencia en la relación entre profesional sanitario y usuario de salud ha sido puesta de relieve por Rodin y Janis (1979).

Al tratar de establecer qué tipo de base de influencia puede ser más eficaz para persuadir a un usuario de salud, hay que considerar la naturaleza del comportamiento que deseamos cambiar y la situación en la que se ha de ejecutar. Todas las bases de la influencia operan hasta cierto punto, aunque en el ejercicio del papel del profesional sanitario la habilidad de reforzar y castigar es una función secundaria con respecto a los poderes experto, referente y legítimo. Su efectividad estriba en que el usuario perciba que el profesional posee las cualidades y recursos apropiados para satisfacer sus necesidades. La capacidad de influencia del profesional sanitario depende de la correspondencia entre sus recursos y las necesidades (reales y percibidas) del usuario de salud. En suma, la interacción del profesional sanitario y el usuario se establece en el marco de un sistema social o sistemas sociales que se articulan, a su vez, dentro de un sistema social general, y está conformada por los correspondientes roles sociales. Estos roles y el correspondiente sistema social están claramente determinados también por la estructura social en la que existen. De tal forma, la relación entre ambos queda socialmente regulada y posibilitada al mismo tiempo. Por otro lado, permite funcionalmente el uso de los servicios sanitarios por parte de la persona enferma y posibilita de forma también socialmente regulada la solución de su problema y su «reinstalación» en su actividad normal (Rodríguez-Marín y Neipp-López, 2008).

HACIA UN MODELO DE RELACIÓN CENTRADO EN EL USUARIO DE SALUD

Como hemos mencionado en la introducción, las organizaciones sanitarias son entidades prestadoras de servicios orientados por profesionales a seguir modelos organizativos centrados en los usuarios y preocupados por responder a las expectativas de estos (Jovell et al., 2006). Esta orientación *centrada en el usuario* es extraña a la relación clásica profesional-usuario, que se ha sustentado tradicionalmente en el paternalismo. La relación paternalista en la asistencia sanitaria busca procurar el mayor bien al usuario, siendo definido tal bien únicamente por los profesionales sanitarios. Sin embargo, en la actualidad las sociedades occidentales han ido avanzando hacia relaciones sociales democráticas presididas por la idea del consentimiento libre e informado de los ciudadanos. La actual orientación «al cliente» de los servicios públicos es fruto de este cambio de mentalidad (Simón, 2000). Así, si volvemos a los enfoques teóricos expuestos, encontramos que la relación que se debe establecer entre los profesionales de la salud y los usuarios de salud es de participación mutua, según Szasz y Hollender (1956), de mutualidad, según Roter y Hall (2006), o una relación centrada en el usuario de salud, según Byrne y Long (1976). Además, los profesionales sanitarios ejercen una influencia social sobre los usuarios de salud mediante la utilización de estrategias comunicativas como el uso de la información que les proporcionan y el modo en que lo hacen.

De esta forma, podríamos resumir los componentes comportamentales de la *relación centrada en el usuario* por parte del profesional de la salud en los siguientes puntos (Epstein y Street, 2007):

- Involucra al usuario en la toma de decisiones.
- Permite al usuario expresar sus sentimientos.
- Utiliza un tono de voz cálido.
- Mantiene contacto visual con el usuario.
- Se sienta cerca del usuario.
- Le pregunta al usuario sobre sus opiniones y sentimientos.
- Es fácil entenderle.
- Escucha al usuario.
- Es empático con el usuario.
- Comprueba que el usuario ha entendido todo lo que han discutido.

Bibliografía

Association of American Medical Colleges. Medical School Objectives Project, Report III. Contemporary Issues in Medicine: Communication in Medicine; 1999.

Beach MC, Sugarman J, Johnson RL, Arbelaez JJ, Duggan PS, Cooper LA. Do patients treated with dignity report higher satisfaction, adherence, and receipt of preventive care? Ann Fam Med 2005;3:331-8.

Bloom S, Wilson R. Patient-practitioner relationship. In: Freeman HE, Levine S, Reeder LG, editors. Handbook of Medical Sociology. Englewood Cliffs, NJ: Prentince Hall; 1979. p. 315-9.
Byrne P, Long B. Doctor talking to patients. London: Her Majesty's Stationery Office; 1976.
Cole SA, Bird J. The Medical Interview E-Book: The Three Function Approach. 3.ª ed. Philadelphia, PA: Elsevier Health Sciences; 2013.
Committee on the Robert Wood Johnson Foundation, Institute of Medicine (US). The Future of Nursing: Leading Change. Advancing Health. Washington: National Academies Press; 2011.
Dörr A. Acerca de la comunicación médico-paciente desde una perspectiva histórica y antropológica. Rev Med Chil 2004;132:1431-6.
Duffy FD, Gordon GH, Whelan G, Cole-Kelly K, Frankel R, Buffone N, et al. Participants in the American Academy on Physician and Patient's Conference on Education and Evaluation of Competence in Communication and Interpersonal Skills. Assessing competence in communication and interpersonal skills: the Kalamazoo II report. Acad Med 2004;79:495-507.
Eggenberger E, Heimerl K, Bennett MI. Communication skills training in dementia care: a systematic review of effectiveness, training content, and didactic methods in different care settings. Int Psychogeriatr 2013;25:345-58.
Epstein R, Street R. Patient-centered communication in cancer care: promoting healing and reducing suffering. Bethesda: National Cancer Institute, NIH; 2007.
Frankel RM, Stein T. Getting the most out of the clinical encounter: the four habits model. J Med Pract Manag MPM 2001;16:184-91.
Franks P, Jerant AF, Fiscella K, Shields CG, Tancredi DJ, Epstein RM. Studying physician effects on patient outcomes: physician interactional style and performance on quality of care indicators. Soc Sci Med 2006;62:422-32.
French J, Raven B. Bases del poder social. In: Cartwright D, Zander A, editors. Dinámica de Grupos. México: Trillas; 1977. p. 607-23.
Gobierno de España, 2003. Ley 41/2002, de 14 de noviembre, básica reguladora de la autonomía del paciente y de derechos y obligaciones en materia de información y documentación clínica.
Gobierno de España. Ministerio de Ciencia e Innovación, 2008. Orden CIN/2134/2008, de 3 de julio, por la que se establecen los requisitos para la verificación de los títulos universitarios oficiales que habiliten para el ejercicio de la profesión de Enfermero. BOE-A-2008-12388.
Gutiérrez-Puertas L, Márquez-Hernández VV, Gutiérrez-Puertas V, Granados-Gámez G, Aguilera-Manrique G. Educational Interventions for Nursing Students to Develop Communication Skills with Patients: A Systematic Review. Int J Environ Res Public Health 2020;17:E2241.
Henderson LJ. Physician and Patient as a Social System. N Engl J Med 1935;212:819-23.
Hollender MH. The Psychology of Medical Practice. Philadelphia: Saunders; 1958.
Jovell AJ, Navarro Rubio MD, Fernández Maldonado L, Blancafort S. Participación del paciente: nuevo rol del paciente en el sistema sanitario. Aten Primaria 2006;38:234-7.
Lázaro J, Gracia D. La relación médico-enfermo a través de la historia. An Sist Sanit Navar 2006;29:7-17.
Leal-Costa C, Díaz-Agea JL, Tirado-González S, Rodríguez-Marín J, van-der Hofstadt CJ. Communication skills: a preventive factor in Burnout syndrome in health professionals. An Sist Sanit Navar 2015;38:213-23.
León Vázquez F, Galán Cortés JC, Sanz Rodrigo C. Repercusión en atención primaria de la Ley 41/2002 de autonomía del paciente, información y documentación clínica (I). Aten Primaria 2003;32:583-5.
Makoul G. Essential elements of communication in medical encounters: the Kalamazoo consensus statement. Acad Med 2001;76:390-3.
Makoul G, Schofield T. Communication teaching and assessment in medical education: an international consensus statement. Netherlands Institute of Primary Health Care. Patient Educ Couns 1999;37:191-5.
Mead N, Bower P. Patient-centred consultations and outcomes in primary care: a review of the literature. Patient Educ Couns 2002;48:51-61.
Mead N, Bower P. Patient-centredness: a conceptual framework and review of the empirical literature. Soc Sci Med 2000;51:1087-110.
Neighbour R. La consulta interior: cómo desarrollar un estilo de consulta eficaz e intuitivo. Barcelona: J&C Ediciones Médicas; 1997.
Parsons T. El sistema social. Madrid: Alianza; 1966.
Pendleton D, Schofield T, Tate P, Havelock P. The Consultation: An Approach to Learning and Teaching: No. 6. Oxford: Oxford University Press; 1984.

Rodin J, Janis IL. The Social Power of Health-Care Practitioners as Agents of Change. J Soc Issues 1979;35:60-81.
Rodríguez-Marín J, Neipp-López MC. Manual de psicología social de la salud/Handbook of social psychology of health. Madrid: Editiorial Síntesis; 2008.
Roter D, Hall JA. Doctors Talking with Patients/Patients Talking with Doctors: Improving Communication in Medical Visits. London: Greenwood Publishing Group; 2006.
Roter DL, Hall JA, Katz NR. Relations between physicians' behaviors and analogue patients' satisfaction, recall, and impressions. Med Care 1987;25:437-51.
Simón P. El consentimiento informado. Madrid: Editorial Triacastela; 2000.
Simpson M, Buckman R, Stewart M, Maguire P, Lipkin M, Novack D, et al. Doctor-patient communication: the Toronto consensus statement. BMJ 1991;303:1385-7.
Stewart M, Brown JB, Donner A, McWhinney IR, Oates J, Weston WW, et al. The impact of patient-centered care on outcomes. J Fam Pract 2000;49:796-804.
Szasz TS, Hollender MH. A contribution to the philosophy of medicine; the basic models of the doctor-patient relationship. AMA Arch Intern Med 1956;97:585-92.
World Health Organization. Division of Mental Health. Doctor-patient interaction and communication (No. WHO/MNH/PSF/93.11. Unpublished). World Health Organization; 1993.

CAPÍTULO 18

Comunicación asistencial en enfermería

Miriam Bajo ■ Darío Díaz

PUNTOS CLAVE

- Debemos situar al paciente como centro del encuentro clínico. Para establecer una relación *profesional de enfermería-paciente* que cumpla con esta premisa resulta imprescindible emplear modelos teóricos que también ubiquen al paciente como centro de la comunicación asistencial.
- El modelo de probabilidad de elaboración defiende que durante los procesos vinculados a la comunicación asistencial los pacientes son personas activas que generan diferentes cogniciones mientras reciben el mensaje. Dicho modelo propone la existencia de dos rutas diferentes para el procesamiento de la información.
- La ruta central es una ruta de gran elaboración cognitiva que requiere mucha cantidad de pensamiento por parte del receptor. Cuando el receptor elabora poco el mensaje, tiende a emplear la ruta periférica.
- En el ámbito de la comunicación asistencial, en general, nos interesa que los pacientes procesen por la ruta central, dado que las conductas que normalmente se desean modificar son conductas complejas que se sustentan sobre actitudes fuertes, duraderas y estables.
- Las tres principales características del profesional de enfermería que influyen en los procesos de comunicación asistencial son la credibilidad, el atractivo o la simpatía, y el poder. Que el profesional de enfermería establezca una relación empática resulta fundamental durante el encuentro clínico.
- Los mensajes empleados en comunicación asistencial pueden ser racionales o emocionales. Las investigaciones señalan que la combinación de ambos tipos de mensajes suele ser la estrategia más eficaz.
- El procesamiento de la información que realiza el paciente no solo depende de lo que la enfermera dice verbalmente, sino también de lo que transmite de forma no verbal o del contexto en el que se realiza la comunicación.
- Algunas de las variables del paciente más relevantes para la comunicación asistencial son su necesidad de conocimiento, su necesidad de consistencia, su necesidad de estima y su necesidad de afiliación.

Introducción

Las habilidades de comunicación son esenciales en la práctica clínica de la enfermería. De hecho, podríamos decir que la comunicación es consustancial a la profesión. Los cambios que se han producido en los últimos años en las organizaciones sanitarias han reforzado aún más el papel de la comunicación clínica, dado que se ha pasado de un modelo de relación paternalista,

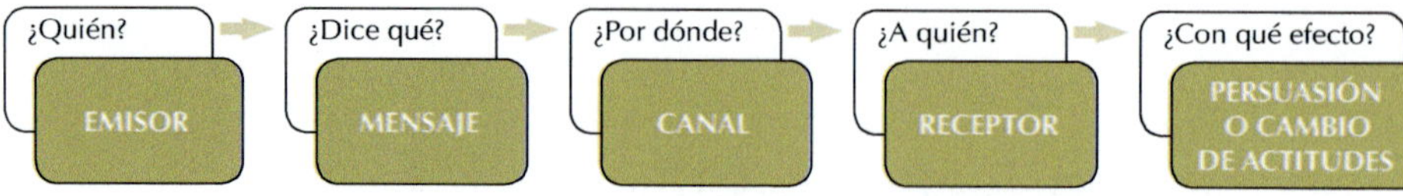
¿Quién?
EMISOR
¿Dice qué?
MENSAJE
¿Por dónde?
CANAL
¿A quién?
RECEPTOR
¿Con qué efecto?
PERSUASIÓN O CAMBIO DE ACTITUDES

Figura 18.1 Paradigma de comunicación de Lasswell (1948).

centrado en el profesional sanitario, a un modelo mutualista, centrado en el paciente, con el objetivo de definir una relación entre ambos mucho más horizontal. Bajo este paradigma, una comunicación eficaz y bidireccional entre el profesional de enfermería y el paciente se hace indispensable para lograrlo, y todas las evidencias científicas señalan que las habilidades de comunicación necesarias para conseguirlo se pueden enseñar (Omura et al., 2017; Wilkinson et al., 2008).

En el ámbito de estudio de la comunicación en general, y de la comunicación asistencial en particular, la investigación científica ha seguido esta misma tendencia, incrementando la importancia de la persona que tiende a recibir la información. Durante las décadas de 1920 y 1930, la mayor parte de las ciencias sociales asumieron que la clave de la comunicación, y con ello de la persuasión, se situaba en el emisor (Lasswell, 1927). Esta asunción se basaba principalmente en un análisis observacional (y no empírico) de los efectos que los mensajes transmitidos a través de los medios de comunicación de masas generaban en los receptores (como los vinculados al programa de radio de Orson Wells «La guerra de los mundos», a la crisis económica de 1929 o a personajes populistas de la época como Adolf Hitler). Los científicos sociales asumieron que la sola transmisión de información por parte de los medios de comunicación de masas producía efectos directos en las actitudes y en el comportamiento de los receptores. Por tanto, la investigación durante este periodo describe el proceso de comunicación como algo lineal y unidireccional, y se centra en el estudio del emisor. La visión que se tenía en estos años del receptor era la de una persona pasiva que, en cierto modo, estaba «cautiva» frente al mensaje que transmitía el emisor (Díaz et al., 2017).

Siguiendo estas mismas premisas, en el ámbito de la comunicación asistencial se asumía que el profesional de enfermería, como emisor de la comunicación, tenía la capacidad de influir y de conseguir los efectos deseados en sus pacientes (receptores pasivos del mensaje). Debido a esto, los esfuerzos se centraron en crear protocolos y guías generales que explicaban al profesional de enfermería lo que tenía que hacer o decir para lograr los efectos deseados en sus pacientes, sin considerar las características individuales de estos.

Una de las principales aportaciones de este periodo al estudio de la comunicación fue la formulación de un paradigma que ya constituye un clásico de nuestra disciplina y que se puede resumir en la siguiente frase: un modo adecuado para describir un acto de comunicación consiste en responder a las preguntas «¿quién, dice qué, por qué canal, a quién y con qué efectos» (Lasswell, 1948) (fig. 18.1).

Estos modelos de efectos directos continuaron vigentes hasta finales de la década de 1940, cuando comenzó la investigación científica experimental y se comprobó que gran parte de las asunciones que se habían realizado durante esos primeros años no se ajustaban a los resultados que se estaban encontrando en las investigaciones científicas (Cuesta, 2006).

Principales modelos teóricos en el estudio de la comunicación

La mayor parte de la investigación en comunicación realizada en los últimos 70 años se ha agrupado en torno a dos grandes modelos o perspectivas teóricas: la teoría del aprendizaje y los modelos de la respuesta cognitiva (Briñol et al., 2000).

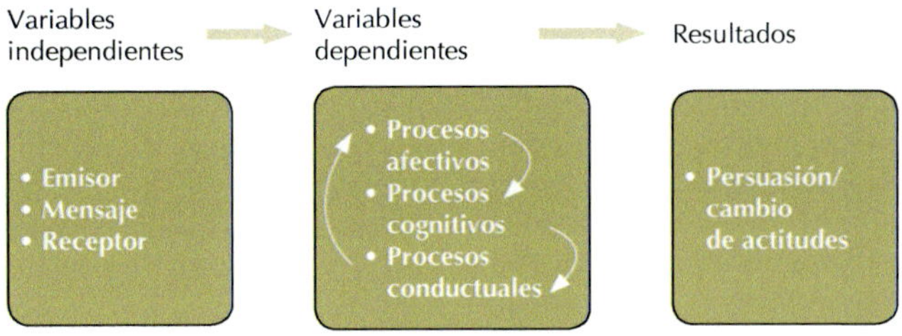

Figura 18.2 Variables de la comunicación según la teoría del aprendizaje.

TEORÍA DEL APRENDIZAJE

La teoría del aprendizaje alcanza su punto álgido en la década de 1950 con el proyecto científico desarrollado por Carl Hovland y sus colaboradores en la Universidad de Yale (Hovland et al., 1953). Este programa pionero en el estudio de la comunicación generó una perspectiva teórica conocida como Escuela de Yale. En esta teoría se defiende que el aprendizaje del mensaje es una variable central e imprescindible para que se produzca la persuasión. Para ello, define una serie de etapas necesarias para que un mensaje produzca el cambio deseado:

1. Exposición: para que se produzca persuasión, es necesario que el receptor vea o escuche el mensaje.
2. Atención: el mensaje debe captar la atención del receptor. Si se ignora o no se le presta la suficiente atención, la comunicación no tendrá éxito.
3. Comprensión: es necesario hacer comprensibles al receptor tanto los argumentos del mensaje como las conclusiones que se desea que extraiga de él.
4. Aceptación: el receptor debe estar de acuerdo con el mensaje, debe aceptarlo. Esta es la etapa más compleja del proceso y la mayor parte de este capítulo trata sobre esto, es decir, cómo conseguir que el paciente acepte nuestro mensaje.
5. Recuerdo: el receptor debe poder recordar el mensaje y, por tanto, tener accesible la nueva actitud generada.

Una de las principales contribuciones de la Escuela de Yale, basándose en el paradigma de comunicación de Lasswell, fue la delimitación de las variables que existen en una situación de comunicación. De forma más concreta, la persuasión es función directa o indirecta del papel que desempeñan el emisor, el mensaje, el canal y el receptor en el proceso comunicativo (fig. 18.2). En los siguientes puntos de este capítulo veremos, una a una, cada una de estas variables.

A pesar de suponer en su época un importante avance en el conocimiento científico de la comunicación, esta teoría presentaba algunas limitaciones importantes que hicieron necesaria la revisión del paradigma. La más relevante tiene que ver con su formulación conceptual, porque, aunque cuenta con una mayor base empírica y científica, tiene su origen en los estudios previos que se realizaron en las décadas de 1920 y 1930. Recordemos que en ese periodo se pone el foco en el emisor de la comunicación, mientras que el receptor es visto como un sujeto pasivo que solo puede reaccionar ante los estímulos presentes en el contexto comunicativo. Es decir, no se tienen en cuenta el procesamiento de la información que realiza el receptor ni los pensamientos que pueda generar durante el proceso comunicativo. Por tanto, tal como vimos en el capítulo 1, estamos ante un modelo tradicional E-R (estímulo-respuesta) y no ante un modelo en el que se tiene en cuenta, además, el organismo que genera esa respuesta (modelo E-O-R [estímulo-organismo-respuesta]).

Los modelos posteriores a este, como por ejemplo los modelos de respuesta cognitiva, cambiaron completamente la perspectiva teórica. Según estos nuevos modelos, en el proceso de comunicación los receptores no responden de manera pasiva a los estímulos, sino que se trata de personas activas que generan cogniciones mientras reciben la comunicación. Por consiguiente, según estos modelos, la clave del proceso de comunicación se encuentra en el receptor, y no tanto en el emisor. Es decir, sitúan al receptor en el centro de la comunicación de forma equivalente a como lo hacen los modelos mutualistas, que sitúan al paciente en el centro del encuentro clínico.

Dentro de los modelos de respuesta cognitiva, el modelo de probabilidad de elaboración (ELM, *Elaboration Likelihood Model*) es sin duda el que mayor base teórica y empírica tiene en la actualidad (Petty y Cacioppo, 1986).

MODELO DE PROBABILIDAD DE ELABORACIÓN

Este modelo se desarrolla con el objetivo de explicar, a través de un único cuerpo teórico, todos los resultados aparentemente contradictorios que la investigación científica en comunicación estaba generando. Para ello, nos permite analizar los diferentes procesos cognitivos que ocurren en el receptor tanto cuando este realiza un gran esfuerzo cognitivo en el proceso comunicativo (generando por tanto una gran cantidad de pensamientos sobre el mensaje) como cuando realiza un menor esfuerzo cognitivo (generando poca cantidad de pensamientos). Este modelo propone la existencia de dos rutas diferentes para el procesamiento de la información en la comunicación:

- La primera se denomina ruta central (RC) del procesamiento de la información. Es una ruta de gran elaboración cognitiva que requiere mucha cantidad de pensamiento por parte del receptor. Para lograrlo, el receptor debe cumplir dos condiciones: debe estar muy motivado o interesado por el tema, y debe tener la suficiente capacidad para procesar el mensaje.
- La segunda ruta se denomina ruta periférica (RP) y la emplea el receptor cuando no elabora cognitivamente la información (poca cantidad de pensamiento), ya sea porque no está muy motivado o interesado, o porque no tiene la suficiente capacidad para procesar el mensaje (fig. 18.3).

Conocer si un paciente está procesando el mensaje por la RC o la RP es muy importante puesto que, cuando las personas están muy motivadas y tienen la capacidad para procesar el mensaje (RC),

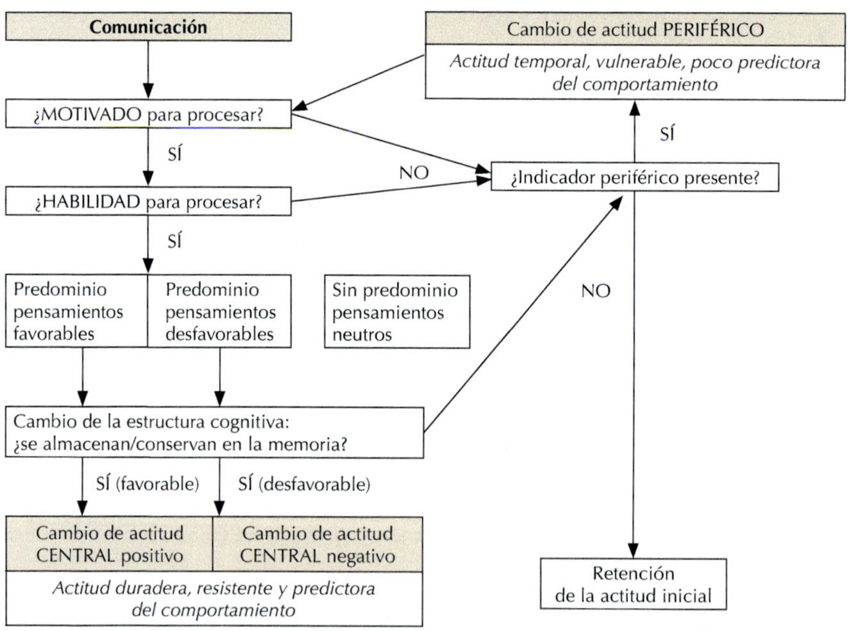

Figura 18.3 Las dos rutas de procesamiento de la información. (Tomado de Petty y Cacioppo, 1986.)

generan pensamientos durante el proceso de comunicación que tienen una gran influencia, mientras que cuando están relativamente desmotivadas para pensar, o no tienen la capacidad para ello (RP), sus actitudes cambian por simples señales periféricas o heurísticos.

Esto es importante porque sabemos que las actitudes formadas a través de la RC son actitudes más fuertes, estables y duraderas, y predicen mejor la conducta futura (Hutton y Baumeister, 1992). En el ámbito de la comunicación asistencial, en general nos interesa que los pacientes procesen por la RC. Además, las conductas que normalmente se desea modificar (como dejar de fumar u otros hábitos no saludables) o implantar (como adherirse al tratamiento o llevar una alimentación saludable) suelen ser conductas complejas que se sustentan sobre actitudes fuertes, duraderas y estables.

PRINCIPALES ELEMENTOS DE LOS MODELOS ACTUALES DE COMUNICACIÓN

Cantidad de pensamiento

Como hemos visto, la cantidad de pensamiento del receptor determinará la ruta que va a emplear para procesar la información del mensaje. Por tanto, una de las mayores influencias que una variable de la comunicación puede ejercer (ya sea del emisor, del mensaje, del canal o del receptor) es afectar a la cantidad de pensamiento del receptor.

Como ya hemos comentado, los elementos principales que afectan a la cantidad de pensamiento son la motivación del receptor y su capacidad para procesar la información relativa a la comunicación. La motivación del receptor puede verse afectada por un gran número de variables, como pueden ser la importancia percibida del mensaje, el número de fuentes que transmiten la información, la discrepancia entre el mensaje y el punto de vista del receptor, o diferencias individuales del propio receptor, como su tendencia a pensar mucho (algo que conocemos como necesidad de cognición [NC]). De todas ellas, una de las más importantes es la relevancia percibida por el receptor. Los temas relacionados con la salud o la enfermedad suelen ser percibidos como relevantes, por lo que, en el ámbito de la comunicación asistencial, es frecuente que los pacientes presenten una alta motivación para procesar el mensaje.

Sin embargo, la capacidad de los pacientes suele ser una variable que se encuentra más mermada en el proceso de comunicación asistencial. Un lenguaje muy técnico empleado por el profesional de enfermería o un alto nivel de miedo o ansiedad por parte del paciente pueden afectar a la capacidad de este para procesar adecuadamente el mensaje. Otras variables que afectan a la capacidad para procesar el mensaje pueden ser el número de veces que se repite el mensaje, la rapidez con la que se emite o los elementos presentes en el contexto que puedan distraer al receptor (p. ej., el sonido de un móvil).

Dirección del pensamiento

Otro elemento básico que afecta a la comunicación es la dirección de los pensamientos que genera el receptor; es decir, que el receptor genere pensamientos a favor o en contra de la propuesta presentada en el mensaje.

La calidad de la información suele ser una de las variables principales que afecta a la dirección de los pensamientos (Millar y Millar, 1990): cuando se presentan argumentos fuertes, sólidos y bien argumentados para el receptor, la probabilidad de generar pensamientos a favor de la propuesta del emisor es mayor, mientras que si se presentan argumentos débiles se incrementará la probabilidad de generar pensamientos en contra de la propuesta. La fortaleza o la debilidad de los argumentos dependerán, en última instancia, del receptor en sí mismo, de sus necesidades y de sus motivaciones (p. ej., para una persona muy preocupada por su imagen, puede ser un argumento más fuerte «si comes fruta, adelgazarás» que «si comes fruta, mejorará tu salud»).

Sin embargo, también existen otras variables que pueden afectar a la dirección de los pensamientos y que no dependen de contenido del mensaje en sí. Por ejemplo, las emociones que experimenta el receptor pueden sesgar la dirección de los pensamientos. Esto puede suceder en positivo (a favor de los argumentos presentados), cuando el receptor se encuentra en un buen estado de ánimo o experimenta emociones positivas, o en negativo (en contra de los argumentos), cuando el receptor se encuentra en un mal estado de ánimo o experimenta emociones negativas. Esta apreciación es importante puesto que los pacientes, cuando acuden a un servicio sanitario, en muchas ocasiones experimentan emociones negativas (miedo, ansiedad, ira, incertidumbre, etc.).

El concepto de múltiples roles de las variables de la comunicación

Como acabamos de ver, la dirección de los pensamientos del receptor puede verse afectada por variables del mensaje (calidad de los argumentos) o del propio receptor (su estado de ánimo), pero también por variables relacionadas con el emisor (p. ej., su credibilidad) o con el contexto comunicativo (p. ej., el box de urgencias, la unidad de cuidados intensivos). Esto nos demuestra que cualquier variable puede afectar a la comunicación de varias maneras, desempeñando más de una función dentro del proceso comunicativo. Este es el concepto de múltiples roles (Petty y Wegener, 1998).

Las numerosas investigaciones realizadas al respecto han mostrado que los principales roles que puede desempeñar cualquier variable comunicativa (del emisor, del mensaje, del canal o del receptor) son:

- Rol de argumento: cuando el receptor está motivado y tiene capacidad para procesar el mensaje (RC), cualquier variable puede servir como información adicional para el receptor e influir en la generación de pensamientos. Por ejemplo, si una enfermera no fuma y tiene un buen aspecto físico, estas características pueden servir de argumento al receptor para evaluar positivamente un estilo de vida saludable.
- Rol de indicador periférico o heurístico: cuando el receptor está poco motivado o no tiene capacidad para procesar el mensaje (RP), cualquier variable puede servir como indicador periférico. Esta variable ayudará al receptor a simplificar la toma de decisiones. Por ejemplo, si la enfermera anterior intenta vendernos su coche, su buen aspecto físico no nos servirá como argumento para convencernos, pero puede que generemos una actitud favorable hacia el coche por el simple hecho de asociar su belleza a dicho coche (efecto halo).
- Afectar a la cantidad de pensamiento (elaboración cognitiva): por ejemplo, en función de diversos procesos psicológicos, para algunos pacientes la belleza de la enfermera puede hacer que presten más atención a la propuesta, y para otros pacientes esta belleza puede afectar en la dirección contraria y reducir la cantidad de pensamiento.
- Dirigir o sesgar el procesamiento de la información (dirección de los pensamientos): por ejemplo, un paciente puede estar sesgado ante un emisor bello de manera negativa, contraargumentando su mensaje, mientras que otra persona puede estar sesgada en positivo frente al mismo emisor, centrando su atención solo en los aspectos positivos de la propuesta.
- Afectar a los pensamientos sobre los propios pensamientos, un proceso conocido como metacognición (Briñol et al., 2004): cuando hay mucha motivación y capacidad por parte del receptor, cualquier variable también puede influir sobre lo que el paciente piensa sobre sus propios pensamientos generados. Una de las variables metacognitivas más investigada relacionada con la comunicación es la confianza en los propios pensamientos (Petty y Briñol, 2008); por ejemplo, una persona puede generar muchos pensamientos (alta elaboración cognitiva) positivos (dirección del pensamiento) sobre una propuesta, pero, si tiene poca confianza en ellos, el efecto de esos pensamientos para influir en el cambio de actitudes o en la conducta será menor. Muchas variables pueden afectar a la confianza en los pensamientos generados; una de ellas es el estado de ánimo del receptor, una variable de la que ya hemos hablado. Cuando el receptor se encuentra feliz y de buen humor, aumenta su confianza en los pensamientos generados y, al contrario, se reduce su confianza cuando experimenta emociones negativas.

Hasta aquí hemos visto el marco teórico actual en el que se encuadra el estudio de la comunicación en general y de la comunicación asistencial en particular. A partir de ahora vamos a centrarnos en el estudio de las principales variables que afectan a la comunicación asistencial: el profesional de enfermería como emisor de la comunicación asistencial, el mensaje de la comunicación asistencial (comunicación verbal y no verbal) y el paciente como receptor del mensaje.

Papel del profesional de enfermería en el proceso de comunicación asistencial

CARACTERÍSTICAS DEL PROFESIONAL DE ENFERMERÍA COMO EMISOR DE LA COMUNICACIÓN

Antes de comenzar a desarrollar este punto es importante señalar que, para que la comunicación asistencial sea exitosa, el emisor y el receptor deben intercambiarse los roles a lo largo del proceso comunicativo (bidireccionalidad de la comunicación) (Cialdini, 2001). Sin embargo, con el fin de facilitar la lectura y la comprensión de este capítulo, vamos a identificar al profesional de enfermería como el emisor más frecuente y al paciente como el receptor habitual.

Las tres principales características de la enfermera que influyen en los procesos de comunicación asistencial son la credibilidad, el atractivo o la simpatía, y el poder (Kelman, 1958).

Credibilidad

Solemos evaluar como más relevantes las opiniones de un emisor que consideramos creíble, prestamos mayor atención a sus argumentos y otorgamos al mensaje una mayor importancia. Por tanto, la credibilidad del emisor influye en la importancia que asignamos al mensaje.

El problema es que la evaluación de la credibilidad por parte del receptor se realiza de manera subjetiva (un mismo emisor puede ser creíble para un receptor y no para otro) y además se trata de una evaluación dinámica, puede variar en cualquier momento, aumentando o disminuyendo.

Las investigaciones realizadas han mostrado que los aspectos principales que afectan a la credibilidad del emisor son la competencia y la fiabilidad.

La competencia de un emisor hace referencia a la experiencia y los conocimientos que el receptor atribuye a la fuente. En el ámbito asistencial, la mayor parte de los pacientes lo primero que harán cuando estén frente a un profesional sanitario que no conocen es evaluar su posible competencia (esto es algo que hacemos de manera instintiva cuando el tema es especialmente relevante). Como normalmente los pacientes no disponen de información objetiva ni de los conocimientos necesarios para realizar una evaluación precisa de la competencia del profesional de enfermería, su atribución estará guiada sobre todo por señales periféricas o heurísticos (p. ej., solemos evaluar como más competente a un emisor que transmite su mensaje con facilidad y fluidez). El problema es que algunos de estos heurísticos pueden no tener nada que ver con la competencia en sí misma (p. ej., cómo va vestida la enfermera, su edad o incluso su raza). Uno de los principales heurísticos que puede utilizar el paciente son sus emociones durante el encuentro clínico. De esta forma, si un paciente considera que el profesional de enfermería lo ha tratado bien (generando emociones positivas), tenderá a pensar que es competente (una buena enfermera). La evaluación de la competencia del profesional de enfermería es fundamental en comunicación asistencial, porque cuando un paciente evalúe como poco competente a una enfermera prestará menos atención al mensaje, se cuestionará más su contenido y se reducirá la confianza que deposite en el profesional (Silverman et al., 2013).

Por otra parte, la fiabilidad de la fuente hace referencia a la percepción de sinceridad o veracidad que el receptor atribuye al emisor. Aunque un profesional de enfermería sea evaluado como muy competente, si el paciente no lo percibe como fiable no le otorgará credibilidad.

Para incrementar la percepción de fiabilidad existen, entre otras, dos estrategias distintas:

- La primera consiste en mostrar al paciente que la principal motivación del profesional de enfermería es la motivación de logro (ya sea la curación o la mejora de la calidad de vida del paciente), por encima de los propios intereses y motivaciones (si los hubiera). Se trata de transmitir que el mensaje únicamente tiene un objetivo centrado en el bienestar del paciente y que el profesional no gana nada con ello (p. ej., «Deberías dejar de fumar. Tú verás, yo no gano nada con ello, salvo discutir contigo»).

- La segunda estrategia tiene que ver con el contenido del mensaje. Podemos incrementar la percepción de fiabilidad si introducimos en el mensaje argumentos tanto a favor como en contra de la posición defendida. Estos mensajes se denominan mensajes de dos lados y hablaremos de ellos más adelante.

Atractivo o simpatía

Si lo pensamos, dejarnos guiar por una fuente creíble parece una estrategia racional y útil, pero lo cierto es que la mayor parte de nuestros comportamientos distan mucho de ser racionales. Por atractivo o simpatía nos referimos a las características de tipo emocional del emisor que influyen, en ocasiones incluso más que la credibilidad, en el proceso de comunicación (Norman, 1976).

Estos procesos, en comunicación asistencial, están relacionados fundamentalmente con la similitud, la familiaridad y la belleza.

Preferimos, por lo general, a las personas que son similares a nosotros. Esta es una variable que se puede manejar, haciendo visibles aquellas características que nos hacen similares al paciente o evitando mostrar aquellas que nos alejan. Por ejemplo, expresar opiniones o vivencias parecidas (p. ej., «A mí también me pasó…»), utilizar un lenguaje como el que emplea el paciente (p. ej., un lenguaje informal, términos conocidos, localismos, etc.) o realizar movimientos corporales similares (como movimientos de las manos, tics, etc.).

Por otro lado, nos resulta más atractivo aquello que es familiar, que ya conocemos o nos suena. Una gran parte de las investigaciones relacionadas con el estudio de la familiaridad se incluyen en un fenómeno conocido como «efecto de mera exposición» o simple exposición repetida a un estímulo (Zajonc, 1968). Es importante recordar que el efecto de la familiaridad sobre el atractivo de la fuente tiene forma de U invertida: su efecto es máximo en una exposición repetida, pero comedida, y una mayor exposición reduce el efecto e incluso puede llegar a generar aversión.

Por último, como ya hemos visto, ser considerado un emisor «atractivo» no solo está relacionado con características físicas, pero no podemos obviar que el atractivo físico también desempeña un papel relevante en la comunicación. La belleza puede actuar bajo un efecto ya conocido, como es el «efecto halo», es decir, como una propensión natural a evaluar globalmente a las personas a partir de dicha característica, asumiendo que si dicho rasgo es de valencia positiva, como en el caso del atractivo físico, se tenderá a considerar el resto de sus atributos en sentido igualmente favorable. Es importante recordar también que este efecto no solo hace referencia a la belleza, sino que se produce cuando una característica de la fuente resulta muy llamativa.

Poder

La evaluación que el receptor hace sobre el poder que tiene el emisor es otra de las variables fundamentales en los procesos de comunicación. Existen tres tipos de poder que afectan especialmente a la comunicación asistencial: el poder sancionador, el poder legítimo y el poder informativo.

En el ámbito asistencial, el poder del profesional de enfermería asociado a su capacidad de recompensar (o castigar) al paciente es una herramienta fundamental. Como veremos más adelante, para poder recompensar al paciente necesitaremos satisfacer alguna de sus necesidades. Una de las técnicas de comunicación más antiguas y eficaces para ejercer poder mediante la recompensa es a través del uso del elogio. La efectividad del elogio se basa en dos necesidades universales que tenemos las personas en mayor o menor medida: por un lado, la necesidad básica de formarnos una imagen positiva de nosotros mismos (el elogio nos ayuda en ese sentido), y por otro, nuestro deseo de ser aceptados por los demás y nuestra necesidad de afiliación (el elogio es un indicador de aceptación social).

Otra técnica de recompensa especialmente relevante en el ámbito de la comunicación asistencial es proporcionar claridad cognitiva. El paciente necesita saber lo que le pasa (claridad cognitiva);

gracias a ello, ganará sensación de control y reducirá su incertidumbre. Por tanto, un mensaje que le permita comprender lo que le pasa le recompensará, ayudándole a reducir su ansiedad, miedo o incertidumbre.

Por otro lado, una manera eficaz de ejercer poder a través del castigo es la retirada del refuerzo visual. Esta técnica ha demostrado ampliamente su eficacia en el ámbito de la comunicación asistencial (p. ej., retirar el refuerzo visual al familiar de un menor cuando este impide que el menor se exprese).

En lo que respecta al *poder legítimo*, en el ámbito asistencial, el profesional de enfermería tiende a ser cuestionado como figura de autoridad. La autoridad es un proceso de legitimación muy potente basado en el rol, en este caso el rol de enfermera, que se tiende a contraponer con el rol de médico. No obstante, es importante señalar que afortunadamente esta percepción cultural se va modificando lentamente.

Para finalizar, el profesional de enfermería cuenta también con *poder informativo*. Como tantas veces hemos escuchado, la información es poder, pero también la percepción de que el emisor tiene acceso privilegiado a ella. En el caso de la comunicación asistencial, este tipo de poder está siempre presente, pero el acceso universal a la información y la irrupción de internet lo están afectando cada vez más.

LA EMPATÍA EN ENFERMERÍA COMO HERRAMIENTA DE COMUNICACIÓN ASISTENCIAL

Como acabamos de ver, la credibilidad, el atractivo o la simpatía, y el poder, son características que debe manejar el profesional de enfermería para lograr una comunicación eficaz con sus pacientes. A estas características debemos añadir un proceso psicológico que es fundamental en el ejercicio profesional de la enfermería: la empatía. La enfermera debe establecer una relación empática con el paciente, generar una conexión emocional que le permita conocer cómo es el paciente, acogerle, captar su atención y ganarse su confianza.

La empatía es un proceso complejo del que forman parte componentes cognitivos (capacidad de ponerse en el lugar del otro), afectivos (dejarse afectar y contagiar emocionalmente) y conductuales (actuar en consecuencia). A través de la empatía, el profesional de enfermería puede conocer cómo es el paciente, lo que piensa (cognición) y lo que siente (emoción), y gracias a ello adaptarse a su lenguaje, sus características, sus necesidades y su estado emocional. Gracias a la empatía podemos ayudar al paciente a gestionar sus emociones durante el proceso de afrontamiento de la enfermedad (miedo, ansiedad, ira, etc.), reduciendo su incertidumbre y proporcionándole percepción de control (Brock y Salinsky, 1993).

La importancia de la empatía es sobradamente conocida por todos los profesionales de la salud, pero los pacientes no siempre se encuentran con profesionales empáticos cuando acuden a un servicio de salud. ¿A qué puede deberse esta ausencia de empatía? A continuación, vamos a ver una serie de barreras que afectan a la capacidad del profesional de enfermería para establecer una relación empática con el paciente:

- *Temor a expresar las emociones propias.* Dentro del ámbito profesional existe una tendencia general a no expresar los sentimientos propios ante los pacientes. Este control emocional está vinculado con la creencia de que mostrarse siempre en calma mejora el desempeño profesional. Aunque este pensamiento puede ser correcto en situaciones concretas, como en emergencias, no debemos generalizar esta creencia a todas las situaciones y pensar que cualquier reacción emocional se relaciona con una actuación poco profesional. En comunicación asistencial es fundamental empatizar con el paciente, y para lograr esta conexión emocional se requiere también la participación emocional de la enfermera. Este temor a expresar las emociones propias actúa como barrera comunicativa.
- *Temor al contagio emocional.* Por lo general, a ninguno nos gusta experimentar emociones negativas. En este sentido, un exceso de empatía puede dar lugar a un contagio emocional

excesivo y causar daño y dolor emocional al profesional de enfermería. Para controlar el efecto de contagio de la empatía, cuando esta no sea útil, debemos emplear técnicas psicológicas para el control de la activación (p. ej., técnicas de relajación muscular progresiva de Jacobson o entrenamiento autógeno de Schultz) o de control del pensamiento (como la parada de pensamiento).

- *Temor a causar daño al paciente.* Aunque evitar producir al paciente un dolor innecesario es una obligación ética, no se debe utilizar esta argumentación como justificación para evitar la comunicación de malas noticias o para usar un enfoque optimista no realista sobre la situación real del paciente.
- *Temor a ejercer de mensajero.* Las personas tienden, por un error de atribución, a culpar al emisor de la información cuando esta son malas noticias. Se trata de errores en los procesos de atribución y los sesgos en el pensamiento, y como tales son muy resistentes y difíciles de modificar. La ira que se produce en el paciente tiende a mitigarse espontáneamente si la enfermera no reacciona de forma defensiva y mantiene una actitud empática.
- *Temor a la reacción del paciente.* Como hemos visto, en la comunicación asistencial intervienen numerosas variables que interaccionan y que pueden dar lugar a diversas reacciones en el paciente (miedo, tristeza, ira, etc.). Esto produce una falta de sensación de control por parte del profesional de enfermería. En este sentido hay que aprender a aceptar y manejar la incertidumbre.
- *Temor a la judicialización de la profesión.* Hay que aprender a aceptar las limitaciones y a asumir los errores (en caso de que se cometan). Los errores nos permiten aprender más que los aciertos.

El mensaje en la comunicación asistencial

Por «mensaje» entendemos cualquier contenido que un emisor envía a un receptor a través de un canal determinado (el habla, la escritura, etc.). Los mensajes pueden clasificarse de diversas formas, pero una de las taxonomías más empleadas es la que los divide en racionales y emocionales. Los mensajes racionales se basan fundamentalmente en datos o evidencias, y necesitan un proceso de reflexión por parte del receptor (son respuestas deliberadas), mientras que los mensajes emocionales buscan despertar emociones y sentimientos y, por tanto, suelen ser respuestas mucho más automáticas.

Las investigaciones señalan que la combinación de ambos tipos de mensajes es la estrategia más eficaz. En el ámbito de la comunicación asistencial, tendremos que prestar especial atención al contenido emocional del mensaje, puesto que uno de los objetivos de la comunicación es reducir la emocionalidad negativa del paciente y mejorar su percepción de control. En este sentido, debemos tener en cuenta que la mayor parte del contenido emocional del encuentro clínico es de carácter no verbal y está relacionado con la expresión o la configuración facial de las emociones.

MENSAJES EMOCIONALES EN LA COMUNICACIÓN ASISTENCIAL

En la comunicación asistencial, los mensajes emocionales negativos más utilizados son aquellos que transmiten una cierta amenaza relevante y significativa para el paciente (p. ej., cuando se comunican al paciente las posibles consecuencias negativas que puede sufrir si no sigue las recomendaciones de los profesionales sanitarios). Estos mensajes son conocidos como «mensajes inductores de miedo» (Boster y Mongeau, 1984). La investigación realizada por Laventhal, Singer y Jones (1965) muestra que, para conseguir una mayor efectividad de estos mensajes, se debe relacionar la intensidad de la amenaza que transmite el mensaje con el nivel de autoestima del paciente. Las personas con baja autoestima sienten mucha ansiedad cuando reciben un mensaje con un alto grado de amenaza, y ello dificulta el procesamiento de la información (p. ej., mostrar una operación de cáncer de pulmón a un paciente fumador con baja autoestima), mientras que las personas con alta autoestima se sienten tan seguros de sí mismos que si reciben un mensaje de baja amenaza no la percibirán como tal y no se lograrán los efectos deseados (p. ej., un mensaje en el que se pide a un paciente fumador con alta autoestima que deje de fumar y se le recomienda realizar una radiografía de pulmón).

Otro aspecto clave en la comunicación asistencial es que el mensaje debe incluir claramente instrucciones sobre cómo evitar la amenaza (Laventhal, 1970). Cuanto mayor sea el nivel de ansiedad generado, más explícitas deben ser las instrucciones; de esta manera, las personas reducen su ansiedad al ganar percepción de control, lo que atenúa la emocionalidad negativa que pueden provocar este tipo de mensajes.

Finalmente, debemos tener en cuenta que la edad del paciente también afecta a la efectividad de los mensajes inductores de miedo. Estos mensajes son menos eficaces en niños y adolescentes, y más eficaces en adultos. Ello tiene que ver con los procesos de atribución, dado que, por lo general, las personas tienen una mayor percepción del riesgo según aumenta su edad.

MENSAJES RACIONALES EN LA COMUNICACIÓN ASISTENCIAL

La mayor parte de la investigación sobre los mensajes racionales se ha centrado en torno a dos variables principales: las relacionadas con el contenido y las relacionadas con la forma.

Variables relacionadas con el contenido del mensaje

Antes de ver las distintas variables relacionadas con el contenido del mensaje es importante señalar que las investigaciones realizadas han demostrado que una de las mejores estrategias para lograr una comunicación eficaz es equiparar el contenido del mensaje con las características del receptor. De esta forma conseguimos aumentar el grado de elaboración cognitiva de dicho mensaje por parte de la persona que lo recibe. En la comunicación asistencial, por tanto, es imprescindible equiparar el contenido del mensaje clínico con las características del paciente (p. ej., el lenguaje). Sobre este tema volveremos con más detalle cuando hablemos del receptor.

En relación con los principales aspectos del contenido del mensaje que afectan a la persuasión en la comunicación asistencial, podemos destacar los siguientes:

- Incrementar la percepción del paciente sobre la probabilidad de que suceda alguna consecuencia positiva y deseable (p. ej., si hacemos caso de las propuestas de los profesionales sanitarios, obtendremos algo bueno) o reducir la probabilidad de que ocurra alguna consecuencia negativa (p. ej., si hacemos caso a la enfermera, evitaremos algo malo) aumenta la eficacia del mensaje.
- Cuando el receptor no tiene motivación o capacidad para procesar el mensaje, utilizar argumentos novedosos u originales incrementa la eficacia del mensaje. En este caso, el receptor evaluará el mensaje basándose en indicadores periféricos.
- Además, en condiciones de baja elaboración cognitiva, utilizar muchos argumentos o argumentos más extensos incrementará la eficacia de la comunicación. Sin embargo, si el receptor piensa mucho sobre el mensaje, lo importante será la calidad de los argumentos (argumentos fuertes) y no la cantidad.
- Hacer una presentación positiva del mensaje (p. ej., «Si dejas de fumar, vivirás más») frente a una negativa (p. ej., «Si no dejas de fumar, vas a tener serios problemas de salud») incrementa la eficacia del mensaje en condiciones de baja elaboración cognitiva, mientras que en condiciones de alta elaboración cognitiva la presentación negativa es generalmente más eficaz.
- Se pueden utilizar mensajes de un lado (mensaje que solo contiene argumentos a favor de la posición defendida) o mensajes de dos lados (mensajes que además contienen puntos de vista contrarios). En general, los mensajes de dos lados son más eficaces al aumentar la percepción de fiabilidad del emisor, en especial cuando son mensajes de dos lados con refutación (se rebate explícitamente la posición contraria presentada) (Allen et al., 1990).

- Cuando un tema sea en especial relevante para el receptor, la motivación para procesar detenidamente el contenido del mensaje aumentará.

Variables relacionadas con la forma del mensaje

Las principales conclusiones extraídas de la investigación sobre la forma del mensaje han sido las siguientes:

- ¿Es mejor utilizar conclusiones explícitas o implícitas? Cuando el receptor esté poco motivado o no tenga capacidad para procesar el mensaje, le será más difícil extraer conclusiones por sí mismo, y en este caso es recomendable ofrecer conclusiones explícitas. Sin embargo, cuando el receptor elabore mucho el mensaje, un contenido que le permita extraer conclusiones implícitas resultará más eficaz.
- ¿Es recomendable el uso de preguntas retóricas? La investigación ha observado que las preguntas retóricas aumentan el procesamiento de la información cuando la persona no tiene la motivación inicial para procesar el mensaje. Sin embargo, lo disminuyen cuando el receptor está dispuesto a analizarlo; en este caso, la pregunta retórica rompe el ciclo de pensamiento del receptor.
- ¿Es mejor ubicar los argumentos fuertes al principio o al final del mensaje? Ubicar los argumentos fuertes al final del mensaje tiene mayor efecto en aquellos receptores que elaboren poco el mensaje (efecto de recencia), mientras que ubicarlos al principio del mensaje tendrá un mayor potencial cuando la elaboración sea alta (efecto de primacía) (Miller y Campbell, 1959).

La comunicación no verbal en el encuentro clínico

Acabamos de ver los principales elementos del mensaje (comunicación oral o escrita) que un profesional de enfermería, como emisor de la comunicación, debe conocer y manejar para lograr una mayor eficacia comunicativa. Sin embargo, no olvidemos que el procesamiento de la información que realiza el paciente no solo depende de lo que el profesional de enfermería dice verbalmente, sino también de lo que transmite de forma no verbal o del contexto en el que se realiza la comunicación. Este lenguaje no verbal puede influir en el encuentro clínico incluso más que el contenido verbal del mensaje en sí mismo (Beckman y Frankel, 1984). A continuación, vamos a ver los aspectos no verbales y contextuales más relevantes para el encuentro clínico.

EL PRIMER MINUTO CON EL PACIENTE

Como ya comentamos al hablar del emisor, lo primero que hace un paciente cuando se encuentra frente a un profesional sanitario que no conoce es formarse una primera impresión sobre este (Berjano y Pinazo, 2001). Evaluará su credibilidad, atractivo y poder, y se formará una imagen positiva o negativa del profesional. Esta primera evaluación afectará a todo el encuentro clínico: a la confianza que el paciente deposite en la enfermera, al procesamiento de la información que realice y a toda la relación *profesional de enfermería-paciente* posterior.

Teniendo en cuenta esto, es lógico pensar que el primer contacto con el paciente es fundamental, por lo que los primeros segundos con él y cómo nos presentemos se convierten en un elemento clave para el establecimiento de esa conexión empática tan necesaria en el encuentro clínico.

¿Cómo realizar entonces esta presentación? Como siempre, el foco debemos ponerlo en el receptor, por lo que dependerá de cada paciente y deberemos adaptarnos a cada uno de ellos. Cuando no tengamos información previa sobre el paciente, levantarse, acercarse a él, darle la mano y presentarse de manera formal y cercana suele ser una buena estrategia para conseguir una buena conexión emocional.

LA DISTANCIA INTERPERSONAL

La distancia interpersonal que debemos marcar con el paciente tiene que establecerse en función de cuáles sean sus necesidades, considerando la existencia de diferencias individuales. Por ejemplo, pacientes con alta necesidad de afiliación necesitarán más contacto físico y menor distancia interpersonal, y pacientes con poca necesidad de afiliación necesitarán menos contacto físico (o ninguno) y mayor distancia interpersonal.

Si no tenemos información previa sobre el paciente, es recomendable mantener una distancia interpersonal prudente y adaptarla luego en función de las reacciones y del lenguaje no verbal que observemos en el paciente.

EL LUGAR DEL ENCUENTRO CLÍNICO

El espacio donde se desarrolla el encuentro clínico es también un elemento de comunicación asistencial. La consulta debe ser pensada y estar preparada para el paciente. El profesional de enfermería tiene que sentirse cómodo en su consulta, pero debe tener en cuenta cómo dicho espacio puede afectar al paciente (p. ej., la influencia que puede tener en el procesamiento de la información de dicho paciente).

Por ejemplo, el uso de diplomas, carteles informativos y pósteres académicos puede incrementar la percepción de competencia del profesional sanitario al actuar como un heurístico cuando el paciente no está motivado o no tiene capacidad para procesar la información («Si tiene muchos diplomas, es bueno en su profesión»). Sin embargo, si el paciente tiene una alta NC, tenderá a leer atentamente la información y prestará mucha atención a su contenido y, en este caso, si el contenido no es el adecuado o el mensaje es percibido como negativo (p. ej., un póster de un congreso con datos de evolución negativa de la enfermedad que tiene el paciente), esta información afectará de manera negativa al encuentro clínico.

Siempre que el espacio lo permita, es mejor establecer la comunicación sentándose e inclinándose ligeramente hacia el paciente. Este gesto transmite que estamos comprometidos activamente en comunicarnos con el paciente y que podemos ofrecerle el tiempo que necesita.

EL USO DEL REFUERZO VISUAL Y LOS MOVIMIENTOS AFIRMATIVOS DE CABEZA

El refuerzo visual (o la retirada de este) es una herramienta muy potente de comunicación no verbal. El refuerzo visual (mirar a la cara) cuando el paciente nos está hablando, cuando queremos que el paciente se comunique o queremos reforzar su conducta suele ser muy efectivo al actuar como un elemento de recompensa. También resulta tremendamente eficaz el uso de movimientos afirmativos de cabeza. Por otro lado, como ya vimos en el capítulo 6, la retirada del refuerzo visual o de los movimientos afirmativos de cabeza cuando queremos eliminar o cambiar una conducta (p. ej., dejar de mirar a los padres del paciente cuando es menor y los progenitores tienden a responder por él cuando le preguntamos por sus síntomas) es una herramienta muy poderosa al actuar como un elemento de poder a través de la retirada de un refuerzo.

LOS GESTOS Y LA POSICIÓN CORPORAL

Nuestro objetivo a lo largo del encuentro clínico es que el paciente se sienta acogido. Para ello, nuestros gestos iniciales y la posición corporal juegan un papel esencial. Debemos mostrar una posición corporal que invite al acercamiento emocional, para lo cual debemos evitar emplear gestos bruscos, como movimientos muy rápidos de las manos. Muchos de estos gestos excesivamente rápidos y abruptos son debidos a la ansiedad que experimenta el propio profesional sanitario (fruto, p. ej., de la alta carga asistencial). También debemos evitar posiciones corporales que establezcan distancia personal como, por ejemplo, mantener los brazos cruzados. Como podemos comprobar, mantener una comunicación eficaz en entornos sanitarios muy sobrecargados laboralmente donde los pacientes son muy vulnerables y los profesionales de enfermería tienen un alto nivel de estrés resulta difícil y requiere el desarrollo de habilidades interpersonales complejas.

El paciente como receptor de la comunicación asistencial

Como ya hemos comentado en numerosas ocasiones a lo largo de este capítulo, el paciente desempeña el papel más importante en el proceso de comunicación asistencial. La efectividad de la comunicación *profesional de enfermería-paciente* dependerá, en última instancia, de cómo el receptor procese la información que recibe (ELM) y de su interpretación del mensaje.

Como indicamos al inicio del capítulo, los dos principales determinantes de la probabilidad de elaboración del mensaje son la motivación y la capacidad del receptor para procesar el mensaje. Gran parte de la motivación y de la capacidad proviene del receptor en sí mismo (p. ej., la capacidad del paciente puede verse afectada por sus conocimientos previos sobre el tema y la motivación por el interés que el tema tenga para él).

Algunas de las variables que más afectan a la motivación del paciente son sus necesidades o motivaciones psicológicas propias. Las necesidades humanas más estudiadas que afectan a la comunicación son la necesidad de conocimiento, la necesidad de consistencia, la necesidad de estima, la necesidad de afiliación y la necesidad de aprobación social. Estas necesidades pueden estar presentes en las personas de manera más permanente, como un rasgo de personalidad, o ser de carácter temporal, en función de las circunstancias del contexto. Además, es importante señalar que varían de un receptor a otro, e incluso en el mismo receptor a lo largo del tiempo.

NECESIDAD DE CONOCIMIENTO

En comunicación asistencial, esta necesidad se manifiesta como el deseo que tiene el paciente de tener la máxima información posible sobre su enfermedad, con el objetivo de poder comprenderla, predecirla y, en último término, ganar sensación de control sobre ella. Es una de las necesidades más importantes en los entornos clínicos, ya que está estrechamente vinculada con la percepción de control y la autoeficacia («Yo tengo la capacidad de hacer algo en el proceso de curación de mi enfermedad»).

Esta necesidad, a su vez, se concreta en necesidades más específicas que conviene precisar porque pueden afectar a las estrategias de comunicación que debemos desarrollar.

Necesidad de cognición

La NC se define como la motivación o la preferencia que muestran algunas personas por el acto de pensar en sí mismo (Cacioppo y Petty, 1982). En el ámbito asistencial, las personas altas en NC habrán buscado previamente mucha información sobre sus síntomas y sobre posibles enfermedades (en internet, libros especializados, asociaciones de pacientes, etc.). En el encuentro clínico preguntarán mucho y requerirán abundante información sobre lo que les pasa.

Cuando identifiquemos a un paciente con alta NC (Cacioppo et al., 1984), es importante proporcionarle toda la información que sea necesaria para ayudarle a resolver sus dudas y que gane percepción de control. En estos casos, es preferible la calidad de los argumentos (argumentos fuertes) que la cantidad. Además, tendremos que prestar especial atención a los procesos metacognitivos (p. ej., reforzar la confianza en los argumentos generados cuando estos sean favorables hacia nuestra propuesta).

Es muy importante dedicar tiempo a estos pacientes, pues si no satisfacen su necesidad en el encuentro clínico buscarán la información en otras fuentes, con la consecuente merma en la calidad de la relación *profesional de enfermería-paciente* y los posibles efectos adversos que esto conlleva (falta de confianza, mala comunicación, mala adherencia al tratamiento, información incorrecta o errónea, búsqueda de información en profesionales no cualificados, etc.).

Por otro lado, los pacientes con baja NC suelen evitar el acto de pensar y tienden a considerar más las opiniones de los otros (por procesos de comparación social) y a tomar sus decisiones basándose en indicadores periféricos o heurísticos. En este caso, en el encuentro clínico tendremos que prestar especial atención a los indicadores periféricos que pueden actuar como heurísticos o atajos de pensamiento (p. ej., la expresión facial, el tono del habla, la apariencia física, la bata, etc.). Es importante recalcar que los pacientes bajos en NC pueden comportarse como altos en NC bajo determinadas circunstancias (p. ej., cuando el tema es especialmente relevante para ellos).

Necesidad de evaluación

La necesidad de evaluación (NE) es la tendencia que muestran algunas personas a realizar juicios evaluativos sobre las cosas en términos de bueno/malo (Jarvis y Petty, 1996).

Las personas altas en NE suelen tener un mayor número de actitudes formadas sobre diversos temas (política, religión, sociedad, etc.) y suelen informar más rápido sobre ellas cuando se les pregunta (mayor accesibilidad de la actitud) (Bizer et al., 2004). Sus actitudes suelen ser más estables, duraderas y resistentes al cambio. Se diferencian de los pacientes altos en NC en que estos últimos tienden a pensar mucho sobre cualquier tema y a buscar cualquier tipo de información (p. ej., «¿Cómo es mi enfermedad?», «¿Cuál es su origen, su proceso, etc.?»), mientras que los altos en NE tienden a buscar información y pensar solo en términos evaluativos (p. ej., «¿Cómo de bueno o malo es el pronóstico de mi enfermedad?»).

En el ámbito de la comunicación asistencial, los pacientes altos en NE necesitan establecer un grado concreto de «benignidad» o «malignidad» de la enfermedad, por lo que es necesario proporcionarles toda la información necesaria para que puedan realizar este juicio evaluativo.

Necesidad de cierre cognitivo

La necesidad de cierre cognitivo (NCI) es la tendencia a tener respuestas claras y definitivas sobre un tema (p. ej., sobre mi enfermedad), evitando con ello la confusión y la ambigüedad (Webster y Kruglanski, 1994).

Los pacientes altos en NCI que no tengan información previa sobre el tema buscarán rápidamente explicaciones y datos para «cerrar cognitivamente» y evitar con ello la confusión y la ambigüedad; en otras palabras, inicialmente se comportarán igual que los pacientes altos en NC, pero una vez que obtengan la información «cerrarán cognitivamente» el tema y pasarán a comportarse como bajos en NC. Cuando esto suceda será muy difícil poder cambiar nuevamente su actitud. Por ello, resulta necesario conseguir que estos pacientes «cierren» dentro del encuentro clínico y no recurran a otras fuentes para hacerlo. Para lograrlo es importante saber que, aunque estos pacientes se comportan como altos en NC, el proceso de búsqueda y de procesamiento de la información que realizan es diferente al de estos últimos. Los pacientes altos en NCI son más sensibles al efecto de primacía (la información inicial es la más importante), prefieren cantidad de argumentos frente a calidad y son más receptivos a los mensajes de un solo lado.

NECESIDAD DE CONSISTENCIA

Por lo general, los seres humanos tendemos a actuar de manera coherente con nuestras actitudes y conductas previas. En las personas con alta necesidad de consistencia, esta necesidad es incluso mayor. Una estrategia comunicativa persuasiva que se basa en esta necesidad y que se emplea con mucho éxito en la modificación de hábitos no saludables es la conocida como «técnica del pie en la puerta» (Freedman et al, 1966). Esta técnica consiste en realizar una primera petición muy sencilla al receptor, que sea fácil de cumplir. Una vez que el receptor acepta esta primera petición, para mantener la coherencia será más fácil conseguir que vaya aceptando progresivamente peticiones más complejas.

Para otras personas la tendencia a la consistencia es menor, y existe una mayor distancia entre sus actitudes y conductas previas. En estos casos se produce disonancia cognitiva (Festinger, 1957), es decir, un cierto malestar al no coincidir los pensamientos y las conductas.

NECESIDAD DE ESTIMA

Recordemos que las personas necesitamos tener un autoconcepto positivo, es decir, vernos a nosotros mismos de la manera más positiva posible (cuando esto no se produce, se genera malestar psicológico).

Dentro del encuentro clínico existe una relación entre la autoestima y la eficacia de la comunicación. Esta relación tiene forma de U invertida, de manera que los mejores resultados se consiguen con las personas que tienen niveles moderados de autoestima, puesto que los pacientes con una autoestima muy baja están tan preocupados y angustiados por sus problemas que resulta más difícil conseguir que presten atención al mensaje y lo recuerden, mientras que las personas con una autoestima muy alta confían tanto en sus opiniones y creencias previas que resulta más complicado que acepten el mensaje si este va en contra de sus pensamientos.

Otro elemento fundamental relacionado con la autoestima y que afecta especialmente a la comunicación asistencial es la autoeficacia. Uno de los principales problemas psicológicos asociados con el padecimiento de la enfermedad es la pérdida de la percepción de control y el aumento de la incertidumbre; los pacientes reducen la confianza en sus propias capacidades para enfrentarse a la enfermedad. Esto hace necesario que, a través de la comunicación asistencial, ayudemos al paciente a incrementar esta percepción de autoeficacia. Una posible estrategia es presentar al paciente su enfermedad como un reto al que se debe enfrentar, dándole pautas a seguir para ello. Gracias a esto convertimos al paciente en sujeto activo de su enfermedad y conseguimos un mejor afrontamiento de la enfermedad y una mayor adherencia al tratamiento.

NECESIDAD DE AFILIACIÓN Y DE APROBACIÓN SOCIAL

Evidentemente, la comunicación está estrechamente vinculada a la interacción social. Los seres humanos somos seres sociales que necesitamos a las otras personas. *Ningún hombre es una isla* y existe una tendencia universal a buscar la compañía de los otros. La necesidad de relación es una necesidad universal, aunque las personas varían en la intensidad de dicha necesidad. En la comunicación asistencial, muchos pacientes esperarán satisfacer esa necesidad de afiliación y, en algunos casos, dicha necesidad será central para ellos durante el encuentro clínico. Es muy importante que el profesional de enfermería detecte el grado en el que existe esta necesidad de afiliación para poder satisfacerla. Acoger al paciente nos permite además establecer una relación *profesional de enfermería-paciente* basada en la confianza. Además, las personas no solo necesitamos a los otros, sino que tenemos una cierta predisposición a buscar la aceptación social. Necesitamos sentir que los demás aprueban lo que pensamos y hacemos; en definitiva, necesitamos que nos acepten. En este sentido, en muchas ocasiones los pacientes buscan la aceptación del profesional sanitario.

La comunicación asistencial en enfermería

Antes de comenzar con este último apartado es importante señalar que no existen fórmulas universales. En este sentido, los protocolos de comunicación deben servir únicamente como guías generales de actuación, pero nunca como normas estrictas que deben cumplirse siempre y sin excepción. No hay que olvidar que el foco asistencial debe estar siempre en las características del paciente (van Manen et al., 2021) y, en especial, en cómo procesa la información. Por tanto, tendremos que adaptarnos siempre a él, a sus necesidades y sus estados emocionales, y al contexto en que nos encontremos, entre otros factores, y para ello la empatía es fundamental, al ser la principal herramienta que tenemos para conocer y conectar emocionalmente con el paciente.

RECOPILACIÓN DE LA INFORMACIÓN CLÍNICA RELEVANTE

Después de estas consideraciones iniciales, el primer elemento clave de una buena comunicación asistencial es conocer de forma adecuada la información clínica relevante del paciente. Para ello hay que dedicar tiempo a repasar la historia clínica, buscar la información relevante sobre el paciente y su enfermedad. Esto nos permitirá conocer cuáles son las expectativas del paciente respecto a su diagnóstico. Si surgen dudas sobre la información clínica, debemos consultar el caso con el médico del paciente. El objetivo es poder proporcionar al paciente una información precisa e inteligible, adaptada entre otros factores a su nivel sociocultural, considerando sus necesidades y deseos.

COMUNICACIÓN DE LA INFORMACIÓN CLÍNICA AL PACIENTE

Como ya hemos comentado, la comunicación asistencial debe estar centrada en el paciente. Por tanto, antes de proporcionar información al paciente sobre su estado de salud, conviene preguntarle qué es lo que ya conoce acerca de su enfermedad (cognición) y, sobre todo, cómo se siente (emoción). Con estas preguntas comenzamos a establecer una relación empática. Si el paciente no es capaz de expresarse o detectamos mucho temor o ansiedad, se deben intentar localizar las causas de dichas emociones y resolverlas.

Es importante aprovechar esta interacción con el paciente para evaluarlo como receptor: lenguaje verbal, no verbal, nivel sociocultural, etc. Esto nos permitirá adaptar los mensajes posteriores y mostrar atributos de semejanza.

Respecto a la información clínica, debemos conocer qué grado de información desea tener el paciente (necesidad de conocimiento). No todas las personas tienen la misma necesidad de conocimiento ni afrontan de la misma manera las malas noticias. Es un derecho del paciente decidir no recibir información.

Teniendo en cuenta todas las consideraciones anteriores, debemos tener presente que el objetivo de la comunicación asistencial no es demostrar la competencia del emisor (cuántos conocimientos técnicos tenemos), sino que el receptor entienda el mensaje (adaptarse al paciente). No olvidemos que el paciente es el centro de la comunicación asistencial.

Es necesario, por tanto, adaptar el lenguaje al nivel intelectual y cultural del paciente, aunque esto implique simplificar o generar imprecisiones en la información que se transmite. Se recomienda no utilizar terminología técnica o jerga médica, a no ser que el paciente la conozca. Se debe proporcionar la información de forma progresiva por etapas, empleando pausas para permitir que el paciente se prepare cognitivamente y asimile la información proporcionada. Es importante ser lo más realista posible con el contenido del mensaje; se debe dar la información de forma objetiva, pero desde una perspectiva positiva y de esperanza para el paciente (esperanza realista). Además, debemos asegurarnos, durante toda la conversación, de que el paciente está comprendiendo lo que estamos diciendo, incluso preguntándole directamente si está entendiendo lo que le decimos, si es necesario.

BARRERAS EN LA COMUNICACIÓN ASISTENCIAL

En el entorno clínico existen numerosas barreras que pueden dificultar la comunicación asistencial. Algunas de ellas están directamente vinculadas con el contexto físico, como el ruido, la falta de privacidad o la dificultad física para controlar quién está o no presente (p. ej., familia y amigos).

Otro tipo de barreras están vinculadas con las emociones tanto del paciente como del profesional de enfermería. En ocasiones, notaremos que el paciente es incapaz de expresarse por un problema emocional generalmente relacionado con el miedo. Como ya hemos comentado, es importante intentar resolver ese miedo detectando qué es lo que lo produce. También las emociones del profesional sanitario pueden ser una barrera en la comunicación, bien por un contagio emocional no controlado, bien por una falta de expresión emocional que dificulte el establecimiento de una relación empática. También puede aparecer miedo en el profesional sanitario al enfrentarse a un paciente anticipando que no va a saber responder preguntas difíciles o por no sentirse preparado. Para evitar esta barrera en la comunicación, hay que revisar bien la historia clínica y consultar las dudas con otros profesionales sanitarios si es necesario.

Finalmente, también hay barreras vinculadas con factores laborales. La sobrecarga de trabajo es una de las principales, al igual que la existencia de conflictos entre profesionales, la falta de una estructura organizacional clara o la ausencia de protocolos. Todos estos elementos influyen significativamente en la comunicación asistencial, así que, en la medida de lo posible, debemos tratar de eliminarlos o atenuarlos.

HABILIDADES PARA UNA COMUNICACIÓN CLÍNICA EFICAZ

No queríamos concluir este capítulo sin presentar de forma sintética y práctica algunas habilidades que facilitan generar una comunicación clínica fluida y útil para el afrontamiento de la enfermedad por parte del paciente:

- Habilidades que nos permiten situar al paciente como centro del encuentro clínico: emplear preguntas abiertas que nos permitan recabar información clínica relevante. Por ejemplo, preguntar al paciente: «¿Cómo estás hoy?». Dentro de las preguntas abiertas debemos centrarnos también en sus sentimientos, no solamente en los síntomas («¿Cómo te sientes hoy?»). De esta forma acogemos al paciente mostrando empatía. Si tenemos que realizar un procedimiento de enfermería, hay que explicárselo primero al paciente y pedir permiso siempre antes de proceder.
- Habilidades vinculadas con la escucha activa: lenguaje no verbal que implique acogimiento. Permitir al paciente expresarse y emplear tanto el refuerzo visual como por asentimiento con la cabeza para facilitar la comunicación. Utilizar de forma adecuada las pausas para permitir al paciente hablar. Escuchar atentamente lo que el paciente quiere transmitirnos.
- Habilidades vinculadas con la transmisión de la información: comprobar qué es lo que el paciente ya conoce de su enfermedad. Detectar cuanta información quiere conocer el paciente y no dar por sentado que todos los pacientes quieren saber todo sobre su enfermedad. Transmitir la información que el paciente solicita de forma rigurosa y clara, sin emplear tecnicismos, adaptando el lenguaje a sus características socioculturales. En la información sobre pronósticos, ser primero realista, pero también optimista.

Bibliografía

Allen M, Hale J, Mongeau P, Berkowits-Stafford S, Stafford S, Shanahan W, et al. Testing a model of message sidedness: three replications. Commun Monogr 1990;57:274-91.

Beckman H, Frankel R. The effect of physician behavior on the collection of data. Ann Intern Med 1984;101:692-6.

Berjano E, Pinazo S. Interacción social y comunicación. Valencia: Tirant lo Blanch; 2001.

Bizer GY, Krosnick JA, Holbrook AL, Wheeler SC, Rucker DD, Petty RE. The impact of personality on cognitive, behavioral, and affective political processes: the effects of need to evaluate. J Pers 2004;72:995-1027.

Boster FJ, Mongeau P. Fear-arousing persuasive messages. Ann Int Commun Assoc 1984;8:330-75.

Briñol P, de la Corte L, Becerra A. Qué es persuasión. Madrid: Biblioteca Nueva; 2000.

Briñol P, Petty RE, Tormala ZL. The self-validation of cognitive responses to advertisements. J Consumer Res 2004;30:559-73.

Brock C, Salinsky J. Empathy: an essential skill for understanding the physician-patient relationship in clinical practice. Fam Med 1993;25:245-8.
Cacioppo JT, Petty RE. The need for cognition. J Pers Soc Psychol 1982;42:116-31.
Cacioppo JT, Petty RE, Kao CF. The efficient assessment of need for cognition. J Pers Assess 1984;48:306-7.
Cialdini RB. Influence: science and practice. Boston: Allyn and Bacon; 2001.
Cuesta U. Psicología social de la comunicación. Madrid: Cátedra; 2006.
Díaz D, Izquierdo E, Bajo M. Psicología de la comunicación. Madrid: Centro de Estudios Financieros; 2017.
Festinger L. A theory of cognitive dissonance. Stanford: Stanford University Press; 1957.
Freedman JL, Fraser SC. Compliance without pressure: the foot-in-the-door technique. J Pers Soc Psychol 1966;4:195-203.
Hovland CI, Janis IL, Kelley HH. Communication and persuasion. Yale University Press; 1953.
Hutton D, Baumeister R. Self-awareness and attitude change: seeing oneself on the central route of persuasion. Pers Soc Psychol Bull 1992;18:68-75.
Jarvis WBG, Petty RE. The need to evaluate. J Pers Soc Psychol 1996;70:172-94.
Kelman H. Compliance, identification, and internalization: three processes of attitude change. J Conflict Resolut 1958;2:51-60.
Lasswell H. Propaganda technique in the World War. New York: Peter Smith; 1927.
Lasswell H. The structure and function of communication in society. In: Bryson L, editor. The communication of ideas. New York: Harper and Row; 1948. p. 37-51.
Laventhal H. Findings and theory in the study of fear communications. In: Berkowitz L, editor. Advances in experimental social psychology. San Diego: Academic Press; 1970. Vol. 5, p. 119-86.
Laventhal H, Singer R, Jones S. Effects of fear and specificity of recommendation upon attitudes and behavior. J Pers Soc Psychol 1965;2:20-9.
Millar MG, Millar KU. Attitude change as a function of attitude type and argument type. J Pers Soc Psychol 1990;59:217-28.
Miller N, Campbell DT. Recency and primacy in persuasion as a function of the timing of speeches and measurement. J. Abnorm Psychol 1959;59:1-9.
Norman R. When what is said is important: a comparison of expert and attractive sources. J Exp Soc Psychol 1976;12:294-300.
Omura M, Maguire J, Levett-Jones T, Stone TE. The effectiveness of assertiveness communication training programs for healthcare professionals and students: A systematic review. Int J Nurs Stud 2017;76:120-8.
Petty RE, Briñol P. Persuasion: from single to multiple to metacognitive processes. Perspect Psychol 2008;3: 137-47.
Petty RE, Cacioppo JT. Communication and persuasion: central and peripheral routes to attitude change. New York: Springer-Verlag; 1986.
Petty RE, Wegener DT. Attitude change: multiple roles for persuasion variables. In: Gilbert D, Fiske S, Lindzey G, editors. The handbook of social psychology. 4th ed. New York: McGraw-Hill; 1998. p. 323-90.
Silverman J, Kurtz S, Draper J. Skills for communicating with patients. 3.ª ed. Florida: CRC Press: Taylor and Francis Group; 2013.
Webster DM, Kruglanski AW. Individual differences in need for cognitive closure. J Pers Soc Psychol 1994;67:1049-62.
Van Manen AS, Aarts S, Metzelthin SF, Verbeek H, Hamers JPH, Zwakhalen SMG. A communication model for nursing staff working in dementia care: Results of a scoping review. Int J Nurs Stud 2021;113:103776.
Wilkinson S, Perry R, Blanchard K, Linsell L. Effectiveness of a three-day communication skills course in changing nurses' communication skills with cancer/palliative care patients: a randomised controlled trial. Palliat Med 2008;22:365-75.
Zajonc RB. Attitudinal effects of mere exposure. J Pers Soc Psychol 1968;9:1-27.

CAPÍTULO 19

Manejo del estrés y su afrontamiento en pacientes y personal clínico

Jorge Javier Ricarte-Trives

PUNTOS CLAVE

- El estrés, especialmente el estrés crónico, se asocia con enfermedades cardiovasculares, del sistema inmune y con enfermedad mental.
- No todo el estrés tiene repercusiones negativas, ya que cierto nivel de estrés permite enfrentarnos a situaciones nuevas y poner en marcha los mecanismos adaptativos necesarios para superar esas situaciones que pueden ser potencialmente enriquecedoras.
- Existen claras diferencias individuales en la respuesta psicobiológica al estrés.
- Una de las fuentes más frecuentes de estrés se ubica en el contexto laboral, llegando a generar un síndrome específico denominado *burnout* o síndrome de estar quemado.
- Los profesionales de la salud pertenecen a uno de los sectores laborales con mayor presencia de estrés, por lo que es aconsejable aprender a afrontarlo.
- El trastorno por estrés postraumático es una patología grave asociada a un estresor grave.
- Se ha demostrado que el estrés afecta negativamente a nuestro sistema inmune.
- Las personas con una mayor exposición al estrés durante la infancia tienen mayor riesgo de padecer enfermedad en la edad adulta.
- El afrontamiento al estrés se basa principalmente en la reinterpretación del impacto emocional de un suceso.
- Para el tratamiento del estrés laboral se recomienda la técnica de inoculación del estrés.
- Para el tratamiento de psicopatologías más complejas asociadas al estrés se recomiendan técnicas cognitivo-conductuales de reestructuración cognitiva.
- Las técnicas de origen oriental, como el *mindfulness,* se están convirtiendo en prometedoras herramientas para el tratamiento del estrés y sus consecuencias en el contexto clínico.

Introducción

You can't stop the waves, but you can learn to surf.

JON KABAT-ZINN

El estrés ha sido relacionado con seis importantes causas de muerte: ataque al corazón, accidentes, cáncer, enfermedad hepática, disfunciones pulmonares y suicidio (Schneiderman et al., 2005); absentismo laboral, aumento del gasto médico y pérdida de productividad (Atkinson, 2004); deterioro cognitivo, depresión y otras enfermedades mentales (Wang, 2005), así como con agresividad y conflictos relacionales (Bodenmann et al., 2010). Aunque en las décadas de 1970 y 1980 el estrés fue definido como una epidemia o como una plaga creciente, autores destacados en la materia, como el profesor Salovey de la Universidad de Yale, demuestran recientemente que la respuesta al estrés puede mejorarse cuando la percepción del estrés no se centra en sus efectos destructivos (Crum et al., 2013). Desde el punto de vista del crecimiento personal asociado al estrés, una experiencia estresante puede cambiar a alguien para mejor. Las experiencias de estrés pueden aumentar el desarrollo de la fortaleza mental, pueden generar una mayor consciencia de nuestra situación real, pueden mostrarnos nuevas perspectivas, mejorar nuestra sensación de dominio, definir nuestras prioridades, generar relaciones más profundas, determinar una mayor apreciación de la vida o producir un aumento en la sensación de significado de nuestras vidas (Park y Helgeson, 2006; Tedeschi y Calhoun, 2004).

El estrés, por tanto, no debe considerarse siempre como algo omnipresente y debilitador, sino más bien como un estímulo para organizar nuestros recursos y para el aprendizaje ante situaciones vitales nuevas. En este sentido, la literatura sobre pesimismo defensivo (Norem y Cantor, 1986) sugiere que el estrés puede utilizarse eficazmente como un elemento motivador para la resolución proactiva de problemas mediante la anticipación y la planificación de todos los posibles resultados ante una determinada situación.

En este capítulo veremos cómo podemos generar diversos recursos de afrontamiento del estrés para convertirlo en un elemento que genere los niveles óptimos de activación o *arousal,* definido como aquel nivel de activación suficiente para alcanzar nuestras metas y demandas, pero no tanto como para comprometer la acción hacia esas metas o como para debilitar nuestra salud fisiológica a largo plazo.

Estrés: definición, tipos, detección y diagnóstico

DEFINICIÓN DE ESTRÉS

El estrés se considera, de forma general, como la experiencia de anticipar o percibir adversidad en nuestros esfuerzos orientados a una meta (Carver y Connor-Smith, 2010). Normalmente utilizamos la palabra estrés cuando sentimos que algo es demasiado para nosotros, estamos sobrepasados y empezamos a preguntarnos si realmente podemos afrontar las presiones a las que estamos sometidos («Estoy estresado», «No voy a ser capaz de hacerlo», «Esto me supera»). En realidad, cualquier estímulo que percibamos como un reto o una amenaza hacia nuestro bienestar puede considerarse estrés.

Es muy importante aclarar que no todos los tipos de estrés son negativos; de hecho, cierto nivel de estrés es importante para sobrevivir y evitar entrar en un estado de apatía generalizada. Los retos de nuestra sociedad, además, nos obligan a convivir con altas dosis de estrés a las que debemos ser capaces de enfrentarnos. Sin embargo, cuando el estrés produce daños en nuestra salud mental y física, sus consecuencias son altamente perjudiciales para nuestro sistema endocrino, inmune, nuestro sistema nervioso autónomo y nuestra salud mental, tal como veremos a lo largo de este capítulo. La respuesta de estrés implica la activación del sistema nervioso simpático (SNS), una retirada parasimpática y un aumento en la actividad del eje hipotálamo-pituitario-adrenal (HPA) (Kunz-Ebrecht et al., 2003). Sin embargo, desde un punto de vista evolutivo, la respuesta de estrés aumenta nuestro funcionamiento fisiológico y mental para afrontar las demandas inminentes de nuestro entorno y permite nuestra supervivencia (Sapolsky, 1996). Esta paradoja sobre los efectos beneficiosos frente a los perjudiciales del estrés ha sido resuelta históricamente estableciendo que es la cantidad (frecuencia, intensidad y duración) del estresor externo la que determina si el estrés es un debilitador o un facilitador (Holmes y Rahe, 1967). Por tanto, el estrés puede ser beneficioso, al menos hasta cierto punto. Sin embargo, una vez que el estrés llega a un nivel de sobrecarga se convierte en un elemento debilitador (distrés), representado en forma de «U» invertida siguiendo la ley de Yerkes-Dodson, que describe la relación entre activación y rendimiento o ejecución. Sin embargo, la suposición de que los niveles objetivos de estrés predicen los resultados físicos y fisiológicos ha sido eclipsada por la noción de que las respuestas ante el estrés están mediadas por cómo las personas gestionan o previenen los efectos negativos del estrés; es decir, cómo y cómo de bien afrontan el estrés.

ESTRÉS Y ESTRESORES: TIPOS Y EFECTOS

Mientras que un estresor es un agente o estímulo que causa estrés, es decir, las cosas a las que debemos responder en nuestro entorno, el estrés es el sentimiento que tenemos cuando nos encontramos bajo presión. Ejemplos de estresores son ruidos, personas que nos resultan desagradables o una primera cita. Generalmente, aunque no siempre, cuantos más estresores experimentamos, más estresados nos sentimos.

La forma en la que respondemos a un reto también puede ser un tipo de estrés, ya que parte de nuestra respuesta ante los retos es fisiológica y afecta a nuestro estado físico. Para salir airoso ante una situación estresante (p. ej., ayudar a alguien que ha quedado atrapado bajo los escombros tras un terremoto) debemos activar recursos extraordinarios para poder hacer toda la fuerza que nuestro cuerpo sea capaz de generar en ese momento. Se trata de una reacción de nuestro SNS que implica la producción de mayores cantidades de hormona cortisol, adrenalina y noradrenalina. Nuestra tasa cardiaca aumenta, nuestros músculos se preparan, aumenta la sudoración y la respiración y nuestro estado de alerta, todos ellos factores que nos ayudan a protegernos ante una situación potencialmente peligrosa. De forma contraria, las funciones corporales no esenciales para la supervivencia inmediata, como el sistema digestivo y el sistema inmune, funcionan a bajo rendimiento. La tabla 19.1 sintetiza de forma más precisa las consecuencias emocionales, conductuales y corporales ante el estrés.

Esta definición de estrés implica que continuamente estamos evaluando las situaciones a las que nos enfrentamos en la vida. Evaluamos cada situación para decidir si algo es una amenaza, si somos capaces de afrontarla y qué recursos debemos utilizar para ello. Si concluimos que los recursos que se requieren para superar esa amenaza de forma efectiva van más allá de los que disponemos, determinamos que la situación es estresante y respondemos como ante una situación clásica de estrés tal como la hemos definido. Sin embargo, si tras la valoración decidimos que disponemos de los recursos y habilidades necesarias suficientes para afrontar la situación, esta no es percibida como estresante para nosotros. Las personas que perciben constantemente cualquier estímulo como algo negativo y amenazador

TABLA 19.1 **Efectos afectivos, conductuales y corporales del estrés**

Afectivos	Conductuales	Corporales
Irritabilidad	Comer demasiado	Sudoración
Ansiedad	Comer poco	Dolor de espalda
Síndrome de estar quemado *(burnout)*	Atracones de comida	Dolor de pecho
Depresión	Abuso de alcohol	Riesgo de obesidad infantil
Sensación de inseguridad	Abuso de drogas	Disfunción eréctil
Olvidos	Aumento en el consumo de tabaco	Desmayos
Problemas de concentración	Retraimiento social	Dolor de cabeza
Cansancio	Lloro frecuente	Hipertensión
Tristeza	Problemas de relación	Pérdida de la libido
Fatiga		Menor inmunidad ante las enfermedades
		Dolor muscular
		Dificultades de sueño
		Molestias estomacales

deben aprender a valorar mejor sus reacciones ante las situaciones que les provocan estrés y aprender a enfrentarse a su estrés de forma más eficaz, ya que es imposible retirar completamente el estrés de nuestro entorno, en especial si queremos aprender y enfrentarnos a situaciones desconocidas para nosotros potencialmente beneficiosas para nuestro crecimiento personal.

Respecto a las causas del estrés o factores que provocan el estrés, la Escala de Acontecimientos Vitales Estresantes de Holmes y Rahe (1967) ha sido la referencia a partir de la cual se han desarrollado diversas escalas que evalúan la cantidad de estrés objetivo en nuestras vidas. Esta escala está compuesta de 61 situaciones que producen estrés a nuestro organismo y que tienen asignada una puntuación objetiva. Según esta escala, las situaciones que más estrés producen en nuestras vidas son la muerte del cónyuge, un problema legal clave que pueda terminar en encarcelamiento, quedarse sin trabajo o ser despedido, un repentino y serio deterioro en la audición o la visión, un aborto no deseado, la separación de los padres, la muerte de un familiar cercano y el diagnóstico de una enfermedad crónica que requiere tratamiento médico. Por su frecuencia destacan la muerte de familiares cercanos, problemas familiares, problemas económicos, enfermedad y asuntos relacionados con el trabajo.

Precisamente, el estrés laboral, por sus consecuencias sobre la productividad, la salud mental y física, y sobre la satisfacción personal, ha sido y es ampliamente estudiado. De esa investigación se ha derivado el término *burnout* o estar quemado. De acuerdo con Maslach et al. (1996), el *burnout* se refiere a un estado de extenuación, cinismo y falta de eficacia profesional/reducción de la ejecución personal. En 1982, Paine propuso la distinción entre síndrome de estrés por *burnout* y discapacidad mental por *burnout*. El primero fue considerado como una forma ligera de malestar que, aunque producía que el trabajo resultara más difícil, no evitaba que el trabajador continuara realizándolo. La segunda, sin embargo, sí se consideró un patrón clínicamente relevante de distrés personal que disminuye significativamente la ejecución laboral. A partir de esta discusión, Paine propuso la distinción entre *burnout* leve y *burnout* clínico. El *burnout* clínico implicaría síntomas graves que requerirían una ayuda profesional si se considera necesario. Los cinco elementos que describirían el *burnout* clínico son: a) hay una predominancia de los síntomas de fatiga, tales como agotamiento mental o emocional, cansancio o depresión; b) presencia de varios síntomas físicos de distrés; c) los síntomas están relacionados con el entorno laboral; d) los síntomas se presentan en personas sanas que no han sufrido otra psicopatología previamente, y e) la disminución de la eficacia y la ejecución laboral sucede por la presencia de actitudes y conductas negativas. Estos cinco componentes coinciden prácticamente en su totalidad con los criterios de la *Clasificación Internacional de Enfermedades* (CIE-10) para el diagnóstico de la neurastenia. El Cuestionario de *Burnout* de Maslach (*Maslach Burnout Inventory* [MBI]) (cuadro 19.1) (Maslach et al., 1996) es el instrumento más utilizado para determinar la presencia y la gravedad de *burnout*. El MBI fue desarrollado para evaluar los tres factores definitorios del síndrome para que pudiera ser utilizado en el entorno laboral con trabajadores que estuvieran aún trabajando, pero sufriendo molestias asociadas al *burnout*. Más del 90% de las publicaciones científicas sobre este tema han utilizado este cuestionario como indicador de *burnout*.

A pesar de su extensa utilización, su uso como herramienta para el diagnóstico clínico debe ser realizado con precaución, ya que estudios recientes de validación con población clínica demuestran que su uso con pacientes puede producir un sobrediagnóstico de este trastorno (Kleijweg et al., 2013). Cuando se obtiene un diagnóstico clínico, el tratamiento basado en el afrontamiento de las emociones negativas obtiene resultados positivos sobre el *burnout*. En países como Finlandia se ofrece la opción de participar en programas de rehabilitación médica tras la evaluación física, psicológica y social del trabajador por parte de médicos, psicólogos, fisioterapeutas y trabajadores sociales (Hätinen et al., 2013).

EL ESTRÉS EN LOS PROFESIONALES SANITARIOS

Los profesionales de la sanidad han sido uno de los sectores laborales con mayor tradición en el estudio sobre el impacto del estrés en la salud mental y física. El estrés asociado a la

CUADRO 19.1 ■ Maslach Burnout Inventory

Señale la respuesta que crea oportuna sobre la frecuencia con que siente los enunciados:
0 = NUNCA. **1** = POCAS VECES AL AÑO O MENOS. **2** = UNA VEZ AL MES O MENOS. **3** = UNAS POCAS VECES AL MES. **4** = UNA VEZ A LA SEMANA. **5** = POCAS VECES A LA SEMANA. **6** = TODOS LOS DÍAS.

1. Me siento emocionalmente agotado por mi trabajo.
2. Cuando termino mi jornada de trabajo, me siento vacío.
3. Cuando me levanto por la mañana y me enfrento a otra jornada de trabajo, me siento fatigado.
4. Siento que puedo entender fácilmente a los pacientes.
5. Siento que estoy tratando a algunos pacientes como si fueran objetos impersonales.
6. Siento que trabajar todo el día con la gente me cansa.
7. Siento que trato con mucha eficacia los problemas de mis pacientes.
8. Siento que mi trabajo me está desgastando.
9. Siento que estoy influyendo positivamente en la vida de otras personas a través de mi trabajo.
10. Siento que me he hecho más duro con la gente.
11. Me preocupa que este trabajo me esté endureciendo emocionalmente.
12. Me siento con mucha energía en mi trabajo.
13. Me siento frustrado en mi trabajo.
14. Siento que estoy demasiado tiempo en mi trabajo.
15. Siento que realmente no me importa lo que les ocurra a mis pacientes.
16. Siento que trabajar en contacto directo con la gente me cansa.
17. Siento que puedo crear con facilidad un clima agradable con mis pacientes.
18. Me siento estimado después de haber trabajado íntimamente con mis pacientes.
19. Creo que consigo muchas cosas valiosas en este trabajo.
20. Me siento como si estuviera al límite de mis posibilidades.
21. Siento que en mi trabajo los problemas emocionales son tratados de forma adecuada.
22. Me parece que los pacientes me culpan de alguno de sus problemas.

profesión sanitaria es un claro ejemplo de presencia de estrés en la vida cotidiana con el que hay que aprender a convivir saludablemente. Por ejemplo, un estudio reciente realizado con 975 enfermeras que trabajaban en unidades geriátricas respondieron a un cuestionario sobre información objetiva sobre carga de trabajo en función de las características de los pacientes y de las características estructurales de sus entornos laborales. Teniendo en cuenta esa variable (carga de trabajo objetiva), la carga de trabajo física autoinformada mostró una clara asociación con un mayor riesgo de síntomas musculoesqueléticos en enfermeras con un nivel bajo de apoyo social. Por otro lado, la carga de trabajo mental se asoció a un mayor riesgo de síntomas musculoesqueléticos en aquellas enfermeras con bajas puntuaciones en la variable psicológica de justicia distributiva (Pekkarinen et al., 2013). Estos resultados demuestran que el apoyo social y los sistemas de refuerzo justo pueden mitigar los efectos negativos sobre los síntomas físicos observados en enfermería geriátrica.

En otro estudio respecto a la carga de trabajo del personal sanitario se encontró que las actividades directas e indirectas relacionadas con el cuidado estaban asociadas a un mayor nivel de estrés tanto en médicos como en enfermeras. La cantidad y calidad del sueño predijeron las puntuaciones de estrés en el trabajo, y un alto estrés laboral y una baja calidad del sueño se relacionaron con una peor ejecución en tareas de memorización (Rutledge et al., 2009). Las enfermeras que atendieron a pacientes positivos por COVID-19 presentaron mayores niveles de estrés y depresión en comparación con sus compañeras encargadas de enfermos no contagiados (Napoli, 2022). Estos resultados ponen de manifiesto la necesidad de incorporar nuevas estrategias de organización sanitaria o, en caso de que esto último no sea posible, sugieren la conveniencia de establecer programas de afrontamiento del estrés específico para el contexto sanitario.

DETECCIÓN Y DIAGNÓSTICO DE ESTRÉS

Tal como hemos señalado desde la introducción de este capítulo, no todas las personas que están sometidas a estrés crónico desarrollan patología. De ahí que aparezcan conceptos e hipótesis para explicar esas diferencias individuales. Puesto que la reacción al estrés implica componentes físicos, conductuales y psicológicos, resulta de especial interés para el diagnóstico del estrés el concepto de reactividad psicobiológica al estrés (Schlotz et al., 2011). Esta reactividad psicobiológica explicaría en parte las diferencias individuales en la asociación entre estrés y enfermedad. Este concepto asume que las respuestas ante el estrés son relativamente estables intraindividualmente a través de sistemas de respuesta, estresores y tiempo. Una alta reactividad al estrés se asociaría a un aumento del riesgo de padecer alguna enfermedad tras la exposición repetida a estrés. Otra variable que estaría afectando a la validez de las medidas de respuesta al estrés serían las características potenciales de cada estresor específico. Por ejemplo, el eje HPA y las emociones autodirigidas son particularmente responsivas a estresores que incluyen una amenaza a nuestro yo social (Dickerson y Kemeny, 2004). Sin embargo, el sistema simpático-adreno-medular parece asociarse principalmente con el esfuerzo o la activación (Lundberg y Frankenhaeuser, 1980) en respuesta a estresores que no siempre desencadenan una respuesta del eje HPA. En resumen, la reactividad percibida al estrés se define como la disposición subyacente a las diferencias individuales relativamente estables que se encuentran en respuesta al estrés. De ahí la importancia de su evaluación. El cuadro 19.2 muestra los 23 ítems de la Escala de Reactividad al Estrés Percibido (Schlotz et al., 2011) que puede resultar muy útil para evaluar esas diferencias en reactividad psicobiológica en respuesta al estrés.

Esta escala ofrece puntuaciones diferenciadas en función del país y el sexo. Las mujeres puntúan más alto en la mayoría de las escalas. En general, la escala muestra una buena estabilidad para periodos de 4 semanas y está asociada a otros constructos relacionados como la autoeficacia, el neuroticismo, el estrés crónico y el estrés percibido. Esta reactividad al estrés percibida también se asocia a síntomas de depresión y problemas de sueño.

Dentro del diagnóstico clínico ante situaciones de estrés merece un especial detenimiento conocer el trastorno por estrés postraumático (TEPT) por sus graves repercusiones psicobiológicas. Se trata de un diagnóstico psiquiátrico que experimentan las personas ante la exposición a un suceso que implica una amenaza para su vida y produce miedo, impotencia y/u horror. El TEPT se caracteriza por diversos síntomas interrelacionados entre sí, incluyendo síntomas de reexperimentación de la experiencia (p. ej., pensamientos intrusivos, sueños recurrentes, *flashbacks*, distrés y reactividad fisiológica ante la exposición a elementos asociados al trauma), síntomas de evitación y aturdimiento emocional (p. ej., evitación de recuerdos traumáticos, anhedonia, restricción de experiencias emocionales, alejamiento de los otros, sensación de ausencia de futuro) y síntomas de hiperactivación (p. ej., dificultades para conciliar el sueño, irritabilidad e ira, problemas de concentración, hipervigilancia, respuesta de sobresalto) (American Psychiatric Association, 2000).

Es importante destacar que en estudios recientes realizados con veteranos de guerra y personal militar en EE. UU. se indica que la mayoría de las personas expuestas a situaciones traumáticas no desarrollan TEPT clínico (Gates et al., 2012), sugiriendo que existen otros factores que pueden determinar el inicio y la evolución de este diagnóstico. En concreto, estos factores son: a) características del trauma (p. ej., gravedad, amenaza para la vida percibida, lesión en combate), y b) factores postrauma (p. ej., falta de apoyo social y exposición a estresores vitales adicionales). Los factores pretrauma, como edad joven o antecedentes psiquiátricos, apenas se relacionan con la aparición de TEPT.

Respecto al diagnóstico de TEPT, también debemos destacar los prometedores esfuerzos que se están realizando para obtener un diagnóstico fisiológico basado en la tasa cardiaca, la conductancia cutánea y la activación eléctrica cerebral frontal lateral izquierda (Bauer et al., 2013).

Dentro del tratamiento cognitivo-conductual de las psicopatologías asociadas al estrés, el tratamiento del TEPT es de los más complejos; por ello será abordado específicamente en el

CUADRO 19.2 ■ Escala de Reactividad al Estrés Percibido

Instrucciones: este cuestionario te pregunta sobre tus reacciones a situaciones que podrías haber experimentado en tu pasado. Se sugieren tres respuestas. Por favor, indica la respuesta que más se acerca a cómo describe tu reacción en general. Por favor, no dejes ningún ítem sin contestar, incluso si consideras que es difícil encontrar la mejor respuesta debes dar una respuesta.

01. Cuando las tareas y obligaciones crecen hasta el punto de que es difícil gestionarlas...	• Generalmente no tengo problemas. • Normalmente me siento incómodo. • Normalmente me pongo bastante nervioso.
02. Cuando intento relajarme después de un duro día de trabajo...	• Normalmente es bastante difícil para mí. • Normalmente puedo conseguirlo. • Generalmente no tengo problemas para conseguirlo.
03. Cuando tengo problemas con otras personas que no puedo resolver inmediatamente...	• Generalmente me desentiendo de ello. • Normalmente me afecta un poco. • Normalmente me afecta mucho.
04. Cuando cometo un error...	• En general, mantengo mi confianza. • A veces me siento inseguro sobre mis habilidades. • Con frecuencia dudo sobre mis habilidades.
05. Cuando me critican los demás y se equivocan respecto a lo que me dicen...	• Normalmente estoy enfadado durante mucho tiempo. • Estoy enfadado durante poco tiempo. • En general, apenas estoy enfadado.
06. Cuando discuto con otras personas...	• Normalmente me calmo rápidamente. • Normalmente permanezco molesto algún tiempo. • Me lleva mucho tiempo hasta que logro calmarme.
07. Cuando tengo poco tiempo para hacer un trabajo...	• Normalmente permanezco calmado. • Normalmente me siento incómodo. • Normalmente me siento muy nervioso o agitado.
08. Cuando cometo un error...	• Normalmente estoy enfadado durante mucho tiempo. • Normalmente estoy enfadado un tiempo. • Generalmente lo supero fácilmente.
09. Cuando no estoy seguro sobre qué hacer o decir en una situación social...	• Generalmente se mantiene mi temperatura corporal. • Frecuentemente sube mi temperatura corporal. • Frecuentemente empiezo a sudar.
10. Cuando tengo tiempo libre después de trabajar duro...	• Frecuentemente es difícil para mí evadirme y relajarme. • Normalmente necesito algún tiempo para evadirme del todo. • Normalmente me evado de forma eficaz y me olvido de los problemas del día.
11. Cuando recibo críticas de los demás...	• Normalmente los argumentos importantes para defenderme me vienen a la mente cuando ya es tarde para defenderme. • Frecuentemente tengo dificultades para encontrar una buena respuesta. • Normalmente pienso en una respuesta para defenderme.
12. Cuando algo no va de la forma que yo esperaba...	• Normalmente mantengo la calma. • Frecuentemente me siento incómodo. • Normalmente me pongo muy nervioso.
13. Cuando no alcanzo una meta...	• Normalmente permanezco enfadado durante mucho tiempo. • Normalmente me siento disgustado, pero me recupero rápido. • En general, apenas me preocupo.

(Continúa)

CUADRO 19.2 ■ Escala de Reactividad al Estrés Percibido *(cont.)*

14. Cuando los demás me critican...	• Generalmente no pierdo la confianza. • Generalmente pierdo un poco la confianza. • Generalmente me siento con muy poca confianza.
15. Cuando fallo en algo...	• Normalmente me resulta difícil aceptarlo. • Normalmente lo acepto hasta cierto punto. • En general, apenas pienso en ello.
16. Cuando hay demasiadas demandas sobre mí al mismo tiempo...	• Generalmente permanezco calmado y hago una cosa detrás de otra. • Normalmente me siento incómodo. • Normalmente incluso las pequeñas interrupciones me irritan.
17. Cuando los demás dicen algo que no es correcto sobre mí...	• Normalmente me molesta bastante. • Normalmente me molesta un poco. • Normalmente paso de ello.
18. Cuando fallo en una tarea...	• Normalmente me siento muy incómodo. • Normalmente me siento algo incómodo. • En general, me da igual.
19. Cuando discuto con otras personas...	• Normalmente me enfado mucho. • Normalmente me enfado un poco. • Normalmente no me enfado.
20. Cuando estoy en situación de estrés...	• Normalmente no puedo disfrutar de mi tiempo libre. • Normalmente tengo dificultades para disfrutar de mi tiempo libre. • Normalmente disfruto de mi tiempo libre.
21. Cuando las tareas y las obligaciones se acumulan hasta el punto de que es difícil afrontarlas...	• No me afecta al sueño. • Me afecta al sueño ligeramente. • Mi sueño está muy alterado.
22. Cuando tengo que hablar frente a otras personas...	• Frecuentemente me pongo muy nervioso. • Frecuentemente me pongo algo nervioso. • En general, permanezco calmado.
23. Cuando tengo muchas tareas y obligaciones que cumplir...	• En general, permanezco calmado. • Normalmente me siento impaciente. • Frecuentemente me pongo irritable.

Tomado de Schlotz et al., 2011.

apartado de tratamientos y tomaremos como referencia las intervenciones terapéuticas realizadas con veteranos de guerra o víctimas de atentados terroristas.

El estrés y sus efectos sobre nuestro sistema inmune

Tal como sugieren Segerstrom y Miller (2004) en la revista *Psychological Bulletin,* desde el origen de la supervivencia humana los organismos han sido objeto de presiones evolutivas por parte del entorno. La habilidad para responder a las amenazas ambientales o estresores, tales como la depredación o los desastres naturales, aumentan la supervivencia y la capacidad reproductiva. Las respuestas fisiológicas que ayudan a esas respuestas han sido seleccionadas evolutivamente. En los mamíferos, esas respuestas incluyen cambios que aumentan la liberación de oxígeno y glucosa hacia el corazón y hacia los grandes músculos esqueléticos. El resultado es un apoyo fisiológico para las respuestas adaptativas de lucha o huida. La respuesta inmune a esas situaciones estresantes puede ser parte de esas respuestas adaptativas porque, además del riesgo inherente a la situación (p. ej., un depredador), la lucha y la huida implican un riesgo de lesión y la consecuente entrada de agentes infecciosos en el torrente sanguíneo o sobre la piel. Cualquier herida en la piel puede contener agentes patógenos que pueden multiplicarse y causar infección. Los cambios en el sistema inmune inducidos por el estrés que pueden acelerar la reparación de heridas y que previenen que la infección arraigue en nuestro organismo serían adaptativos y seleccionados junto con otros cambios fisiológicos que aumentarían la eficacia evolutiva. En la humanidad contemporánea difícilmente encontramos los estímulos que evocaban las respuestas de lucha o huida en nuestros antepasados, tales como depredadores, o soportar las inclemencias del tiempo sin protección. Sin embargo, las respuestas fisiológicas humanas todavía continúan reflejando las demandas de entornos primigenios. Así, las amenazas que no requieren una respuesta física (p. ej., exámenes) pueden tener consecuencias físicas, incluyendo cambios en el sistema inmune. De hecho, en los últimos 30 años se han realizado más de 300 estudios sobre estrés e inmunidad en seres humanos, y en conjunto han mostrado que los retos psicológicos son capaces de modificar varias características de nuestra respuesta inmune (Segerstrom y Miller, 2004). Por ejemplo, los estresores agudos (duración de minutos) se asocian con la sobreutilización adaptativa de algunos parámetros de la inmunidad natural y con la disminución en la utilización de algunas funciones específicas de la inmunidad. Los estresores breves reales de nuestro entorno (p. ej., exámenes) normalmente suprimen la inmunidad celular, pero mantienen la inmunidad humoral. Sin embargo, los estresores crónicos se asocian con la supresión de las medidas celulares y humorales. Los efectos de las secuencias de sucesos varían en función del tipo de evento (trauma frente a pérdida). En algunos casos, la vulnerabilidad física en función de la edad o por enfermedad aumenta la vulnerabilidad a cambios inmunes bajo situación de estrés.

La pregunta clave es cómo el estrés «entra dentro de nuestro cuerpo» para llegar a afectar a la respuesta inmune. En primer lugar, las fibras simpáticas descienden desde el cerebro a los tejidos linfáticos primarios (médula ósea y el timo) y secundarios (bazo y ganglios linfáticos). Estas fibras pueden liberar una amplia variedad de sustancias que influyen en las respuestas inmunes tras unirse a los receptores sobre los glóbulos sanguíneos blancos. Aunque todos los linfocitos tienen receptores adrenérgicos, la densidad diferencial y la sensibilidad de los receptores adrenérgicos sobre los linfocitos pueden afectar a la responsividad al estrés entre subconjuntos de células. Por ejemplo, las células asesinas naturales tienen tanto alta densidad como alta afinidad con los receptores adrenérgicos β2, las células B tienen una alta densidad pero baja afinidad y las células T tienen la menor densidad. En segundo lugar, el eje HPA, el eje simpático-adrenal-medular y el eje hipotálamo-pituitario-ovárico secretan las hormonas adrenales epinefrina, norepinefrina y cortisol; las hormonas pituitarias prolactina y la hormona del crecimiento; y el cerebro melatonina, β-endorfina y encefalinas. Todas estas sustancias se unen a receptores específicos de los glóbulos blancos y tienen distintos efectos sobre su distribución y función. En tercer lugar, los esfuerzos de las personas para enfrentarse con las demandas de las experiencias traumáticas a veces llevan a involucrarse en conductas (p. ej., consumo de alcohol o cambio en los patrones de sueño) que también pueden modificar los procesos del sistema inmune. Por tanto, la conducta representa el camino más importante que asocia el estrés con el sistema inmune (Segerstrom y Miller, 2004).

Estrés en la infancia y enfermedad en la edad adulta

Dentro de las ciencias comportamentales y biomédicas existe un interés creciente en la hipótesis de que el estrés psicosocial en los primeros años de vida tiene una fuerte influencia en la salud física adulta. Este interés ha aumentado tras los resultados de varios estudios que han mostrado que aquellas personas expuestas a grandes estresores en la infancia presentan altas tasas de morbilidad y mortalidad asociadas a enfermedades crónicas del envejecimiento. Por ejemplo, un estudio comparó los expedientes médicos de 17.000 adultos que experimentaron estresores, como violencia familiar, abuso o negligencia paterna en la infancia, frente a los que no los experimentaron. El estudio encontró entre 1,5 y 2 puntos más de incidencia de enfermedad cardiovascular, trastornos inmunes y mortalidad prematura en aquellos expuestos a situaciones adversas en la edad infantil (Dube et al., 2009). Otro estudio rastreó el inicio de enfermedad coronaria a lo largo de 40 años en estudiantes de medicina de la Universidad Johns Hopkins (Kittleson et al., 2006). A pesar de su alto nivel educativo y económico en la edad adulta, aquellos con situaciones adversas durante la infancia presentaron una peor salud en la edad adulta. Las tasas de enfermedad coronaria en torno a los 50 años fueron 2,4 veces mayores en los médicos que habían crecido en hogares con bajos ingresos económicos. En otro estudio en personas con cáncer de Israel que habían emigrado a Europa se encontró que las tasas de cáncer eran elevadas en aquellos inmigrantes que llegaron tras la Segunda Guerra Mundial, muchos de los cuales eran judíos que habían sido perseguidos durante el Holocausto (Keinan-Boker et al., 2009). Los mayores efectos fueron encontrados en personas que habían nacido entre 1940 y 1945, que habían estado expuestos a situaciones muy duras antes de los 5 años. Su riesgo de cáncer era 3,5 veces superior al de otros inmigrantes de la misma edad que llegaron a Europa antes de la guerra.

Expertos de la Universidad British Columbia y de la Universidad de Stanford sugieren un interesante modelo para explicar cómo el estrés infantil se introduce a nivel molecular e incuba el riesgo de padecer enfermedades en la edad adulta. Este modelo mantiene que el estrés infantil queda programado en macrófagos a través de marcadores epigenéticos, modificaciones postranslacionales y remodelación tisular. Como consecuencia, esas células son dotadas de una tendencia proinflamatoria que se manifiesta en una respuesta exagerada de las citocinas ante los retos y una disminución a la sensibilidad de las señales hormonales inhibitorias. Este modelo propone que a lo largo del curso vital esas tendencias proinflamatorias son exacerbadas por tendencias comportamentales y desarreglos hormonales, ambos productos de la exposición temprana al estrés. Conductualmente, el modelo sugiere que el estrés infantil hace surgir una hipervigilancia ante la amenaza, desconfianza hacia los otros, relaciones sociales pobres, dificultades en la autorregulación y elección de historias vitales poco saludables. Hormonalmente, el estrés temprano confiere patrones alterados de descarga endocrina y autónoma. Este contexto amplifica el entorno proinflamatorio previamente instaurado por los macrófagos que, actuando en colaboración con otras exposiciones a elementos nocivos, así como con debilidades genéticas, produce una inflamación celular que conduce hacia mecanismos patógenos que finalmente propician la aparición de una enfermedad crónica (Miller et al., 2011).

Se han realizado estudios que apoyan algunos de los postulados de este modelo. Por ejemplo, en un estudio con supervivientes de cáncer de mama se observó que aquellas que habían experimentado mayores adversidades en la infancia tenían más concentraciones de anticuerpos contra el virus de Epstein-Barr y el citomegalovirus. Esta mayor concentración de anticuerpos representa un pobre control celular inmune sobre la latencia viral, sugiriendo que aquellas pacientes con más estrés en la infancia presentan una peor función inmune (Fagundes et al., 2013).

Afrontamiento del estrés

El afrontamiento se refiere al proceso de percepción de amenaza y de movilización de recursos cognitivos y conductuales para combatir el estrés (Carver et al., 1989; Folkman y Lazarus, 1980). Los expertos en psicología establecen que existe una variación considerable en cómo las personas responden ante un mismo estresor. La forma en que cada persona interpreta y valora un estresor y sus consecuencias contribuye a la variabilidad observada en la respuesta psicológica y fisiológica ante el estrés. Las teorías de percepción del estrés son un componente primordial en los modelos de estrés y salud (Dickerson y Kemeny, 2004). Estas investigaciones se centran principalmente en la percepción de falta de control, reto, amenaza y novedad ante el estresor que han mostrado tener efectos sobre la respuesta fisiológica al estrés. Dickerson y Kemeny codificaron tres características objetivas de situaciones experimentales que podrían afectar a la respuesta cognitiva y emocional. Estas fueron: a) presencia o ausencia de amenaza de evaluación social; b) controlabilidad del estresor, y c) tarea motivadora o tarea pasiva. Encontraron que las tareas motivadoras con amenaza de evaluación social e incontrolables estaban asociadas con el mayor aumento en la reactividad del cortisol, presumiblemente por su influencia sobre la percepción cognitiva y sobre las emociones.

La investigación y la intervención cognitiva sobre el estrés se centra en dos estilos principales de afrontamiento: el afrontamiento centrado en el problema y el afrontamiento centrado en la emoción (Endler y Parker, 1990; Lazarus y Folkman, 1984). El afrontamiento centrado en el problema enfatiza la persecución de cambios conductuales o situacionales. El afrontamiento centrado en la emoción se orienta hacia el manejo de las emociones internas y las percepciones cognitivas. De ahí la importancia de los estudios sobre emoción e inteligencia emocional que se centran tanto en el reconocimiento adecuado de las emociones como en su correcta gestión. Para comprender esta asociación de conceptos adecuadamente debemos recuperar algunos elementos sobre las teorías básicas de las emociones. Como ya vimos en el capítulo 8, existe un número limitado de emociones forjadas a través de nuestro proceso evolutivo. Por ejemplo, el modelo de Plutchik (1997) establece que existen ocho emociones básicas (alegría, tristeza, sorpresa, anticipación, disgusto, ira, miedo y aceptación) y que las emociones complejas surgen de crear combinaciones entre esas ocho emociones básicas (p. ej., alegría y aceptación se combinarían en el amor). Estos modelos de emociones básicas establecen que estas han sido seleccionadas evolutivamente por su valor adaptativo. El reconocimiento universal mediante la expresión facial de las emociones básicas y la presencia de esas emociones básicas en varias especies animales apoyarían esa perspectiva. Pero, lo que es más importante para este tema de reactividad ante el estrés percibido, cada una de las emociones básicas se asocia con patrones diferenciados de reactividad fisiológica. En este contexto sería esperable que las emociones de sorpresa, anticipación o disgusto estuvieran asociadas con el cortisol y el sistema inmune. Por ejemplo, que la sensación de sorpresa ante un evento inesperado o una amenaza inmediata activara una respuesta de cortisol para afrontar la situación. Así, la anticipación podría estar asociada con un bajo funcionamiento del sistema inmune que permitiría conservar la energía y utilizarla para otra estrategia más adaptativa en ese momento (p. ej., planificar). El disgusto, por otro lado, nos protegería de la enfermedad al servir de señal de peligro ante la visión de una persona enferma o al ver o probar una comida en mal estado. El disgusto también produciría un bajo funcionamiento del sistema inmune. De hecho, un estudio encontró que la proliferación de linfocitos en respuesta a la ingestión de concanavalina A (proteína derivada de un tipo de judías) disminuyó tras el visionado de un vídeo en el que se observaban operaciones realizadas durante la guerra del Vietnam (Zakowski et al., 1992).

Por tanto, la interpretación de un estresor genera en el individuo un tipo u otro de emoción que, a su vez, va a generar un tipo u otro de respuesta fisiológica. La figura 19.1 muestra la relación entre tipos de estresores, su percepción, la reacción emocional posible y el efecto fisiológico según el modelo propuesto por Denson et al. (2009).

Según este modelo, las diferentes demandas de nuestro entorno (en este caso, las características del estresor emocional) producen distintos patrones emocionales y perceptivos. En función de esas emociones y percepciones generadas por ese estresor se activa la respuesta hormonal e inmune en forma de respuesta de adaptación primaria. Por tanto, en función de la emoción elicitada la respuesta fisiológica será diferente. De ahí que en el desarrollo de estrategias de afrontamiento se dé tanta importancia a la interpretación racional de las emociones y su gestión de manera inteligente. Este tipo de modelos y de resultados establecieron que las estrategias de afrontamiento que modifican nuestra percepción sobre el estresor y, como consecuencia, nuestra respuesta emocional pueden mejorar nuestra salud a largo plazo (Denson et al., 2009). Precisamente, el tratamiento de la psicopatología asociada al estrés se centra en la generación de estrategias de afrontamiento

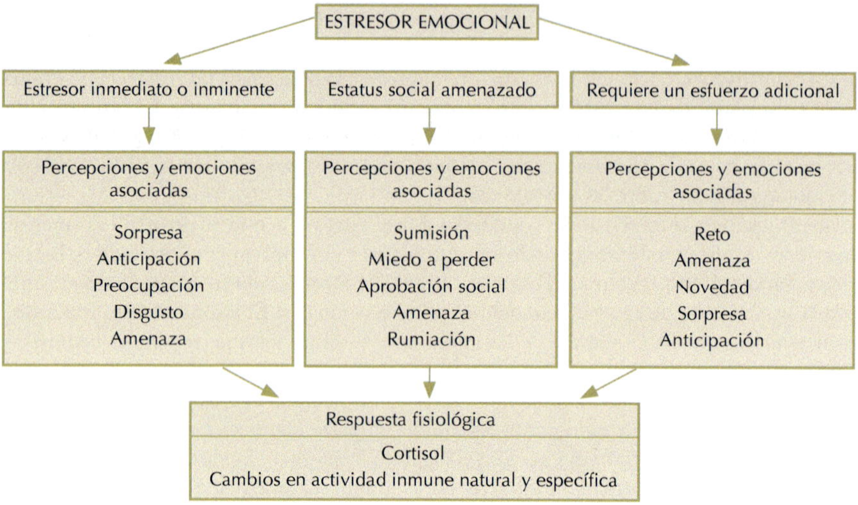
ESTRESOR EMOCIONAL
Estresor inmediato o inminente
Estatus social amenazado
Requiere un esfuerzo adicional
Percepciones y emociones asociadas
Sorpresa
Anticipación
Preocupación
Disgusto
Amenaza
Percepciones y emociones asociadas
Sumisión
Miedo a perder
Aprobación social
Amenaza
Rumiación
Percepciones y emociones asociadas
Reto
Amenaza
Novedad
Sorpresa
Anticipación
Respuesta fisiológica
Cortisol
Cambios en actividad inmune natural y específica

Figura 19.1 Modelo teórico explicativo de los cambios adaptativos en el eje hipotálamo-pituitario-adrenal y en la reactividad inmunológica en respuesta al estrés emocional. (Adaptado de Denson et al., 2009.)

que potencian una percepción y una regulación de emociones adaptativas, tal como veremos en el siguiente apartado de este capítulo.

Formas eficaces de afrontar el estrés: el tratamiento de la psicopatología asociada al estrés

La mayoría de las estrategias de afrontamiento del estrés persiguen aumentar la autoconsciencia del paciente respecto a sus niveles de estrés o reducir la activación negativa que genera el estrés. Las estrategias para reducir esa activación negativa incluyen la utilización de técnicas de relajación, la promoción de estilos de vida saludable (p. ej., ejercicio físico) y las técnicas cognitivo-conductuales (p. ej., terapia de inoculación de estrés, técnicas de reestructuración cognitiva o *mindfulness*). Debido a su mayor complejidad, en este apartado profundizaremos en las técnicas cognitivo-conductuales. Esto no significa que debamos olvidar que siempre es aconsejable incluir recomendaciones generales de salud (p. ej., reducción del consumo de excitantes, reducción del consumo de alcohol, hábitos de sueño regulares, ejercicio moderado) y la realización sistemática de alguna técnica de relajación (p. ej., relajación progresiva de Jacobson) en pacientes con alteraciones debidas al estrés.

TÉCNICA DE INOCULACIÓN DEL ESTRÉS

La técnica de inoculación del estrés, inicialmente diseñada por Meichenbaum (1977 y 1985), ha mostrado su eficacia especialmente para el tratamiento del *burnout.* Esta técnica se centra en cambiar la forma en la que las personas procesan la información sobre las situaciones estresantes mediante la identificación de estrategias de afrontamiento cognitivas, emocionales y conductuales no adaptativas y su sustitución por formas de reacción al estrés más adaptativas. Se trata de un programa corto que incluye tres fases:

1. Fase conceptual, en la que se pretende que el paciente sea consciente de la naturaleza transaccional del estrés, como un proceso de interacción más que como un rasgo. Algo que depende de nuestra reacción, de nuestra situación concreta y que puede modificarse. La tolerancia y la negación como medio de autoprotección (no decir a todo que sí), pueden ser

estrategias de afrontamiento útiles. En definitiva, se trata de demostrar al paciente que los estilos personales de intercomunicación pueden alterarse para reducir y evitar el estrés.

2. Fase de adquisición de estrategias, en la que es importante transmitir al paciente que las estrategias de afrontamiento al estrés deben ser variadas y aplicarse de forma flexible. Se pueden utilizar de manera simultánea estrategias basadas tanto en la resolución del problema como en la emoción. Básicamente se agrupan en torno a estrategias de reestructuración cognitiva, resolución de problemas y diálogo dirigido con uno mismo.
3. Fase de aplicación y consolidación, en la que se pretende aumentar la autoeficacia del paciente a través de ejercicios de imaginación y simulación con una exposición gradual al estresor. Se pueden utilizar el ensayo imaginado, el ensayo conductual, la representación de papeles, el modelamiento y la exposición *in vivo* graduada. En esta fase son muy importantes los escenarios.

En el manual de Meichenbaum podemos encontrar el siguiente ejemplo de escenario que puede servir perfectamente para ensayar las estrategias de afrontamiento aprendidas con personal de enfermería:

> *«Su supervisora la convoca en su oficina y le dice que necesita un inventario completo del material al finalizar el turno. Dos pacientes han estado apretando el timbre continuamente. Las llamadas telefónicas no cesan. No ha podido cambiar las sábanas a tres pacientes, ha tenido que completar la ronda con el médico y anotar sus órdenes. Ha tenido que reprender verbalmente a un ordenanza por fumar en la habitación de un paciente. Todo el mundo ha acudido a usted preguntando por los nuevos procedimientos que se acaban de instituir. No puede encontrar tiempo para completar la evaluación de un empleado y hacer el inventario como le han pedido. Se ha pasado toda la mañana de un lado a otro, sin una sola pausa en su horario. Tiene los músculos tensos y le duele terriblemente la cabeza.»*

Es interesante destacar que este procedimiento puede plantearse desde una perspectiva de autoayuda y que las nuevas tecnologías facilitan poner en marcha iniciativas que fomentan el automanejo del estrés. En un estudio reciente realizado con enfermeras de oncología se implementó esta técnica de inoculación de estrés mediante el uso de teléfonos móviles. En la fase de conceptualización se ayudó a las enfermeras a tomar consciencia de sus reacciones típicas de estrés durante su trabajo. El contenido multimedia de los móviles incluyó una voz que guiaba a las participantes a través de un jardín en primavera, un lago y una pequeña cascada. En la fase de adquisición de estrategias de afrontamiento se les enseñaron estrategias de afrontamiento del estrés y dos técnicas de relajación. Los contenidos multimedia de apoyo incluyeron una narración que guiaba a las enfermeras en un paseo por un valle en otoño, una montaña y una casa en un árbol. La fase de aplicación y afianzamiento evaluó la capacidad de las participantes para usar las estrategias de afrontamiento adquiridas durante la intervención. En esta fase, las enfermeras vieron a través de sus teléfonos móviles dos vídeos elaborados a partir de anuncios de televisión en los que aparecían pacientes de oncología en una sala del hospital. Tras el entrenamiento, las enfermeras disminuyeron su nivel de ansiedad estado y de ansiedad rasgo, y aumentaron sus estrategias de afrontamiento (Villani et al., 2013).

TÉCNICAS DE REESTRUCTURACIÓN COGNITIVA

A continuación, basándonos en el trabajo de Haugen et al. (2013) publicado en la revista *Psychotherapy* que muestra los resultados del tratamiento del TEPT en personas víctimas del atentado del 11-S de Nueva York, describiremos la técnica centrada en dotar de sentido o significado, la técnica centrada en el afecto o emoción, y la técnica centrada en las estrategias automáticas que cada paciente utiliza para evitar pensar en el trauma. Aunque cada una de esas intervenciones será descrita de forma independiente, en la práctica se utilizan simultáneamente.

Intervención basada en obtener un sentido o un significado

El componente central de este tratamiento implica involucrar al paciente en dotar de un significado y sentido coherente a su experiencia traumática o estresante. Todos nosotros almacenamos en nuestra mente significados globales respecto a nuestras vidas: esquemas amplios de lo que esperamos que sea nuestra vida, nuestras relaciones o sobre nuestra forma de ser o pensar. Evidentemente, estos esquemas van tomando forma a raíz de nuestro estilo de personalidad y de nuestra historia vital. Continuamente estamos asignando significados a las nuevas situaciones de nuestra vida (p. ej., éxito laboral, un fracaso sentimental, etc.); sin embargo, en un contexto de una situación muy estresante y traumática, los significados que pretendemos atribuir a esta nueva situación entran en conflicto directo con los significados globales preexistentes. La aparición de discrepancias con nuestros esquemas previos nos produce angustia. Para aliviar esa sensación negativa se activan, muchas veces de forma automática, recursos en el organismo para restaurar la congruencia. El tratamiento psicológico basado en dotar de sentido intenta disminuir esa angustia de dos formas básicas: a) cambiando las estructuras globales de significados vitales para acomodar y dejar espacio a la nueva realidad traumática, y b) asimilando el sentido de la experiencia traumática dentro de las estructuras globales de significado vital. Para conseguirlo, el terapeuta centra la atención del paciente en aquel aspecto del trauma que le está molestando, siendo especialmente útil preguntar de forma repetida por qué ese determinante elemento fue tan impactante. También es muy importante preguntar qué significado tiene ese suceso para la forma en la que el paciente se ve a sí mismo y en sus relaciones. En el cuadro 19.3 se transcribe un ejemplo clínico en el que se observan estas técnicas.

Intervención centrada en el afecto

El componente principal de los tratamientos más eficaces sobre estrés postraumático pretende que el paciente sea capaz de mantener periodos de tiempo cada vez más largos centrado en la fuente

CUADRO 19.3 ■ Ejemplo clínico de dotar de un sentido o un significado

Paciente reflexionando sobre cómo el atentado de las Torres Gemelas de Nueva York y la psicoterapia han afectado a su visión del mundo y de sí mismo.

Paciente (Pt): Vengo de un mundo en el que tenía que estar constantemente en guardia y alerta. Ahora estoy como inconsciente y no tengo que estar tan en guardia. Es como dos finales dentro del mismo espectro y creo que todavía estoy afectado por ello.

Terapeuta (Tp): Entonces, para aclararnos mejor, vienes de un mundo donde...

Pt: Estoy recibiendo esos avisos donde tenía que estar alerta, consciente, sabía que estaba pasando, ese es un final... Constantemente me siento acosado, tú lo viste, demasiado como, nada. Sin consciencia. Nada. Por eso es como dos finales contradictorios.

Tp: Si te estoy entendiendo bien, estar en alerta... sospechar, era difícil para ti, pero en cierto modo podrías estar protegiéndote a ti mismo (ayuda del clínico para que el paciente elabore el significado).

Pt: Sabía que eso estaba pasando. Ahora, en mis pesadillas, era como algo desconocido.

Tp: Por tu descripción... ¿Era así cómo estabas antes del atentado?

Pt: ¡Sí! Ahora, durante la psicoterapia, estoy más relajado. Disfruto mis fines de semana, ya sabes, lo normal. Eso debería ser algo normal. Así es como era antes del 11-S. Pero lo normal... no es... para mí, volver a la normalidad tiene sus problemas.

Tp: ¿Cómo cuál?

Pt: Algunos de mis sueños en los que muero en mi propia casa, nunca había tenido algo así antes. Donde estoy seguro, no me siento seguro. Lo normal se convierte en anormal. He estado tanto tiempo así que ya no sé lo que es normal. Actúo casi como si quisiera que lo normal volviera, pero no.

Tp: ¿No puedes saber lo que ya sabías?

Pt: Estoy intentando conseguir eso.

Tomado de Haugen et al. 2013.

de distrés. Sin embargo, en caso de TEPT no siempre es fácil que el paciente recuerde esa fuente de estrés. Por eso, la práctica clínica pretende identificar y promover un contacto sustancial con esa fuente. Claramente, la aparición de emociones como miedo, ansiedad, ira, vergüenza, humillación, duelo y culpabilidad están señalando la fuente de distrés. El terapeuta debe ayudar a conectar esas emociones con la fuente que lo produce. Además, esa emoción que inicialmente era intolerable, al ser reexperienciada, pasa a convertirse en tolerable de manera progresiva. De esta forma se rompe el círculo de evitación de recuerdo causado por la evitación de reexperimentar esa emoción negativa. Diversos estudios han mostrado que cuando en la terapia para el TEPT se discuten con el paciente elementos estresantes con alta carga emocional asociada al trauma la terapia es más eficaz. Las señales de distrés no son siempre conscientes, existen algunas señales inconscientes que pueden indicar al terapeuta que esa es la fuente real de estrés. Estos indicadores son: a) ruptura de la lógica del proceso de pensamiento; b) incoherencia en el discurso; c) cambio en el tiempo o en el pronombre de la frase; d) cambios en el tono emocional del discurso; e) intentar pasar rápidamente aspectos del trauma; f) señales no verbales (p. ej., lágrimas repentinas), y g) traer al momento presente pensamientos intrusivos. En el cuadro 19.4 se describe una entrevista clínica en la que se identifican algunos de estos recursos.

Intervención basada en la interpretación de nuestras estrategias defensivas

La evitación emocional de estímulos puede servir al paciente para evitar recordar la situación traumática y mantener bajo control una activación emocional excesiva. Esas estrategias pueden ser activas (p. ej., evitar la zona cero, beber alcohol) o automáticas (p. ej., describir el trauma sin afecto). Precisamente, esas estrategias automáticas defensivas pueden contribuir al desarrollo y el mantenimiento del trauma, llegando a producir cambios en la memoria real del suceso traumático. El terapeuta debe facilitar la interpretación de esos mecanismos automáticos haciéndolos conscientes y disminuyendo su carga emocional, conectándolos paulatinamente con sus consecuencias desagradables y reinstalando el control consciente previo a la activación inconsciente de pensamientos mecánicos. El terapeuta debe empezar señalando y que la atención del paciente se centre

CUADRO 19.4 ■ Ejemplo clínico centrado en el afecto

Paciente recordando un sueño sobre el caos del World Trade Center tras el atentado del 11-S.

Paciente (Pt): Estaba andando por el salón… quizás iba hacia donde estaba el ordenador. Estaba simplemente andando por la casa y el techo empezó a caer encima de mí.

Terapeuta (Tp): ¿De repente?

Pt: Estoy intentando recordar qué lo produjo, pero… empezó a caer encima de mí. Un trozo empezó a caer, como… y … ya sabes… (el paciente se tapa la cabeza, posible indicador de somatización).

Tp: ¿Qué te pasa ahora mismo?

Pt: Estoy empezando a tener migraña, como un dolor por aquí (señala la frente).

Tp: ¿Y acaba de empezar ahora?

Pt: Sí.

Tp: Dime lo que estás sintiendo (centrar la atención del paciente en afecto negativo).

Pt: Los médicos me han estado recetando medicación porque estoy teniendo dolores de cabeza.

Tp: Parecía que cuando has empezado a hablar del primer trozo de techo que te caía encima te ponías las manos sobre la cabeza.

Pt: Sí, porque era como… umm… si, ya sabes, no sé, porque era como el primer trozo que caía sobre mí. Todo estaba cayendo sobre mí.

Tp: Dime, en ese momento, en el sueño, ¿qué estaba pasando?, ¿cómo te sentías?, ¿qué estabas pensando?

Pt: Pensaba «Me estoy muriendo».

Tomado de Haugen et al., 2013.

CUADRO 19.5 ■ Ejemplo clínico sobre cómo interpretar nuestras defensas

Paciente recordando un sueño sobre el caos del World Trade Center tras el atentado del 11-S.

Terapeuta (Tp): En tu sueño, estabas fuera de servicio, estabas haciendo tareas rutinarias y entonces el edificio se derrumbó encima de ti y no tenías ni idea de lo que estaba pasando.

Paciente (Pt): Supongo que nunca había pensado sobre ello de esa forma. Supongo que cuando supe que realmente no estaba de servicio en el edificio me sentí mejor.

Tp: Entonces... ¿crees que hay consecuencias para tu seguridad si estás menos en alerta?

Pt: Tu casa es tu refugio. Si alguien entra en tu casa, ¿hacia dónde vas a huir? Es como si se supusiera que tienes que tener un alambre de púas delante de tu casa. Hay muchas cosas desconocidas ahí fuera (el paciente ríe mostrando una incongruencia entre su afecto y el contenido de lo que está describiendo, indicando un posible mecanismo de defensa).

Tp: Cuando has considerado esa situación con tanto peligro donde tú vives, rodeado de alambres con púas, te estabas riendo. Pero en realidad no es divertido (centrar la atención del paciente en un posible mecanismo de defensa).

Pt: No es gracioso, pero no has sabido verle la gracia.

Tp: Entonces... Si no es gracioso, ¿qué es?

Tomado de Haugen et al., 2013.

sobre aquello que pueda parecer una estrategia defensiva. Juntos, el terapeuta y el paciente han de examinar esa información para estimular la curiosidad del paciente y motivarlo a involucrarse en la emoción dolorosa previamente evitada. El paciente debe ser capaz de llegar a entender cómo está funcionando en él esa defensa. Finalmente, en las últimas sesiones, el terapeuta puede discutir con el paciente sobre los motivos y los factores pasados que le hicieron mantener esa estrategia defensiva. En cada paso las reinterpretaciones normalmente se asocian con ansiedad, pero no suele ser lo bastante elevada como para evitar la utilización de esa información nueva. En el cuadro 19.5 se pueden observar algunos de estos mecanismos de defensa y su tratamiento por parte del psicoterapeuta.

MINDFULNESS Y REDUCCIÓN DEL ESTRÉS

Las técnicas de origen oriental (p. ej., yoga) cada vez están más arraigadas en la cultura occidental y su eficacia es objeto de comprobación científica. El *mindfulness* pertenece a ese tipo de técnicas de origen oriental y sus aplicaciones psicoterapéuticas en los últimos años están aumentando a un elevado ritmo (Hoge et al., 2018). La definición de *mindfulness* implica dos componentes clave: 1) regulación intencionada de la atención y la consciencia hacia el momento presente, y 2) aceptación sin juzgar el flujo de sensaciones, pensamientos y/o estados emocionales. El empleo del *mindfulness* o sus técnicas se asocia con disminuciones en ansiedad, síntomas depresivos, abuso de sustancias y dolor crónico. A nivel fisiológico, el empleo del *mindfulness* reduce la presión sanguínea en respuesta al estrés (Nyklícˇek et al., 2013) y su componente de autocompasión reduce la inflamación (medido mediante la interleucina 6) ante el estrés psicosocial, sugiriendo que la compasión es un factor protector ante enfermedades relacionadas con el sistema inmune (Breines et al., 2014).

El componente principal de la reducción del estrés basada en el *mindfulness* (Kabat-Zinn, 1994) se centra en la meditación con la intención de cultivar una perspectiva de no juicio sobre los pensamientos, emociones y sensaciones físicas generadas por el estrés. Esta intervención utiliza el escaneado del cuerpo e incorpora el yoga como estrategia metodológica para aumentar la consciencia y la aceptación. Inicialmente, esta terapia se ha empleado con pacientes con altos índices de estrés o con problemas físicos como el dolor crónico (Kabat-Zinn et al., 1985). En la actualidad su utilización se ha extendido a otros campos, como pacientes con cáncer. De hecho, cada vez son más los estudios que recomiendan su incorporación en el contexto de atención primaria, no solo para pacientes, sino también para el personal sanitario (p. ej., Cohen-Katz, 2004).

Bibliografía

American Psychiatric Association. Diagnostic and statistical manual of mental disorders. 4th ed. revised. Washington, DC: American Psychiatric Association; 2000.

Atkinson W. Stress: risk management's most serious challenge? Risk Management 2004;51:20-6.

Bauer MR, Ruef AM, Pineles SL, Japuntich SJ, Macklin ML, Lasko NB, et al. Psychophysiological assessment of PTSD: a potential research domain criteria construct. Psychol Assess 2013;25:1037-43.

Bodenmann G, Meuwly N, Bradbury TN, Gmelch S, Ledermann T. Stress, anger, and verbal aggression in intimate relationships: moderating effects of individual and dyadic coping. J Soc Pers Relat 2010;27:408-24.

Breines JG, Thoma V, Gianferante D, Hanlin L, Chen C, Rohleder N. Self-compassion as a predictor of interleukin-6 response to acute psychosocial stress. Brain Behav Immun 2014;37:109-14.

Carver CS, Connor-Smith J. Personality and coping. Annu Rev Psychol 2010;61:679-704.

Carver CS, Scheier MF, Weintraub JK. Assessing coping strategies: a theoretically based approach. J Pers Soc Psychol 1989;56:267-83.

Cohen-Katz J. Mindfulness-based stress reduction and family systems medicine: a natural fit. Families. Systems & Health 2004;22:204-6.

Crum AJ, Salovey P, Archor S. Rethinking stress: the role of mindsets in determining the estress response. J Pers Soc Psychol 2013;104:716-33.

Denson TF, Spanovic M, Miller N. Cognitive appraisals and emotions predict cortisol and immune responses: a meta-analysis of acute laboratory social stressors and emotion inductions. Psychol Bull 2009;135:823-53.

Dickerson SS, Kemeny ME. Acute stressors and cortisol responses: a theoretical integration and synthesis of laboratory research. Psychol Bull 2004;130:355-91.

Dube SR, Fairweather D, Pearson WS, Felitti VJ, Anda RF, Croft JB. Cumulative childhood stress and autoimmune diseases in adults. Psychosom Med 2009;71:243-50.

Endler NS, Parker JD. Multidimensional assessment of coping: a critical evaluation. J Pers Soc Psychol 1990;58:844-54.

Fagundes CP, Glaser R, Malarkey WB, Kiecolt-Glaser JK. Childhood adversity and herpesvirus latency in breast cancer survivors. Health Psychol 2013;32:337-44.

Folkman S, Lazarus RS. An analysis of coping in a middleaged community sample. J Health Soc Behav 1980;21:219-39.

Gates MA, Holowka DW, Vasterling JJ, Keane TM, Marx BP, Rosen RC. Posttraumatic stress disorder in veterans and military personnel: epidemiology, screening, and case recognition. Psychol Serv 2012;9:361-82.

Hätinen M, Mäkikangas A, Kinnunen U, Pekkonen M. Recovery from burnout during a one-year rehabilitation intervention with six-month follow-up: associations with coping strategies. Int J Stress Manag 2013;20:364-90.

Haugen PT, Splaun AK, Evces MR, Weiss DS. Integrative approach for the treatment of posttraumatic stress disorder in 9/11 first responders: three core techniques. Psychotherapy 2013;50:336-40.

Hoge EA, Bui E, Palitz SA, Schwarz NR, Owens ME, Johnston JM, et al. The effect of mindfulness meditation training on biological acute stress responses in generalized anxiety disorder. Psychiatry Res 2018;262:328-32.

Holmes TH, Rahe RH. The social readjustment rating scale. J Psychosom Res 1967;11:213-8.

Kabat-Zinn J. Wherever you go, there you are: mindfulness meditation in everyday life. New York: Hyperion; 1994.

Kabat-Zinn J, Lipworth L, Burney R. The clinical use of mindfulness meditation for the self-regulation of chronic pain. J Behav Med 1985;8:163-90.

Keinan-Boker L, Vin-Raviv N, Liphshitz I, Linn S, Barchana M. Cancer incidence in Israeli Jewish survivors of World War II. J Natl Cancer Inst 2009;101:1489-500.

Kittleson MM, Meoni LA, Wang NY, Chu AY, Ford DE, Klag MJ. Association of childhood socioeconomic status with subsequent coronary heart disease in physicians. Arch Intern Med 2006;166:2356-61.

Kleijweg JH, Verbraak MJ, Van Dijk MK. The clinical utility of the Maslach Burnout Inventory in a clinical population. Psychol Assess 2013;25:435-41.

Kunz-Ebrecht SR, Mohamed-Ali V, Feldman PJ, Kirschbaum C, Steptoe A. Cortisol responses to mild psychological stress are inversely associated with proinflammatory cytokines. Brain Behav Immun 2003;17:373-83.

Lazarus RS, Folkman S. Stress, appraisal, and coping. New York: Springer; 1984.
Lundberg U, Frankenhaeuser M. Pituitary–adrenal and sympathetic–adrenal correlates of distress and effort. J Psychosom Res 1980;24:125-30.
Maslach C, Jackson SE, Leiter MP. Maslach Burnout Inventory. 3rd ed. Palo Alto, CA: Consulting Psychologists Press; 1996.
Meichenbaum D. Cognitive-behavioral modification: an integrative approach. New York, NY: Plenum Press; 1977.
Meichenbaum D. Stress inoculation training. New York, NY: Pergamon Press; 1985.
Miller GE, Chen E, Parker KJ. Psychological stress in childhood and susceptibility to the chronic diseases of aging: moving toward a model of behavioral and biological mechanisms. Psychol Bull 2011;137:959-97.
Napoli G. Stress and depressive symptoms among Italian mental health nurses during the COVID-19 pandemic, a cross-sectional study. Arch Psychiatr Nurs 2022;36:41-7.
Norem JK, Cantor N. Defensive pessimism: harnessing anxiety as motivation. J Pers Soc Psychol 1986;51: 1208-17.
Nyklíček I, Mommersteeg PM, Van Beugen S, Ramakers C, Van Boxtel GJ. Mindfulness-based stress reduction and physiological activity during acute stress: a randomized controlled trial. Health Psychol 2013;32:1110-3.
Paine WS. Job stress and burnout: Research, theory and intervention perspectives. Beverly Hills, CA: Sage; 1982.
Park CL, Helgeson VS. Introduction to the special section: growth following highly stressful life events — current status and future directions. J Consult Clin Psychol 2006;74:791-6.
Pekkarinen L, Elovainio M, Sinervo T, Heponiemi T, Aalto AM, Noro A, et al. Job demands and musculoskeletal symptoms among female geriatric nurses: the moderating role of psychosocial resources. J Occup Health Psychol 2013;18:211-9.
Plutchik R, Conte HR, editors. Circumplex models of personality and emotions. Washington, DC: American Psychological Association; 1997.
Rutledge T, Stucky E, Dollarhide A, Shively M, Jain S, Wolfson T, et al. A real-time assessment of work stress in physicians and nurses. Health Psychol 2009;28:194-200.
Sapolsky RM. Stress, glucocorticoids, and damage to the nervous system: the current state of confusion. Stress 1996;1:1-19.
Schlotz W, Yim IS, Zoccola PM, Jansen L, Schulz P. The Perceived Stress Reactivity Scale: measurement invariance, stability, and validity in three countries. Psychol Assess 2011;23:80-94.
Schneiderman N, Ironson G, Siegel SD. Stress and health: psychological, behavioral, and biological determinants. Annu Rev Clin Psychol 2005;1:607-28.
Segerstrom SC, Miller GE. Psychological stress and the human immune system: a meta-analytic study of 30 years of inquiry. Psychol Bull 2004;130:601-30.
Tedeschi RG, Calhoun LG. Posttraumatic growth: conceptual foundations and empirical evidence. Psychological Inquiry 2004;15:1-18.
Villani D, Grassi A, Cognetta C, Toniolo D, Cipresso P, Riva G. Self-help stress management training through mobile phones: an experience with oncology nurses. Psychol Serv 2013;10:315-22.
Wang J. Work stress as a risk factor for major depressive episode(s). Psychol Med 2005;35:865-71.
Zakowski S, McAllister C, Deal M, Baum A. Stress, reactivity, and immune function in healthy men. Health Psychol 1992;11:223-32.

CAPÍTULO 20

Manejo del dolor en los pacientes

Jesús Rodríguez-Marín · Purificación Bernabeu · Carlos J. van-der Hofstadt

PUNTOS CLAVE

- El dolor es una experiencia multidimensional subjetiva compleja que incluye componentes sensoriales, emocionales, cognitivos y conductuales. Es posible hacer una clasificación del dolor en función de los criterios siguientes: tipo de receptor activado, localización del dolor y criterios temporales.
- El dolor agudo es el causado por estímulos nocivos desencadenados por heridas o enfermedades de la piel, estructuras somáticas profundas o vísceras. El dolor crónico se define como aquel dolor que persiste por más de 1 mes después del curso habitual de una enfermedad aguda o del tiempo razonable para que sane una herida, o aquel asociado a un proceso patológico crónico que causa dolor continuo o recurrente.
- Los factores psicológicos tienen una importante influencia en la manera en que se experimenta el dolor agudo, pero este no obedece a causas psicopatológicas o ambientales, salvo raras excepciones. Sin embargo, en el caso del dolor crónico estos factores desempeñan un papel principal.
- La prevención en dolor crónico es muy importante al ser un problema muy extendido, producir una inestimable cantidad de sufrimiento y constituir un coste económico enorme.
- Enseñar al paciente cómo debe afrontar el dolor crónico es fundamental. Un afrontamiento activo es una de las mejores estrategias adaptativas.
- Existen diferentes terapias psicológicas para trabajar con el dolor crónico. Las técnicas cognitivo-conductuales son las más utilizadas, siendo el procedimiento terapéutico que a día de hoy ha demostrado más ampliamente su eficacia.

Introducción

El dolor crónico es un síntoma tan viejo como la propia humanidad y ha formado parte inseparable de ella desde siempre (Baños y Bosch, 1995). Hablamos por tanto de un viejo conocido, de un compañero de viaje de la especie humana, siendo por ello un tema estudiado y debatido a lo largo de la historia del ser humano. Sin embargo, su conceptualización ha ido cambiando a lo largo del tiempo en función de los resultados de los estudios científicos.

En un principio el dolor se atribuía exclusivamente a causas externas como heridas o traumatismos, incluso en algunas culturas el dolor era producto de algún espíritu maligno o un castigo a la persona por los pecados cometidos. Posteriormente se establece la importancia del sistema nervioso en la transmisión del dolor, y así se instauró la base para estudiarlo desde su neurofisiología. Las primeras teorías sobre el dolor seguían el modelo biomédico lineal simple que ya hemos estudiado, según el cual todas las alteraciones físicas que tienen como consecuencia el dolor serían el resultado de una alteración orgánica del cuerpo. Este modelo favorecía una concepción dualista del dolor, según la cual el dolor debía ser dividido en dolor causado por patología orgánica identificable y dolor percibido por el paciente debido a factores psicológicos.

Se hace necesario, por tanto, superar el modelo biomédico lineal, aceptando nuevas teorías más completas que explicasen el dolor como experiencia multidimensional. Así nace el modelo multidimensional del dolor, que «concibe el dolor como un fenómeno complejo, multidimensional mediatizado por la interacción de factores fisiológicos, psicológicos, sociales y culturales» (Infante, 2002). Dentro de este modelo se enmarca la teoría de la puerta de Melzack y Wall (1965), que postula la existencia de un mecanismo que modula el dolor localizado en el asta dorsal de la médula que deja pasar o impide el paso de los impulsos nerviosos que provienen de los nociceptores periféricos hacia centros superiores. Con esta teoría se establece el carácter perceptual del dolor y se conceptualiza como una «experiencia» manifestada mediante unos comportamientos. Lo que objetivamente sabemos del dolor es precisamente «la conducta del dolor» (Fordyce, 1976). La explicación del dolor implica, pues, la referencia a todos los elementos de la ecuación de cualquier conducta: los estímulos antecedentes y consecuentes, los elementos y procesos biológicos y psicológicos del organismo, y la propia conducta de dolor. Estos dos últimos aspectos son los que interesan a la psicología. En ellos se recogen los elementos emocionales, cognitivos y comportamentales, cuyo estudio constituye el núcleo de la psicología del dolor.

Teniendo en cuenta esta evolución en el concepto, es Bonica en 1991 quien crea la primera clínica del dolor mediante un abordaje multidisciplinario, entendiéndolo como una experiencia multidimensional y compleja, y quien sienta las bases para la distinción entre dolor crónico y dolor agudo.

Definición, conceptos y tipos principales

Es cuando intentamos definir el dolor cuando percibimos la gran magnitud del fenómeno, de los innumerables matices, connotaciones y aspectos que queremos transmitir con el concepto de dolor. La definición de dolor es una de las dificultades con las que se encuentran los profesionales sanitarios.

La definición de dolor históricamente aceptada es la del Comité de Taxonomía de la Asociación Internacional para el Estudio del Dolor (IASP, 1979): «El dolor es una experiencia sensorial y emocional desagradable, generalmente asociada a un daño tisular real o potencial, o descrita en términos de dicho daño, cuya presencia se manifiesta por alguna forma de conducta observable, visible o audible».

Esta definición tiene importantes implicaciones que se recogen en el cuadro 20.1 (Chapman, 1986). Con esta propuesta se confirma que la concepción dualística del dolor que lo divide en dolor causado por un origen orgánico identificable y dolor funcional o secundario, en ocasiones debido a factores psicológicos, está completamente obsoleta. Esta visión anticuada tiene muchas desventajas, siendo la más notable la que supone que el primer dolor es el «dolor real», mientras que el segundo es el «imaginario». Incluso aunque los factores etiológicos involucrados en el dolor sean psicológicos, la percepción de dolor del paciente es la misma, así como su sufrimiento. Se expresa, por tanto, la idea generalmente reconocida hoy en día de que los factores psicológicos desempeñan un papel importante en el dolor. Es decir, que los factores emocionales, cognitivos y comportamentales poseen un papel importante en la experiencia dolorosa (Vallejo y Comeche, 1992). Por todas estas limitaciones la IASP ha revisado recientemente su definición de dolor aclarando que: «las experiencias de dolor en ausencia de daño tisular ocurridas generalmente por razones psicológicas deben ser consideradas como dolor» (Raja et al., 2020).

TIPOS DE DOLOR

Es posible hacer una clasificación del dolor en función de los criterios siguientes: tipo de receptor activado, localización del dolor y criterios temporales (Ferrer-Pérez et al., 1994; Penzo, 1989). De

CUADRO 20.1 ■ Implicaciones de la definición de dolor de la International Association for the Study of Pain

- El dolor es siempre una experiencia subjetiva compleja (no una simple modalidad sensorial); cada persona aprende el significado y la aplicación de la palabra dolor mediante experiencias previas relacionadas con daños, heridas, lesiones, etc., sufridas durante su historia.
- El dolor es, sin duda, una sensación, pero también es una experiencia emocional. La experiencia del dolor implica asociaciones entre los elementos de la experiencia sensorial y un estado emocional negativo.
- La definición otorga una importante relevancia a la conducta verbal (informe verbal) del sujeto.
- Muchas personas manifiestan dolor en ausencia de daño tisular, o de cualquier causa fisiopatológica. Generalmente eso ocurre por razones psicológicas. No tenemos forma de distinguir la experiencia debida a la presencia de un daño tisular de la no debida a ella sobre la base del informe verbal del sujeto.
- La actividad inducida en el receptor nociceptivo por un estímulo nocivo no es dolor. Dolor siempre es una experiencia psicológica, aunque frecuentemente se produzca asociada a una causa física.

CUADRO 20.2 ■ Taxonomía del dolor

Según tipo de receptor activado

- Dolor primario.
- Dolor secundario.

Según localización

- Dolor cutáneo.
- Dolor somático profundo.
- Dolor visceral.
- Dolor epicrítico.
- Dolor protopático.

Según criterios temporales

- Forma de inicio (brusco o progresivo).
- Curso (intermitente, continuo, exacerbaciones temporales).
- Ritmo (diario o estacional).
- Duración (crónico o agudo).

acuerdo con esos criterios podemos hacer la siguiente taxonomía, que se muestra resumida en el cuadro 20.2:

- Según el tipo de receptor activado cabe distinguir entre dolor primario y dolor secundario. El dolor primario es el componente fásico. Es una sensación aguda, bien definida y localizada, transmitida por fibras Aδ, y proporciona información inmediata sobre la presencia del daño, su extensión y localización. El dolor secundario es el componente tónico. Tiene una deficiente localización, cualidad difusa y persistente, transmitida por fibras C. A veces no se puede identificar su causa.
- Según su localización cabe distinguir el dolor en función de criterios anatómicos, de los órganos implicados en el dolor y de las características de los receptores nociceptivos, y de las posibilidades de discriminación (dolor cutáneo, dolor somático profundo, dolor visceral, dolor epicrítico, dolor protopático).
- Según los criterios temporales podemos distinguir: de acuerdo con la forma de inicio (dolor brusco y dolor progresivo); de acuerdo con su curso (dolor intermitente, continuo o con exacerbaciones esporádicas); de acuerdo con su ritmo (diario o estacional), y de acuerdo con su duración (crónico o agudo). Nos centraremos en estos últimos.

Dolor agudo

El dolor agudo es el causado por estímulos nocivos desencadenados por heridas o enfermedades de la piel, estructuras somáticas profundas o vísceras. También puede deberse a una función anormal de músculos o vísceras que no necesariamente produzca daño tisular efectivo, aun cuando su prolongación podría hacerlo. Si bien los factores psicológicos tienen una importante influencia en la manera en que se experimenta el dolor agudo, este no obedece a causas psicopatológicas o ambientales salvo raras excepciones. Esto contrasta con el dolor crónico, en el que estos factores desempeñan un papel principal. El dolor agudo asociado a una enfermedad previene al individuo de que algo anda mal. Es un indicador de lesión o alteración patológica y tiene un alto valor adaptativo. En algunos casos el dolor limita la actividad, previniendo un daño mayor o ayudando a la curación. Desde un punto de vista psicológico dominan en él las respuestas reflejas, bajo el control de estímulos incondicionados, explicables en función de sus propiedades fisicoquímicas (Penzo, 1989).

Dolor crónico

En el caso del dolor crónico su establecimiento puede ser debido a la persistencia del estímulo, de la enfermedad, o de ciertas condiciones fisiopatológicas. El dolor crónico se define como aquel dolor que persiste por más de 1 mes después del curso habitual de una enfermedad aguda o del tiempo razonable para que sane una herida, o aquel asociado a un proceso patológico crónico que causa dolor continuo o recurrente (Bonica, 1976). Esta definición clínica del dolor crónico incluye, por tanto, dos elementos básicos: el tiempo transcurrido y el hecho de que, mientras se experimenta, se haya buscado la ayuda médica y que la intervención no haya sido eficaz (Penzo, 1989). En el caso del dolor crónico, los factores psicológicos desempeñan un papel principal. Las diferencias básicas entre dolor agudo y dolor crónico se pueden ver, de forma resumida, en la tabla 20.1.

El dolor crónico tiene efectos fisiológicos, psicológicos y conductuales sobre el paciente y su familia, además de un coste social enorme. Podría decirse que mientras el dolor agudo es un síntoma de una enfermedad o traumatismo, el dolor crónico constituye una enfermedad en sí mismo. El dolor crónico no puede considerarse adaptativo. La mayoría de los pacientes con dolor crónico no manifiesta las respuestas autonómicas y el patrón neuroendocrino característicos del dolor agudo, a menos que existan exacerbaciones. Cuando el dolor es continuo o casi continuo la respuesta se extingue, apareciendo diversos cambios, muchos de ellos desencadenados por la inactividad que se

TABLA 20.1 **Diferencias entre el dolor agudo y el dolor crónico**

Características	Dolor agudo	Dolor crónico
Comienzo	Definido	Poco definido
Duración	Corta	Persistente
Localización	Definida	Difusa
Estímulo/intensidad	Relacionados	No relacionados
Alteraciones biológicas	Suele ir asociado a ellas	Causas orgánicas inciertas
Alteraciones psicológicas	No predominantes	Predominantes
Significado	Advertencia de situación de peligro	Normalmente no advierte de peligro
Valor adaptativo	Tiene	No tiene

observa frecuentemente en los pacientes con dolor crónico. Hay pérdida de masa y de coordinación muscular, osteoporosis, fibrosis y rigidez articular. La menor fuerza muscular puede llevar a una alteración respiratoria restrictiva. Hay un aumento de la frecuencia cardiaca basal y una disminución de la reserva cardiaca. En el sistema digestivo se observa una disminución de motilidad y secreción, estreñimiento y desnutrición. Con frecuencia se observa retención urinaria e infección. También suele haber depresión, confusión, alteraciones del sueño y disfunción sexual. La respuesta inmune está alterada por el estrés y la desnutrición. Estas consecuencias físicas y psicológicas justifican una intervención terapéutica, independiente del resto de la patología implicada (Bonica, 1979).

Dado que las alteraciones psicológicas se manifiestan sobre todo en la experiencia del dolor crónico por sus características especiales, es en este ámbito en el que desde la psicología se han realizado más aportaciones sobre su estudio, evaluación y el desarrollo de programas de intervención.

El dolor crónico suele ser refractario a múltiples tratamientos y está asociado a numerosos síntomas psicológicos, entre los que están la depresión, el miedo o el insomnio. También son frecuentes la ansiedad y la ira, así como alteraciones del comportamiento que influyen en la calidad de vida de los pacientes (Gatchel et al., 2007; Moix y Kovacs, 2010; Moix y Casado, 2011). De hecho, en los resultados de diferentes estudios (p. ej., ITACA) se muestra que las personas con dolor crónico tienen una afectación multidimensional de la calidad de vida que supera a otras enfermedades médicas crónicas (Casals y Samper, 2004). Ello implica que hay que profundizar en la búsqueda de otros abordajes terapéuticos en el ámbito psicológico, complementarios al farmacológico, que podrían contribuir a mejorar el control de esta patología, ya que se conoce que los pacientes tratados conjuntamente con técnicas médicas y psicológicas muestran una mayor reducción del dolor, de la incapacidad y de los estados de ánimo negativos. Hoy en día todas las sociedades internacionales sobre dolor y guías de práctica clínica coinciden en señalar la necesidad de un abordaje multidisciplinario del dolor crónico basándose en el modelo biopsicosocial, que ha demostrado ser el más eficaz en esta patología. En este sentido se considera el abordaje psicológico como uno de los pilares básicos, ya que las intervenciones que lo incluyen demuestran ser más efectivas (Vallejo et al., 2001).

Epidemiología

En los últimos años el dolor crónico se ha convertido en uno de los mayores motivos de consulta médica, siendo actualmente uno de los principales problemas de salud pública. En un estudio realizado sobre la prevalencia de dolor en Europa (Breivik et al., 2006), en el que se entrevistó a más de 46.000 personas de 16 países, se comprobó que el dolor crónico afecta a uno de cada cinco europeos (19%). En España, este porcentaje se sitúa en el 12% y la duración y la intensidad del dolor son mayores que en el resto de los países (Català et al., 2002; Breivik et al., 2006). Este porcentaje coincide con el resultado del estudio ITACA realizado en 2004 y que daba una tasa del 29,6% de personas con dolor en la población general española y del 17,6% específica para dolor crónico (Casals y Samper, 2004). Otros estudios sitúan la prevalencia de dolor crónico entre el 25 y el 40% de la población española (Català et al., 2002).

Según los resultados del estudio ITACA, en nuestro país se observa el porcentaje más elevado de personas con dolor crónico que sufren depresión, concretamente el 29%. En muestras de población con dolor crónico se observa al menos un síntoma depresivo en el 16,5% de los sujetos y un diagnóstico de depresión mayor en el 4%. De los españoles encuestados que padecían dolor crónico, el 73% requirieron atención médica y el 65% seguían algún tipo de tratamiento farmacológico (número medio de fármacos/día de 2,6). Pese a estas cifras, más de la mitad de los pacientes consideraban que su medicación era insuficiente para alcanzar una cobertura analgésica óptima. De ellos, un 47% sufren dolor diariamente, un 35% todo el tiempo y un 18% alguna vez. Además, en el 40% se dan diversos grados de incapacidad para desarrollar su actividad de vida cotidiana y se asocia la pérdida o el cambio de trabajo (Casals y Samper, 2004).

Prevención en dolor crónico

La prevención en dolor crónico es una cuestión básica de salud, fundamental y necesaria. En primer lugar, el dolor crónico es un problema que está muy extendido. En segundo lugar, el dolor crónico provoca un coste económico enorme. Bonica (1982) estimó que el coste ocasionado por los problemas de dolor en EE. UU. alcanza los 850.000 millones de dólares anuales, y origina entre 550 y 700 millones de días de trabajo perdidos (Taylor y Curran, 1985; Bonica, 1981). Por último, el dolor crónico provoca una inestimable cantidad de sufrimiento, tanto a los propios pacientes como a familiares, amigos y compañeros de los directamente afectados. A pesar de las razones expuestas y de los estudios realizados, la prevención en dolor crónico sigue siendo una tarea difícil debido precisamente a su complejidad y a la diversidad de áreas que pueden verse afectadas por esta patología. Es por ello que la mayoría de las acciones se centran en la prevención secundaria específica para determinados tipos de dolor y en la discapacidad que puede llegar a producir el dolor crónico.

En cuanto a los factores de riesgo, los más importantes en relación con la atención recibida por parte de los expertos son los asociados a variables médicas, demográficas, psicológicas y sociolaborales. En cuanto a variables médicas, se encuentran la duración del problema de dolor, el número de intervenciones sufridas o la historia del tratamiento (Potter et al., 2000) y las características de la lesión. En relación con las variables demográficas, existen resultados inconsistentes, ya que, aunque al parecer niveles educativos y económicos bajos parecen ser factores de riesgo (Baldwin et al., 1996), es posible que esta relación tenga que ver con la ocupación laboral, puesto que personas con menor educación tienden a realizar trabajos con mayor demanda física y mayor riesgo para la salud. Los factores psicosociales son muy relevantes para la prevención del dolor crónico (Blytha et al., 2007). Hay estudios que identifican la llamada «tríada neurótica», esto es, elevadas puntuaciones en histeria, depresión e hipocondría, en una gran mayoría de los pacientes con dolor crónico. Concretamente, Gatchel y Weisberg (2000) realizaron varios estudios a fin de valorar la validez de estas puntuaciones en el *Minnesota Multiphasic Personality Inventory* (MMPI) para predecir el dolor y la discapacidad de pacientes con problemas de dolor de espalda. El estrés, la ansiedad o la depresión, así como el estilo de afrontamiento, también han resultado ser factores psicológicos predictores de cronicidad.

En general, las variables psicológicas han resultado ser tan importantes en el dolor crónico que la mayoría de los programas de prevención que se han desarrollado se fundamentan, principalmente, en la aplicación de principios psicológicos, como veremos posteriormente. Estos programas surgen de la aplicación de técnicas psicológicas que aplican condicionamiento operante (Fordyce et al. 1986) (v. cap. 6). No obstante, aunque este tipo de intervenciones pueden dar resultados positivos, es necesario evaluar de manera detallada las necesidades de cada paciente. Actualmente, partiendo del modelo de Fordyce, se han desarrollado nuevos programas que combinan técnicas conductuales con técnicas cognitivas, dado el importante papel de los factores cognitivos en el origen y mantenimiento de los problemas de dolor.

Psicología del dolor

El dolor es una experiencia manifestada mediante unos comportamientos. Lo que objetivamente sabemos del dolor es la «conducta del dolor», una conducta compleja, es decir, «un conjunto de comportamientos socialmente significativos e interpretados como indicación o señal de lo que le sucede al que los emite» (Rodríguez-Marín, 2001). Por eso, al hablar del dolor tenemos que hacerlo no solo de la conducta del dolor, sino también de los elementos cognitivos y emocionales ligados a tal conducta.

COGNICIONES Y DOLOR

En la década de 1960 se introduce el estudio de los factores cognitivos en la explicación del dolor. Como ya hemos comentado, en este periodo se construye la teoría de la «puerta de control» (TPC) de Melzack y Wall (1965) para integrar comprensivamente los factores psicológicos y fisiológicos en la explicación del dolor. Sobre esa base se desarrollaron las explicaciones multidimensionales del dolor, prestando atención tanto a elementos sensoriales como a aspectos emocionales y cognitivos como las percepciones, atribuciones, expectativas, creencias, autoeficacia, control personal, atención, solución de problemas, afrontamiento, autocharla e imaginería mental. A pesar de haber pasado ya varias décadas, la TPC posiblemente sigue siendo la más comprensiva y relevante para explicar los aspectos cognitivos del dolor. Según este marco teórico, en el caso del dolor crónico, el control «exitoso» del dolor implica cambiar los componentes cognitivo-motivacionales, mientras que los componentes sensoriales permanecen intactos. Otras teorías han intentado introducir nuevos conceptos que no aparecen en la TPC. Algunas de ellas se formularon para explicar los resultados de la práctica clínica, mientras que otras se formularon para explicar el lugar de conceptos clave tales como la depresión, el desequilibrio emocional u otros fenómenos psicológicos del dolor crónico en el modelo de la TPC (Robinson y Riley, 1999). Otros autores, como Dworkin et al. (1992), presentaron un modelo complementario de la TPC, en el que los conceptos cognitivos ocupaban un lugar prominente y argumentaron que ninguna dimensión por sí sola es adecuada para entender el dolor crónico, sino que hay una interacción dinámica entre nocicepción, percepción de dolor, valoración del dolor y respuestas comportamentales al dolor (factores intrínsecos), sus contextos sociales familiares, laborales y el sistema sanitario (factores extrínsecos).

Empleando todas estas teorías se han diseñado programas clínicos basados en estrategias cognitivas para reducir la intensidad del dolor o disminuir su impacto en la vida del paciente. Los resultados de la aplicación de estos programas han sido generalmente buenos, aunque no muy consistentes. Quizás esas inconsistencias puedan deberse al uso de diferentes diseños de tales programas, que hace muy difícil su comparación (Rodríguez-Marín et al., 2021). En cualquier caso, la influencia de los procesos cognitivos es solo una parte de un problema más complejo. Los procesos cognitivos, por sí mismos, no proporcionan la solución, sino que hay que integrarlos con los otros aspectos del problema multidimensional del dolor.

EMOCIONES Y DOLOR

Podemos considerar los aspectos emocionales del dolor como antecedentes o como consecuentes de la experiencia dolorosa (Rodríguez-Marín, 2001).

Las emociones como antecedentes del dolor

Las emociones son rasgos distintivos de la experiencia compleja subjetiva del dolor. Normalmente una gama amplia de emociones negativas acompaña a la experiencia del dolor de cualquier tipo y le proporciona un contexto. Dentro de esa gama se incluyen emociones como miedo, ansiedad, depresión, ira, culpa o frustración. Sin la presencia de emociones negativas, la persona con dolor no podría describir su experiencia como «sufrimiento» (Bayés, 2001; Robinson y Riley, 1999).

La consideración de los factores emocionales como antecedente del dolor se ha llevado a cabo desde diferentes puntos de vista. Primero como antecedente «causal» del dolor. Así, Merskey (1967) describió dos formas de dolor que parecen derivarse exclusivamente de factores emocionales en particular, o de factores psicológicos en general: el dolor durante alucinaciones (como se puede observar en esquizofrénicos) y el dolor asociado con la conversión histérica. Otro ejemplo lo constituyen los pacientes hipocondriacos, que tienen miedos excesivos de sus síntomas y construyen interpretaciones no realistas de signos físicos o sensaciones convenciéndose de que tienen una enfermedad. Por su parte, Blumer y Heilbronn (1981) afirmaron que el dolor crónico sin base orgánica es una variante del trastorno afectivo, un síndrome dentro del espectro de los trastornos depresivos. Sin embargo, no hay datos que apoyen ese planteamiento; más bien parece que el dolor crónico y la depresión son fenómenos independientes que tienen un potencial recíproco en niveles de análisis biológico y psicológico (Rodríguez-Marín, 2001).

Los aspectos emocionales también se han estudiado como antecedentes «potenciadores» del dolor. Los acontecimientos vitales estresantes pueden aumentar o consolidar la experiencia dolorosa. El estrés puede incrementar el dolor al precipitar la actividad en los sistemas fisiológicos que también son activados por estímulos dolorosos. Las emociones negativas provocan actividad autonómica, visceral y esquelética. El ciclo «dolor-ansiedad-tensión» se ha observado con frecuencia en trastornos musculoesqueléticos. El dolor produce ansiedad, la ansiedad induce un prolongado espasmo muscular en la ubicación del dolor y vasoconstricción, isquemia y segregación de sustancias químicas que, finalmente, producen dolor. El ciclo puede repetirse una y otra vez.

Igualmente, también las emociones negativas pueden estudiarse como causas de enfermedades con lesiones dolorosas. Los cambios autónomos y neuroendocrinos provocados por el estrés psicológico se han asociado con enfermedades en los sistemas cardiovascular, digestivo, respiratorio y excretor. Los acontecimientos estresantes pueden iniciar y exacerbar un amplio número de afecciones dolorosas, incluyendo la úlcera gástrica, la enteritis y la colitis ulcerosa, la angina de pecho, la menstruación dolorosa y la artritis reumatoide. Además, el estrés puede inhibir la capacidad del sistema inmune para tratar con los agentes patógenos que conducen a enfermedades dolorosas (Sapolsky, 1994).

A pesar de todos estos interesantes resultados, lo cierto es que la consideración de la emoción como un factor explicativo del dolor implica algunos problemas conceptuales y metodológicos, dado que es difícil registrar y medir las experiencias subjetivas y las diferencias individuales en la experiencia del dolor (Robinson y Riley, 1999). Ciertamente, las personas son capaces de discriminar entre los aspectos sensoriales y los emocionales mediante introspección, gracias a lo cual sabemos que las cualidades emocionales del dolor difieren bastante según las diferentes formas de dolor crónico y según las diferentes personas a lo largo del tiempo (Penzo, 1989). Además, los tratamientos farmacológicos y psicológicos tienen diferentes efectos sobre las cualidades sensoriales y emocionales de la experiencia dolorosa. Por ejemplo, hay analgésicos que reducen la intensidad sensorial, pero no el displacer generado por las sensaciones dolorosas, y hay ansiolíticos que disminuyen la incomodidad afectiva más que la intensidad sensorial de la experiencia dolorosa. Price (1988) mencionó estudios según los cuales el anuncio anticipado de acontecimientos dolorosos influía selectivamente en las emociones consecuentes. Efectivamente, el componente emocional es más llamativo cuando el aumento del dolor es anticipado. Los acontecimientos estresantes que implican dolor, cuando son inminentes, pueden producir un estado emocional negativo que se traduce en activación fisiológica, comportamiento desorganizado y estrategias de evitación inapropiadas. Igualmente, en varios estudios se ha observado que pensamientos anticipatorios de dolor intenso generan conductas de dolor excesivas, expresión emocional negativa, preocupación somática, dependencia del sistema sanitario y desorganización comportamental (Sullivan y D'Eon, 1990).

En lo que se refiere al dolor crónico grave, los investigadores han obtenido resultados interesantes, pero no siempre consistentes, respecto al papel de las emociones en el dolor. Así, de acuerdo con los resultados de Melzack (1975), la dimensión sensorial del dolor debido a lesiones cancerosas tiene un valor relevante, pero el valor de la dimensión emocional no es mayor que para el dolor menstrual, a pesar de la diferencia entre ambos como amenazas para la supervivencia. Por el contrario, Kremer et al. (1982) encontraron una correlación positiva entre la intensidad en el dolor de espalda crónico y en el dolor oncológico con una alta intensidad emocional. Igualmente, Price et al. (1987) encontraron que las puntuaciones altas en emociones negativas aparecían asociadas a la intensidad en dolor oncológico y otras formas de dolor crónico vinculadas con enfermedades que se perciben como amenazas a la salud o a la vida.

Las emociones como consecuencia del dolor

El estudio de las emociones negativas como consecuencia del dolor se ha llevado a cabo considerando tres tipos de dolor: dolor fásico, dolor agudo y dolor crónico. El «dolor fásico», de corta duración, refleja el impacto inmediato de la aparición de una herida o lesión. Con algunas excepciones, las lesiones traumáticas, tales como fracturas, heridas, laceraciones o quemaduras, provocan movimientos reflejos de retirada o protección, y pautas de conducta verbal y no verbal, que manifiestan el dolor a los demás. Esta pauta de respuesta es evidente incluso en recién nacidos, pero el dolor no necesariamente es la consecuencia inevitable e inmediata de una lesión traumática. En muchos casos hay personas que informan de que el dolor apareció un tiempo después de sufrir la lesión. Así, puede ocurrir que la función biológica primaria del dolor sea generar una conducta recuperadora más que señalar una amenaza o un peligro físicos. En ese sentido, hay autores (Wall, 1979) que proponen que la percepción del traumatismo, incluyendo el dolor físico, genera miedo y comportamientos de defensa, y que la respuesta más adaptativa a la lesión es precisamente una emoción: el miedo. Ciertamente la emoción negativa puede activar sistemas analgésicos endógenos en condiciones de emergencia, cuando la supresión de la percepción del dolor sería adaptativa (Sapolsky, 1994). En la literatura encontramos relatadas muchas situaciones que apoyan la idea de que las personas implicadas intensamente en actividades peligrosas soportan las heridas o lesiones sin quejas, porque no perciben el dolor en el momento de sufrirlas. En la batalla producida en la playa de Anzio (Italia) durante la Segunda Guerra Mundial, Beecher (1959) constató que los soldados heridos en combate no se comportaban como era de esperar a tenor de la magnitud de sus heridas. Los soldados a los que atendía se quejaban muy poco y pedían menos analgésicos que los pacientes civiles a los que estaba acostumbrado a tratar con heridas de gravedad semejante. Comprobó que la mayoría de los soldados negaban sentir dolor o manifestaban sentir un dolor tan suave que no querían medicación para contrarrestarlo. Cabe, por tanto, inferir que la respuesta inmediata a la agresión física está sujeta a la modulación contingente del contexto biológico, físico y social en que ocurre.

En lo que concierne al «dolor agudo», como ya se ha mencionado, se produce por daño tisular y comprende dolor fásico y un estado tónico que persiste durante un periodo de tiempo variable hasta la curación. El dolor agudo tiende a provocar miedo y preocupación ansiosa. A menudo, la anticipación producida por el miedo al propio dolor que se producirá puede ser más grave que la experiencia dolorosa misma (Williams, 1999). Los pacientes con un mayor nivel de ansiedad informan de mayor dolor y demandan más medicación analgésica después de la cirugía (Taenzer et al., 1986). En cualquier caso, no existen datos que apoyen contundentemente la afirmación de que la ansiedad incrementa el dolor. Diferentes estudios indican que la ansiedad aumenta, potencia o no tiene ningún impacto sobre el dolor. Los resultados contradictorios respecto a la relación entre dolor y ansiedad pueden reflejar las dificultades existentes en la definición y evaluación tanto del dolor como de la ansiedad, y los sesgos en las respuestas en cuanto que las personas más ansiosas pueden tener más ganas de quejarse de dolor cuando están en ese estado de agitación emocional (Philips y Grant, 1991). Todo ello plantea la cuestión de la dirección de la causalidad: ¿Es la ansiedad la que determina la gravedad de la experiencia dolorosa o es el nivel de dolor el que determina el nivel de ansiedad? (Rodríguez-Marín, 2001).

Finalmente, en el caso del «dolor crónico» el impacto psicológico y las conductas de dolor varían. Muchos pacientes con dolor crónico conceptualizan el problema a largo plazo como una persistencia de la presentación aguda (Philips y Grant, 1991). En cualquiera de sus formas, el dolor crónico puede alterar profundamente la calidad de vida de la persona. Esa alteración suele ir acompañada de la conciencia de que todos los esfuerzos para conseguir la curación por parte de los profesionales sanitarios no han sido eficaces. Este reconocimiento de que el dolor va a continuar y de la alteración permanente de la calidad de vida puede producir un sentimiento de desesperación. De ahí que el dolor crónico se asocie frecuentemente con la depresión, menor o grave. A su vez, la depresión parece intensificar el dolor. Así, hay estudios en los que se ha encontrado que la depresión predice la gravedad del dolor en general (Doan y Wadden, 1989), o en enfermedades específicas, como la artritis reumatoide, con independencia de la actividad de la enfermedad o de la discapacidad (Affleck et al., 1994). En una revisión de Sullivan et al. (1992) se estableció que la prevalencia de la depresión mayor en pacientes con dolor crónico de espalda era aproximadamente tres a cuatro veces más alta que en la población general. Sin embargo, en otros estudios se ha puesto de manifiesto que el dolor crónico y la depresión existen como fenómenos separados y que deben ser vistos como procesos independientes, tal como ya hemos comentado (Kerns et al., 1994). En los trabajos actuales, la idea de que la depresión es consecuente más que antecedente de la experiencia dolorosa cuenta con un mayor apoyo (Arnstein et al., 1999). Finalmente, se ha planteado una línea interesante de estudios sobre la base de que la depresión está ligada a las creencias de control, encontrándose datos que apoyan la idea de que los pacientes que piensan que lo que les ocurre se debe primordialmente a las circunstancias más allá de su control, tales como el azar, el destino o la suerte, usarán estrategias de afrontamiento inadecuadas y experimentarán más ansiedad y depresión que los pacientes con «control interno» (Robinson y Riley, 1999).

CONDUCTAS DE DOLOR

Las conductas de dolor son comportamientos (acciones observables y potencialmente mesurables) que expresan y comunican el dolor y el sufrimiento. Las conductas de dolor abarcan las expresiones faciales o verbales de malestar, deambulación, posturas desadaptativas, signos de afectividad negativa y evitación de la actividad. Este tipo de comportamientos de dolor acaban cronificándose como el propio dolor. Esa cronificación de las muestras de dolor contribuye, significativamente, al deterioro de la calidad de vida del paciente, a su discapacidad, física y psicológica, y a su sufrimiento. Las conductas de dolor, por otro lado, reducen el número y el tipo de otras actividades normales cotidianas, lo que a su vez genera una «discapacidad» psicosocial. Dejar de hacer cosas que resultan placenteras puede facilitar la aparición de trastornos en el estado de ánimo. Se establece así un círculo vicioso (Lavielle et al., 2008).

Por otro lado, la conducta de dolor exagerada y persistente puede ser mantenida por el mismo miedo al dolor. Las conductas de dolor pueden persistir a causa de sus consecuencias positivas en la reducción del dolor en el pasado, incluso cuando el daño tisular haya sido reparado. La ansiedad y el miedo a que vuelva el dolor pueden contribuir igualmente a un síndrome de desuso, incluyendo pérdida de fuerza muscular, pérdida de movilidad y ganancia de peso (Fordyce et al., 1986).

Cada grupo social tiene sus formas características de manifestar el dolor mediante diferentes conductas. La consideración de los aspectos comportamentales del dolor fue un objeto específico de interés por parte de la psicología conductista. Como ya hemos comentado, uno de los primeros en aplicar la teoría conductista al dolor fue Fordyce (Fordyce, 1976; Fordyce et al., 1986). Desde ese punto de partida el dolor se define fundamentalmente por la presencia de «conductas de dolor», es decir, por acciones observables. Para la teoría conductista, el dolor agudo (conducta respondiente) es una respuesta a un estímulo antecedente (daño tisular). El dolor como respuesta puede eventualmente convertirse en una conducta operante y persistente si el entorno le ofrece un refuerzo contingente (v. las leyes del aprendizaje en el cap. 6). La conducta de dolor puede aprenderse también observando «modelos de dolor», es decir, personas que exhiben tales conductas. El concepto de dolor «respondiente» recuerda las nociones de dolor sensorial, mientras que el dolor «operante» es el equivalente comportamental del dolor psicógeno. Para la teoría conductista más estricta hay una conexión causal simple entre el dolor y sus reforzadores del entorno. No considera factores más complejos tales como dinámicas personales, estado emocional, vulnerabilidad física y numerosas variables psicosociales de la vida del paciente. De acuerdo con la teoría conductista, el dolor operante persiste porque produce ganancias secundarias tales como el permiso para evitar tareas, actividad sexual desagradable, o interacciones aversivas con miembros de la familia, así como para obtener una atención y un cuidado no obtenibles de otro modo (Kerns, 1994). Estudios experimentales han proporcionado datos suficientes para demostrar que la frecuencia en la emisión de conductas de dolor puede aumentarse mediante refuerzo positivo, o disminuirse si se ignoran, y se refuerzan respuestas alternativas incompatibles (Fordyce et al., 1973).

Como hemos visto, la percepción del dolor está influida por factores diversos, como la edad, las cogniciones, las emociones o las experiencias previas, y naturalmente por las causas que pueden originarlo. Por ello, el mejor instrumento para la detección del dolor y sus características es la manifestación del propio paciente (Pardo et al., 2006), por lo que se recomienda el uso de indicadores conductuales y fisiológicos para la detección y la medida del dolor (Gélinas y Johnston, 2007). En el caso específico de los pacientes críticos, aunque la observación de indicadores fisiológicos, como la variación de la frecuencia cardiaca, la presión arterial, la sudoración y la taquipnea, se relacionan con la presencia de dolor, su uso se encuentra muy limitado, porque pueden verse afectados por la propia patología del paciente o por el uso de fármacos que influyen en dichos indicadores. Por ello, resultan más fiables los indicadores conductuales frente a los fisiológicos en la valoración del dolor del paciente crítico que no puede comunicarse adecuadamente (Puntillo et al., 1997).

AFRONTAMIENTO DEL DOLOR CRÓNICO

Muchas de las variables asociadas a la experiencia dolorosa pueden entenderse como componentes del constructo de «afrontamiento», por lo que su consideración es importante a la hora de explicar, entender y predecir el ajuste al dolor y los comportamientos correspondientes.

En un trabajo de revisión sobre la relación entre afrontamiento y dolor, Jensen et al. (1991) afirmaron que las estrategias activas se asociaban con un funcionamiento psicológico más positivo. Las principales conclusiones del estudio se presentan en el cuadro 20.3. Boothby et al. (1999) realizaron, a su vez, una revisión de los diferentes estudios existentes hasta los últimos años del siglo XX. Los autores llegaron a la conclusión de que las respuestas de afrontamiento eran extraordinariamente importantes para la adaptación de los enfermos con dolor crónico. En investigaciones posteriores se ha confirmado que el afrontamiento pasivo (cesión a otros del control del dolor) produce que el dolor deteriore diversas áreas de la vida del sujeto, asociándose con síntomas depresivos graves, y por otro lado que el afrontamiento activo (control del dolor y seguir con una vida activa) está vinculado con niveles más bajos de depresión (Esteve et al., 2001).

De acuerdo con los datos que conocemos, las estrategias que incluyen autoafirmación, comparaciones sociales positivas, el ejercicio regular y la búsqueda de apoyo social parecen tener una relación positiva con una buena adaptación. Además, los estudios clínicos han establecido también que la técnica de «inoculación de estrés», en el tratamiento del dolor, junto con el aprendizaje de estrategias de afrontamiento como relajación, respiración profunda, el uso de imágenes placenteras, de autoafirmaciones positivas y refuerzo por haber afrontado positivamente, es eficaz. Por el contrario, el afrontamiento de «evitación» (ignorar el dolor, reinterpretar las sensaciones dolorosas, o llevar a cabo actividades de distracción) se asocia negativamente con el ajuste al dolor crónico (Soriano y Monsalve, 2005).

Otra de las variables cognitivas más estudiadas en la investigación sobre el dolor, relacionada con el afrontamiento, ha sido el locus de control. La percepción del lugar de control ha demostrado ser una variable importante en contextos clínicos y de laboratorio para el dolor agudo y crónico. Las atribuciones de control interno han sido consideradas como un factor clave en el tratamiento clínico del dolor, especialmente en el caso del dolor crónico. Los pacientes con dolor crónico exhiben a menudo indefensión aprendida (grado máximo de control externo) como resultado de

CUADRO 20.3 ■ Resumen de las conclusiones del estudio de Boothby et al. (1999)

- Las estrategias de afrontamiento «activas» pueden asociarse con un mejor funcionamiento psicológico y físico, mientras que el uso de las estrategias «pasivas» predice un funcionamiento físico y psicológico peor.
- Las estrategias de afrontamiento de «pensamientos desiderativos» se asocian con niveles más bajos de emociones positivas y de funcionamiento físico.
- Sobre el resto de las estrategias de afrontamiento es difícil establecer afirmaciones concluyentes.

su discapacidad, que tiende a ser reforzada por la medicación frecuente y dependencia de otros. En general, diversos estudios han demostrado que un «locus de control interno» se asocia con un mejor afrontamiento del dolor, mientras que un «locus de control externo» está vinculado con un afrontamiento maladaptativo (Jensen et al., 1991; Pastor et al., 1995).

En suma, los resultados de los estudios realizados apuntan a que las estrategias «adaptativas», incluyendo afrontamiento activo, control del dolor, pensamiento racional, distracción, autoafirmación y búsqueda de información, predicen un mejor funcionamiento a largo plazo, aunque la relación entre las estrategias adaptativas y una mejor calidad de vida resulta bastante débil. Por el contrario, las estrategias de afrontamiento «desadaptativas», incluyendo afrontamiento pasivo, pensamiento negativo y evitación del dolor, predicen una mala calidad de vida (Jensen et al., 1991; Boothby et al., 1999). En cualquier caso, se trata de estudios correlacionales en los que no existe manipulación experimental y en los que tampoco se toman en cuenta las diferencias individuales en cuanto a la capacidad de los individuos para adaptarse a situaciones estresantes, por lo que los resultados mencionados deben utilizarse con cautela.

Tratamiento psicológico del dolor crónico

Dentro de las terapias psicológicas para el dolor crónico, las técnicas cognitivo-conductuales son las más utilizadas, siendo el procedimiento terapéutico que a día de hoy ha demostrado más ampliamente su eficacia en el abordaje psicológico del dolor crónico. Esta terapia tiene como objetivo que el paciente afronte del modo más adecuado posible el impacto que el dolor tiene en su vida, intentando que este produzca la menor interferencia posible, ya que el objetivo de los tratamientos es restaurar el funcionamiento en la vida privada y laboral, y no solo reducir el dolor (Moix y Casado, 2011; Rodríguez-Marín et al., 2021).

Entre lo que se trabaja en estos programas hay cierta variedad, aunque todo puede relacionarse con los objetivos principales de aceptación del dolor, regulación del dolor y disminución de los estados de ánimo negativos, por lo que se emplean diferentes técnicas. Así, se utiliza psicoeducación, facilitando información sobre el síndrome de dolor (es necesario que el paciente sepa en qué consiste el dolor y qué vías de afrontamiento tiene); se trabajan la regulación emocional, los procesos cognitivos que dificultan el afrontamiento y la reactividad fisiológica; y se ayuda al paciente a afrontar el dolor de un modo más adaptativo. En general, la terapia psicológica acompaña al abordaje médico y ayuda a la adhesión a los tratamientos farmacológicos.

Además, se debe contrarrestar la conducta protectora y reservada que produce el dolor mediante la incorporación de actividades físicas en la vida diaria de forma gradual. Para este fin, las actividades se dividen en unidades manejables de trabajo y se incrementan progresivamente. El afectado debe registrar las unidades de trabajo y desarrollarlas lo más posible, incluso si tiene dolor previo. Así, aprende a planificar de forma realista las sesiones de trabajo y los descansos. Los profesionales sanitarios y familiares deben reconocer y estimular el progreso adecuadamente. Sin embargo, es importante tener cuidado para no reforzar la conducta de dolor a través de una mayor conciencia. Es especialmente importante implicar a los miembros de la familia y transferir los avances en el tratamiento a la vida cotidiana. Las posibilidades de éxito disminuyen cuando a un paciente en terapia se le recompensa por el incremento de sus actividades, y se sigue beneficiando en casa, pero su entorno le carga con deberes desagradables por su conducta con el dolor.

Con el fin de reducir la ingesta de analgésicos, los pacientes con dolor no deben tomar la medicación según la necesitan, sino con un programa con horario fijo. En primer lugar, el interesado debe especificar cuánto dura el periodo más breve libre de dolor. El paciente recibe siempre analgésicos después de este periodo, independientemente de si hay dolor en ese momento. Si se toman los medicamentos contra el dolor siempre según la necesidad, el afectado se ve «recompensado por la ausencia de dolor» existiendo mayor peligro de dependencia o adicción. Las intervenciones psicológicas basadas en las técnicas de manejo del estrés, el *biofeedback* o la sugestión hipnótica parecen ser una alternativa viable a las medicaciones ansiolíticas para disminuir el dolor y la ansiedad asociada, aunque la reducción de los componentes sensoriales es menor que la de los afectivos. El entrenamiento en relajación se incluye en gran número de programas de intervención y, aunque no terminan de quedar claros los mecanismos de funcionamiento, se sigue recomendando debido a su comprobada utilidad clínica (van-der Hofstadt y Quiles 2001; Moix y Casado, 2011; Rodríguez-Marín et al., 2021). El supuesto básico es que la tensión muscular desempeña un papel destacado en algunos síndromes dolorosos, desarrollándose un círculo vicioso de tensión-dolor-tensión, teniendo la relajación como objetivo interrumpir el círculo vicioso y reemplazarlo por una reacción incompatible con la situación de tensión (Philips y Grant, 1991). Además, la concentración en las tareas de relajación hace que el paciente focalice su atención en estas, lo que lo hace incompatible con la atención a la experiencia del dolor, resultando beneficioso para el sujeto. También existen otros supuestos teóricos que contribuyen a explicar su efectividad, como son la relación entre ansiedad y dolor, el autocontrol fisiológico y los problemas de sueño asociados al dolor. Entre los diferentes procedimientos utilizados para el aprendizaje de la relajación recomendamos cualquiera de las variantes de la relajación progresiva de Jacobson (Bernstein y Borkovec, 1983), aunque ante dificultades en la aplicación de estas técnicas cualquier otra puede ser válida siempre que se adecue a las características del paciente (Méndez et al., 1998). El entrenamiento en relajación se ha aplicado en casi todos los síndromes dolorosos, como dolor de espalda, artritis, dismenorrea, dolor del miembro fantasma y colitis ulcerosa. Sin embargo, ha sido en las cefaleas donde se ha utilizado con mayor asiduidad por su eficacia. Los resultados en general son positivos, aunque la combinación con otras técnicas hace que sea difícil analizar su efectividad de forma independiente (van-der Hofstadt y Quiles, 2001).

Otra de las técnicas ampliamente utilizadas es el *biofeedback*. Por *biofeedback* se entiende un conjunto de procedimientos cuyo objetivo común es posibilitar que a partir de la información relativa a la variable fisiológica de interés, proporcionada al individuo de forma inmediata, puntual, constante y precisa, este pueda terminar consiguiendo la modificación de sus valores de forma voluntaria, sin precisar la mediación de instrumentos químicos, mecánicos o electrónicos (Moix y Casado, 2011). Así pues, se trata de técnicas de autocontrol de las respuestas fisiológicas, que operan a través de la retroalimentación constante que recibe el sujeto sobre la función que se desea someter a control voluntario. El elemento clave e imprescindible del proceso es la retroinformación *(feedback)*, directa, precisa y constante que el sujeto recibe sobre la variable fisiológica de interés. Sus aplicaciones en el ámbito del dolor crónico se refieren fundamentalmente a la modificación de la tensión muscular y los beneficios potenciales sobre las alteraciones del flujo sanguíneo. El tipo de *biofeedback* más utilizado para hacer frente a los problemas de dolor es el electromiograma (EMG), que recoge información sobre los cambios eléctricos de la musculatura estriada, generalmente por medio de electrodos en contacto con la piel situada por encima del músculo. Las áreas de aplicación son variadas, aunque el dolor más habitualmente tratado mediante la utilización de técnicas de *biofeedback* EMG ha sido el dolor de cabeza (van-der Hofstadt y Quiles, 2001; Moix y Casado, 2011).

Otra técnica que cada vez presenta mejores resultados es la hipnosis, que utiliza la vivencia subjetiva del paciente para distraerlo de su concentración en el dolor. Si el paciente es capaz, aunque sea con ayuda, de imaginar una experiencia particular de forma vívida, eso puede ser utilizado para contraatacar la experiencia de dolor, por lo que se podrá producir un cambio exitoso (Moix, 2002; Moix y Casado, 2011).

Por último, hay que mencionar que existen otras alternativas, aunque su eficacia no ha sido suficientemente contrastada, como las psicoterapias y la terapia de apoyo. Las psicoterapias intentan que el paciente elabore su conflicto psicológico por medio de una dinámica analítica, ya sea individual o de grupo. Puede resultar recomendable para los sujetos que presentan un problema psicológico profundo relacionado con el dolor. La terapia de apoyo pretende que el paciente exteriorice sus problemas, para lo que el terapeuta proporcionará un clima de confianza, en el que valorarán de forma conjunta las posibles soluciones a los conflictos. Existe muy poca investigación con relación a la eficacia de estas orientaciones en el tratamiento del dolor, y la poca que hay parece indicar que solo la psicoterapia dinámica breve puede ser provechosa. Por tanto, entendemos que este tipo de aproximaciones resulta de poca utilidad en este contexto (van-der Hofstadt y Quiles, 2001).

Es necesario destacar la importancia de una adecuada evaluación para, a partir de ella, seleccionar el tipo de tratamiento que se considere más conveniente según las características del paciente. Este es un requisito fundamental y necesario para poder evaluar su efectividad, que siempre deberá valorarse caso a caso y no de forma global. Por otro lado, posiblemente, la intervención ante problemas de dolor crónico pasa por la aplicación de paquetes integrados de tratamiento donde se incluya la información, los tratamientos médicos y las técnicas psicológicas adaptadas a cada caso individual. Este parece ser el camino correcto para contribuir a paliar este problema (Rodríguez-Marín et al., 2013). Entendemos que un acercamiento interdisciplinario a la comprensión y tratamiento del dolor es lo indicado, pues el resultado de programas conjuntos de tratamiento será más beneficioso que la aplicación de tratamientos independientes de forma descoordinada entre los diferentes profesionales de la salud que atienden esta problemática.

Bibliografía

Affleck G, Tennen H, Urrows S, Higgins P. Person and contextual features of daily stress reactivity: individual differences in relations of undesiderable daily events with mood disturbance and chronic pain intensity. J Pers Soc Psychol 1994;66:329-40.

Arnstein P, Caudill M, Lynn C, Norris A, Beasley R. Self-efficacy as a mediator of the relationship between pain intensity, disability and depression in chronic pain patients. Pain 1999;80:483-91.

Baldwin ML, Johnson WG, Butler RJ. The error of using returns-to-work to measure the outcome of health care. Am J Ind Med 1996;29:632-41.

Baños JE, Bosch F. Conceptos generales en algología. Tratamiento del dolor. Teoría y práctica. Barcelona: MCR; 1995.

Bayés R. Psicología del sufrimiento y de la muerte. Barcelona: Martínez Roca; 2001.

Beecher HK. Measurement of subjective responses: quantitative effects of drugs. New York: Oxford University Press; 1959.

Bernstein DA, Borkovec TD. Entrenamiento en relajación progresiva. Bilbao: DDB; 1983.

Blytha FM, Macfarlanec GJ, Nicholasa MK. The contribution of psychosocial factors to the development of chronic pain, the key to better outcomes for patients? Pain 2007;129:8-11.

Blumer D, Heilbronn M. The pain prone patient: a clinical and psychological profile. Psychosomatics 1981;22:395-402.

Bonica JJ. Important clinical aspects of acute and chronic pain. In: Beers RF, Basset EG, editors. Mechanisms of pain and analgesic compounds. New York: Raven Press; 1979.

Bonica JJ. Organization and function of a multidisciplinary pain clinic. In: Weinserberg M, Tursky B, editors. Pain. New perspectives in therapy and research. New York: Plenun Press; 1976.

Bonica JJ. New aproaches to treatment of chronic pain:a review of multidisciplinary pain clinics and pain centers. En: Lorenz KY, editor. Washington DC: United States Department Of Health Education and Welfare; 1981. p. vii-x.

Boothby J, Thorn B, Stroud M, Jensen M. Coping with pain. In: Gatchel R, Turk D, editors. Psychosocial factor in pain. Critical perspectives. New York: Guilford; 1999. p. 343-59.

Breivik H, Collett B, Ventafridda V, Cohen R, Gallacheret D. Survey of chronic pain in Europe: prevalence, impact on daily life, and treatment. Eur J Pain 2006;10:287-333.

Casals M, Samper D. Epidemiología, prevalencia y calidad de vida del dolor crónico no oncológico. Estudio ITACA. Rev Soc Esp Dolor 2004;11:260-9.

Català E, Reig E, Artés M, Aliaga L, López JS, Segú JL. Prevalence of pain in the Spanish population: telephone survey in 5000 homes. Eur J Pain 2002;6:133-40.

Chapman CR. Pain perception and illusion. In: Sternbach RA, editor. The psychology of pain. 2nd ed. New York: Raven Press; 1986.

Doan B, Wadden N. Relationships between depressive symptoms and description of chronic pain. Pain 1989;36:75-84.

Dworkin SF, Von Korff MR, LeResche L. Epidemiologic studies of chronic pain, A dynamic-ecologic perspective. Ann Behav Med 1992;14:3-11.
Esteve FMR, López AE, Ramírez C. Dolor crónico, emoción y afrontamiento. Revista de Psicología de la Salud 2001;13:47-62.
Ferrer-Pérez VA, González-Barrón R, Manassero MA. El dolor y su clasificación: revisión de algunas propuestas. Revista de Psicología de la Salud 1994;6:75-102.
Fordyce W. Behavioral methods for chronic pain and illness. St. Louis: Mosby; 1976.
Fordyce WE, Brockway J, Bergman JA, Spengler D. Acute back pain: a control group comparison of behavioral vs. traditional management methods. J Behav Med 1986;9:127-40.
Fordyce WE, Fowler RS, Lehmann JF, Delateur BJ, Sand PL, Trieschmann RB. Operant conditioning in the treatment of chronic pain. Arch Phys Med Rehabil 1973;54:339-408.
Gatchel RJ, Peng YB, Peters ML, Fuchs PN, Turk DC. The biopsychosocial approach to chronic pain: scientific advances and future directions. Psychol Bull 2007;133:581-624.
Gatchel RJ, Weisberg JN. Introduction. In: Gatchel RJ, Weisberg JN, editors. Personality characteristics of patients with pain. Washington: American Psychological Association; 2000. p. 3-22.
Gélinas C, Johnston C. Pain assessment in the critically ill ventilated adult: validation of the Critical-Care Pain Observation Tool and physiologic indicators. Clin J Pain 2007;23:497-505.
Infante C. Estudios de variables psicológicas en pacientes con dolor crónico. Departamento de Psicología de la Salud y Psicología Social. Barcelona: Universidad Autónoma de Barcelona; 2002.
International Association for the Study of Pain (IASP). Subcommittee on Taxonomy. Pain terms: a list with definitions and notes on usage. Pain 1979;6:249-52.
Jensen MP, Turner JA, Romano JM, Karoly P. Coping with chronic pain, a critical review of the literature. Pain 1991;47:249-83.
Kerns RD. Pain management. In: Hersen M, Ammerman RT, editors. Handbook of prescriptive treatment for adults. New York: Plenum Press; 1994.
Kerns RD, Rosenberg R, Jacob MC. Anger expression and chronic pain. J Behav Med 1994;11:57-68.
Kremer EF, Atkinson JH Jr, Ignelzi RJ. Pain measurement: the affective dimensional measure of the McGill Pain Questionnaire with a cancer pain population. Pain 1982;12:153-63.
Lavielle P, Clark P, Martínez H, Mercado F, Ryan G. Conducta del enfermo ante el dolor crónico. Salud Pública de México 2008;50:147-54.
Melzack R. The McGill Pain Questionnaire. Pain 1975;1:277-99.
Melzack R, Wall P. Pain mechanisms: a new theory. Science 1965;50:971-9.
Méndez FX, Olivares J, Quiles MJ. Técnicas de relajación y respiración. In: Olivares J, Méndez FX, editors. Técnicas de modificación de conducta. Madrid: Biblioteca Nueva; 1998. p. 27-78.
Merskey H, Spear FG. Pain, psychological, psychiatric aspects. Londres: Bailliere, Tindall, Casell; 1967.
Moix J. La hipnosis en el tratamiento del dolor. Revista de la Sociedad Española del Dolor 2002;8:525-32.
Moix J, Casado MI. Terapias psicológicas para el tratamiento del dolor crónico. Clínica y Salud 2011;22:41-50.
Moix J, Kovacs FM. Terapia cognitivo conductual para el dolor crónico. Infocop online; 2010.
Pardo C, Muñoz T, Chamorro C. Monitorización del dolor. Recomendaciones del Grupo de Trabajo de Analgesia y Sedación de la SEMICYUC. Med Intensiva 2006;30:379-85.
Pastor MA, López-Roig S, Rodríguez-Marín J. Dolor crónico: percepción y afrontamiento. Revisiones en Salud Pública 1995;4:99-120.
Penzo W. El dolor crónico. Barcelona: Martínez Roca; 1989.
Philips HC, Grant L. The evolution of chronic back pain problems: a longitudinal study. Behav Res Ther 1991;29:435-41.
Potter RG, Jones JM, Boardman AP. A prospective study of primary care patients with musculoskeletal pain, the identification of predictive factors for chronicity. Br J Gen Pract 2000;50:225-7.
Price DD. Psychological and neural mechanisms of pain. New York: Raven; 1988.
Price DD, Harkins SW, Baker C. Sensory-affective relationships among different type of clinical and experimental pain. Pain 1987;28:291-9.
Puntillo K, Miaskowski C, Kehrle K, Stannard D, Gleeson S, Nye P. Relationship between behavioural and physiological indicators of pain, critical care patients' self-reports of pain and opioid administration. Crit Care Med 1997;25:1159-66.
Raja SN, Carr DB, Cohen M, Finnerup NB, Flor H, Gibson S, et al. The revised International Association for the Study of Pain definition of pain, concepts, challenges, compromises. Pain 2020,;161:1976-82.

Robinson ME, Riley JL. The role of emotion in pain. In: Gatchel RJ, Turk DC, editors. Psychological factors in pain. New York: The Guildford Press; 1999. p. 48-74.
Rodríguez-Marín J. La psicología del dolor. Revista de Psicología de la Salud 2001;13:5-24.
Rodríguez-Marín J, Couceiro S, van-der Hofstadt CJ. Intervención grupal en dolor crónico. Madrid: Pirámide; 2021.
Sapolsky RM. ¿Por qué las cebras no tienen úlceras? La guía del estrés. Madrid: Alianza Editorial; 1994.
Soriano J, Monsalve V. El afrontamiento del dolor crónico. Boletín de Psicología 2005;84:91-107.
Sullivan MJ, D'Eon JL. Relation between catastrophizing and depression in chronic pain patient. J. Abnorm Psychol 1990;99:260-3.
Sullivan MJ, Reesor K, Mikail S, Fisher R. The treatment of depression in chronic low back pain, review recommendations. Pain 1992;50:5-13.
Taenzer P, Melzack R, Jeans ME. Influence of psychological factors on postoperative pain, mood and analgesic requirements. Pain 1986;24:331-42.
Taylor H, Curran NM. The nuprin pain report. New York: Louis Harris and Associates; 1985.
Vallejo MA, Comeche MI. Consideraciones acerca de la conceptualización del dolor crónico. Psichotema 1992;4:379-83.
Vallejo MA, Díaz MI, Comeche MI. La eficacia de los tratamientos psicológicos en el dolor crónico: datos y consideraciones sobre el papel de los factores inespecíficos y los patrones psicofisiológicos. Revista de Psicología de la Salud 2001;13:101-19.
Van-der Hofstadt CJ, Quiles MJ. Dolor crónico: intervención terapéutica desde la psicología. Revista de la Sociedad Española del Dolor 2001;8:503-10.
Wall PD. On the relation of injury to pain. Pain 1979;6:253-64.
Williams DA. Acute pain. In: Gatchel RJ, Turk DC, editors. Psychosocial factors in pain. New York: Guilford Press; 1999.

CAPÍTULO 21

Manejo de los pacientes con enfermedades crónicas y terminales

Jesús Rodríguez-Marín · Purificación Bernabeu · Carlos J. van-der Hofstadt

PUNTOS CLAVE

- La enfermedad crónica se define como un trastorno orgánico funcional que obliga a una modificación de los estilos de vida de una persona y que tiende a persistir a lo largo de la vida.
- En las últimas décadas ha aumentado significativamente el impacto de las enfermedades crónicas en la sociedad actual, así como los problemas asociados a ellas, debido al creciente aumento en la población mundial y al incremento de la longevidad.
- Para abordar de manera adecuada la enfermedad crónica, como proceso dinámico, debemos emplear un modelo biopsicosocial.
- La enfermedad terminal es una fase que comienza cuando la muerte es sentida como una realidad próxima y se renuncia a curar al enfermo, concentrándose los esfuerzos en paliar los síntomas.
- La enfermedad terminal hace necesaria una intervención multidisciplinaria que proporcione al paciente y a su familia recursos necesarios para poder afrontar satisfactoriamente esa etapa final de la vida. Es lo que se conoce como cuidados paliativos.
- La muerte biológica puede considerarse como un estado en el que se produce el cese definitivo de las funciones que mantienen la vida de la persona. La muerte psicológica acontece por la pérdida de las capacidades cognitivas y la presencia de emociones asociadas a la inminencia de la muerte. La muerte social sucede a medida que la persona deja de integrarse en el funcionamiento de la sociedad.

Introducción

Las enfermedades que afectan a las poblaciones han variado a lo largo del tiempo. En el siglo XX y en el tiempo transcurrido del siglo XXI se ha producido una marcada disminución de las tasas de mortalidad con el aumento de la longevidad de la población, si exceptuamos los años de pandemia por COVID-19.

La conjunción de mejoras en el saneamiento y en las condiciones generales de vida, especialmente en la nutrición de la población desde finales del siglo XIX y durante el siglo XX, ha producido un acusado cambio en las causas de muerte, pasando a ser preponderantes las enfermedades crónicas, en especial las cardiovasculares y el cáncer. Esta transición en el patrón de mortalidad, junto con el incremento de la esperanza de vida, ha dado lugar a un gran aumento en la prevalencia de las enfermedades crónicas y neurodegenerativas. Hay que señalar que el mayor peso de las enfermedades crónicas no se produce solo en los países enriquecidos; en casi todo el mundo las muertes por enfermedades crónicas superan a las muertes por otras causas, con la excepción del periodo de pandemia por COVID-19.

En cuanto a la distribución de estas enfermedades por nivel de ingresos y países, solo un 20% de las muertes por enfermedades crónicas se producen en los países de altos ingresos, mientras que el 80% se registran en los países de ingresos bajos y medios, donde vive la mayor parte de la población mundial. Estas cifras están llegando a ser alarmantes, siendo necesario tomar medidas de prevención en la población respecto a este tipo de enfermedades.

Ha sido habitual dividir las patologías, enfermedades o problemas de salud en dos grandes bloques: el de las enfermedades agudas (transmisibles o infecciosas) y el de las enfermedades crónicas (no transmisibles). Todas ellas las podemos estudiar desde un enfoque clínico y epidemiológico que tiene como objeto la descripción o la magnitud del problema, el análisis de las causas y el planteamiento de las medidas de intervención más adecuadas.

DEFINICIÓN Y CONCEPTOS PRINCIPALES

La enfermedad crónica se define como un trastorno orgánico funcional que obliga a una modificación de los estilos de vida de una persona y que tiende a persistir a lo largo de la vida. En cuanto a la etiología, existen una serie de factores que en conjunto dan pie a la enfermedad. Entre estos factores se encuentran el ambiente, los estilos de vida y los hábitos, la herencia, los niveles de estrés, la calidad de vida y la presencia de una enfermedad persistente que puede pasar a ser crónica (Organización Mundial de la Salud, 1979). El concepto de enfermedad crónica engloba, por tanto, aquellas enfermedades de larga duración y, por lo general, de progresión lenta. Sin embargo, no existe una postura unificada acerca del plazo temporal a partir del cual una enfermedad pasa a considerarse crónica. Una de las propuestas que cuenta con más consenso es que toda enfermedad que tenga una duración mayor a 6 meses pueda considerarse crónica. Por tanto, el concepto de «enfermedad crónica» comprende un conjunto amplio de patologías (que ocasionan una alta prevalencia y mortalidad) que se caracterizan por el extenso lapso de tiempo que precisan para establecerse.

Para acotar y delimitar el uso de este término se suele recurrir con frecuencia a la definición de los Centers for Disease Control and Prevention (CDC) de Atlanta. Según los CDC, son «enfermedades de etiología incierta, habitualmente multicausales, con largos periodos de incubación o latencia, largos periodos subclínicos con prolongado curso clínico con frecuencia episódico, sin tratamiento específico y sin resolución espontánea en el tiempo». A esto se agrega que son «de etiología transmisible no demostrada fehacientemente (salvo algunos tipos de cáncer) y de gran impacto en la población adulta». Una clasificación tentativa de estas enfermedades se presenta en el cuadro 21.1. Dentro de esta propuesta se incluyen las enfermedades cardiovasculares, los cánceres, las enfermedades respiratorias crónicas, la diabetes, algunos trastornos neuropsiquiátricos, las enfermedades osteomusculares, algunas enfermedades digestivas y algunas enfermedades cutáneas. Los cuatro primeros grupos mencionados son causa de casi el 60% de la mortalidad en el mundo. Además de su contribución a la mortalidad, la patología crónica tiene importantes efectos adversos en la calidad de vida de los pacientes, así como relevantes repercusiones económicas en las familias, las empresas, las comunidades y en la sociedad en general, que con frecuencia se subestiman.

EPIDEMIOLOGÍA DE LAS ENFERMEDADES CRÓNICAS

Los trastornos o enfermedades crónicas varían desde los relativamente benignos, como una pérdida parcial que pueda ser auditiva o visual, por ejemplo, hasta patologías graves como el cáncer, las enfermedades cardiovasculares, la diabetes o las enfermedades musculoesqueléticas, entre otras.

Desde un punto de vista estadístico, un gran número de personas desarrollará algún tipo de incapacidad o enfermedad crónica que pueda llegar a ser causa de muerte. Se ha previsto que

CUADRO 21.1 ■ Clasificación de las enfermedades crónicas, incluidos los accidentes

Subgrupo 1	
Enfermedades cardiovasculares Enfermedades cerebrovasculares Cáncer Accidentes y violencias*	Responsables de las primeras causas de muerte
Subgrupo 2	
Enfermedad bronquial obstructiva crónica Cirrosis hepática	Patologías específicas responsables de un número importante de muertes
Subgrupo 3	
Obesidad Diabetes *mellitus* Hipertensión arterial	Condiciones que a su vez son factores de riesgo para el subgrupo 1
Subgrupo 4	
Enfermedades mentales Osteoporosis Enfermedad musculoesquelética	Causas importantes de morbilidad, incapacidad e invalidez

*No son enfermedades crónicas, pero se ubican en el grupo por su importancia y vulnerabilidad.

durante la década de 2020 las enfermedades crónicas representarán casi las tres cuartas partes del total de defunciones. El 71% de las defunciones por cardiopatía isquémica, el 75% de las defunciones por accidentes cerebrovasculares y el 70% de las defunciones por diabetes ocurrirán en los países en desarrollo (Organización Mundial de la Salud, 1998). El número de personas con diabetes en el mundo en desarrollo se multiplicará por más de 2,5 y pasará de 84 millones en 1995 a 228 millones en 2025 (Aboderin et al., 2001). El 60% de la carga de enfermedades crónicas en el mundo corresponderá a los países en desarrollo. De hecho, desde principios de este nuevo milenio las enfermedades cardiovasculares son más numerosas en la India y China que en el conjunto de todos los países económicamente desarrollados (Organización Mundial de la Salud, 2002). En cuanto al sobrepeso y la obesidad, no solo la prevalencia actual ha alcanzado niveles sin precedentes, sino que existen altas tasas de aumento anual en la mayoría de las regiones en desarrollo (Popkin, 2002). Las implicaciones de este fenómeno ya están resultando evidentes. En estos países las enfermedades crónicas ocasionan más del 70% de las muertes, una elevada prevalencia de morbilidad y discapacidad, y más del 60% de los costes de la atención sanitaria (Cruz-Rojo, 2005).

FACTORES PSICOSOCIALES EN LA ENFERMEDAD CRÓNICA

Para analizar los efectos de las enfermedades crónicas sobre la salud debemos recurrir nuevamente al modelo biopsicosocial de la salud. Esa aproximación nos permite entender más coherentemente la enfermedad crónica de manera multifactorial, ubicándola dentro de un espacio dinámico que cambia a lo largo del tiempo, según se modifiquen las interacciones funcionales de sus diferentes componentes.

La mayoría de las enfermedades crónicas afectan a aspectos importantes de la vida de las personas que las padecen (Gil-Roales, 2004). Uno de los principales cambios, y quizás el que genera mayor

CUADRO 21.2 ■ Manifestaciones psicológicas más frecuentes en el curso del tratamiento de las enfermedades crónicas

- Niveles elevados de estrés.
- Sensación de impotencia.
- Pérdida de control.
- Miedo al dolor y a la muerte.
- Ansiedad, ira y depresión.

deterioro, es el aspecto emocional, ya que la persona se ve obligada necesariamente a un proceso de adaptación rápido en el que pasa por diferentes etapas que suscitan muy frecuentemente una serie de emociones negativas (miedo, ira, ansiedad). Además, algunos de los tratamientos recomendados para las enfermedades crónicas producen gran número de manifestaciones físicas y psicológicas desagradables, tal como se muestra el cuadro 21.2. No obstante, no todas las personas desarrollan las mismas manifestaciones psicológicas ante un mismo tratamiento, ya que estas manifestaciones van a depender de muchas variables, entre las que destacan la personalidad del enfermo, las estrategias de afrontamiento, el tipo de recursos y soporte emocional de que disponga, las manifestaciones físicas desagradables que experimente, el curso de la enfermedad, el pronóstico que perciba y la relación que haya establecido con el personal sanitario.

Una de las reacciones más habituales por parte del paciente cuando conoce el diagnóstico suele ser la negación. Lazarus y Folkman (1986) hablan de que dicho fenómeno cumple para el enfermo una función protectora al reducir los niveles de estrés. De esta forma la negación desempeña un papel importante en el manejo de la enfermedad, pues disminuye el nivel de estrés en el paciente y permite un mejor proceso de adaptación a la enfermedad. El sentimiento de miedo también puede hacerse presente en otros momentos de la enfermedad. Por ejemplo, cada recaída, visita médica o análisis frecuentes pueden convertirse en una gran fuente de temor ante la posibilidad de agravamiento de la enfermedad. Por ello, al afrontar el tema de la prevención y el tratamiento deben tenerse en cuenta estos factores que pueden afectar directamente a la enfermedad, agravándola o impidiendo que el paciente tenga una calidad de vida aceptable.

PREVENCIÓN

Como la prevención primaria de las enfermedades crónicas no transmisibles del adulto (ECNTA) suele ser común, resulta útil tratar el tema de manera global. La información disponible nos indica que muchas de estas enfermedades son prevenibles y que las muertes a edades tempranas derivadas de ellas son evitables. Se han identificado factores de riesgo (FR) asociados epidemiológicamente a ellas. Algunos de los FR no se pueden cambiar debido a sus propias características, pero existe un número considerable sobre los que se puede intervenir como tabaquismo, consumo excesivo e inapropiado de alcohol, inactividad física, obesidad, hipertensión arterial, perfil lipídico alterado, dieta inadecuada y altos niveles de estrés. Estos FR, que se presentan en el cuadro 21.3, son modificables mediante diferentes estrategias de intervención.

Uno de los aspectos determinantes de las enfermedades crónicas a los que actualmente se presta especial atención, y que puede ser modificado, es la nutrición. En este sentido, cada día aumentan los datos científicos que apoyan que el tipo de dieta tiene una gran influencia, tanto positiva como negativa, en la salud a lo largo de la vida. Y lo que es más importante, los ajustes alimentarios no solo influyen en la salud del momento presente, sino que pueden determinar que un individuo padezca o no enfermedades tales como cáncer, enfermedades cardiovasculares y diabetes en etapas posteriores de la vida. Por otro lado, una mejora en la calidad de la alimentación tiene repercusiones inmediatas en un número considerable de FR modificables como la hipercolesterolemia, la hipertensión y la obesidad.

CUADRO 21.3 ■ Factores de riesgo

Factores de riesgo no modificables

- Edad.
- Sexo.
- Vulnerabilidad genética.
- Personalidad.

Factores de riesgo modificables

- Hipercolesterolemia.
- Tabaquismo y alcoholismo.
- Hipertensión arterial.
- Obesidad.
- Estrés.
- Sedentarismo.
- Alimentación.

La importancia adquirida por las ECNTA y la existencia de opciones concretas para su prevención las convierten en un *target* prioritario, siendo urgente tomar acciones para afrontarlas. Esta postura se ve refrendada por los resultados de diversos estudios que demuestran que la prevalencia de los FR mencionados es muy alta en la población adulta del país, lo que indica que existe una potencialidad de daño que aún no se ha manifestado clínicamente. Podemos suponer que en muchos individuos la evolución natural de las enfermedades del grupo está en etapas tempranas, subclínicas, e incluso en personas jóvenes, en las cuales el daño está iniciándose y puede ser aún reversible. En estos grupos, una oportuna y eficiente intervención impediría o retardaría el curso inexorable de las ECNTA (Organización Mundial de la Salud, 1990).

El estrés, que ya tratamos con profundidad en el capítulo 19, es otro factor de riesgo que ha pasado a ocupar un papel importante en la enfermedad crónica. La relación entre el estrés y la enfermedad crónica se puede estudiar desde dos puntos de vista: el primero, considerando el estrés como agente causal o mediador en el origen y desarrollo de la enfermedad; el segundo, considerando la propia enfermedad como agente propiamente estresor.

ENFERMEDAD CRÓNICA Y ESTRÉS

La aparición de la enfermedad crónica en la vida de una persona supone siempre una situación de crisis al producir un gran impacto tanto físico como psicológico y social (Devins et al., 1990; Devins, 1994; Stewarts et al., 1989). Esta situación provoca, por tanto, un gran impacto en el paciente y una ruptura de su comportamiento y modo de vida habitual, generando una situación de desequilibrio, que es, en último extremo, lo que cabe denominar situación estresante.

El carácter estresante de la enfermedad depende de muchos factores:

- De su duración.
- De su forma de aparición.
- De su intensidad y gravedad.
- De las etapas del proceso de la enfermedad.

Por otra parte, la enfermedad no solo produce estrés en la persona que la padece, sino que tiene efectos estresantes, de mayor o menor cuantía, en los familiares del enfermo. La dinámica de las relaciones personales intrafamiliares se ve afectada por la enfermedad (y en ocasiones por la hospitalización), produciéndose cambios en la representación de los roles habituales, lo cual es por sí mismo una fuente de estrés que se suma a la propia situación del enfermo.

CUADRO 21.4 ■ Aspectos que deben ser abordados en la intervención psicológica vinculada a enfermedades crónicas

- Preparación psicológica del paciente ante la nueva situación.
- Manejo psicoterapéutico del dolor y del estrés generado por la enfermedad.
- Disminución de estados emocionales negativos que acompañan a las enfermedades crónicas (ansiedad, ira, depresión, etc.).
- Relación entre conducta y enfermedad (adhesión al tratamiento, promoción de conductas saludables, aceptación).
- Técnicas de afrontamiento efectivo.
- Manejo efectivo de las variables de apoyo social: cuidados del cuidador para que no entre en procesos de desgaste y desánimo respecto a su situación.

INTERVENCIÓN PSICOLÓGICA EN LA ENFERMEDAD CRÓNICA

En las enfermedades crónicas es importante el manejo de aspectos psicológicos (p. ej., cognitivos y emocionales) y sociales que cursan con la enfermedad y que, a su vez, influyen en su evolución. La psicología de la salud puede desempeñar, por tanto, un papel muy importante, dado que dichos aspectos afectan directamente a la calidad de vida no solo del paciente, sino también de la familia, fundamentalmente del cuidador principal. La enfermedad crónica genera en todos ellos incertidumbre, desgaste físico y cambios en el estilo de vida, y tiene repercusiones tanto personales como sociales (Vega-Angarita y González-Escobar, 2009).

Teniendo en cuenta esto, la intervención psicológica debe dirigirse a proporcionar herramientas que permitan trabajar diferentes aspectos, tal como se recoge en el cuadro 21.4. En definitiva, la intervención psicológica está dirigida a ayudar al paciente y sus cuidadores en su proceso de adaptación a la nueva situación y a conseguir una mejor calidad de vida.

Enfermedad terminal

CONCEPTO DE ENFERMEDAD TERMINAL

Definir la enfermedad terminal es difícil, dado que no hay criterios establecidos y consensuados. Al no existir datos clínicos o analíticos que permitan diagnosticar de forma inequívoca la enfermedad terminal, se considera que es una fase que comienza cuando la muerte es sentida como una realidad próxima y se renuncia a curar al enfermo, concentrándose los esfuerzos en paliar los síntomas, y ya no se aplican tratamientos dirigidos a prolongar la supervivencia (González-Barón et al., 1996; Toledo et al., 2001).

En ese sentido, la Sociedad Española de Cuidados Paliativos (SECPAL) señala que la enfermedad terminal se puede diferenciar de otras fases de la enfermedad atendiendo a la presencia de las siguientes características:

- La enfermedad es avanzada, progresiva y no responde a tratamientos activos.
- Hay un pronóstico de vida breve, es decir, el enfermo morirá antes de 6 meses con un 90% de probabilidad.
- Hay presencia de muchos síntomas intensos, duraderos y con una evolución inestable.
- Es una situación que causa un gran impacto emocional sobre el enfermo, la familia y el equipo terapéutico, por la presencia explícita o implícita de la muerte (Toledo et al., 2001; Sanz, 1987 y 1988; Sanz et al., 1993).

PSICOLOGÍA Y MUERTE

La muerte no es un acto puntual, sino un proceso que se inicia con el conocimiento subjetivo del paciente de que «va a morir», asociado a unas emociones negativas vinculadas a la inminencia de la muerte, y que se ha denominado «muerte psíquica». Conviene señalar que la muerte psíquica puede coincidir con la muerte biológica o precederla en días o semanas (Bayés, 2001a). El paciente en situación terminal avanzada también sufre otro tipo de muerte denominada «muerte social», un deterioro progresivo de su estado de salud que le impide continuar con sus actividades sociales e incluso el rol que desempeñaba dentro del sistema familiar. Finalmente, la muerte biológica puede considerarse como un estado en el que se produce el cese definitivo de las funciones que mantienen la vida de la persona, y por otra parte, como el instante final del proceso de muerte del moribundo en que definitivamente se extingue la vida (Laín, 1984). Así, podemos hablar de tres tipos de muerte: biológica, psicológica y social (Limonero, 1994; Sanz, 1992; Sanz et al., 1993).

Atendiendo a los cambios biológicos, la muerte sucede cuando se lesionan los órganos que constituyen lo que Bichat llamó «trípode vital», es decir, cuando cerebro, corazón y pulmón fallan por apoplejía, síncope o asfixia. De ellos, el último órgano que muere es el corazón, y el primero, el cerebro (Toledo et al., 2001). Actualmente, el criterio específico que se sigue para diagnosticar la muerte es el trazado electroencefalográfico plano o nulo, o sea, el cese de la actividad de las ondas cerebrales, de forma persistente e ininterrumpida durante un periodo que oscila entre 8 h y varios días. Tras la muerte cerebral aparecen los signos patológicos: enfriamiento del cuerpo, rigidez cadavérica, lividez, deshidratación, etc. (Limonero, 1994). La muerte psicológica acontece por la pérdida de las capacidades cognitivas y la presencia de emociones asociadas a la inminencia de la muerte; la muerte social sucede a medida que la persona deja de integrarse en el funcionamiento de la sociedad, ya sea por pérdida de capacidad funcional, por el padecimiento de enfermedades o por otras causas (Kastembaum, 1997; Limonero, 1994).

Durante todas estas etapas aparece miedo a la muerte, un sentimiento universal, aunque muy condicionado por aspectos de tipo cultural. Los elementos cognitivos, afectivos, comportamentales y socioculturales de la representación de la muerte han experimentado un gran cambio a lo largo de la historia, y han contribuido a modificar la manera en que el hombre ha afrontado la muerte. Hay dos periodos históricos distintos en la concepción del proceso de morir: uno, desde la época clásica hasta principios del siglo XX, previo a la *institucionalización de la muerte,* en el que la muerte era vista como algo natural, parte del proceso de vivir y era atendida en el contexto familiar. Otro, aproximadamente a partir de 1930, en el que, debido al desarrollo hospitalario, las personas comienzan a morir en las instituciones sanitarias fuera de su hogar, y los sepelios se llevan a cabo en «asépticos tanatorios». La *muerte «hospitalizada», «aseptizada»* y *«medicalizada»* se deja de entender como un proceso natural. En la actualidad, más del 80% de las personas mueren en instituciones sanitarias. Esta «medicalización» es, en cierto modo, la respuesta de la sociedad a los sentimientos tan turbadores y negativos que produce la muerte en los ciudadanos actuales (Gómez-Heras y Velayos-Casterlo, 2005).

Gala et al. (2002) han intentado resumir las diferentes causas por las que se ha dado este cambio en la concepción de la muerte: una menor tolerancia al sufrimiento, relacionada con la concepción actual del estado de bienestar, que rechaza cualquier posible vivencia que genere incomodidad y dolor, y que hay que evitar a toda costa; el aumento de la esperanza de vida, que genera una sensación de casi inmortalidad; la percepción de que la muerte es algo ajeno a nuestras vidas; la disminución del sentido de trascendencia y espiritualidad, y una menor preparación o educación para la muerte. Por todo ello, hemos perdido las herramientas y los modelos para afrontar el fenómeno de la muerte.

Para paliar esta situación, y en el contexto de la investigación científica, la psicología ha intentado comprender el fenómeno de la muerte mediante el estudio del comportamiento, las cogniciones, emociones y actitudes ante la muerte del paciente terminal y de sus familiares, y lo ha entendido básicamente como un acontecimiento vital estresante. Ante la muerte, el paciente terminal y su familia se ven expuestos a una situación que amenaza todos los aspectos de la vida: física, psicológica, social y espiritual. En esta situación, ante el impacto de un diagnóstico grave o de un mal pronóstico, unos autores indican que la reacción de los enfermos suele ser de una secuencia de negación, ira, negociación, depresión y, finalmente, aceptación. Otros autores proponen un modelo de tres estadios: una fase de lucha, una fase de desánimo y una última fase de aceptación o resignación de la situación.

Producida la muerte del paciente, la familia lleva a cabo su proceso de duelo. Las reacciones anteriores a la pérdida real son muy diversas; la familia puede experimentar sentimientos que van desde la ansiedad, la impotencia, la soledad, el miedo o la tristeza hasta la ira. En cambio, cuando la persona ya ha fallecido aparecen las reacciones de duelo que son necesarias para que la familia se adapte a la nueva situación. Cabe distinguir en el duelo las dimensiones física, emocional, cognitiva, conductual, social y espiritual. La duración, la intensidad y el modo de estas reacciones en el proceso de duelo varían entre las personas, dependiendo del significado afectivo de la persona fallecida, la forma de morir, la edad tanto de la persona fallecida como de los familiares, las creencias espirituales y los factores sociales. Las fases del proceso de duelo son: choque y aturdimiento, anhelo y búsqueda, desorganización y desesperación y reorganización (Agrafojo y Manrique, 2000; Monroe, 1993).

Cuidados paliativos

CUIDADOS PALIATIVOS: CARACTERÍSTICAS Y OBJETIVOS

La atención a la enfermedad terminal hace necesaria una intervención multidisciplinaria que proporcione al paciente y a su familia recursos necesarios para poder afrontar satisfactoriamente esa etapa final de la vida. En eso consisten los cuidados paliativos que deben prestar equipos interdisciplinarios (médicos, personal de enfermería, psicólogos, terapeutas ocupacionales y fisioterapeutas, entre otros) con guías terapéuticas específicas.

La preocupación por mejorar la calidad asistencial en estos enfermos no es reciente. En la década de 1960, Cicely Saunders fundó en Londres el St. Christopher's Hospice basándose en la filosofía de los *hospices* ingleses de finales del siglo XIX, como un lugar donde atender con dignidad a los pacientes moribundos, proporcionándoles el máximo grado de bienestar posible (físico, psicológico, social y espiritual). Este nuevo enfoque se extendió rápidamente por el mundo anglosajón como «*Movimiento Hospice*» y es el origen de las actuales unidades de cuidados paliativos. En 1975, el doctor Mount inauguró en Montreal el primer servicio de cuidados paliativos, una unidad de atención específica a pacientes con enfermedades avanzadas.

En España, las primeras unidades de cuidados paliativos se crearon en la década de los ochenta (Sanz et al., 1993). La primera se creó en 1984 en el Hospital Marqués de Valdecilla, en Santander. Posteriormente, el equipo de Gómez-Batiste inició la Unidad de Curas Paliativas en el Hospital de la Santa Creu de Vic (Barcelona), y 1 año más tarde se creó el programa de Atención Domiciliaria. En 1992 se fundó la SECPAL (Sanz et al., 1993) como una asociación interdisciplinaria de profesionales para proporcionar pautas de acción a los diferentes profesionales de la salud que se encargan del cuidado integral de los enfermos terminales. Hoy hay más de 300 equipos específicos de cuidados paliativos repartidos por todos los hospitales de España, de los que la mitad son equipos domiciliarios, y que atienden a miles de enfermos y familias (Sanz et al., 1993; Toledo et al., 2001).

¿Qué entendemos por cuidados paliativos? La Organización Mundial de la Salud (OMS) (2002) definió el concepto de cuidados paliativos como «un enfoque terapéutico, por el cual se intenta mejorar la calidad de vida de los pacientes y la familia enfrentados a la enfermedad terminal, mediante la prevención y el alivio del sufrimiento por medio de la meticulosa valoración y el tratamiento del dolor, y de otros problemas físicos, psicológicos y espirituales». El objetivo primordial de los cuidados paliativos es promover el confort y la calidad de vida en el paciente y su familia, sin estorbos terapéuticos desmesurados e innecesarios, facilitando al paciente una muerte tranquila (Toledo et al., 2001; Valentín et al., 2004). Desde los cuidados paliativos se considera la muerte como un proceso natural, y se proporciona un sistema de apoyo para ayudar a los pacientes a vivir tan activamente como les sea posible hasta su fallecimiento y a morir en paz. También se ayuda a los familiares en el proceso de afrontamiento de la enfermedad, la pérdida y el duelo posterior (Bayés, 2001b). Como dice Bayés, morir en paz no es solo la ausencia de sufrimiento. Por el contrario, en cuanto a la definición de sufrimiento: «Una persona sufre cuando experimenta o teme que le acontezca un daño físico o psicosocial en general de curso incierto, que valora como una amenaza importante para su existencia [...] o integridad somática [...] o psicológica [...] y, al mismo tiempo, cree que carece de recursos para hacer frente con éxito a esta amenaza» (Bayés, 2001b).

CUADRO 21.5 ■ Recomendaciones de la Sociedad Española de Cuidados Paliativos para la atención de los cuidados paliativos

1. Atención integral individualizada y continua.
2. El enfermo y la familia como unidad de atención.
3. Promoción de autonomía y dignidad del enfermo. Se le debe facilitar la posibilidad de tomar sus propias decisiones.
4. Concepción activa y positiva de la terapéutica para superar la sensación de impotencia y frustración relacionada con la eficacia de curación de los tratamientos.
5. Creación de un clima facilitador, permitiendo a los pacientes y familiares la expresión de preocupaciones, miedos y sentimientos relacionados con la situación que están viviendo.

Como hemos comentado anteriormente, los cuidados paliativos los deben prestar equipos interdisciplinarios con preparación especializada, y basándose en una serie de principios terapéuticos que deben guiar la atención de estos enfermos (West, 1993). La SECPAL ha propuesto unas determinadas recomendaciones en la atención de los cuidados paliativos que se exponen en el cuadro 21.5.

PSICOLOGÍA EN LOS CUIDADOS PALIATIVOS

Evaluación del paciente terminal, su familia y el equipo de cuidadores

Uno de los primeros cometidos que hay que realizar cuando se trabaja en cuidados paliativos es la evaluación global del paciente, la familia y los cuidadores. Comenzando por los pacientes, debemos valorar los síntomas, así como sus niveles de bienestar, dolor y sufrimiento (Bayés, 2000, 2001a y 2001b; Bayés et al., 1995 y 1997; Limonero 2001; Martínez et al., 2001; Toledo et al., 2001). En el caso de los síntomas físicos hay que evaluar la intensidad, el impacto físico y el emocional y los factores que desencadenan o potencian cada síntoma. Para efectuar esta evaluación se utiliza fundamentalmente una entrevista estructurada y algunos cuestionarios autoinformados (Bruera et al., 1991; Hürny et al., 1993). Los cuestionarios autoinformados deben tener unas características especiales, sobre todo sencillez y brevedad, con preguntas breves y fáciles de responder, posibles de administrar en poco tiempo, que permitan al paciente descansar durante su aplicación, que se puedan pasar en repetidas ocasiones en varios momentos del día, y cuyas preguntas estén referidas a intervalos de tiempo muy breves (Toledo et al., 2001). Como una alternativa eficaz a estos instrumentos, Bayés et al. (1995) han propuesto una estrategia simple que permite detectar el bienestar/malestar del paciente terminal mediante el estudio de las diferencias entre el tiempo subjetivo (el estimado por los pacientes) y el tiempo cronológico. Cuanto mayor sea la diferencia entre el tiempo que el paciente cree que ha pasado y el que realmente ha transcurrido, mayor es el dolor que este experimentó.

Para evaluar a la familia, el instrumento básico es también la entrevista (Barreto et al., 2000; Kinsella et al., 1998; Meseguer, 2000). Sobre todo, hay que evaluar la sobrecarga de trabajo y emocional que tienen que asumir el cuidador principal y su familia. Finalmente, también hay que evaluar al equipo asistencial, sobre todo en lo que se refiere al *burnout* (Toledo et al., 2001).

Intervención psicológica en cuidados paliativos

La intervención psicológica en los cuidados paliativos debe ir dirigida a generar recursos, a facilitar herramientas que ayuden a pacientes, familiares y profesionales, a reducir la amenaza, a controlar las respuestas adaptativas y a incrementar la percepción de controlabilidad sobre la situación (Arranz y Bayés, 1996; Bayés, 2001a y 2001b; Soler, 2001). Los objetivos básicos de la intervención psicológica en la etapa terminal se exponen en el cuadro 21.6 (Schröder y Comas, 2000; Bayés, 2001b; Arranz et al., 2003; Toledo et al., 2001; Martínez et al., 2001).

Para conseguir estos objetivos hay que utilizar técnicas semejantes a las usadas en otros contextos terapéuticos (como la relajación, la hipnosis o la imaginación guiada), *estrategias de tipo cognitivo*

CUADRO 21.6 ■ Principios básicos de la intervención psicológica en la etapa terminal centrada en el paciente

1. Identificar los síntomas psicológicos que el paciente percibe como más perturbadores.
2. Intentar minimizar o eliminar dichos síntomas, proporcionando al paciente recursos para poder aumentar su controlabilidad de los síntomas y así mejorar su bienestar.
3. Disminuir el aislamiento social y la sensación de soledad «acompañando» al paciente.
4. Incrementar los sentimientos de autonomía y controlabilidad de la situación, permitiendo al paciente, en cada momento de su proceso, el mayor grado de decisión y autonomía posible.
5. Reducir la incertidumbre incrementando el grado de predictibilidad de la situación.
6. Disminuir las emociones que provocan al paciente sufrimiento, como ansiedad, depresión, miedo o angustia, utilizando las técnicas psicológicas adecuadas para modificar tales emociones.
7. Aumentar la autoestima del paciente mediante estrategias como la higiene personal, el cuidado de la apariencia externa, la aceptación incondicional del paciente y la comunicación emocional y afectiva con sus familiares, entre otras.
8. Facilitar la expresión de pensamientos y emociones para liberar parte de la tensión que experimentan los pacientes.

(como la detención o parada del pensamiento, la reestructuración cognitiva o la capacidad de solución de problemas) y *técnicas de manejo de situaciones* (como la desensibilización sistemática o programas de inoculación de estrés). La elección de la técnica estará determinada por las necesidades terapéuticas que el paciente requiera, dependiendo de la situación y de la evaluación psicológica efectuada (Martínez et al., 2001).

Por su parte, la intervención psicológica en la familia debe ser fundamentalmente preventiva, dirigida a facilitar e incrementar los recursos familiares y la capacidad de cuidar al paciente, disminuir el impacto emocional que provoca la situación terminal y mejorar la calidad de vida de los familiares (Soler, 2001). Un resumen de los objetivos psicoterapéuticos en la familia del paciente terminal se expone en el cuadro 21.7 (Arranz et al., 2003; Soler, 2001).

Uno de los instrumentos terapéuticos más prometedores en cuidados paliativos de uso tanto para el paciente como para la familia es el *counselling*. Como señala Barreto (2000), la intervención psicológica en los cuidados paliativos se entiende más como una labor de apoyo y consejo a las familias, y no solo como la resolución de una patología o superación de un déficit, por eso su uso está tan justificado. De hecho, el *counselling* se ha definido como «esa forma de relación auxiliante, interventiva y preventiva, en la que un asesor, a través de la comunicación, intenta, en un lapso de tiempo relativamente corto, provocar en una persona desorientada o sobrecargada, un proceso activo de aprendizaje de tipo cognitivo-emocional, en el curso del cual se puedan mejorar su disposición de autoayuda, su capacidad de autodirección y su competencia operativa» (Dietrich, 1986). Arranz lo ha definido como «el arte de hacer reflexionar a una persona por medio de preguntas, de modo que pueda llegar a tomar decisiones que considere adecuadas para él y para su salud» (Arranz et al., 2003). En el ámbito de cuidados paliativos, el *counselling* se considera un instrumento muy valioso porque es una técnica que permite ayudar a los pacientes a abordar sus problemas enseñándoles a tomar decisiones, además de mejorar la comunicación con las personas que les rodean, fomentando, por tanto, la autonomía del paciente y el respeto a sí mismo y a los demás, aspectos fundamentales en el cuidado del paciente.

El *counselling* se basa en los siguientes principios fundamentales: a) la *no maleficencia* del profesional, es decir, no tener intención de hacer daño; b) la *justicia,* que exista una igualdad de derechos para la asistencia; c) la *autonomía,* proporcionar al enfermo y la familia herramientas e información para que puedan tomar decisiones adecuadas, y d) la *beneficencia no paternalista,* según la cual el profesional debe proporcionar el mayor bien posible al paciente, dentro de su escala de valores y de su voluntad (Arranz et al., 2003). Los elementos básicos del *counselling* (Arranz et al., 2003; Crespo-López y López-Martínez, 2007) se exponen en el cuadro 21.8.

CUADRO 21.7 ■ Resumen de objetivos de la intervención psicológica en familiares de pacientes terminales

1. Facilitar a la familia un espacio y un tiempo donde puedan expresar los pensamientos y sentimientos que quieran.
2. Entender la tensión por la que pasan para poder establecer una relación de ayuda que parta de una aceptación incondicional.
3. Proporcionar estrategias para que puedan manejar y expresar las emociones que les causa la situación terminal de su familiar.
4. Establecer una comunicación enfermo-familia-equipo que permita una información adecuada a lo largo de todo el proceso terminal.
5. Posibilitar el aprendizaje de habilidades para poder realizar y tomar decisiones en el cuidado del enfermo.
6. Evitar la sobreprotección, la negación y la claudicación familiar planteando objetivos claros y realistas a corto y medio plazo.
7. Ayudar en la búsqueda de significado de la situación que están viviendo.
8. Subrayar la importancia de su contribución en el bienestar del enfermo facilitando un duelo adecuado.
9. Explicar y justificar los cuidados que se van a llevar a cabo enseñándoles a que los realicen ellos.
10. Preparar a la familia ante la muerte del paciente.
11. Garantizar un apoyo constante y rápido, y un ingreso urgente de su familiar cuando fuera necesario.
12. Reducir la incertidumbre anticipando las emergencias y actuaciones que se deben seguir.
13. Prevenir el agotamiento del cuidador principal promoviendo la implicación de otros familiares y el apoyo comunitario.
14. Reducir los efectos negativos de la «conspiración del silencio».
15. Informar de los recursos sociales disponibles y proporcionar apoyo para dotar a la familia de recursos financieros y de planificación del empleo antes del fallecimiento.

CUADRO 21.8 ■ Elementos básicos del *counselling*

1. Conocimientos técnicos, sobre estrategias de comunicación, y conocimientos sobre los problemas del paciente que se está atendiendo, teniendo en cuenta el contexto en el que se produce la interacción.
2. Actitudes: a) *empatía,* disposición o habilidad para comprender y transmitir comprensión al enfermo; b) *congruencia/veracidad,* ser coherente con lo que se vive y se siente, no sirve de nada decirle a la persona que estamos acompañando cosas que no estamos sintiendo, y c) *aceptación incondicional,* el profesional debe aceptar sin reservas y sin hacer juicios de valor a la persona su modo de vivir, su forma de ser y de pensar.
3. Estrategias relacionales que incluyen: la *comunicación asertiva,* para favorecer un diálogo en el marco de la interacción del profesional con el paciente y proporcionar soporte emocional; unas *habilidades personales de autorregulación* o control emocional, para permitir al profesional sanitario poder reaccionar ante cualquier situación en función de sus valores, evitando el miedo y la impulsividad, y unas *habilidades para la solución de problemas,* a fin de facilitar el proceso de toma de decisiones.
4. Estrategias comunicativas que incluyen: empatía para ser capaz de comprender y transmitir comprensión al paciente y a los familiares; favorecer la comunicación de información y la expresión de emociones; identificar las percepciones de amenaza de los individuos y los recursos, tanto internos como externos, de los que el paciente dispone para enfrentarse a la situación; escucha activa; facilitar la percepción de control y la asunción de responsabilidades; ayudar a esclarecer y establecer objetivos concretos que ayuden al paciente a priorizar sus necesidades en cada momento; desarrollar la autoestima y la aceptación de la situación; reforzar los pequeños cambios que se producen a favor de un mayor bienestar, haciendo hincapié en las consecuencias positivas que se derivan de ellos.

En suma, el *counselling* constituye una herramienta muy útil en los cuidados paliativos, proporcionando a los profesionales de la salud una forma de actuación eficaz en el contexto de una relación terapéutica de ayuda.

Bibliografía

Aboderin I, Kalache A, Ben-Shlomo Y, Lynch JW, Yajnik CS, Kuh D, et al. Life course perspectives on coronary heart disease, stroke and diabetes: key issues and implications for policy and research. Geneva: World Health Organization; 2001.

Agrafojo E, Manrique B, El duelo. Modelos teóricos. Reacciones normales y patológicas. In: Die Trill M, López E, editors. Aspectos psicológicos en cuidados paliativos. Madrid: ADES; 2000. p. 475-90.

Arranz P, Barbero J, Barreto P, Bayés R. Intervención emocional en cuidados paliativos. Modelo y protocolos. Barcelona: Ariel; 2003.

Arranz P, Bayés R. Aspectos psicológicos del enfermo en situación terminal. In: González Barón M, Ordoñez A, Feliu J, Zamora P, Espinosa E, editors. Medicina paliativa. Madrid: Médica Panamericana; 1996.

Barreto MP. El counselling como instrumento terapéutico. In: Die M, López E, editors. Aspectos psicológicos en cuidados paliativos. La comunicación con el enfermo y la familia. Madrid: ADES; 2000. p. 301-10.

Barreto MP, Molero M, Pérez MA. Evaluación e intervención psicológica en familias de enfermos oncológicos. In: Gil F, editor. Manual de psico-oncología. Madrid: Nova Sidonia Oncología; 2000. p. 137-72.

Bayés R. Principios de la investigación psicosocial en cuidados paliativos. In: Die M, López E, editors. Aspectos psicológicos en cuidados paliativos. La comunicación con el enfermo y la familia. Madrid: ADES; 2000. p. 651-68.

Bayés R. Psicología del sufrimiento y de la muerte. Barcelona: Martínez Roca; 2001.

Bayés R. Sufrimiento en la enfermedad terminal. Revista de Psicología de la Salud 2001;13:49-61.

Bayés R, Limonero JT, Barreto MP, Comas MD. A way to screen for suffering in palliative care. J Palliat Care 1997;13:22-6.

Bayés R, Limonero JT, Barreto MP, Comas MD. Assesing suffering. Lancet 1995;346:1492.

Bruera E, Kuehn N, Miller MJ, Selmser P, MacMillan K. A simple method for the assessment of palliative care patients. The Edmonton Syptom Asssessment System, ESAS. J Palliat Care 1991;7:6-9.

Crespo-López M, López-Martínez J. El apoyo a los cuidadores de familiares mayores dependientes en el hogar: desarrollo del programa «Cómo mantener su bienestar». Madrid: Instituto de Mayores y Servicios Sociales (IMSERSO). Ministerio de Trabajo y Asuntos Sociales; 2007.

Cruz-Rojo C. La perspectiva epidemiológica en el análisis de salud de la población. Sevilla: Universidad de Sevilla; 2005.

Devins GM. Illness intrusiveness and the psychosocial impact of lifestyle disruptions in chronic life-threatening disease. Adv Ren Replace Ther 1994;1:251-63.

Devins GM, Mandiri H, Hons RB, Burgess FD, Kiassen J, Taub K, et al. Illness intrusiveness and quality of life in end stage renal disease: comparison and stability across treatment modalities. Health Psychol 1990;55:117-42.

Dietrich G. Psicología general del counselling. Barcelona: Herder; 1986.

Gala FJ, Lupiani M, Raja R, Guillén C, Gonzáles JM, Villaverde M, et al. Actitudes psicológicas ante la muerte y el duelo. Una revisión conceptual. Cuadernos de Medicina Forense 2002;30:39-50.

Gil-Roales J. Psicología de la salud: aproximación histórica conceptual y aplicaciones. Madrid: Pirámide; 2004.

Gómez-Heras JM, Velayos-Casterlo C, Bioética. Perspectivas emergentes y nuevos problemas. Madrid: Tecnos; 2005.

González-Barón M, Jalón JJ, Feliu J. Definición del enfermo terminal y preterminal. In: González-Barón M, Ordoñez A, Feliu J, Zamora P, Espinosa E, editors. Tratado de medicina paliativa y tratamiento de soporte en el enfermo con cáncer. Madrid: Médica Panamericana; 1996. p. 1085-90.

Hürny C, Bernhard J, Bacchi M, van Wegberg B, Tomamichel M, Spek V, et al. The Perceived Adjustment to Chronic Illness Scale (PACI): a global indicator of coping for operable breast cancer patients in clinical trials. Support Care Cancer 1993;1:200-8.

Kastembaum R, Costa PT. Psychological perspectives on death. Annu Rev Psychol 1997;28:225-49.

Kinsella G, Cooper B, Picton C, Murtagh D. A review of the measurement of caregiver and family burden in Palliative Care. J Palliat Care 1998;14:37-45.

Laín P. Antropología médica. Barcelona: Salvat; 1984.

Lazarus RS, Folkman S. Estrés y procesos cognitivos. Barcelona: Martínez-Roca; 1986.
Limonero JT. Evaluación de aspectos perceptivos y emocionales en la proximidad de la muerte. Tesis Doctoral inédita. Barcelona: Universidad Autónoma de Barcelona; 1994.
Limonero JT. Evaluación de necesidades y preocupaciones en enfermos en situación terminal. Revista de Psicología de la Salud 2001;13:63-78.
Martínez E, Barreto MP, Toledo M. Intervención psicológica con el paciente en situación terminal. Revista de Psicología de la Salud 2001;13:117-32.
Meseguer C. La evaluación psicológica en la familia. In: Die M, López J, editors. Aspectos psicológicos en cuidados paliativos. La comunicación con el enfermo y la familia. Madrid: ADES; 2000. p. 403-28.
Monroe B. Psychosocial dimension of palliation. In: Saunders C, Sykes N, editors. The management of terminal malignant disease. London: Hodder and Stoughton; 1993. p. 174-201.
Organización Mundial de la Salud. Formulación de estrategias con el fin de alcanzar la salud para todos en el año 2000. Ginebra: OMS; 1979.
Organización Mundial de la Salud. Informe sobre la salud en el mundo. La vida en el siglo XXI. Una perspectiva para todos. Ginebra: OMS; 1998.
Organización Mundial de la Salud. Nutrición y prevención de enfermedades crónicas. Informe de un grupo de estudio de la OMS. Ginebra: OMS; 1990.
Organización Mundial de la Salud. Régimen alimentario, actividad física y salud. Ginebra: OMS; 2002.
Organización Mundial de la Salud. Palliative cancer care. Ginebra: OMS; 2002.
Popkin BM. The shift in stages of the nutritional transition in the developing world differs from past experiences. Public Health Nutr 2002;5:205-14.
Sanz J. El paciente en situación terminal. Concepto y enfoque asistencial. Neoplasia 1987;4:55-7.
Sanz J. La muerte y el proceso de morir. Dolor 1992;7:32-3.
Sanz J. Problemática del paciente en situación terminal. In: Díaz E, editor. Avances en oncología. Madrid: Aran; 1988. p. 83-98.
Sanz J, Gómez-Batiste X, Gómez-Sancho M, Núñez JM. Cuidados paliativos. Madrid: Ministerio de Sanidad y Consumo; 1993.
Schröder M, Comas MD. Atención psicológica del enfermo oncológico en situación avanzada/terminal. In: Gil F, editor. Manual de psico-oncología. Madrid: Nova Sidonia Oncología; 2000. p. 173-208.
Soler MC. Intervención en la familia y el duelo. Revista de Psicología de la Salud 2001;113:97-116.
Toledo M, Barreto MP, Sánchez-Cánovas J, Martínez E, Ferrero J. La enfermedad terminal: la muerte y los cuidados paliativos. Revista de Psicología de la Salud 2001;13:5-44.
Valentín V, Murillo MT, Valentín M, Royo D. Cuidados continuos: una necesidad del paciente oncológico. Psicooncología 2004;1:155-64.
Vega-Angarita OM, González-Escobar DS. Apoyo social: elemento clave en el afrontamiento de la enfermedad crónica. Enferm Glob 2009;8(2).
West T. The work of the interdisciplinary team. In: Saunders C, Sykes N, editors. The management of terminal malignant disease. London: Hodder and Stoughton; 1993. p. 226-35.

CAPÍTULO 22

Cuidados de enfermería en personas con alteraciones de salud mental

Néstor Ortiz ■ Náyade Riquelme

PUNTOS CLAVE

- Los conceptos de cuidado y persona son un eje diferenciador de las prácticas de la enfermería en salud mental.
- La enfermería en salud mental se centra en los conflictos o conductas que perturban o dificultan la posibilidad de ser, en cada persona, familia o comunidad; al abordar las alteraciones de salud mental, la enfermería planifica sus cuidados basándose en la valoración de necesidades o patrones alterados de conducta y utiliza el diagnóstico médico como una información complementaria.
- Una proporción importante de las personas que ingresan en unidades de agudos lo hacen por decisión de un tercero. Los cuidados deben responder a las necesidades del paciente y salvaguardar sus derechos.
- El diagnóstico precoz y el tratamiento oportuno de las alteraciones de salud mental mejoran el pronóstico y facilitan la remisión de estos cuadros.
- La planificación de los cuidados de una persona con alteraciones de larga evolución estará supeditada a la correcta evaluación de sus funciones remanentes, de la discapacidad asociada y de sus condiciones contextuales, para determinar objetivos alcanzables e intervenciones efectivas.

Conceptualización: persona, cuidado y enfermería

A diferencia de otras áreas de la enfermería, la enfermería en salud mental da gran importancia a la conceptualización de los elementos con los que trabaja. En efecto, los conceptos que se han usado históricamente para definir el trabajo en enfermería han ido evolucionando a través del tiempo, de forma tal que reflejan el paradigma de salud al que en cada momento histórico se ha ido adscribiendo la disciplina. De este modo, se han ido incorporando nuevos conceptos, como gestión o cuidado, y se han ido reemplazando otros, como persona en lugar de paciente.

Los conceptos o fenómenos que componen el metaparadigma de enfermería estructuran la coherencia disciplinar y permiten la construcción de modelos y teorías que van dando sustento científico al ejercicio profesional (Raile-Alligood y Marriner-Tomey, 2011); no son una construcción azarosa, sino producto del razonamiento e investigación epistemológica que han definido el alcance disciplinar (García, 2015).

Estos modelos y teorías de la enfermería han conceptualizado el cuidado como eje diferenciador de esta, respecto de otras profesiones. Así, más que manejo, tratamiento o atención, la enfermería proporciona «cuidados» y se convierte en casi la única profesión que hace de la acción de cuidar su centro disciplinar. En esos procesos de cuidado, con la incorporación del método científico en la profesión se identifican las etapas de valoración, diagnóstico, planificación, intervención y evaluación.

En la misma línea, desde hace algunas décadas la enfermería llama al sujeto de su atención «persona», enferma o sana y, en los casos de la enfermería comunitaria, denomina a las agrupaciones de personas «familias o comunidad», entidades que adscriben a un entorno, sobre el cual se definen e implementan los procesos de cuidado (García, 2015).

A diferencia del concepto de persona, la palabra «paciente» hace referencia a un ente que espera algo y que no participa en las acciones o gestiones propias del proceso en el que se encuentra. En este sentido, la enfermería —desde los trabajos de Peplau (Peplau, 1990; Raile-Alligood y Marriner-Tomey, 2011)— ha hecho esfuerzos por erradicar esta denominación y sustituirla por la primera, en la medida que refleja la perspectiva y el rol que efectivamente juegan los sujetos de nuestro cuidado; a la vez que ha evitado otras, como cliente o usuario, también cuestionables porque, en el caso de la primera, refiere a una enfermería inmersa en un paradigma mercantil, donde lo importante es la transacción económica que resulta de la interacción entre cuidador y persona cuidada. Actualmente, los equipos de salud están en una etapa de transición en el uso de estos conceptos, cuyo uso puede persistir dependiendo de la circunstancia y el contexto.

Aun cuando las conceptualizaciones previas no emergen como una mirada homogénea de la enfermería y han dado lugar a polémicas interprofesionales, existen diferencias esenciales entre atender y cuidar (Kindelan, 2013). La atención de salud es una acción coordinada e intencionada hacia una problemática sanitaria concreta, que se suscribe a un tiempo determinado. En contrapartida, el cuidado requiere una mirada holística, que incorpore todas las necesidades y circunstancias que afectan a la persona objeto de cuidado y exige además una acción que es constante en el tiempo. En términos concretos, y a modo de ejemplo, una atención kinesiológica para la recuperación de la movilidad de un pie en una persona que ha sido intervenida quirúrgicamente buscará mejorar la función y movilidad de ese pie en un determinado momento del cuidado holístico gestionado por enfermería durante toda la hospitalización y más allá. Esto se replica con las atenciones médicas, del trabajo social o cualquier otro ámbito profesional del equipo de salud. Por su parte, la enfermería que gestiona el cuidado de esta persona debe estar preocupada no solo de sus necesidades posquirúrgicas, sino de todas las que pueden afectar de alguna manera su salud mental y física, y debe hacerlo las 24 h del día mientras la persona esté a su cuidado (Zarate, 2014).

Enfermería en salud mental y psiquiatría

La enfermería latinoamericana ha aportado desde su génesis una particular forma de entender el cuidado (Breda, 2009). Por esta razón, parece más didáctico acudir a ejemplos prácticos para comprender la concepción de la enfermería en salud mental. Cuando se trata una herida infectada, hay signos que permiten delimitar su etiología, su semiología, el tratamiento que hipotéticamente es mejor y el cuidado de enfermería que se debe proporcionar. Sin embargo, cuando se habla de enfermedades mentales o alteraciones de salud mental, el tema se hace más complejo. Muchas de las manifestaciones sobre las cuales se fundamenta el diagnóstico y cuidado de enfermería para personas con alteraciones mentales se basan en percepciones subjetivas, tanto de quien sufre la alteración como del profesional que la observa. Esto define la necesidad de coordinación e interdependencia que se produce entre la enfermería y las restantes profesiones clínicas, especialmente con medicina, ya que la observación de conductas cotidianas es la herramienta de valoración primordial en salud mental, y la enfermera es quien la realiza constantemente por su rol de continuo contacto con la persona y su familia (Kindelan, 2013).

Existe diversa literatura que profundiza en la compleja idea de determinar a qué llamamos enfermedad mental, salud mental, normalidad o anormalidad (Capponi, 2015), y no es el sentido de este capítulo profundizar en esa discusión. Más allá de eso y entendiendo que todos los fenómenos humanos son multifactoriales y de difícil comprensión, existen enfermedades mentales en las cuales los elementos biológicos tienen una mayor incidencia frente a otros trastornos de mayor base psicosocial, en los que se entremezclan los elementos intrapsíquicos, familiares y sociales. Un ejemplo de esto es la enorme correlación existente entre gemelos monocigotos, respecto de los dicigotos, frente a la manifestación de la esquizofrenia o el trastorno afectivo bipolar, a diferencia de otras alteraciones mentales en las cuales no se aprecian esas u otras huellas biológicas.

En la psiquiatría actual, las innovaciones farmacológicas en los últimos 70 años son escasas y muchas de las estrategias terapéuticas son tan inespecíficas que pueden ser usadas en diversas patologías, obteniendo resultados muy distintos y no siempre consistentes. En comparación con otras áreas de la salud, la enfermería en salud mental supera estas complicaciones y se centra en los conflictos o conductas que perturban o dificultan la posibilidad de ser, en cada persona, familia o comunidad. Por esta razón, al abordar las alteraciones de salud mental la enfermería planifica sus cuidados basándose en la valoración de necesidades o patrones alterados de conducta y utiliza el diagnóstico médico como una información complementaria (Herdman, 2018).

El diagnóstico de enfermería fue incorporado al trabajo disciplinar a principios de la década de 1950. Posteriormente, en 1982, se crea la North American Nursing Diagnosis Association (NANDA), que realiza un trabajo exhaustivo para la Clasificación de Diagnósticos Enfermeros, como los llaman en España, o Diagnósticos de Enfermería, como se denominan en Latinoamérica. Del mismo modo, se genera la Clasificación de Resultados e Intervenciones de Enfermería (Nursing Outcomes Classification [NOC] y Nursing Interventions Classification [NIC]). A partir de grupos de trabajo, se buscó estandarizar la planificación del cuidado de enfermería, incluyendo el desarrollo de un lenguaje común que facilitara la investigación científica y la validación de las mejores prácticas en el cuidador profesional (Guadarrama-Ortega et al., 2017).

La enfermería en salud mental planifica sus actuaciones desde las conductas problema, las necesidades alteradas, los patrones de funcionalidad o las dimensiones de salud. De esta forma, se hace eco de la mirada que han propuesto las teóricas de enfermería desde mediados del siglo pasado (Raile-Alligood y Marriner-Tomey, 2011), cuyos planteamientos tienen, en general, la característica de ser aplicables transversalmente a las diversas problemáticas de salud, sean estas médicas, quirúrgicas, pediátricas, ginecológicas, de salud mental o de otro tipo. La agencia del autocuidado que plantea Dorothea Orem (Prado et al., 2014) se puede aplicar a las necesidades de una madre en proceso de crianza, a una persona con riesgo de suicidio o a alguien que está conectado a un ventilador mecánico en una unidad de cuidados intensivos. Esto ocurre con casi todas las teorías de enfermería; sin embargo, hay una tendencia a incluir también modelos o teorías más relacionados con el cuidado de la comunidad, otros más asociados al cuidado intrahospitalario y algunos con orientación a los servicios de salud mental y psiquiatría.

Cuidados de enfermería en personas con alteraciones agudas de salud mental

Los ingresos en unidades o servicios de psiquiatría se producen, atendiendo al grado de aceptación de la internación, por dos vías: voluntaria, cuando el médico especialista en psiquiatría en acuerdo con el individuo y/o familia decide esta instancia para estudiar la conducta del individuo, o no voluntaria, cuando el ingreso de urgencia se define por vía judicial o administrativa. Esta última es solicitada por la familia directamente a los servicios sanitarios o, como intermediación, a los servicios sociales de la comunidad.

De modo general, el ingreso de una persona en una unidad de tratamiento de salud mental se produce por motivos de seguridad, como una respuesta a las necesidades de atención y para salvaguardar los derechos de la persona afectada por una enfermedad mental, en una situación de crisis que genera riesgo inmediato para ella misma o terceros, y será involuntario cuando la persona no manifiesta su voluntad de aceptar la internación. Según el Ministerio de Salud del Gobierno de

Chile (MINSAL), cumple con el objetivo de velar por la seguridad de esa persona y/o personas de su entorno y debe redundar en beneficio para la persona internada (MINSAL, 2001).

Por consiguiente, el internamiento será indispensable cuando se enfrentan las siguientes situaciones: a) el examen del paciente y el diagnóstico del trastorno no pueden llevarse a cabo de forma extrahospitalaria, y/o b) el tratamiento no puede suministrarse en un medio extrahospitalario, regularmente por la necesidad de una especial vigilancia del tratamiento instaurado (Barrios-Flores, 2012).

Las personas ingresan con un diagnóstico o una hipótesis diagnóstica señalada por el médico. El personal de enfermería trabaja con personas y con problemas reales, por lo que independientemente del diagnóstico, debe centrarse en la persona (Morrison, 1999). Gran cantidad de personas ingresan en las unidades de psiquiatría por vía no voluntaria, razón por la cual, y sumado a las manifestaciones de la enfermedad, es probable que los pacientes rechacen la internación y muestren comportamientos agresivos o desarrollen agitación psicomotora; por ello, nos centraremos en los principales cuidados de enfermería que se deben proveer a quienes ingresan en servicios o unidades de atención de patologías agudas.

En ese contexto, el equipo de enfermería y todo el personal de la unidad de psiquiatría deben estar focalizados en proporcionar un entorno seguro, siendo esta la base fundamental de un tratamiento eficaz.

PREVENCIÓN DE CRISIS E INTERVENCIÓN TERAPÉUTICA DE CRISIS

El personal de enfermería debe estar capacitado para prevenir crisis durante la hospitalización y para intervenir en la terapéutica, si las crisis se producen, con el fin de ayudar a los usuarios a enfrentar la experiencia y así lograr un resultado positivo de la hospitalización.

La mayoría de las conceptualizaciones de la violencia y la agresión en la salud mental asignan desproporcionadamente la responsabilidad de tales comportamientos a los usuarios, y descartan una multitud de variables asociadas con la eventual conducta de agresión y con la violencia en la atención de salud mental de pacientes hospitalizados. Existe una amplia gama de fenómenos que se pueden explorar en un modelo sistémico, que incluye cuatro categorías temáticas: fenómenos relacionados con el medio ambiente, fenómenos relacionados con el usuario (intrapersonales), fenómenos relacionados con el sistema de salud mental y fenómenos relacionados con el personal de salud. Ampliar la comprensión para incluir todos los fenómenos que contribuyen a un mayor riesgo de incidentes de agresión/violencia permite alejarse de puntos de vista inexactos que asignan desproporcionadamente responsabilidad a las personas con alteraciones en su salud mental por causar estas conductas de agresión y/o violencia, cuando la evidencia muestra que los fenómenos relacionados con el usuario solo pueden explicar una pequeña parte de estos incidentes. A la par, da más información a las organizaciones sanitarias para prepararse y preparar al equipo de salud para una mejor atención sanitaria (Cutcliffe y Riahi, 2018).

El personal de enfermería debe estar preparado y actualizado en la prevención de crisis al ingreso o durante la hospitalización, lo que incluye conocimientos y manejo sobre cómo reducir la escalada de posibles crisis, gestionar eficazmente las fases agudas y así reducir las lesiones potenciales de pacientes y funcionarios, aprender formas constructivas de manejar situaciones estresantes y lograr desarrollar un círculo de aprendizaje en la organización analizando objetivamente lo ocurrido cada vez que una crisis se produce (Bronfenbrenner Center for Translational Research, 2015).

En el momento de la admisión o durante las primeras 24 h del ingreso hospitalario, la enfermera debe realizar actividades de acogida (cuadro 22.1), obtener la firma del consentimiento informado de la persona ingresada o del familiar o representante legal responsable, luego realizar un examen físico para constatar las condiciones físicas de ingreso del paciente, constatar lesiones, si las hubiera, y retirar objetos potencialmente peligrosos; asimismo, debe recopilar información

CUADRO 22.1 ■ Actividades de acogida en protocolos de ingreso en unidades de psiquiatría para pacientes agudos

Tanto el enfermo como la familia reciben una atención personalizada y una amplia información antes y durante su estancia en el centro hospitalario, lo que disminuye la ansiedad y palía el desconcierto que supone esta situación, contribuyendo a humanizar el sistema hospitalario.

1. Recibir al paciente y presentarse amablemente.
2. Ofrecer información detallada sobre tipo de ingreso, normas, derechos, horarios de visitas, comidas, teléfono y demás servicios pertinentes de las instalaciones.
3. Explicar los aspectos relativos a la unidad y su funcionamiento, entregando a la familia y al paciente una guía informativa específica, con toda la información pertinente por escrito.
4. Conducir al paciente al espacio de aseo común para cambio de ropa y ducha, si es necesario. Inspeccionar en busca de lesiones u objetos prohibidos para complementar el examen físico, si este no pudo realizarse adecuadamente.
5. Si las condiciones del usuario lo permiten, se presentará al resto de las personas en la unidad, se le instalará en los espacios comunes.
6. Tranquilizar al paciente, facilitándole el máximo bienestar posible y presentándole al personal responsable del salón.

sobre el manejo de crisis, que le permita identificar eventuales desencadenantes de estas en cada paciente en particular, y determinar las estrategias de desescalada, identificar los eventos que llevaron a la agitación y a la escalada en el pasado, con el fin de crear un plan de manejo de crisis único para cada paciente y poner en práctica técnicas de calma también propias a cada persona ingresada en una unidad de agudos (Jonikas et al., 2004). Aunque esta descripción puede ajustarse a la mayoría de los países, existen regulaciones específicas por territorio, así como protocolos de ingreso de pacientes en unidades de hospitalización de psiquiatría y/o salud mental, de manera tal que el personal cuente con un conjunto de acciones y normas de actuación establecidas y descritas cronológicamente, que deben ser llevadas a cabo cuando un paciente es admitido en una de estas unidades. Además, a nivel internacional, existen diversos protocolos de intervención para el manejo de la agresividad o de pacientes agresivos. Estos protocolos de contención dan un marco regulatorio a todo el personal de salud en las unidades de psiquiatría, con el fin de prevenir y/o evitar las crisis, pero también evitar el uso indiscriminado del aislamiento y otras medidas restrictivas de la autonomía del paciente (Rolin et al., 2021).

El aislamiento y las restricciones no son opciones de tratamiento, sino intervenciones de seguridad de último recurso, que deben ser usadas solo cuando hay riesgo de peligro para la persona o terceros. Son medidas invasivas, que nunca deben utilizarse como tratamiento, como medidas disciplinarias o a conveniencia del equipo de salud.

CONTENCIÓN EN PSIQUIATRÍA

La contención es un procedimiento terapéutico que debe ser realizado por una persona debidamente capacitada, acorde con la función del agente de salud, en la que cuenta tanto su experiencia técnica como sus habilidades personales, por ejemplo, la escucha y la capacidad de captar y responder a los cambios en la contingencia de la relación y/o del ambiente. En psiquiatría se han definido diferentes formas de lograr una adecuada contención (Zarate, 2004) que pueden ser utilizadas por el personal de enfermería (tabla 22.1) (MINSAL, 2003). Estos tipos de contención, sin ser excluyentes, se plantean como recomendables en una cierta secuencia con el objetivo de mantener la confianza y el mutuo respeto por los derechos de las personas. Este orden está determinado por las necesidades del contexto y tiene como recurso final la contención física. La secuencia señalada se sugiere cualquiera que sea el lugar o área crítica donde se desarrolla.

TABLA 22.1 **Formas de contención de pacientes psiquiátricos en fase aguda**

Formas de contención	Definición	Palabras clave
Contención emocional	Procedimiento que tiene como objetivo tranquilizar y estimular la confianza de la persona que se encuentra afectada por una fuerte crisis emocional que podría derivar en conductas perturbadoras. Lo realiza un profesional especializado y puede ser la acción precedente y/o simplificar la contención farmacológica	Escuchar, persuadir
Contención ambiental	Conjunto de acciones realizadas por el equipo que asiste a una persona en crisis emocional y/o agitación psicomotora. Estas contemplan espacios adecuados, buena disposición del personal, control de los estímulos visuales, auditivos y desplazamientos, lo que busca promover confianzas mutuas, una rápida y eficaz actuación del equipo clínico y aminorar el cuadro de agitación que se presenta	Aplacar
Contención farmacológica	Procedimiento clínico de tipo invasivo que contempla administrar una sustancia en el cuerpo de la persona agitada o alterada por crisis emocional, con el objetivo de aliviar la sintomatología, para continuar con el tratamiento del cuadro de base. Debe acompañarse de elementos persuasivos y facilitadores hacia la persona afectada. En la medida en que el estado de conciencia del paciente lo permita, se le debe explicar en detalle el procedimiento, sus objetivos, consecuencias y derivaciones. Si la situación de agitación psicomotora impidiese el procedimiento, se podrá inmovilizar mecánicamente, de forma temporal, al paciente, con el fin de aplicar el tratamiento farmacológico correspondiente	Explicar
Contención mecánica o física	Procedimiento usado en psiquiatría, como último recurso, frente a la agitación psicofísica o frente a una fuerte pérdida del control de impulsos, con la finalidad de evitar auto- y heteroagresiones. Consiste en la limitación y/o privación de la posibilidad de movimiento y/o desplazamiento físico de la persona afectada, con técnicas especiales o con elementos mecánicos. Este procedimiento, aun siendo aceptado, tiene secuelas en la confianza de las personas involucradas en el tratamiento de la enfermedad mental (en funcionarios, usuarios, familias, fuerza pública)	Proteger

La contención en psiquiatría se inicia con la contención emocional para continuar con esta, pero sumada a la contención ambiental; el tercer paso incluye las dos previas, además de una contención farmacológica; finalmente, como última medida, se sugiere sumar contención física o mecánica.

Cuando el paciente está en contención, hay que establecer un protocolo para supervisar los signos de las posibles lesiones asociadas a su aplicación, incluyendo los signos vitales, la hidratación, la higiene, la circulación y la movilidad de las extremidades. En algunos estándares de contención se aconseja monitorizar cada 15 min, aunque el periodo puede variar en función de las necesidades y el tipo de contención, ya que a veces puede agravar la situación de agitación, así como dificultar el descanso del paciente. En la práctica asistencial, la contención mecánica la lleva a cabo el equipo de enfermería, pero en última instancia la orden de implementarla y la responsabilidad son médicas. La monitorización de la contención debe garantizar la seguridad física del paciente (Sastre-Rus y Campaña-Castillo, 2014).

Una vez seleccionada esta técnica, es preciso asegurar el cumplimento de las normas y los principios éticos básicos (autonomía, beneficencia, no maleficencia y justicia), con una especial sensibilización de los profesionales con el procedimiento técnico, la indicación, la información adecuada al paciente y a su familia y el cuidado de la persona atendida, por la situación de riesgo y vulnerabilidad en que se encuentra.

La sujeción física tiene una serie de complicaciones potenciales que necesitan intervenciones de vigilancia y control, lo que incluye úlceras por presión, isquemia periférica, compresión nerviosa, luxaciones, fracturas, tromboembolismos, broncoaspiración e insuficiencia respiratoria (Servicio Andaluz de Salud, 2010).

En diversos países del mundo el uso de las medidas coercitivas ha disminuido sustancialmente e incluso han dejado de ser utilizadas, estudiándose hasta el momento el impacto de la influencia cultural en estas decisiones (Bowers et al., 2004). En las últimas décadas, la actitud del personal de enfermería al respecto cambió de un paradigma terapéutico (las medidas coercitivas tienen efectos positivos en los pacientes) a un paradigma de seguridad (las medidas coercitivas son indeseables, pero necesarias para la seguridad de las salas). Las enfermeras expresan la necesidad de intervenciones menos coercitivas para prevenir el aislamiento y la restricción, pero su percepción de intrusividad está influenciada por la frecuencia con la que utilizan medidas coercitivas específicas. Aunque la reclusión y la restricción se consideran altamente intrusivas, diversos estudios también muestran que las enfermeras consideran más favorables la medicación *pro re nata* (PRN o según sea necesario), la observación cercana o el asesoramiento individual; si nada de eso funciona, aparece como alternativa la medicación forzada, en comparación con la restricción mecánica (Doedens et al., 2020).

RIESGO DE FUGA

Un aspecto a considerar en la atención de pacientes en crisis o en fase aguda de su trastorno es el riesgo de fuga, razón por la cual prácticamente todas las unidades de salud mental contemplan un protocolo de riesgo de fuga.

Se considera que un paciente se ha evadido cuando no va y/o no regresa a/o de las actividades que tenía previstas, lo que incluye consulta externa, actividades de rehabilitación, gestiones personales, comidas, permisos específicos, etc., o cuando escapa del recinto hospitalario. También se puede entender la fuga como el egreso intempestivo de un paciente hospitalizado, sin pasar por la firma de su retiro voluntario o alta médica (MINSAL, 2012).

En caso de intento o sospecha de fuga, el personal de enfermería debe trasladar al paciente a una zona más segura con supervisión continua.

Ante una fuga, la persona que tenga conocimiento de la ausencia de un paciente la comunicará al profesional de enfermería responsable. Este realizará el registro del evento y lo transmitirá al médico responsable del paciente o al médico de guardia, comentando el estado de la situación y del paciente; comunicará a la policía la evasión del paciente, con su descripción física, hábitos, ropa, etc., e informará a la familia del paciente de su ausencia; además, registrará la ejecución del protocolo.

PREVENCIÓN DEL SUICIDIO

El comportamiento suicida constituye un problema complejo, donde interactúan factores personales, familiares y sociales, que coexisten con frecuencia con una o más patologías psiquiátricas. Un individuo puede ingresar en una unidad de psiquiatría por este motivo o este puede generarse durante la hospitalización; dado que las situaciones de alto riesgo de suicidio pueden darse con o sin intento, es preferible utilizar el concepto de crisis suicida.

Crisis suicida es un espacio breve de tiempo en que el riesgo de suicidio escala rápidamente y de manera difícil de predecir. Puede incluir o no un intento de suicidio y generalmente hay síntomas clínicos severos, con ideación, intención, planes, preparación y conductas suicidas. La crisis suicida puede considerarse un evento que requiere una evaluación y manejo específico e independiente de las comorbilidades médicas y psiquiátricas que presente el paciente.

La presencia de una posible crisis suicida y su nivel de riesgo deben evaluarse prácticamente en todo contacto con el paciente, desde la primera entrevista, pero también cuando comienza a manifestar mejoría clínica, en especial si esta es repentina y no comprensible, durante la evaluación previa al alta hospitalaria, durante el control o los controles después del alta, cuando, de acuerdo con lo que se sabe de la historia del paciente, se puede anticipar una crisis o amenaza mayor, entre otros momentos.

La evaluación del riesgo de suicidio debe comprender aspectos como el diagnóstico psiquiátrico, de personalidad y comorbilidades, la constelación sindromática actual y los eventos vitales, recientes o no, que pudieran actuar como desencadenantes. Deben considerarse los antecedentes de suicidio personales y la historia de tratamientos previos. Importan los antecedentes familiares, psiquiátricos y de suicidio, y la fortaleza de la red de apoyo actual, valorando la existencia, extensión, disponibilidad y capacidad para contener al paciente, así como el eventual agotamiento en la respuesta de estas redes.

El personal de enfermería debe estar atento a las señales de alerta suicida, que incluyen:

- Evento psicosocial precipitante.
- Estado emocional intenso y perturbador.
- Discurso y conductas sugerentes de riesgo suicida.
- Deterioro del funcionamiento ocupacional y social.
- Inicio/aumento del consumo de sustancias.
- Comunicación de la intención suicida.

La crisis suicida es un cuadro sindromático muy variable e inestable, y el nivel de riesgo debe evaluarse con frecuencia (MINSAL, 2020). Frente al riesgo de suicidio, el personal de enfermería diariamente debe:

- Prestar especial atención al vínculo terapéutico.
- Supervisar de manera constante, ubicar al paciente en una sala próxima a la estación de enfermería.
- Registrar los factores que se consideraron para definir la presencia y gravedad de la crisis suicida.
- Evaluar intervenciones indicadas y la evolución de esos factores, para poder determinar el cese de la crisis.
- Monitorizar el riesgo de suicidio de manera periódica.
- Administrar tratamiento de la comorbilidad médica y psiquiátrica.
- Incorporar a la familia, con el conocimiento y autorización del paciente, en la evaluación y monitoreo del estado clínico de este.
- En caso de riesgo severo o extremo, monitorizar de manera continua la seguridad: se debe retirar cualquier elemento peligroso, el paciente debe permanecer en cama y en bata de hospital, para facilitar la vigilancia continua; se sugiere restringir el movimiento dentro de la sala.
- Proporcionar tratamiento sintomático: una intervención terapéutica en crisis y, de acuerdo con la indicación médica, un esquema farmacológico de acción rápida, antipsicóticos y benzodiacepinas, eventualmente por vía parenteral.

CUIDADOS DIARIOS DE ENFERMERÍA EN PERSONAS CON ALTERACIONES MENTALES AGUDAS

En todas las actividades mencionadas es necesario sumar la contención emocional, realizada a través de diversas técnicas, de manera disciplinar o interdisciplinar, en la medida en que la etapa aguda del proceso lo vaya permitiendo.

Estos procesos de contención emocional tienen como componente central la escucha activa y mantener una actitud empática, lo que permite proporcionar al usuario un punto de apoyo a su mundo emocional y, a la vez, favorecer el vínculo terapéutico y facilitar la expresión y elaboración de lo que está viviendo, tal como plantea Travelbee (Travelbee, 1979; Galvis, 2015).

Un acercamiento empático permite no solo obtener información sobre la vivencia del paciente, sino también comprender el significado y sentido que tiene para quien la padece, la enfermedad, la hospitalización y el tratamiento en general, así como el impacto en sus afectos, pensamientos y conducta. El concepto de escucha activa alude a la capacidad que deben desarrollar las enfermeras para prestar atención al mensaje que, por diferentes vías o canales de expresión, busca transmitir el paciente y así dar respuesta a las necesidades no satisfechas en su proceso de cuidado (Archundia, 2011).

Las técnicas de reducción del estrés son una herramienta complementaria a otras intervenciones terapéuticas, donde el aporte de la enfermería puede ser necesario cuando se trata de pacientes agudos, dado que es posible que por la misma crisis o urgencia psiquiátrica que vive el paciente presente elevados niveles de ansiedad y/o preocupación; frente a ello, enseñar técnicas de relajación o imaginación guiada favorece y le permite desarrollar tareas dirigidas al autocontrol. Gradualmente, se puede colaborar con el desarrollo de técnicas de desensibilización sistemática, en que la situación generadora de estrés se divide en pasos pequeños y tolerables que permiten que el paciente desarrolle un proceso de acercamiento a través de etapas manejables, que puedan concluir con éxito; en la misma línea, el equipo de enfermería puede apoyar los procesos de reestructuración cognitiva, donde el paciente identifica pensamientos negativos y catastróficos comunes que interfieren en su funcionamiento y se propone sustituirlos por pensamientos constructivos que le ayudan a modificar emociones y conductas (O'Brien et al., 2001). La terapia conductual dialéctica es una modalidad de la terapia cognitiva conductual que ocupa estrategias de corroboración y de resolución de problemas, en la que se destacan los puntos fuertes del paciente, aplicando refuerzos positivos para motivar cambios de conducta, se enseñan habilidades de afrontamiento, se identifican y se procura la corrección de déficit de habilidades en diferentes aspectos de la vida del paciente; son técnicas que se utilizan en prevención del abandono de la terapia, regulación de emociones, tolerancia al malestar y disminución de gestos suicidas (Gempeler, 2008).

Todas estas intervenciones, total o parcialmente aplicables por los profesionales de enfermería, deben estar sujetas a un proceso continuo de evaluación del paciente que, junto con las evaluaciones físicas y psicosociales, añade una importante dimensión al plan integral de tratamiento individual que se debe establecer para cada persona hospitalizada y para el cual es necesario realizar un conjunto de actividades.

Cuidados a la persona

- Valoración de las funciones psíquicas, incluye el examen mental para constatar el grado de compromiso y evolución.
- Control de los signos vitales.
- Administración de fármacos:
  - Evitar el rechazo al tratamiento mediante persuasión o administrar por vía parenteral hasta cuando acepte tratamiento oral.
  - Vigilar la administración efectiva, cumpliendo exactamente la administración.
  - Observar efectos deseados y efectos adversos de los fármacos.
- Cuando la sintomatología aguda ha disminuido, se debe educar a paciente y familia acerca de su patología y tratamiento.
- Vigilancia y adecuación de los ciclos de alimentación, eliminación y sueño.
- Orientación respecto a la continuidad de cuidados en dispositivos de la red de salud mental.

Cuidados a la familia

- Se debe informar y dar acogida a la familia, para disminuir el estigma hacia la enfermedad mental.
- Las visitas dependerán del plan de tratamiento y de las necesidades de la persona hospitalizada.

- Se debe entregar información verbal y escrita respecto del funcionamiento de la unidad de salud mental, incluyendo horarios de visitas y teléfonos y vías de contacto.
- Frente a las dudas, hay que reiterar la información y explicar a la familia de diferentes formas.
- Se han de explicar los beneficios y riesgos del tratamiento.
- Se debe orientar respecto de la continuidad de cuidados en dispositivos de la red de salud mental.

Cuidados de enfermería en personas con alteraciones de salud mental de larga evolución

Después de las pioneras ideas de Franco Basaglia en Italia, así como de las evaluaciones, muchas de ellas parciales y tardías, de los procesos de reforma psiquiátrica realizadas en distintas partes del mundo (Torres-González, 2012), han emergido aprendizajes que han permitido avances y correcciones en los cuidados de enfermería a personas con patologías mentales crónicas. La transformación de la visión que tiene la comunidad sobre las alteraciones mentales y la generación de una red de servicios comunitarios, que permitan a las personas con problemas de salud mental incorporarse adecuadamente a la vida social, han sido dos pilares de los procesos de reforma psiquiátrica.

El diagnóstico precoz y el tratamiento oportuno de las alteraciones de salud mental mejoran el pronóstico y facilitan la remisión de estos cuadros (Torres-González, 2012). Sin embargo, un porcentaje de las personas que padecen estas problemáticas de salud quedarán con síntomas persistentes. Los esfuerzos en su cuidado deben orientarse hacia la mejor conservación de su funcionalidad, la mayor integración social posible y el respeto a sus derechos ciudadanos, propiciando la mejor calidad de vida a pesar de las limitaciones al funcionamiento con las que la persona tenga que convivir.

En una red de dispositivos comunitarios de salud mental adecuadamente implementada, las personas deberían tener acceso a espacios de tratamiento, rehabilitación, hospedaje y recreación, entre otros. Las unidades de mediana y larga estadía, los hospitales de día, los hogares protegidos, las residencias protegidas, las unidades de rehabilitación ambulatoria, los clubes sociales y las agrupaciones de familiares son dispositivos intracomunitarios de alta demanda. Estos dispositivos deberían mantener un protocolo de coordinación interna con la red de salud mental y con la macrorred de salud general, además de asegurar estándares de ingreso, seguimiento y acompañamiento adecuados, para proporcionar el mejor cuidado que se pueda prestar.

Dependiendo del país, la región o el servicio de salud o área sanitaria, existen múltiples dispositivos que permiten ofrecer diversas prestaciones a personas con problemas y perfiles diferenciados y específicos.

En estas redes de servicios de salud mental existen claras diferenciaciones entre los dispositivos que están orientados a pacientes agudos, subagudos y con cuadros de larga evolución. Desde esta perspectiva, la enfermería debe tener claro que es la persona con enfermedad mental la que se seguirá moviendo dinámicamente entre los distintos dispositivos o al interior de los servicios, de acuerdo con la complejidad del cuidado que va requiriendo. Por esta razón, las unidades de cuidado intensivo psiquiátrico, en ocasiones, tienen subdivisiones dedicadas al cuidado agudo o subagudo y será labor de enfermería determinar en qué momento la persona va transitando desde un espacio a otro y qué procesos de enfermería y de rehabilitación pueden ser implementados.

Recientemente, en Chile, el Ministerio de Salud evaluó la red de salud mental, reforzando la importancia de la integración y destacando algunos dispositivos de alta demanda, los que deberían estar presentes en cualquier red de cuidados sociosanitarios a personas con diagnóstico psiquiátrico de larga evolución. Estos incluyen (MINSAL, 2021):

- Centros comunitarios de salud mental: uno de los dispositivos más importantes de la red, pues presta atención ambulatoria especializada de forma intracomunitaria.
- Hospitales de día de adultos o para niños y adolescentes: orientados a quienes requieren cuidados en centros de atención cerrada, pero que cuentan con una red familiar que les permite

regresar a sus hogares en las noches y fines de semana, evitando así la separación de sus redes sociales primarias; son también espacios de tratamiento de uso transitorio cuando no existen espacios disponibles en la atención cerrada, es decir, camas psiquiátricas disponibles, con lo cual, o se retrasa el ingreso, o se adelante el egreso de estas unidades asistenciales.

- Unidades de hospitalización de cuidados intensivos en psiquiatría: destinadas a población adulta e infantoadolescente que requiere cuidados en atención cerrada, por cuadros agudos, las 24 h del día, por no más de 30-60 días. Son las antiguamente llamadas unidades de corta estadía.
- Hogares y residencias protegidos: son dispositivos que proveen un espacio de residencia para personas, con o sin autonomía física; este grado de autonomía regularmente diferencia el que sean hogares o residencias. Se dirigen a usuarios que no tienen redes familiares o carecen de capacidades propias para resolver esta necesidad.
- Centros diurnos: espacios destinados a tareas de rehabilitación de población adulta y adolescente que presentan limitaciones en su funcionamiento social o están en situación de discapacidad de origen psíquico e intelectual.

El mejor cuidado de enfermería en el interior de la red de salud mental intracomunitaria implica el seguimiento de casos complejos y menos complejos, y determina la continuidad del cuidado en sentido vertical (complejidad del cuidado) y horizontal (diversidad del cuidado), exigiendo la coordinación necesaria para que el sujeto de atención haga uso de todos los dispositivos que necesite para mejorar su calidad de vida. La participación e incumbencia de la familia en el cuidado ha sido ampliamente valorada en los procesos de reforma psiquiátrica alrededor del mundo, que dan cuenta de los principios de equidad y vinculación social que se buscan intencionadamente como resultado de las políticas que los impulsan.

CUIDADOS DE ENFERMERÍA EN PERSONAS INGRESADAS EN UNA UNIDAD DE PSIQUIATRÍA DE CUIDADOS PROLONGADOS

Cuando una persona es ingresada en una unidad de psiquiatría de cuidados prolongados, también llamada de mediana o larga estadía en función del periodo que está previsto que permanezca en ella, el personal de enfermería toma contacto con un usuario que llega con una larga historia clínica y parte de esa información está incluida en el documento de ingreso. Sin embargo, es necesario realizar una valoración integral, que debe estar orientada a aspectos psicopatológicos, familiares, interpersonales, de habilidades de autocuidado y cualquier otra información que permita al profesional de enfermería programar un adecuado proceso de cuidado. En este sentido, puede ser habitual encontrar personas con dificultades para socializar o para integrarse armónicamente en el grupo, reflejo de las características clínicas propias de algunos cuadros, pero también por la respuesta de la sociedad, que ha estigmatizado históricamente a las personas con un diagnóstico psiquiátrico.

En la entrevista de ingreso, realizada a la persona enferma y al familiar responsable o apoderado que la acompaña, se debe resaltar la importancia de valorar la red de apoyo familiar, identificando formas de comunicación efectiva con los cuidadores informales, si los hubiera, y aclarando los compromisos y participación de estos en el cuidado integral.

También es importante en el ingreso crear una instancia de orientación en el espacio físico, de socialización de las normativas, de presentación del personal profesional y no profesional asignado al cuidado de esa persona e informar de las rutinas a las que deberá incorporarse el usuario.

En cada servicio de enfermería y en cada unidad donde trabaja el personal de enfermería de salud mental, existen formatos preestablecidos de documentos que permiten ordenar y facilitar el acceso a la información. Aun cuando cada servicio o unidad de enfermería hará énfasis en especificaciones particulares, hay un conjunto de datos e información mínima que debería incluir una historia de enfermería de personas en unidades de psiquiatría y/o de salud mental.

Datos generales

- Nombre, edad, fecha de nacimiento, estado civil, hijos.
- Datos de contacto: dirección, teléfonos, correo electrónico; nombre de las personas con quien vive o de contacto cercano, incluyendo información de contacto.

Este apartado habitualmente tiene mucha información, incluso alguna innecesaria. Por ejemplo, si se tiene la fecha de nacimiento, no se necesita la edad, y en algunos casos un móvil de contacto efectivo es mucho más importante que la dirección postal. Se recomienda que la información sea la mínima necesaria, pero lo más actualizada posible a fin de garantizar su calidad.

Motivo de consulta

- Fecha de diagnóstico e inicio del tratamiento actual en salud mental.
- Historia del problema actual: origen, sintomatología, eventos asociados, incluyendo el documento con que fue referido.

En la determinación del motivo de consulta parece importante hacer una clara diferencia entre lo que manifiesta la persona enferma, lo que plantea su familia o acompañante y la opinión de los clínicos o profesionales con quienes tuvieron el primer contacto.

Antecedentes

- Personales y familiares.

En esta parte habitualmente se consignan otras enfermedades o alteraciones de salud mental que haya tenido la persona, así como los antecedentes familiares asociados a alteraciones de salud mental o física que pueden ayudar a entender la condición del usuario.

Examen mental

- Aspecto general y actitud ante el examen.
- Funciones mentales.
- Elementos del vivenciar: sensopercepción, pensamiento, afectividad, psicomotricidad.
- Instrumentos del vivenciar: conciencia, inteligencia, atención, memoria, orientación.

Existen diversos ordenamientos y clasificaciones de las funciones mentales; cualquiera que sea la que se decida usar, se hará énfasis en lograr evaluar adecuadamente la funcionalidad de cada una. Ya que un examen mental es la «suma de todas las observaciones del examinador y sus impresiones respecto del funcionamiento psíquico de la persona» (Capponi, 2015), es todo un apartado el establecer la importancia y los procedimientos específicos en el examen mental.

Áreas vitales

- Familiar; laboral, ocupacional y/o educacional.
- Afectiva y sexual; interpersonal y social.

Para poder planificar un cuidado holístico de forma eficiente, Travelbee (Travelbee, 1979; Raile-Alligood y Marriner-Tomey, 2011) plantea la exploración de áreas vitales como las que aquí se mencionan, aun cuando otros autores pudieran abordarlas de forma distinta.

Examen físico

- Cefalocaudal; sistémico.

En el ingreso en un dispositivo de salud mental, el examen físico tiene particularidades distintas al realizado en otras áreas de la salud. En este caso, se realiza una revisión exhaustiva de la vestimenta y pertenencias del usuario, para controlar objetos que pudieran complicar su cuidado. También es importante determinar alteraciones físicas concomitantes, presencia de heridas recientes o antiguas y el estado nutricional, higiénico y físico de la persona, ya que las alteraciones mentales suelen complicar estos aspectos del cuidado personal.

Proceso de enfermería

- Necesidades.
- Etiquetas diagnósticas de enfermería (NANDA, CIPE u otra) (Herdman, 2018).
- Resultados esperados (NOC) (Johnson et al., 2012).
- Intervenciones (NIC) (Johnson et al., 2012).

Del mismo modo que las taxonomías DSM y CIE tienden a una conjunción, las clasificaciones de la NANDA y del Consejo Internacional de Enfermería (CIPE) tienden a converger en un lenguaje común. Y se proyectan para lograr que los diagnósticos, las intervenciones y los resultados del cuidado de enfermería arriben a un único lenguaje internacional, asequible y dinámico. El uso de grandes bases de datos computacionales lo demanda y es un espacio de prueba de su efectividad y son parte del currículo de formación en muchos programas de pregrado de enfermería (Herdman, 2018). Un ejemplo del uso de estas clasificaciones se muestra en la tabla 22.2.

Cumplidos los primeros días de adaptación en una unidad de atención cerrada de larga estadía, será necesario que la persona evolucione en las rutinas y tareas necesarias para implementar su cuidado cotidiano. En el caso de las personas con afecciones de larga evolución, es de real importancia mantener siempre la perspectiva de autocuidado y participación del usuario, en la medida de lo posible. En este sentido, y mientras la enfermera no se familiarice con la conducta y potencialidades de la persona, será necesario mantener una observación más estrecha y una atención solícita para resolver las necesidades emergentes y potenciar la incorporación de nuevas actividades a las rutinas diarias. Al estructurar las actividades cotidianas, habrá que considerar los espacios permitidos y restringidos para la persona y la adecuada supervisión del personal para gestionar el cuidado en un ambiente de seguridad, tranquilidad y rehabilitación.

Si la recuperación de la persona es evaluada por el médico como suficiente para dar el alta médica, la enfermera requerirá establecer un plan de cuidados para el alta. En este plan de alta se deben considerar la educación del usuario y su familia o cuidador principal, la evaluación de las condiciones de cuidado que tendrá la persona al regresar a su hogar y el seguimiento en el cumplimiento de indicaciones y controles, para mantener su salud.

En las unidades de larga estadía hay personas que no pueden ser cuidadas por sus familiares en su domicilio; en este caso, será importante comprometer a estos cuidadores informales en la participación del cuidado y el mantenimiento de redes familiares a través de las visitas periódicas a la unidad y de la adherencia en las actividades programadas. En el caso de las personas que no tienen familiares para acompañarlas en el proceso de cuidado, la enfermera podrá programar actividades de integración comunitaria, incluso con salidas del servicio, con participación del personal del establecimiento, evaluando el riesgo y el coste-beneficio de esas actividades.

TABLA 22.2 **Ejemplo de etiqueta de la Clasificación de Diagnósticos de Enfermería (NANDA), de la Clasificación de Resultados de Enfermería (NOC) y de la Clasificación de Intervenciones de Enfermería (NIC)**

Diagnóstico	Trastorno de los procesos del pensamiento relacionado con episodios psicóticos, manifestado verbalmente por la persona. Dice: «Pienso que tengo plástico debajo de la piel»
NOC	• 140301: reconoce que tiene alucinaciones o ideas delirantes • 140306: refiere disminución de alucinaciones o ideas delirantes • 140313: expone un contenido del pensamiento apropiado
NIC	• 6440: manejo del delirio • 6450: manejo de ideas ilusorias

Basado en Johnson et al., 2012.

Cuidados de enfermería en personas con alteraciones de salud mental en procesos de rehabilitación

La rehabilitación en salud mental puede centrarse en aspectos físicos, intelectuales, psíquicos, sociales, vocacionales y laborales, y cada uno de ellos requiere de objetivos, estrategias y evaluaciones diferenciados. Por lo anterior, la planificación de los cuidados de una persona con alteraciones de larga evolución estará supeditada a la correcta evaluación de sus funciones remanentes, de la discapacidad asociada y de sus condiciones contextuales, para determinar objetivos alcanzables e intervenciones efectivas (Sánchez et al., 2012). En términos prácticos, esto se traduce en entrenar en técnicas de higiene básicas, habilidades de comunicación interpersonal o aprestos laborales como cumplimiento de horario y trabajo en equipo, por ejemplo.

Cuando estos procesos se dan en personas con alteraciones de salud mental que permanecen en unidades de atención cerrada, la enfermería en salud mental echa mano de las herramientas del ambiente terapéutico y la terapia ocupacional. El uso de estas herramientas se entiende como el manejo de los elementos ambientales, emocionales, conductuales y actitudinales del usuario y el equipo de cuidado, en la recuperación y mantenimiento de la salud o en la rehabilitación e inclusión comunitaria en la enfermedad (Sánchez et al., 2012). En este sentido, es importante que todo el personal de apoyo de enfermería siga estrictamente el programa de rehabilitación consensuado. Dado que los ambientes estresantes, monótonos y rutinarios producen deterioro cognitivo y social, el cuidado de enfermería deberá incluir también la gestión de espacios nutritivos y reconfortantes para la aplicación de los planes de cuidado.

Una red de servicios de salud mental eficiente permitirá que la persona con alteraciones de salud mental o su familia hagan uso de distintos servicios en distintos momentos de acuerdo con las necesidades emergentes, y estos patrones de uso deberían estar claramente definidos por el plan de cuidados que, en cada caso, se debe plantear desde el equipo de enfermería.

Bibliografía

Archundia V. Herramientas para la contención emocional en situaciones de violación a derechos humanos. México D. F.: Comisión de Derechos Humanos del Distrito Federal; 2011.

Barrios-Flores LF. El ingreso psiquiátrico involuntario de carácter urgente: una revisión, tras la STC 141/2012, de 2 de julio. Rev Asoc Esp Neuropsiq 2012;32(116):829-47.

Bowers L, Alexander J, Simpson A, Ryan C, Carr-Walker P. Cultures of psychiatry and the professional socialization process: the case of containment methods for disturbed patients. Nurse Educ Today 2004;24(6): 435-42.

Breda K. Nursing and globalization in the Americans. A critical Perspective. New York: Baywood Publishing Company Inc.; 2009.

Bronfenbrenner Center for Translational Research. Visión general de la intervención terapéutica en crisis. New York: Cornell University; 2015.

Capponi R. Psicopatología y semiología psiquiátrica. 12.ª ed. Santiago de Chile: Editorial Universitaria; 2015.

Cutcliffe JR, Riahi SA. Systematic Perspective of Violence and Aggression in Mental Health Care: Toward a More Comprehensive Understanding and Conceptualization. In: Santos J, Cutcliffe J, editors. European Psychiatric/Mental Health Nursing in the 21st Century. Principles of Specialty Nursing. Under the auspices of the European Specialist Nurses Organisations (ESNO). Charm: Springer; 2018.

Doedens P, Vermeulen J, Boyette LL, Latour C, de Haan L. Influence of nursing staff attitudes and characteristics on the use of coercive measures in acute mental health services-A systematic review. J Psychiatr Ment Health Nurs. 2020;27(4):446-59.

Galvis López MA. Teorías y modelos de enfermería usados en la enfermería psiquiátrica. Rev Cuid 2015;6(2):1108-20.

García C. Metaparadigma, modelo y teoría en enfermería. Revista Electrónica de Portales Médicos; 2015.

Gempeler J. Terapia conductual dialéctica. Rev Colomb Psiquiatr 2008;37(1):136-48.

Guadarrama-Ortega D, Delgado-Sánchez P, Martínez-Piedrola M, López-Poves EM, Acevedo-García M, Noguera-Quijada C, et al. Integración del proceso enfermero en la historia clínica electrónica de un hospital universitario. Rev Calid Asist 2017;32(3):127-34.

Herdman TH. Diagnósticos enfermeros, definiciones y clasificaciones. 2018-2020. 11.ª ed. Barcelona: Elsevier; 2018.

Johnson M, Moorhead S, Bulechek G, Butcher H, Maas M, Swanson E. Vínculos de NOC y NIC a NANDA-1 y Diagnósticos Médicos. 3.ª ed. Barcelona: Elsevier; 2012.

Jonikas JA, Cook JA, Rosen C, Laris A, Kim JB. A Program to Reduce Use of Physical Restraint in Psychiatric Inpatient Facilities. Psychiatric Services 2004;55(7):818-20.

Kindelan F. Atender o Cuidar. Un problema contextual por discernir en la práctica profesional de enfermería. MEDISAN 2013;17(6):989.

Ministerio de Salud (MINSAL). Hospital del Salvador. Servicio de Salud Valparaíso – San Antonio. Manejo del paciente en crisis suicida. Chile: Ministerio de Salud; 2020.

Ministerio de Salud (MINSAL). Hospital Metropolitano de Santiago. Protocolo de acción frente a fuga de paciente. Chile: Ministerio de Salud; 2012.

Ministerio de Salud (MINSAL). Protocolo de contención. Chile: Ministerio de Salud; 2003.

Ministerio de Salud (MINSAL). Red temática de salud mental en la red general de salud. Chile: Ministerio de Salud; 2018.

Ministerio de Salud (MINSAL). Reglamento para la Internación de las Personas con Enfermedades Mentales y sobre los Establecimientos que la Proporcionan. Chile: Ministerio de Salud; 2001.

Morrison M. Fundamentos de enfermería en salud mental. Madrid: Harcourt Brace-Mosby; 1999.

O'Brien P, Kennedy W, Ballard K. Enfermería psiquiátrica. México D. F.: McGraw-Hill Interamericana; 2001.

Peplau H. Relaciones interpersonales en enfermería. Un marco de referencia conceptual para la enfermería psicodinámica (versión española). Barcelona: Salvat Editores; 1990.

Prado Solar LA, González Reguera M, Paz Gómez N, Romero Borges K. La teoría Déficit de autocuidado: Dorothea Orem punto de partida para calidad en la atención. Rev Med Electron [Internet] 2014;36(6):835-45.

Raile-Alligood M, Marriner-Tomey A. Modelos y teorías en enfermería. 8.ª ed. Barcelona: Elsevier; 2011.

Rolin SA, Lawrence RE, Dixon LB, Appelbaum PS. Violence in psychiatric settings: Demographic and clinical characteristics of patients who were targets of aggression. J Nerv Ment Dis 2021;209(4):307-10.

Sánchez O, Polonio B, Pellegrini M. Terapia Ocupacional en Salud Mental. Teorías y técnicas para la autonomía personal España: Editorial Médica Panamericana; 2012.

Sastre-Rus M, Campaña-Castillo F. Contención mecánica: definición conceptual. ENE 2014;8(1).

Servicio Andaluz de Salud, Programa de Salud Mental. Protocolo de contención mecánica. Servicio Andaluz de Salud; 2010.

Torres-González F. La reforma psiquiátrica española en perspectiva: logros y pendientes a la hora de la crisis. Medwave [Internet] 2012;12(10):e5543.

Travelbee J. Intervención en enfermería psiquiátrica: El proceso de la relación de persona a persona. 2.ª ed. Washington DC: Organización Panamericana de la Salud (OPS); 1979.

Zarate R. La Gestión del Cuidado de Enfermería. Index Enferm [Internet] 2004;13(44–5):42-6.

CAPÍTULO 23

Manejo del paciente en el medio hospitalario

Nora Rovira-Cano · Elías Rovira-Gil

PUNTOS CLAVE

- El concepto de atención hospitalaria está en continua evolución.
- Cada paciente es un fenómeno único y puntual. No solo las necesidades varían con cada persona, sino también con la situación y el momento.
- El manejo del paciente hospitalizado debe desarrollarse en el ámbito integral, en las tres esferas que supone un ser biopsicosocial.
- La implicación del propio paciente en los cuidados hospitalarios, e incluso la de la familia o cuidador, resulta imprescindible para optimizar los resultados.
- El manejo del paciente debe plantearse de manera científicamente rigurosa y desarrollarse en bucle según el sistema clásico de valoración, diagnóstico, tratamiento y evaluación.
- Se recomienda el sistema de patrones funcionales de M. Gordon como método ideal para la valoración general del paciente hospitalario, sin que ello suponga que en determinadas circunstancias o especialidades sea preferible recurrir a algún otro.
- La taxonomía conocida como NANDA-NIC-NOC (NNN) es la recomendable (por ser la más reconocida y utilizada) para el diagnóstico y designación de los problemas del paciente a resolver por profesionales de enfermería, así como para la implementación de intervenciones y evaluación de resultados.

Introducción

En este capítulo, último del bloque de manejo de pacientes, vamos a centrarnos en cómo manejar al paciente en el medio hospitalario desde una perspectiva técnica. En primer lugar, debemos considerar que la concepción de los hospitales y el tipo de atención que en ellos se presta ha ido variando a lo largo de la historia como hemos comentado en los capítulos precedentes, y aún continúa. Lógicamente, igual ocurre con las atenciones que se prestan en ellos y la forma de hacerlo. Del mismo modo, tampoco todos son iguales en estructura, organización y sistema de acceso, permanencia y atención en un determinado momento.

En los últimos tiempos viene siendo una constante la búsqueda de una atención humanizada en los hospitales (v. cap. 22), si bien el constante avance de la tecnología hace que el equilibrio entre ambos aspectos sea ciertamente inestable (Martínez y Chamorro, 2017).

Concepto de hospitalización

Si bien podremos hallar diversas definiciones del término hospitalización según autores, finalmente el concepto común al que todos recurren coincide con la definición que la Real Academia Española (RAE) hace del término: «Ingreso de un paciente en un centro sanitario para ocupar una plaza o cama y recibir atención especializada hasta el momento del alta hospitalaria» (RAE, 2021).

Este hecho, que acaba por descontextualizar al paciente especialmente en espacio y hábitos de vida, supondrá una situación especial que requerirá atención especial, partiendo de un planteamiento estandarizado hasta llegar al más concreto e individualizado (Potter, 2019).

Ámbito del cuidado

Si bien al hablar de paciente hospitalizado se habla de una forma generalizada, es evidente que el marco hospitalario puede incluir un número de servicios y entornos extremadamente dispares. No serán iguales las necesidades de cuidados de un paciente ingresado en una unidad de cuidados intensivos que las de un paciente de oncología, una mujer con cesárea, un aislado o un accidentado (Alfaro-Lefevre, 2021).

El llamado *rol de enfermo* se asocia clásicamente al paciente hospitalizado, si bien no es exclusivo de este, pudiendo incluso, al contrario, no existir o primar en la estancia unas manifestaciones de vuelta a la normalidad en numerosos casos (Cheshire et al., 2020).

Por ello abordaremos las características más generales del paciente, sea cual fuere el servicio donde se halle, características inherentes al mero hecho de estar hospitalizado.

Valoración del paciente hospitalizado

Para el adecuado manejo del paciente en el ámbito hospitalario, conviene implementar un plan de cuidados basado en un esquema científicamente riguroso y de forma circular, de manera que suponga un continuo de acciones y valoración: hablamos de un sistema clásico de valoración, diagnóstico, tratamiento y evaluación (cuadro 23.1).

Se puede afirmar que el primer paso en el manejo del paciente hospitalizado debe ser una buena valoración. Esta debe realizarse de una manera integral, es decir, abordando los tres ámbitos de la persona: la biológica, la psicológica y la social y espiritual (fig. 23.1), derivándose igualmente atención en esos mismos planos.

Algunos modelos de atención enfermera suponen en sí mismos una buena forma de ordenar la valoración. Por ejemplo, el modelo de H. Peplau es muy seguido en el ámbito de la atención en salud mental. También se ha recurrido al esquema de las 14 necesidades de V. Henderson (Potter, 2019).

En cualquier caso, y sobre todo con la aplicación de medios informáticos y programas de seguimiento hospitalario, cada vez parece imponerse más el sistema de valoración (que no modelo de enfermería) basado en los 11 patrones funcionales de M. Gordon (1994) (cuadro 23.2).

CUADRO 23.1 ■ Esquema de actuación sobre un paciente hospitalizado

Valoración

Según 11 patrones de M. Gordon.

Diagnóstico

Según NANDA.

Objetivos (resultados)

Según NOC.

Intervenciones enfermeras

Según NIC.

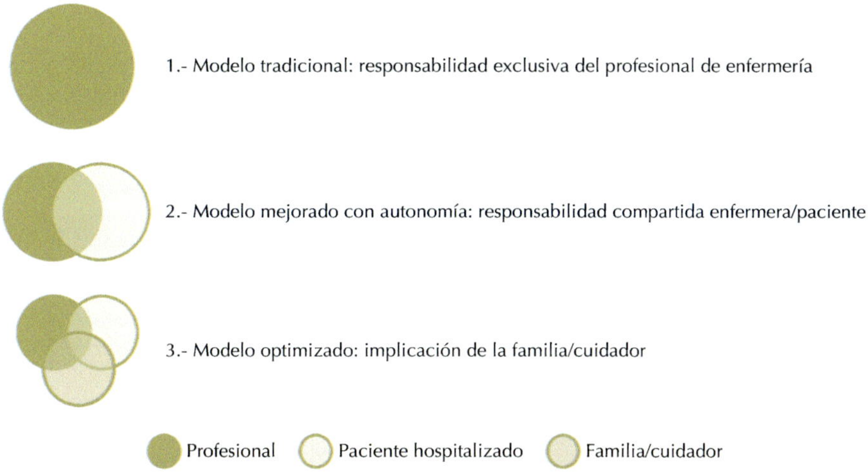

Figura 23.1 Implicación de atención al paciente hospitalizado.

CUADRO 23.2 ■ Comparación de las necesidades de salud de V. Henderson y los patrones funcionales de M. Gordon

Necesidades de salud de V. Henderson

1. Respirar normalmente.
2. Comer y beber adecuadamente.
3. Eliminar por todas las vías corporales.
4. Moverse y mantener posturas adecuadas.
5. Dormir y descansar.
6. Escoger ropa adecuada: vestirse y desvestirse.
7. Mantener la temperatura corporal dentro de los límites normales, adecuando y modificando el ambiente.
8. Mantener la higiene corporal y la integridad de la piel.
9. Evitar los peligros ambientales y evitar lesionar a otras personas.
10. Comunicarse con los demás expresando emociones, necesidades, temores u opiniones.
11. Vivir de acuerdo con las propias creencias y valores.
12. Ocuparse en algo de tal forma que su labor tenga un sentido de realización personal.
13. Participar en actividades recreativas.
14. Aprender, descubrir o satisfacer la curiosidad que conduce a un desarrollo normal y a usar los recursos disponibles.

Patrones funcionales de M. Gordon

1. Percepción de la salud.
2. Nutricional-metabólico.
3. Eliminación.
4. Actividad-ejercicio.
5. Sueño-descanso.
6. Cognitivo-perceptivo.
7. Autopercepción-autoconcepto.
8. Rol-relaciones.
9. Sexualidad-reproducción.
10. Tolerancia al estrés.
11. Valores-creencias.

PATRÓN 1: PERCEPCIÓN DE LA SALUD

Conviene saber cómo percibe e interpreta el paciente su situación de ingreso en el hospital.

Se debe averiguar si asume y desarrolla el rol de enfermo, así como sus hábitos de salud, el desarrollo de medidas preventivas, etc.

PATRÓN 2: NUTRICIONAL-METABÓLICO

Deberemos conocer cómo es la alimentación previa al ingreso y cómo se desarrolla durante el ingreso, entendiendo que los requerimientos metabólicos del paciente van a variar. Será bueno conocer igualmente las medidas antropométricas para realizar un seguimiento. Asimismo, conviene evaluar las posibles lesiones cutáneas y el estado de piel, membranas mucosas y dientes.

PATRÓN 3: ELIMINACIÓN

Según las necesidades del paciente, se precisará una mayor concreción o no, pero en cualquier caso cabe recordar que conviene conocer los aspectos importantes de eliminación intestinal, eliminación vesical, eliminación a través de la piel y eliminación respiratoria.

Es muy posible que se requiera la realización de un balance hidroelectrolítico que contabilice ingresos y pérdidas.

PATRÓN 4: ACTIVIDAD-EJERCICIO

Se deben conocer los hábitos de ejercicio previos al ingreso y, si son elevados, hay que contar con que por ejemplo los niveles de glucemia pueden tender a elevarse por falta de consumo energético.

Saber qué actividad, ejercicio, ocio y entretenimiento va a poder y querer desarrollar en el hospital resultará de mucho interés.

PATRÓN 5: SUEÑO-DESCANSO

Frecuentemente el hospital suele resultar un lugar poco propicio para el descanso, el sueño, el reposo y la relajación, cuando debería ser justamente al contrario (Alonso, 2020).

Una correcta evaluación de la cantidad y calidad de este patrón resultará de suma importancia.

PATRÓN 6: COGNITIVO-PERCEPTIVO

Habrá que conocer los patrones sensitivos, perceptuales y cognitivos de la persona, incluyendo también si es preciso el uso adecuado o la adaptación de estructuras de compensación y prótesis. Es muy importante tener en cuenta la valoración del dolor (Díaz, 2018).

PATRÓN 7: AUTOPERCEPCIÓN-AUTOCONCEPTO

Conocer la imagen que el paciente tiene de sí mismo es fundamental por las repercusiones que puede tener en otros patrones.

Será útil determinar la actitud de la persona hacia sí misma, así como la valoración y cuidado que ofrece de su propia imagen corporal.

Es importante también valorar su patrón de respuesta emocional, así como los patrones de comunicación, tanto verbal como no verbal.

PATRÓN 8: ROL-RELACIONES

Es preciso conocer si la persona asume su nuevo papel de paciente hospitalizado y cómo lo desarrolla con quienes le rodean, ya sean profesionales, familiares o cuidadores (Damanik y Chen, 2021). Con

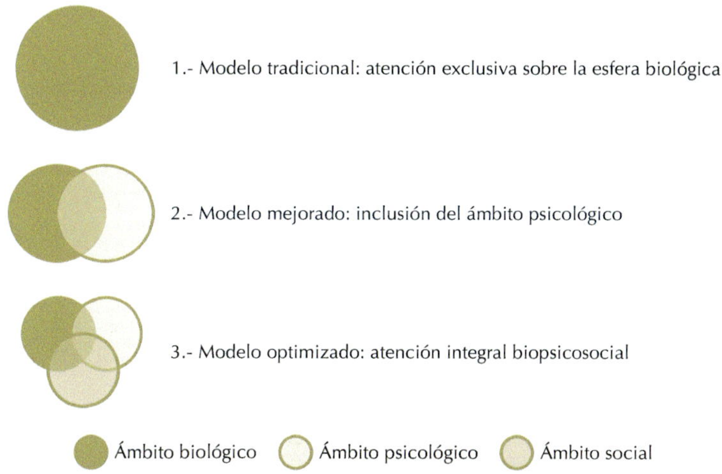

Figura 23.2 Ámbitos de la atención a la persona hospitalizada.

frecuencia, la hospitalización supone una importante alteración en el ámbito laboral de la persona ingresada que no siempre es bien asumida.

Los profesionales no deben desenvolverse como único pilar de todo el proceso hospitalario, sino que deberán implicar siempre al propio paciente y también a su entorno, como familia, cuidadores, etc. (fig. 23.2).

PATRÓN 9: SEXUALIDAD-REPRODUCCIÓN

La hospitalización en sí misma o los tratamientos recibidos pueden afectar a la respuesta sexual o la capacidad de reproducción. Se debe atender a estos aspectos, transmitiéndole al paciente una perspectiva en la cual la sexualidad es un factor importante en la salud.

PATRÓN 10: TOLERANCIA AL ESTRÉS

Hay que conocer cuál es la forma de adaptación y afrontamiento de la persona a los cambios en los procesos vitales que supone una hospitalización, así como su efectividad, manifestada en términos de tolerancia al estrés (Ceballos, 2017).

Ya en 1975 se produjeron importantes aportaciones sobre este aspecto, cuando Rachman y Philips se preguntan: ¿Cómo responde el paciente al acontecimiento de la hospitalización? Y señalan cinco maneras características que un profesional de enfermería deberá tener en cuenta al valorar al paciente hospitalizado:

1. Ansiedad o miedo.
2. Incremento de la irritabilidad.
3. Pérdida del interés por el medio exterior.
4. Infelicidad.
5. Preocupación por los procesos corporales.

De igual modo y en fechas similares, Volicer y Bohannon (1973 y 1974) plantearon su «Escala de acontecimientos estresantes asociados con la hospitalización» para medir los niveles de estrés percibidos por eventos asociados a la experiencia de la hospitalización (tabla 23.1).

TABLA 23.1 **Escala de acontecimientos estresantes asociados con la hospitalización**

Orden	Suceso	Media
1	Que haya personas desconocidas en la misma habitación	13,9
2	Tener que comer a horas distintas de las habituales	15,4
3	Tener que dormir en una cama distinta de la habitual	15,9
4	Tener que llevar la bata del hospital	16
5	Tener aparatos extraños alrededor	16,8
6	Ser despertado durante la noche por la enfermera	16,9
7	Tener que recibir ayuda para poder bañarse	17
8	No poder recibir los periódicos, oír la radio, ver la televisión cuando se desea	17,7
9	Tener un compañero de habitación que tiene demasiadas visitas	18,1
10	Tener que permanecer en la cama o en la misma habitación durante todo el día	19,1
11	Sentir olores extraños alrededor	19,4
12	Tener un compañero de habitación que está gravemente enfermo o que no puede hablar	21,2
13	Tener que recibir ayuda para usar el orinal	21,5
14	Tener un compañero de habitación que es desagradable	21,6
15	No recibir visitas de los amigos	21,7
16	Estar en una habitación en la que hace demasiado frío o demasiado calor	21,7
17	Pensar que la apariencia física puede cambiar después de la hospitalización	22,1
18	Estar en el hospital durante las vacaciones o en fechas señaladas para la familia	22,3
19	Pensar que se pueden sufrir dolores debido a la cirugía o a los análisis	22,4
20	Preocuparse por estar separado del cónyuge	22,7
21	Tener que comer comida fría o desabrida	23,2
22	No poder llamar a la familia o a los amigos por teléfono	23,3
23	Recibir cuidados de un médico desconocido	23,4
24	Ir al hospital a causa de un accidente	23,6
25	No saber cuándo van a hacerle cosas a uno	24,2
26	Ver que el personal sanitario está apurado	24,5
27	Pensar que va a perder dinero a causa de la enfermedad	25,9
28	Tener que tomar medicación que provoque malestar	26
29	Que los médicos o las enfermeras hablen muy deprisa o utilicen palabras que uno no puede entender	26,4

TABLA 23.1 **Escala de acontecimientos estresantes asociados con la hospitalización *(cont.)***

Orden	Suceso	Media
30	Sentir que es dependiente de la medicación	26,4
31	No recibir visitas de la familia	26,5
32	Saber que hay que someterse a una operación	26,9
33	Estar hospitalizado lejos del hogar	27,1
34	Ser hospitalizado repentinamente cuando no se esperaba	27,2
35	Que no respondan al botón de llamada	27,3
36	Que el seguro no cubra la hospitalización	27,4
37	Que el personal no responda a las preguntas	27,6
38	Echar de menos al cónyuge	28,4
39	Ser alimentado mediante tubos	29,2
40	No obtener alivio de la medicación contra el dolor	31,2
41	No conocer el resultado o los motivos del tratamiento	31,9
42	No recibir medicación contra el dolor cuando se necesita	32,4
43	No saber con seguridad qué enfermedad se padece	34
44	Que no le digan a uno su diagnóstico	34,1
45	Pensar que podría perder la audición	34,5
46	Saber que se padece una enfermedad grave	34,5
47	Pensar que se podría perder un riñón o algún otro órgano	35,6
48	Pensar que se podría tener un cáncer	39,2
49	Pensar que se podría perder la vista	40,5

Adaptado de Volicer y Bohannon, 1973.

PATRÓN 11: VALORES-CREENCIAS

Los profesionales deben comprender qué cosas son verdaderamente importantes en la vida del paciente y no deben pretender que este las *aparque* durante su estancia en el hospital mientras sea posible evitarlo. Por ello, una valoración del patrón de los valores y las creencias espirituales y/o religiosas que puedan influir en la adopción de decisiones sobre su salud resultará de alto interés.

Elección de taxonomía para diagnósticos, resultados e intervenciones

En numerosos países, son obligados por ley el uso y la justificación enfermera de diagnósticos, objetivos e intervenciones. Por ejemplo, en España, el Real Decreto 1093/2010, de 3 de septiembre, por el que se aprueba el conjunto mínimo de datos de los informes clínicos en el Sistema Nacional de Salud, cita como documentos clínicos el informe de cuidados de enfermería y detalla en el anexo VII un conjunto mínimo de datos entre los que se incluyen los diagnósticos de enfermería que deben expresarse «Literal NANDA + Código NANDA», los resultados de enfermería que deben expresarse «Literal NOC + Código NOC» y las intervenciones de enfermería que deben expresarse «Literal NIC + Código NIC». No obstante, incluso aunque en un país no lo marcase su legislación, por razones clínicas de estandarización y reconocimiento universal resulta muy recomendable el uso de estas taxonomías (Johnson et al., 2012), como lo es en medicina el uso de la CIE o en psicología el DSM.

Para facilitar el manejo de estas clasificaciones, es habitual que los profesionales de enfermería en cada hospital dispongan de plataformas y programas informáticos que ayuden en la utilización de estas categorías. Si bien dichas herramientas puedan variar, su contenido suele expresarse en las nomenclaturas referidas.

Diagnósticos de enfermería NANDA

Una vez realizada la valoración de los patrones funcionales y percibidos los principales problemas de salud surgidos, se debe realizar una concreción de estos que deberá referirse de manera jerarquizada, para conocer qué problemas son principales y cuáles secundarios (Herdman et al., 2021).

Además de los inherentes a la patología motivo del ingreso, la persona, por el hecho de estar hospitalizada, podrá presentar diferentes diagnósticos de enfermería, teniendo en cuenta que cabe la posibilidad de que también sus cuidadores puedan requerir atención, lo que acabará repercutiendo finalmente en el paciente hospitalizado. A continuación, se presentan los más frecuentes, clasificados en función de a qué plano de la integralidad pertenecen principalmente (suelen afectar finalmente a los tres).

PLANO BIOLÓGICO

- (00040) Riesgo de síndrome de desuso.
- (00047) Riesgo de deterioro de la integridad cutánea.
- (00096) Deprivación de sueño.
- (00004) Riesgo de infección.
- (00011) Estreñimiento.
- (00214) Disconfort.

PLANO PSÍQUICO

- (00069) Afrontamiento ineficaz.
- (00114) Síndrome de estrés del traslado.
- (00078) Gestión ineficaz de la propia salud.
- (00120) Baja autoestima situacional.
- (00124) Desesperanza.
- (00126) Conocimientos deficientes.
- (00146) Ansiedad.
- (00210) Deterioro de la resiliencia personal.

PLANO SOCIAL Y ESPIRITUAL

- (00055) Desempeño ineficaz del rol.
- (00052) Deterioro de la interacción social.
- (00097) Déficit de actividades recreativas.
- (00067) Riesgo de sufrimiento espiritual.
- (00061) Cansancio del rol de cuidador.
- (00060) Interrupción de los procesos familiares.

Objetivos/resultados según la taxonomía NOC

Podrían considerarse la práctica totalidad de los NOC en un paciente hospitalizado, por lo que procederemos a citar aquellos de mayor relevancia (Moorhead et al., 2018):

- (1606) Participación en las decisiones sobre asistencia sanitaria.
- (0204) Consecuencias de la inmovilidad: fisiológicas.
- (0205) Consecuencias de la inmovilidad: psicocognitivas.
- (0300) Autocuidados: actividades de la vida diaria (AVD).
- (0001) Resistencia.
- (0200) Ambular.
- (0310) Autocuidados: uso del inodoro.
- (0313) Nivel de autocuidado.
- (0602) Hidratación.
- (1014) Apetito.
- (1101) Integridad tisular: piel y membranas mucosas.
- (1200) Imagen corporal.
- (1201) Esperanza.
- (1211) Nivel de ansiedad.
- (1212) Nivel de estrés.
- (0901) Orientación cognitiva.
- (0902) Comunicación.
- (1301) Adaptación del niño a la hospitalización.
- (2200) Adaptación del cuidador al ingreso del paciente en un centro sanitario.
- (1302) Afrontamiento de problemas.
- (1309) Capacidad personal de recuperación.
- (1601) Conducta de cumplimiento.
- (1405) Autocontrol de los impulsos.
- (1806) Conocimiento: recursos sanitarios.
- (1501) Ejecución del rol.
- (1305) Modificación psicosocial: cambio de vida.
- (0906) Toma de decisiones.
- (1300) Aceptación: estado de salud.
- (1301) Adaptación del niño a la hospitalización.
- (1309) Capacidad personal de recuperación.
- (1402) Autocontrol de la ansiedad.
- (1205) Autoestima.
- (2002) Bienestar personal.
- (2000) Calidad de vida.
- (0905) Concentración.
- (0907) Elaboración de la información.
- (2208) Factores estresantes del cuidador familiar.
- (1502) Habilidades de interacción social.
- (1304) Resolución de la aflicción.
- (0004) Sueño.
- (1604) Participación en actividades de ocio.
- (1802) Conocimiento: dieta.
- (1803) Conocimiento: proceso de la enfermedad.
- (1805) Conocimiento: conducta sanitaria.
- (1912) Caídas.
- (2001) Salud espiritual.
- (2507) Salud física del cuidador principal.
- (3008) Satisfacción del paciente/usuario: protección de sus derechos.

Intervenciones enfermeras según la taxonomía NIC

Nos referiremos a aquellas intervenciones enfermeras que puedan ser necesarias en un paciente hospitalizado por el hecho de estarlo y, evidentemente, más allá de las necesarias por el cuadro que motiva su ingreso. Deberán individualizarse.

Podríamos destacar las siguientes intervenciones (Butcher et al., 2018):

- (7310) Cuidados de enfermería al ingreso.
- (6680) Monitorización de los signos vitales.
- (5000) Relaciones complejas en el hospital.
- (0740) Cuidados del paciente encamado.
- (0840) Cambio de posición.
- (1050) Alimentación.
- (1260) Manejo del peso.
- (0200) Fomento del ejercicio.
- (0224) Terapia de ejercicios: movilidad articular.
- (0430) Manejo intestinal.
- (1400) Manejo del dolor.
- (1800) Ayuda al autocuidado.
- (1850) Mejorar el sueño.
- (2380) Manejo de la medicación.
- (3590) Vigilancia de la piel.
- (4120) Manejo de líquidos.
- (4350) Manejo de la conducta.
- (4410) Establecimiento de objetivos comunes.
- (4700) Reestructuración cognitiva.
- (4820) Orientación de la realidad.
- (4920) Escucha activa.
- (5100) Potenciación de la socialización.
- (5230) Aumentar el afrontamiento.
- (5270) Apoyo emocional.
- (5310) Dar esperanza.
- (5370) Potenciación de roles.
- (5400) Potenciación de la autoestima.
- (5420) Apoyo espiritual.
- (5424) Facilitar la práctica religiosa.
- (5465) Contacto terapéutico.
- (5510) Educación sanitaria.
- (5614) Enseñanza: dieta prescrita.
- (6160) Intervención en caso de crisis.
- (6650) Vigilancia.
- (7110) Fomentar la implicación familiar.
- (7460) Protección de los derechos del paciente.
- (7560) Facilitar las visitas.
- (7690) Interpretación de datos de laboratorio.
- (7910) Consulta.
- (8340) Fomentar la resistencia.
- (7370) Planificación del alta.

Cabe recordar que cada intervención requiere de una serie de actividades bien definidas y estandarizadas para ser llevadas a cabo. Veamos a modo de ejemplo las actividades posibles previstas para dos NIC diferentes.

NIC (7310) CUIDADOS DE ENFERMERÍA AL INGRESO

Actividades:

- (731001) Presentarse a sí mismo y su función en los cuidados.
- (731002) Orientar al paciente/familia/seres queridos sobre las expectativas de los cuidados.
- (731003) Disponer una intimidad adecuada para el paciente/familia/seres queridos.
- (731004) Orientar al paciente/familia/seres queridos en el ambiente más próximo.
- (731005) Orientar al paciente/familia/seres queridos en las instalaciones del centro.
- (731006) Obtener la historia al ingresar, incluyendo información sobre enfermedades médicas anteriores, medicaciones y alergias.
- (731007) Realizar la valoración física al ingreso, si procede.
- (731008) Realizar la valoración económica al ingreso, si procede.
- (731009) Realizar la valoración psicosocial al ingreso, si procede.
- (731010) Realizar la valoración religiosa al ingreso, si procede.
- (731011) Realizar la valoración de riesgo al ingreso (p. ej., riesgo de caídas, detección de TB, valoración cutánea).
- (731012) Proporcionar al paciente el «Documento de Derechos del Paciente».
- (731013) Obtener información de instrucciones de cuidados avanzados.
- (731014) Facilitar la información pertinente por escrito.
- (731015) Mantener la confidencialidad de los datos del paciente.
- (731016) Identificar al paciente con riesgo de reingreso.
- (731017) Establecer el plan de cuidados del paciente, los diagnósticos de cuidados de enfermería, resultados e intervenciones.
- (731018) Comenzar la planificación del alta.
- (731019) Poner en práctica precauciones de seguridad, si es el caso.
- (731020) Etiquetar el gráfico del paciente, la puerta de la habitación y/o la cabecera de la cama, si procede.
- (731021) Notificar al médico el ingreso y estado del paciente.
- (731022) Obtener las órdenes del médico sobre los cuidados a efectuar al paciente.

NIC (5000) RELACIONES COMPLEJAS EN EL HOSPITAL

Actividades:

- (500001) Identificar la propia actitud con respecto al paciente y la situación, repetir en caso necesario.
- (500002) Determinar los límites éticos de la relación, si es necesario.
- (500003) Abordar los sentimientos personales evocados por el paciente que pueden interferir en la efectividad de las interacciones terapéuticas.
- (500004) Crear un clima cálido y de aceptación.
- (500005) Preparar un medio físico cómodo antes de las interacciones.
- (500006) Tratar de manera confidencial la información compartida.
- (500007) Estar atento a los mensajes no orales del paciente.
- (500008) Buscar la clarificación de los mensajes no orales, si procede.
- (500009) Responder a los mensajes no orales del paciente, si procede.
- (500010) Ajustar la distancia física entre el profesional de enfermería y el paciente, si es preciso.
- (500011) Mantener una postura corporal abierta.
- (500013) Desarrollar vías alternativas de comunicación (imágenes, palabras distintas), si procede.
- (500014) Reconducir la conversación hacia el tema principal, según sea necesario.

- (500015) Dar seguridad al paciente del interés en él como persona, si procede.
- (500016) Utilizar el descubrimiento propio, si procede.
- (500017) Establecer un acuerdo sobre la hora y duración de los encuentros, si procede.
- (500018) Ayudar al paciente a identificar sentimientos que impiden la capacidad de interaccionar con los demás (p. ej., enfado, ansiedad, hostilidad o tristeza).
- (500019) Animar al paciente a tomarse el tiempo necesario para expresarse.
- (500020) Fijar los límites de comportamiento aceptable durante las sesiones terapéuticas, si procede.
- (500021) Reflejar las ideas principales en respuesta al paciente con palabras propias.
- (500024) Establecer en cada visita la hora de visita siguiente antes de acabar la sesión.
- (500025) Resumir la conversación al final de esta.
- (500026) Utilizar el resumen como punto de partida de conversaciones futuras.
- (500027) Volver a la hora establecida para demostrar así honradez e interés en el paciente.
- (500028) Tratar las responsabilidades del paciente en la relación «de tú-a-tú» entre profesional de enfermería y paciente.
- (500029) Preparar el final de la relación, cuando proceda.
- (500030) Disponer el reconocimiento de realizaciones durante la relación.
- (500031) Facilitar los intentos del paciente por analizar las experiencias de la relación terapéutica.
- (500032) Apoyar los esfuerzos del paciente para interactuar con los demás de una manera positiva.
- (500033) Ayudar al paciente a identificar qué áreas se tratarán durante las sesiones.
- (500034) Identificar la preparación del paciente para explorar los problemas identificados y desarrollar estrategias para cambiar.

Bibliografía

Alfaro-Lefevre R. Pensamiento crítico, razonamiento clínico y juicio clínico en enfermería. 7.ª ed. Barcelona: Elsevier; 2021.

Alonso Fernández G. Cuidado de la privacidad y del espacio personal en el paciente hospitalizado. Murcia: Acréditi Editorial; 2020.

Butcher HK, Bulechek G, Dochterman JM, Wagner Ch. Clasificación de Intervenciones de Enfermería (NIC). 7.ª ed. Barcelona: Elsevier; 2018.

Ceballos Atienza R. El hospital y los problemas psicosociales y de adaptación del paciente hospitalizado: cuidados, necesidades básicas y autocuidados. Jaén: F. Alcalá; 2017.

Cheshire A, Ridge D, Clark L, White P. Guided graded Exercise Self-help for chronic fatigue syndrome: patient experiences and perceptions. Disabil Rehabil 2020;42(3):368-77.

Damanik SRH, Chen HM. Family needs among patients hospitalized in critical care unit: Scoping review. Enferm Clin 2021;31(4):541-8.

Díaz González A. El paciente adulto hospitalizado con dolor: abordaje enfermero. Valencia: Difusión Avances de Enfermería (DAE); 2018.

Gordon M. Nursing Diagnosis: Process and Application. 3rd ed. St. Louis: Mosby; 1994.

Herdman H, Kamitsuru S, Takáo Lopes C. NANDA International, Inc. Diagnósticos enfermeros. Definiciones y clasificación 2021-2023. 12.ª ed. Barcelona: Elsevier; 2021.

Johnson M, Bulechek G, Butcher H, Maas M, Swanson E. Vínculos de NOC y NIC a NANDA-I y diagnósticos médicos. 3.ª ed. Barcelona: Elsevier; 2012.

Martínez-Martín ML, Chamorro-Rebollo E. Historia de la enfermería: Evolución histórica del cuidado enfermero. 3.ª ed. Barcelona: Elsevier; 2017.

Moorhead S, Swanson E, Johnson M, Maas ML. Clasificación de Resultados de Enfermería (NOC). Medición de Resultados en Salud. 6.ª ed. Barcelona: Elsevier; 2018.

Potter PA. Fundamentos de Enfermería. 9.ª ed. Barcelona: Elsevier; 2017.

Rachman SJ, Philips C. Psychology and medicine. Londres: Temple Smith; 1975.

Real Academia de la Lengua Española. Diccionario RAE. Madrid: RAE; 2021.

Real Decreto 1093/2010, de 3 de septiembre, por el que se aprueba el conjunto mínimo de datos de los informes clínicos en el Sistema Nacional de Salud.

Volicer BJ. Patient's perceptions of stressful events associated with hospitalization. Nurs Res 1974;23(3):235-8.

Volicer BJ, Bohannon MW. Perceived stress levels of events associated with the experience of the hospitalization. Nurs Res 1973;22(6):491-7.

CAPÍTULO 24

Adhesión al tratamiento

Nieves Pons ■ Olga Pellicer ■ Jesús Rodríguez-Marín

PUNTOS CLAVE

- La falta de adhesión terapéutica es uno de los mayores retos actuales a los que se enfrentan los profesionales de la salud.
- La adhesión terapéutica es un concepto clave que determina y es determinado por la relación profesional de la salud-paciente.
- La adhesión terapéutica puede definirse como la medida en que la conducta de una persona (en términos de toma de medicamentos, seguimiento de dietas o realización de cambios de estilo de vida) coincide con el consejo médico o sanitario.
- Para poder explicar y mejorar la conducta de cumplimiento, es necesario poder medirla de una forma precisa y adecuada.
- La explicación de la conducta de adhesión se ha llevado a cabo desde muchos puntos de vista que pueden ser complementarios: teoría del intercambio social, teoría de la influencia social, teoría de la atribución y modelos de cognición social.
- Los factores explicativos de la adhesión o no adhesión terapéutica que se contemplan en una u otra teoría son diversos: características del régimen terapéutico, características de la enfermedad, características psicosociales del paciente, características de la relación profesional de la salud-paciente y características del contexto social.

Introducción

Como ya hemos visto en capítulos anteriores, vivimos en una sociedad envejecida donde la esperanza de vida es cada vez mayor, pero, a su vez, los problemas de salud crónicos son más prevalentes. Ante esta situación, actualmente disponemos de procedimientos diagnósticos y de multitud de tratamientos sumamente eficaces para establecer con qué enfermedad nos enfrentamos y cómo la podemos tratar y vencer. Sin embargo, esa eficacia se ve mermada porque un porcentaje muy alto de pacientes no sigue la prescripción terapéutica adecuadamente. Como no parece razonable pensar que el tratamiento funcionará solo por haber sido prescrito, la falta de adhesión terapéutica es considerada como un problema evidente por cualquier profesional de la salud y su solución sigue siendo uno de los objetivos prioritarios en el ámbito sanitario.

La importancia de la falta de adhesión terapéutica puede valorarse, siguiendo a Orueta (2006), desde dos puntos de vista: su frecuencia y sus repercusiones. Respecto a su frecuencia, según la Organización Mundial de la Salud (OMS) (2004) se estima que en países desarrollados el grado de adhesión terapéutica de las enfermedades crónicas a largo plazo es tan solo del 50%. En EE. UU. es del 51% y en China del 43%, siendo aún menor en países en desarrollo: en Gambia del 27% y en las Islas Seychelles del 26%. Además, se estima que después de 6 meses de haber comenzado un tratamiento, el número de pacientes que deja de tomar la medicación oscila entre el 30 y el 80%.

El nivel de adhesión varía dependiendo del tipo de tratamiento. La tasa más alta se da en los tratamientos que actúan directamente sobre los síntomas de la enfermedad (analgésicos, antiinflamatorios, etc.) y, en especial, en los cuadros clínicos de comienzo agudo, en los que la tasa de incumplimiento llega aproximadamente a un porcentaje entre el 20 y el 40%. Sin embargo, en muchas ocasiones, y cada día más, el tratamiento de los pacientes exige cambios en el estilo de vida, tales como la realización de programas de ejercicio, cambios en las actividades de la vida diaria, regímenes farmacológicos durante diferentes periodos, o tratamientos prolongados que exigen una implicación muy alta del paciente, que no tienen resultados a corto plazo y cuyo éxito se evalúa por la disminución de las secuelas y no por la curación en el sentido estricto tradicional. Todo ello hace que, en estos casos, las cifras de incumplimiento sean mucho mayores (Brus et al., 1999; Rigueira, 2001). En España, según las patologías, la variabilidad de los datos encontrados es significativa: el 75% de incumplimiento en enfermedad psiquiátrica, el 70% en asmáticos, el 50% en hipertensos, diabéticos y dislipémicos, y el 30-40% en patología aguda (Rigueira, 2001).

En cualquier caso, hay que notar que estas cifras pueden estar subestimadas, ya que los datos se obtienen de estudios en los que la participación de los pacientes es voluntaria, por lo que podemos suponer que son pacientes con mayor motivación e interés en todos los aspectos relacionados con su salud, incluido, por supuesto, el del cumplimiento.

Relevancia de la adhesión terapéutica

La falta de adhesión terapéutica afecta a los ámbitos personal, social y económico. Personalmente, el individuo puede empeorar su salud (agravar su condición), por no cumplir el tratamiento prescrito o cumplirlo de manera inadecuada (p. ej., generando resistencias en el caso de los antibióticos). También supone un incremento de los riesgos, con los correspondientes efectos sobre los indicadores de morbilidad y mortalidad (Lehane y McCarthy, 2007; Rodríguez et al., 2008).

Socialmente, por la afectación que tiene la enfermedad en el ámbito familiar, laboral o en el propio medio sanitario donde los profesionales implicados pueden interpretar de manera inadecuada la ausencia de mejoría (Rodríguez et al., 2008). Esto se debe, en parte, a la falta de información de los médicos acerca de en qué medida la recuperación de sus pacientes está ligada al cumplimiento de sus prescripciones. En términos generales, si un profesional cree que su paciente toma adecuadamente la medicación (pero no lo hace) y las pruebas médicas o los síntomas de la enfermedad no indican mejoría o indican empeoramiento, lo más lógico es que el médico elija prescribir una medicación de efectos mayores (p. ej., mayor dosis). Por tanto, si el paciente decide no tomar de forma adecuada la medicación existirá un riesgo considerable para su salud. Volveremos sobre este aspecto más adelante, en el apartado «Evaluación de la adhesión terapéutica».

Económicamente, existe un coste añadido para el sistema sanitario, sobre todo en atención primaria (Rodríguez-Marín, 2005 y 2006). En la actualidad, se estima que mejorando la adhesión terapéutica del paciente podrían ahorrarse alrededor de 269 billones de dólares en el mundo (Jackson et al., 2013). Estamos, por tanto, ante un problema en el que debemos actuar, teniendo en cuenta las consecuencias sanitarias y económicas.

Hay estudios cuyos resultados muestran que recomendaciones médicas relativas a la salud, a veces importantes, no son cumplidas o lo son de forma no adecuada (Kaplan De-Nour y Czaczkes, 1972). Sin embargo, existe acuerdo entre los expertos en que todos estos conocimientos solo serán útiles cuando exista una adhesión terapéutica a las prescripciones, mejorando la salud y disminuyendo los costes sanitarios. Así pues, la adhesión terapéutica debe considerarse igual que cualquier otra variable en los estudios sobre la eficacia de los tratamientos médicos y la calidad asistencial (Rodríguez-Marín, 2006).

Por todo ello, el interés de los profesionales sanitarios por el tema de la adhesión o de la falta de adhesión terapéutica, y por las variables relacionadas con ella, ha ido creciendo en los últimos años y se manifiesta en la existencia de numerosas revisiones teóricas frente al número de estudios empíricos originales desde la década de 1960 y también en la publicación del *Journal of Compliance in Health Care,* que ha contribuido a subrayar la importancia de este tema (Rodríguez-Marín, 2006).

Concepto de adhesión terapéutica

Para explicar adecuadamente el concepto de adhesión terapéutica, es necesario diferenciarlo de cumplimiento terapéutico. El cumplimiento se define, clásicamente, como «la medida en que el paciente cumple el tratamiento tal como se le prescribe» (Haynes, 1979; Organización Mundial de la Salud, 2004). Esta definición parte de un punto de vista médico y corresponde al término inglés *compliance.* Existen dos aspectos clave relacionados con el cumplimiento que merecen ser mencionados para entender el concepto adecuadamente: por un lado, el papel del profesional, y por otro, la visión del paciente o el papel que este debe asumir en la relación profesional-paciente. Respecto al profesional, trabajar con una perspectiva de cumplimiento terapéutico se relaciona con un modelo de relación profesional-paciente conocido como paternalista (v. cap. 17). Este modelo de relación, tal como hemos visto, se caracteriza por ser asimétrico, donde el profesional tiene el control de la relación (información, decisiones, etc.), mostrándose como una figura de autoridad que debe ser obedecida. Como paciente, la única función es seguir las instrucciones que el profesional haya decidido que son las adecuadas en cada caso. Sin embargo, aunque los profesionales tomen la decisión más adecuada (en cuanto a los aspectos técnicos, médicos o farmacológicos), para que el tratamiento sea eficaz debe seguirse adecuadamente y es necesario contar con la decisión de la persona que debe seguirlo. Desde esta perspectiva, el paciente es el responsable de la falta de adhesión, ya que el profesional prescribió lo que tenía que hacer y no es responsable del comportamiento del paciente. La práctica de este modelo de relación genera una serie de repercusiones importantes para su comportamiento de adhesión: el paciente no pregunta sus dudas, y pueden producirse errores en el cumplimiento del tratamiento debido exclusivamente a la falta de confianza para hablar, preguntar o discutir con el profesional. Además, si el paciente no está satisfecho con la relación profesional o considera que no le ha escuchado, puede incluso decidir abandonar tanto al profesional como el tratamiento, como veremos detalladamente más adelante.

Por otra parte, al hablar de adhesión u observancia terapéutica (que no adherencia) (Ferrer-Pérez, 1991; Rodríguez-Marín y Neipp, 2008) hacemos referencia al término inglés *adherence.* La «adhesión terapéutica» se ha definido como la implicación activa y de colaboración voluntaria del paciente en un curso de comportamiento aceptado de mutuo acuerdo con el fin de producir un resultado terapéutico deseado (DiMatteo y DiNicola, 1982) o como la medida en que el paciente asume las normas o consejos dados por el médico o personal sanitario, tanto desde el punto de vista de hábitos o estilo de vida como desde el punto de vista del propio tratamiento farmacológico, recomendados por el médico o personal sanitario, expresando el grado de coincidencia entre las orientaciones dadas por el profesional y la realización por parte del paciente, ejecutada tras una decisión completamente razonada por este (Márquez et al., 2007). Esta definición intenta no situar la «culpa específica» sobre los rasgos o la conducta del paciente, del médico, o las características de la situación, y en ella la coacción puede estar presente o no. Como puede verse, contrariamente al cumplimiento, el término «adhesión» refleja una relación que ya hemos comentado en el capítulo 17, más simétrica y conocida como «mutualista» o «de mutualidad». Este modelo se caracteriza porque ambos, profesional y paciente, tienen el control en la relación sobre aspectos complementarios. El profesional tiene el control de la información y los conocimientos, mientras que el paciente controla las decisiones y la responsabilidad de su tratamiento. Ambos trabajan conjuntamente para enfrentarse y vencer a un mismo enemigo: el problema de salud o afectación del paciente.

Al trabajar desde esta perspectiva, el profesional ayuda al paciente a adoptar un rol activo y un compromiso con el tratamiento. Es importante señalar que el paciente no se despierta una mañana y decide ser activo, colaborar e implicarse en su tratamiento, sino que es tarea del profesional, trabajando desde esta perspectiva de adhesión terapéutica y de relación mutualista, quien debe favorecer la adquisición de este papel por parte del paciente.

Debemos señalar que las conductas que el paciente debe realizar son las mismas con independencia de que trabajemos con una perspectiva de cumplimiento o de adhesión. Obviamente, el problema de salud requiere de determinadas medidas (farmacológicas y/o no farmacológicas) que son prescritas para solucionar dicho problema. Esa prescripción que determina la conducta de adhesión incluye una gran diversidad de comportamientos, entre los que se incluyen desde tomar parte en un programa de tratamiento y continuar con él hasta desarrollar conductas salubres, evitar conductas insalubres o de riesgo, acudir a las citas para consulta con los profesionales de la salud y evitar el incumplimiento por omisión o por alteración de la prescripción terapéutica (hacia arriba o hacia abajo, o por hacer algo distinto a lo prescrito, o también por no asistencia a consulta médica) (Basterra, 1999; Rigueira, 2001). Es decir, el incumplimiento o la falta de adhesión no hace referencia a un fenómeno unitario, sino a un fenómeno múltiple y complejo (Fajardo y Cruz, 1995).

Teniendo en cuenta la complejidad de factores que puede llevar a que una persona no se adhiera al tratamiento, en la literatura se ha diferenciado entre la falta de adhesión intencional (cuando el paciente decide de manera consciente no seguir la prescripción médica de la forma que le ha sido indicada) y la no intencional (cuando involuntariamente el paciente olvida tomar la medicación o se produce alguna equivocación en la indicación). Esta clasificación ha sido muy utilizada (Lehane y McCarthy, 2007; Kucukarslan, 2012); sin embargo, la comprensión de la adhesión terapéutica requiere un modelo que incluya simultáneamente los aspectos concernientes a factores intencionales y no intencionales, ya que trabajándolos de forma separada no se alcanza una comprensión adecuada de este fenómeno (Johnson, 2002; Lehane y McCarthy, 2007).

Evaluación de la adhesión terapéutica

Evaluar adecuadamente la adhesión terapéutica es una ardua tarea, debido sobre todo a la gran diversidad de conductas que es preciso evaluar, pero también a la dificultad que entraña la propia evaluación de estas conductas. La no adhesión puede ser diferente según el tipo de prescripción, farmacológica o no farmacológica. En el primer caso, la persona puede no tomar el medicamento prescrito, cometer errores en la forma de administración o en la dosis prescrita, o tomarlo inadecuadamente (por exceso o por defecto, como cuando se olvida una dosis), tomarlo en el horario equivocado o transcurrido demasiado o poco tiempo entre una dosis y otra (lo cual puede tener consecuencias importantes para la salud). En el segundo caso, la persona puede no seguir la dieta recomendada, dejar de hacer los ejercicios de rehabilitación recomendados o realizar conductas de riesgo (consumo de drogas, fumar, etc.). Por ello, en general, siempre existe el problema de cómo determinar si el paciente tiene o no una buena adhesión terapéutica. Algunos autores han tratado de establecer una fórmula matemática respecto a la adhesión farmacológica estableciendo que la adhesión máxima estaría reflejada en la relación: número de comprimidos tomados/número de comprimidos prescritos, y sería del 100% cuando numerador y denominador fuesen iguales (Nogués et al., 2007); sin embargo, esta fórmula no recoge todos los posibles errores en la adhesión que acabamos de comentar.

Son muchas las formas de evaluar la adhesión (Fajardo y Cruz, 1995; Nogués et al., 2007; Rodríguez et al., 2008), si bien, a grandes rasgos, podemos diferenciar dos líneas de evaluación: una «subjetiva» y otra «objetiva». Dentro de la línea subjetiva podemos utilizar tres vías. La primera de ellas se basa en la información que el médico obtiene de su paciente en la entrevista clínica y mediante pruebas como, por ejemplo, el test de Haynes-Sackett (Haynes, Sackett, Taylor y Snow, 1979). Es un procedimiento poco eficaz, por diferentes razones. La más importante de todas ellas es que el médico suele sobrestimar la tasa de cumplimiento de su paciente, o no obtiene información relevante sobre ello. La segunda vía, también directa, es preguntar al paciente (p. ej., mediante autorregistros). Es un método más eficaz que el primero. Sin embargo, hay que tener en cuenta que el paciente puede sobrestimar su cumplimiento (o simplemente mentir para agradar a su médico o al investigador). Para evitar que el paciente diga al profesional lo que este quiere oír y sea sincero es fundamental establecer un clima de confianza, en el que tanto profesional como paciente trabajen juntos con la misma finalidad. En esta dirección existen diferentes pequeños cuestionarios que un profesional puede utilizar para que el paciente nos indique la adhesión y los motivos de la falta de esta. Quizás podemos señalar el diseñado por Morisky et al. (1986) como uno de los más empleados (tabla 24.1). Utilizar esta forma de evaluación nos permite trabajar al

TABLA 24.1 **Resumen de cuestionarios de evaluación de la adhesión terapéutica directos**

Contenido	Respuesta	Valoración/ comentarios
Test de Haynes-Sackett* (Haynes et al., 1979)		
La mayoría de los pacientes tienen dificultades en tomar todos sus comprimidos. ¿Tiene usted dificultades para tomar los suyos?	Sí/no	Sencillo, breve Recomendado en atención primaria Tiende a sobrestimar el tratamiento
Ante respuesta negativa: ¿Cuándo los toma?	Todos los días; muchos; algunos; pocos días o rara vez	
Muchas personas tienen dificultad en seguir los tratamientos ¿Por qué no me comenta cómo le va a usted?	Respuesta abierta	
Test de Morisky-Green (Morisky et al., 1986)		
¿Olvida alguna vez tomar los medicamentos para tratar su enfermedad?	Sí/no	Sencillo, breve Validado en muchas patologías Subestima la buena adhesión y sobrestima la no adhesión
¿Toma los medicamentos a las horas indicadas?	Sí/no	
Cuando se encuentra bien, ¿deja de tomar la medicación?	Sí/no	
Si alguna vez le sienta mal, ¿deja de tomar la medicación?	Sí/no	
Test de Hermes (Jabary et al., 1999)		
¿Puede decirme usted el nombre del medicamento que toma para la hipertensión arterial?	Sí/no	Sencillo Aplicable a cualquier patología Tiende a sobrestimar la adhesión
¿Cuántos comprimidos de este medicamento debe tomar cada día?	Acierta/falla	
¿Ha olvidado alguna vez tomar los medicamentos?	Sí/no	
En las últimas semanas, ¿cuántos comprimidos no ha tomado?	0, 1 o 2, más de 2	
¿Toma la medicación a la hora indicada?	Sí/no	
¿Ha dejado en alguna ocasión de tomar la medicación porque se encontraba peor tomándola?	Sí/no	
Cuando se encuentra bien, ¿se olvida de tomar la medicación?	Sí/no	
Cuando se encuentra mal, ¿se olvida de tomar la medicación?	Sí/no	
Test de Herrera Carranza† (Herrera, 2001)		
¿Sabe para qué le ha prescrito su médico tal(es) medicamento(s)?		Sencillo Aplicable a cualquier patología No validado Puede sobrestimar la adhesión
Me gustaría conocer cómo se siente después de terminar por completo su tratamiento		
¿Sabe cómo tiene que tomar su medicación?		
¿Ha puesto en conocimiento de su médico que ha terminado el tratamiento?		

(Continúa)

TABLA 24.1 **Resumen de cuestionarios de evaluación de la adhesión terapéutica directos *(cont.)***

Contenido	Respuesta	Valoración/ comentarios
Test SMAQ*‡ *(Knobel et al., 2002)		
¿Alguna vez olvida tomar la medicación?	Sí/no	Sencillo Puede usarse como semicuantitativo, asignándose un porcentaje de adhesión Tiende a sobrestimar la adhesión
¿Toma siempre los fármacos a la hora indicada?	Sí/no	
¿Alguna vez deja de tomar los fármacos si se siente mal?	Sí/no	
¿Olvidó tomar la medicación durante el fin de semana?	Sí/no	
En la última semana, ¿cuántas veces no tomó alguna dosis?	Ninguna, 1-2, 3-5, 6-10, más de 10	
Desde la última visita, ¿cuántos días completos no tomó la medicación?	Número de días	

*También conocido como Test de Cumplimiento Autocomunicado.
†Test dirigido a la vigilancia de la adhesión en farmacia comunitaria.
‡The SIDA Medication Adherence Questionnaire.

mismo tiempo sobre la relación terapéutica. La tercera vía es preguntar a algún familiar que convive con el paciente, y al que se le pide que «registre» el cumplimiento e informe de él. Es una vía más eficaz, pero plantea el problema de una intervención excesivamente directa en el comportamiento del paciente, que pierde en gran parte la «libertad» de conducta al verse sometido a la vigilancia del familiar. Esta tercera vía puede utilizarse cuando el paciente viene a consulta acompañado por un familiar que convive con él, dándonos la oportunidad de preguntarle por la adhesión terapéutica del paciente. En general, los familiares que acompañan al paciente suelen delatar fácilmente los errores en la adhesión y podemos utilizar de forma positiva el ambiente que se genera en la consulta para fomentar un clima de confianza y comprensión.

Dentro de la línea objetiva hay varias formas de evaluación que inicialmente pueden parecer un avance respecto de los enfoques subjetivos, pero todas tienen inconvenientes para valorar los comportamientos de adhesión terapéutica. Las unidades de dosis remanentes (p. ej., comprimidos) pueden contarse en las visitas al consultorio; sin embargo, los errores de recuento son comunes y tienden a sobrestimar el comportamiento de adherencia terapéutica (Matsui et al., 1994). Otra de las limitaciones es que puede no captarse información importante (p. ej., oportunidad de la dosificación y tendencias de las dosis perdidas) usando esta estrategia (Organización Mundial de la Salud, 2004). Una innovación reciente es el dispositivo electrónico de monitoreo (sistema de monitoreo del episodio de medicación [MEMS, por sus siglas en inglés]) que registra la fecha y la hora en las que se abrió un envase de medicamento y, por ende, describe mejor la manera en que los pacientes toman sus medicamentos (Cramer y Mattson, 1991). Lamentablemente, el coste de estos dispositivos excluye su uso generalizado. Desde una perspectiva poblacional, las bases de datos de las farmacias pueden usarse para comprobar el momento en que las prescripciones se despachan inicialmente, se despachan con el tiempo y se interrumpen de manera prematura. Un inconveniente de este enfoque es que la obtención del medicamento no asegura su uso. Además, tal información puede estar incompleta porque los pacientes pueden recurrir a varias farmacias o los datos pueden no captarse de manera sistemática. La valoración de la asistencia a citas programadas se usa también para valorar el cumplimiento.

Otro de los métodos objetivos que podemos utilizar se basa en determinar en alguno de los fluidos orgánicos, frecuentemente sangre, orina o saliva, algún metabolito o un marcador incorpo-

CUADRO 24.1 ■ Algunos problemas de los métodos de evaluación directa u objetiva

- Tienden a ser más incómodos e invasivos para el paciente, por ejemplo, al hacer las extracciones de sangre.
- Pueden aparecer falsos resultados debido a que se refieren a la última dosis tomada y no al régimen terapéutico; esto puede provocar evaluar como buen cumplidor al incumplidor de bata blanca.
- Pueden aparecer falsos cumplidores, ya que el paciente, al sentirse vigilado, puede sobrestimar el cumplimiento.
- La concentración encontrada en un fluido biológico puede variar por factores diferentes al cumplimiento (p. ej., la inducción del metabolismo por otros medicamentos, hábitos o diferencias genéticas).

rado a ellos; de esta forma se puede cuantificar la toma de la medicación. Una de las limitaciones de este procedimiento es que la presencia en estos líquidos corporales solo expresa que el medicamento ha sido ingerido, por lo que podemos tener falsos positivos. Son objetivos, específicos y proporcionan los mayores porcentajes de incumplimiento, pero a su vez son caros, complejos, limitados a ciertos fármacos y útiles en ensayos clínicos, pero tienen poca utilidad en atención primaria, por su elevado coste y porque se requiere una infraestructura sofisticada. En general, usados adecuadamente, y sobre todo con fármacos de vida media algo larga, permiten, además de valorar el cumplimiento, ajustar la prescripción para conseguir rangos terapéuticos óptimos. Es evidente que estos métodos objetivos directos constituyen, en teoría, la forma perfecta e ideal de controlar la adherencia de un paciente a su medicación. Sin embargo, presentan algunos problemas adicionales, tal como se muestra en el cuadro 24.1. Algunos de los fármacos que pueden detectarse mediante estos métodos son: digoxina, teofilina, derivados del gemfibrozilo, determinaciones de sodio en orina, determinaciones de metabolitos de riboflavina o bromuro sódico, determinaciones de trazadores en sangre como el fenobarbital, determinación de las concentraciones plasmáticas de fármacos antirretrovirales, determinación de salicilatos en orina de pacientes en tratamiento con mesalazina, tratamientos para la tuberculosis, medida de la concentración sérica de antidepresivos como sertralina y citalopram, etc. En ocasiones también se puede recurrir a la medida del efecto farmacológico del medicamento, por ejemplo, el diámetro pupilar con pilocarpina, la capacidad pulmonar con agonistas β2, la frecuencia cardiaca que nos señalará el cumplimiento del tratamiento con β-bloqueantes en el paciente hipertenso, etc. El resultado terapéutico también puede emplearse como reflejo de la adhesión terapéutica. Sin embargo, en la práctica acaba resultando poco útil, ya que atribuye al incumplimiento lo que puede ser ineficacia farmacológica.

Otro método similar al anterior es el conocido como «comprobación fingida». En este caso se propone al paciente que se definió como cumplidor realizar un análisis de orina para detectar en ella restos del medicamento tomado. Posteriormente se debe preguntar al paciente si cree que en la muestra de orina existirá mucho, poco o nada del medicamento; si responde que existirá mucho será un buen cumplidor, pero si la respuesta es nada probablemente es un incumplidor. Se puede realizar si existen dudas sobre el cumplimiento o si se quiere profundizar más en la detección de los no cumplidores.

En definitiva, y como resumen, podemos señalar que no hay ningún instrumento de medida que permita valorar todos los aspectos de la adherencia terapéutica y que constituya una referencia para la validación del resto de instrumentos. El método ideal debería ser altamente sensible y específico, permitir una medida cuantitativa y continua, fiable, reproducible, aplicable en diferentes situaciones, además de rápido, económico y tener una sensibilidad y especificidad siempre superiores al 80%. Por esta razón, se apuesta por el empleo de varios métodos que combinen medidas objetivas razonables y subjetivas. La solución que se ha recomendado para realizar una aproximación más exacta es el uso simultáneo de por lo menos dos métodos combinados para superar las carencias y limitaciones que todos presentan, así como conocer los indicadores de validez de cada uno. Numerosos estudios han utilizado más de un método, siendo dos la opción más utilizada, pero llegando a utilizarse hasta ocho indirectos distintos con los que se obtuvieron porcentajes diferentes de cumplimiento. Todo esto nos indica la dificultad que conlleva esta medición, así como la importancia de la elección de un buen método.

A pesar de todos los problemas que hemos comentado, la identificación de los pacientes incumplidores es una tarea necesaria y fundamental, por lo que los profesionales de la salud deben aplicar estos métodos, incorporándolos a la rutina diaria. Por esta razón, conviene emplear métodos sencillos que no consuman grandes esfuerzos o tiempo del que generalmente no se dispone. Aunque algunos autores recomiendan evaluar solamente a los pacientes que presenten riesgo de incumplimiento, la mejor opción es actuar sobre todos los pacientes. Sin embargo, la falta de tiempo y la masificación de las consultas dificultan adoptar esta decisión.

Explicación de la conducta de adhesión

La importancia que la conducta de adhesión o falta de adhesión de los regímenes terapéuticos ha tenido y tiene para el sistema sanitario, sobre todo en el marco de la atención primaria, ha producido una proliferación de estudios que han intentado explicarla. Aunque la teoría básica más utilizada es la teoría del refuerzo, las interrelaciones diádicas, particularmente aquellas que están más vinculadas con los cambios de conductas o actitudes y con la capacidad de influencia y persuasión, como la de médico-paciente, desempeñan un importante papel. Combinando ambos elementos muchos autores (Adams, 1965; Kelley y Thibaut, 1978) han analizado la interacción diádica en términos de un intercambio recíproco de recompensas y costes (teoría del intercambio social). En ese marco, la interacción se mantendrá si los beneficios son mayores que los costes (esto es, si es «reforzante» para cada uno de los actores) y cesará cuando no sea mutuamente reforzante para las partes implicadas. Sin embargo, en los resultados de este tipo de estudios se señala también que la experiencia de recompensas mutuas no garantiza la satisfacción con el intercambio a menos que la distribución de recompensas sea percibida como proporcional a la contribución al intercambio que hace cada actor. La importancia teórica y práctica de la justicia o injusticia percibida en el intercambio diádico es la base de la teoría de la equidad de Adams (1965). Por tanto, las teorías basadas en el intercambio social proporcionan un conjunto de ideas potencialmente valioso para entender la conducta de adhesión terapéutica o de su ausencia, complementando la más intuitiva y básica teoría del refuerzo.

La conducta de adhesión se ha explicado también mediante la teoría de la influencia social (v. cap. 14). Los autores que han investigado desde esta perspectiva conceptual subrayan el importante papel del poder en la explicación de la conducta de adhesión o falta de adhesión.

Otro marco teórico desde el que se ha intentado la explicación de la conducta de adhesión es la teoría de la atribución (Kelley, 1967). Como ya hemos explicado en capítulos anteriores, esta teoría sugiere que los cambios de la conducta autoatribuidos se mantienen en una mayor medida que los cambios de conducta atribuidos a un agente o fuerza externa. De hecho, el locus de control interno y el sentido de la autoeficacia (Bandura, 1977), dos conceptos relacionados con la autoatribución, ejercen un papel relevante en la conducta de adhesión. Un aumento del sentido de autoeficacia determina parcialmente la persistencia con que se mantiene la conducta de afrontamiento y, por tanto, tiene una relevancia obvia para la adhesión. El incremento de los sentimientos de autoeficacia del paciente implica en general el aumento de destrezas específicas que apoyan la adhesión terapéutica (Sitges et al., 2003). Los elementos de la teoría de la atribución deben considerarse junto con el análisis del papel de la motivación en el comportamiento (v. cap. 7). Los estudios al respecto, haciendo distinciones entre la motivación intrínseca y la extrínseca, han sugerido que cuando los pacientes reciben recompensas externas disminuye la persistencia comportamental, presumiblemente porque disminuye la motivación intrínseca. Por tanto, la adhesión continua a un régimen terapéutico puede requerir que se reduzcan los estímulos externos relevantes para que el paciente tenga más oportunidades de atribuirse a sí mismo el control de su conducta.

Finalmente, el estudio de los factores que influyen en la adopción y el mantenimiento de nuevos comportamientos saludables (entre los que se incluyen los de cumplimiento terapéutico) o en el cese de conductas insalubres ha sido un aspecto de especial interés dentro de los denominados modelos de cognición social (Legler et al., 2019). Estos modelos subrayan la relación directa entre los factores cognitivos y los comportamientos de salud. El foco de interés de estas propuestas se centra en las cogniciones o pensamientos como procesos que intervienen entre el estímulo observado y las respuestas en situaciones reales específicas. Entre estos modelos, la teoría de Albert Bandura (1997) insiste en el papel relevante de la autoeficacia percibida, entendida como los juicios que cada uno hace sobre sus capacidades, sobre cuya base organizará y ejecutará sus actos de modo que le permitan alcanzar el rendimiento deseado. De igual modo, como ya hemos señalado, la autoeficacia es uno de los predictores más poderosos de las conductas de salud.

Se ha realizado un intento de generar un modelo parsimonioso de explicación de la adhesión o falta de adhesión que pueda aplicarse a cualquier conducta que pueda prescribirse. Este modelo establece como hipótesis la interacción de tres componentes (capacidad, oportunidad y motivación [COM]) para producir una conducta (B) y puede ofrecer explicaciones de por qué un comportamiento recomendado no se incorpora debidamente. El modelo COM-B (Jackson et al., 2013) entiende la adhesión terapéutica como un continuo (fig. 24.1) que incluye iniciar la prescripción, la dosificación actual y la finalización del tratamiento (Jackson et al., 2013; Vrijens et al., 2012). La capacidad hace referencia a tener la disposición tanto mental como física de comprometerse con la conducta prescrita. La oportunidad se refiere a todos los procesos mentales que activan y dirigen el comportamiento (no solo las metas y las decisiones conscientes, sino también los hábitos, las respuestas emocionales, etc.). Finalmente, la motivación son los factores externos al individuo que hacen el comportamiento posible. Cada uno de estos componentes puede subdividirse en subcomponentes para capturar todos los aspectos importantes diferenciados en las investigaciones realizadas. La capacidad puede ser psicológica (comprensión del problema de salud y del tratamiento, memoria, capacidad de juicio, funciones ejecutivas, etc.) y física (capacidad para adaptar el estilo de vida, entre otros). La motivación se divide en reflexiva (percepción de enfermedad, creencias sobre el tratamiento, expectativas de resultado, autoeficacia, etc.) y automática (claves para la acción, estado emocional, trastorno emocional). Finalmente, la oportunidad puede ser física (costes, acceso o disponibilidad de la medicación, características físicas de la medicación como el sabor, olor o ruta de administración, la complejidad del régimen o el apoyo social, entre otros) y social (creencias culturales o religiosas, estigma de la enfermedad, miedo a la exclusión, etc.). Todas estas explicaciones de la conducta de cumplimiento o incumplimiento no son excluyentes en absoluto, sino complementarias, y aunque faltan estudios que procuren su integración y verifiquen la teoría empíricamente, es bastante prometedora.

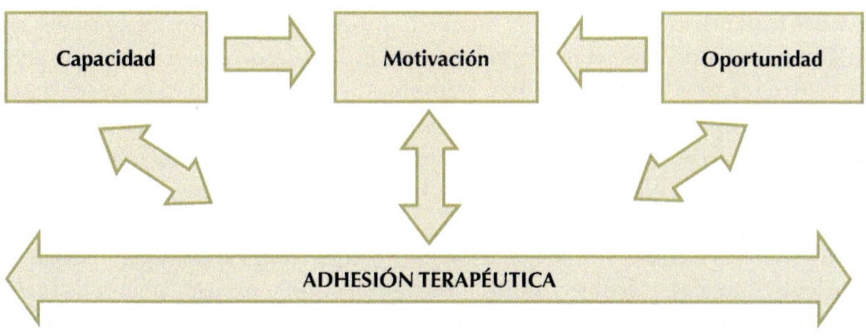

Figura 24.1 Representación gráfica del modelo COM-B.

Factores que influyen en la conducta de cumplimiento terapéutico

En las investigaciones sobre la conducta de adhesión terapéutica se han estudiado un conjunto amplio de factores explicativos de la adhesión o falta de adhesión, que se contemplan en una u otra teoría (Adams, 1965; Fajardo y Cruz, 1995; Kelley y Thibaut, 1978; Raven, 1983).

Un primer grupo de factores, que está claramente relacionado con la adhesión terapéutica, es el constituido por las peculiaridades del propio régimen terapéutico. Los tratamientos médicos tienen características muy diferentes: complejidad, duración, coste, efectos secundarios y grado en que exigen una modificación de los hábitos de vida del paciente. La *complejidad* del tratamiento viene dada por el número de fármacos a tomar, las dosis, las acciones, instrucciones o restricciones especiales, los cambios comportamentales implicados, etc. Cuanto mayor es la complejidad del tratamiento tanto mayor es la probabilidad de falta de adhesión. La *duración* del tratamiento es otro factor que los estudios han demostrado relacionado con la adhesión que tiende a disminuir con el tiempo. Los regímenes terapéuticos de larga duración están habitualmente asociados a enfermedades crónicas y sus efectos son más lentos y menos perceptibles (Sackett y Haynes, 1976). Los *efectos secundarios* del tratamiento prescrito es un factor ligado claramente a la adhesión. Cuando dichos efectos secundarios son negativos, la probabilidad de adhesión disminuye. Por último, los *efectos curativos percibidos* del tratamiento determinan claramente la adhesión. Si el paciente no percibe ningún efecto beneficioso del tratamiento, la probabilidad de adhesión disminuirá de manera significativa (Becker y Rosenstock, 1984). Dentro de este primer grupo de factores también hay que considerar los *costes* del tratamiento. En un sistema sanitario como el español este factor tiene cada vez más relevancia al empezar a incluirse mecanismos de copago, pero resulta aún más importante si dentro de él incluimos variables tales como la distancia a recorrer para recibir el tratamiento, el tiempo de espera en las consultas, los cambios en los hábitos y estilo de vida del paciente que implica o puede implicar el tratamiento, la aparición de efectos secundarios, la incompatibilidad horaria, etc. (Sackett y Haynes, 1976).

El segundo grupo de factores relacionados con el cumplimiento es el de las características de la enfermedad. En particular, la *gravedad de la enfermedad percibida* por el paciente y la *vulnerabilidad percibida a la enfermedad o sus consecuencias* tienen una relación claramente significativa con la adhesión. Debemos señalar que lo importante es la percepción del paciente, no siendo relevante la gravedad o vulnerabilidad real, ni las percibidas por el médico o cualquier otro profesional de la salud. Por otro lado, cuando la enfermedad cursa con síntomas que responden clara y rápidamente al tratamiento, la probabilidad de adhesión es mucho más alta (Becker y Rosenstock, 1984; Kelley y Thibaut, 1978). La percepción de gravedad a través de los síntomas en las enfermedades agudas suele ser mayor que en las crónicas, lo que hace que un mayor porcentaje de pacientes se adhiera a sus regímenes terapéuticos, incrementándose la falta de adhesión en las enfermedades crónicas hasta un 45% o más.

Un tercer grupo de factores está vinculado a las características psicosociales del paciente. La observancia del tratamiento viene determinada, como ya hemos visto, por *factores cognitivos y emocionales* (conocimientos, creencias, actitudes, estados de ánimo, características de personalidad, motivación, entre las más relevantes). Por ejemplo, los pacientes olvidan mucho de lo que el médico les dice, o los pacientes moderadamente ansiosos recuerdan más que los que están muy ansiosos o los que no lo están en absoluto. De igual modo, el *apoyo social* que recibe el paciente está directamente asociado con la adhesión. Por ejemplo, a mayor apoyo familiar, más adhesión (DiMatteo y DiNicola, 1982).

Un cuarto grupo de factores son los relacionados con el contexto social, en el que se incluyen aspectos sociales y culturales, así como hábitos o costumbres que el paciente realiza de forma habitual en su entorno, que pueden interferir en la conducta de adhesión terapéutica. Estos factores cobrarán mayor relevancia cuanto mayor sea el cambio en el estilo de vida que el paciente debe realizar.

Aun así, estos aspectos pueden ser igualmente relevantes en el caso de la adhesión a tratamientos farmacológicos, ya que las rutinas pueden entrar en conflicto con el momento en que debe tomarse la medicación. Por ejemplo, uno debe tomar la medicación a las 14 h sin haber comido en la hora anterior y la persona suele tomar un aperitivo con los amigos los fines de semana sobre las 13 h y come sobre las 14 h, lo que le dificulta la correcta utilización de la medicación prescrita. En este grupo de factores podemos incluir las variables sociodemográficas (fundamentalmente el género, la clase social y el estado civil; Becker y Rosenstock, 1984), que han sido muy estudiadas, aunque su aportación en la explicación de la conducta de adhesión no es en especial relevante, ya que no parece existir relación con la adhesión o hay muy poca. Algunos estudios han encontrado que las mujeres casadas se adhieren menos que las solteras, y que los hombres casados se adhieren más que los solteros (Vincent, 1971).

Finalmente, uno de los factores más relevantes para el cumplimiento de los tratamientos médicos es la interacción de médico y paciente. La buena *comunicación* es esencial para que el paciente se adhiera el tratamiento, siendo imprescindible para que se produzca un manejo adecuado de los elementos verbales, no verbales y paraverbales de la comunicación. Como ya comentamos al principio de este manual y en el capítulo 18, el profesional sanitario debe conocer y mejorar sus habilidades de comunicación. La buena comunicación toma tiempo, y ocurre cuando el estilo de relación del médico está «centrada en el paciente». La investigación ha demostrado que este estilo aumenta la adhesión y la satisfacción de los pacientes (Bosworth et al., 2011; Sackett y Haynes, 1976). Como comentamos anteriormente, que un paciente no se sienta escuchado o que no esté seguro de que su médico le haya entendido puede ser motivo suficiente para el abandono, o incluso para no iniciar el tratamiento prescrito por la desconfianza hacia su adecuación. Con una perspectiva de trabajo de adhesión terapéutica, un estilo de relación mutualista, unas buenas habilidades de comunicación y centrar nuestra intervención en el paciente lograremos incrementar la probabilidad de una buena adhesión terapéutica.

Seguimiento, mantenimiento y modificación del comportamiento de adhesión terapéutica

La restauración de la salud del paciente exige, como hemos visto, la adhesión al tratamiento correspondiente. La gestión del comportamiento de adhesión terapéutica implica la aplicación de conocimientos científicos y tecnologías (en este caso comportamentales) para conseguir la observancia del régimen terapéutico. Si consideramos los elementos «interpersonales», es el paciente el que debe tomar decisiones sobre la base de la interacción médico-paciente.

Hay dos caminos claramente diferentes para «gestionar la adhesión terapéutica», sobre todo para reducir las tasas de incumplimiento o falta de adhesión. El primero corresponde al ámbito de la conducta del paciente, y el segundo al ámbito de la conducta del profesional sanitario. Y por otro lado, hay tres momentos en los que intervenir (Fajardo y Cruz, 1995): el de prevención de la falta de cumplimiento, el del incremento de la adhesión y el de su mantenimiento.

En el primer momento, el objetivo son las acciones del profesional sanitario: incrementar la probabilidad de que el paciente acuda a la consulta, hacer que comprenda adecuadamente las prescripciones terapéuticas, reducir los aspectos aversivos de la prescripción y detectar a los pacientes que puedan tener bajo nivel de adhesión. En el segundo momento, el profesional debe facilitar la adhesión terapéutica del paciente, sobre todo adaptando la prescripción al estilo de vida del paciente, utilizando refuerzos tangibles y, cuando sea posible, contratos conductuales. En el tercer momento, deberá utilizar estrategias para implantar el autocontrol del paciente mediante programas de refuerzo.

Por lo que se refiere al paciente, cuatro aspectos son relevantes. El primero es el «refuerzo». La conducta de adhesión seguida de consecuencias placenteras, o de una reducción de consecuencias aversivas, se repetirá con mayor probabilidad. Además, si la generación de la conducta y de las consecuencias es autoatribuida su impacto sobre la adhesión será tanto mayor. Numerosos investigadores han demostrado la eficacia de los procedimientos de autorrecompensa. El segundo es el «autorregistro», particularmente deseable para identificar aquellos antecedentes claves y situaciones que son compatibles con la ejecución de la conducta de adhesión. De acuerdo con los pocos estudios disponibles, parece que el autorregistro no es muy útil para aumentar la adhesión. Sin embargo, puede ser un componente útil o incluso necesario de estrategias de cumplimiento de componentes múltiples, y también es relevante para implicar al paciente en su tratamiento, al generar una sensación de control expresado en las marcas sucesivas del registro. El tercero es el del contrato comportamental. Una de las principales ventajas de los procedimientos de «contrato comportamental» es que fuerzan al paciente a salirse de su papel de «enfermo/paciente» y le exigen asumir y especificar su responsabilidad por su propia conducta. Por otro lado, en la medida en que los pacientes ven el contrato como algo que les otorga capacidad de elegir, su adhesión puede ser reducida la reactancia social. Es decir, el paciente toma un control activo, decide y se compromete con la realización de determinadas conductas, aumentando la probabilidad de mantenerlas en el tiempo. El cuarto es el de entrenamiento en autoinstrucciones. En la medida en que los procesos autoinstruccionales (y otros de mediación cognitiva) modifican la percepción de la autoeficacia pueden producir un aumento de la adhesión. Las expectativas de eficacia determinan la persistencia con la que los pacientes continuarán intentando adherirse a un régimen terapéutico. El profesional de la salud debe conocer las expectativas del paciente sobre el proceso terapéutico y, en caso de ser divergentes de la realidad (por exceso o por defecto), debe tratar de ajustarlas, ya que la incongruencia entre la expectativa y lo que el paciente experimenta disminuirá la adhesión. Cuando se favorecen expectativas de adhesión apropiadas pueden reducirse los sentimientos negativos de desmoralización y desesperanza. El entrenamiento autoinstruccional puede ayudar a reducir estos sentimientos negativos, permitiendo que el paciente reetiquete o reinterprete la razón de su problema.

Finalmente, y como grupo diferente, existe un conjunto de técnicas destinadas en particular a la modificación de creencias, actitudes y atribuciones del paciente respecto de su enfermedad o de la propia prescripción terapéutica, que en la actualidad se suelen denominar de «psicoeducación». Estas técnicas ayudan a mejorar los conocimientos y las actitudes del paciente respecto a su enfermedad y su tratamiento, a que elabore estrategias para evitar los olvidos de adhesión y a combatir algunas de las barreras que dificultan o impiden la adhesión.

Por lo que se refiere al profesional sanitario el camino más importante pasa por mejorar su estilo de relación (y de comunicación) con el paciente. Diferentes autores han señalado diversas técnicas de presentar la información médica que son eficaces y que incluyen: simplificar las instrucciones usando un lenguaje claro; usar oraciones específicas y concretas; organizar la información, dividir los tratamientos complicados y complejos en partes más cortas y sencillas; subrayar la información clave, estableciendo lo que es importante y por qué, usar instrucciones escritas, y comprobar la comprensión del paciente (bien pidiendo que repita las instrucciones o que explique con sus propias palabras la información recibida) (Alonso et al., 2006). En el cuadro 24.2 se recoge un

CUADRO 24.2 ■ Estrategias que deben emplearse para mejorar el cumplimiento terapéutico de pacientes con hipertensión arterial

- Estrategias para mejorar los conocimientos y actitudes del paciente sobre la enfermedad y su tratamiento.
- Estrategias para evitar los olvidos en la toma de medicación.
- Estrategias de actuación ante los efectos adversos de la medicación.
- Estrategias para combatir las barreras de soporte social, familiar y sanitario.

Esta propuesta puede ser generalizada a muchas otras enfermedades.

Basado en Márquez et al., 2001.

caso concreto de diseño de estrategias para mejorar el cumplimiento en pacientes con hipertensión esencial (Márquez et al., 2001).

Los estudios relacionados con procedimientos que tienen que ver con estrategias de organización (modificar la prestación del servicio sanitario) han sido equívocos, y son necesarios más estudios y mejor diseñados para determinar, por ejemplo, si una supervisión más frecuente aumenta o no la adhesión.

Sin duda, si queremos asegurar la adhesión al tratamiento y el éxito terapéutico, son necesarias unas condiciones de trabajo con un entorno y un tiempo mínimos para atender al paciente, lo cual está muy alejado de la situación actual. El acto médico requiere un tiempo suficiente para la toma de decisiones, para trasladar al paciente las explicaciones oportunas, contestar sus dudas, confirmar que las instrucciones y explicaciones han sido comprendidas y, en definitiva, comunicarse con cada paciente de una forma adecuada. Cuando no ocurre así se crean tensiones entre el profesional sanitario y el paciente, aparecen la duda, la desconfianza, el equívoco y el abandono, y fracasa la relación médico-paciente, que es la causa central de los problemas relacionados con el fracaso o el éxito terapéutico. La participación del enfermo y la corresponsabilidad en la toma de decisiones es una asignatura pendiente tanto en la atención hospitalaria como en la primaria, donde la escasez de tiempo, por un lado, y la falta de una sensibilización previa desarrollada en la formación de pregrado y posgrado, por otro, hacen que el paciente sea, en la mayoría de los casos, mínimamente informado y rara vez consultado sobre los aspectos que interesan a su propia salud (Rodríguez-Marín, 2005 y 2006).

Abordaje multidisciplinario de la adhesión

Los profesionales de la salud han encontrado un interesante «punto de encuentro» en la adhesión terapéutica. Al principio cada profesional trataba, de manera aislada, de encontrar la forma de aumentar la adhesión terapéutica de sus pacientes ante su prescripción o recomendación (médica, farmacológica, psicológica, de enfermería, fisioterapia, etc.) sin lograr los resultados deseados. Podemos decir que la falta de adhesión y la necesidad de mejorarla ha unido los intereses de todos los profesionales de la salud, motivando su deseo de colaborar unos con otros para minimizar el problema. Así pues, existe un acuerdo generalizado sobre la necesidad de abordar la adhesión de forma multidisciplinaria mediante la utilización de tratamientos multifactoriales (Alonso et al., 2006; Bosworth et al., 2011; Orueta, 2006; Rigueira, 2001).

A pesar de este acuerdo, no existen directrices respecto a la mejor colaboración interprofesional posible con el objetivo de mejorar la adhesión terapéutica. En este apartado vamos a señalar los aspectos más relevantes de los diferentes profesionales implicados más directamente en este problema (médicos, farmacéuticos, enfermeros y psicólogos), indicando cuáles deberían ser sus principales aportaciones según sus posibilidades, conocimientos, tiempo y accesibilidad al paciente.

El médico es el primer eslabón en la atención sanitaria (en el sistema nacional de salud público) y es el responsable de la prescripción en la mayoría de las ocasiones. Su principal aportación para mejorar la adhesión terapéutica consiste en instaurar una atención «centrada en el paciente» y en proporcionarle información adecuada y comprensible, tal como ya hemos comentado. Para ello debe generar un buen clima, trabajar desde la mutualidad de la relación con el paciente y proporcionar información acerca del problema de salud de forma adecuada, así como sobre la próxima visita y su importancia. En el caso de la existencia de tratamientos farmacológicos debe informar sobre su objetivo (curativo, paliar los síntomas, profilaxis, etc.), forma de administración (principalmente vía, dosis y tiempos) y cualquier restricción relevante que se requiera (ayunas, no mezclar con alcohol, etc.). Entre los problemas habituales que el médico debe afrontar para la correcta intervención en adhesión terapéutica podemos destacar la falta de tiempo en atención primaria, la falta de formación o interés en esforzarse en la relación con el paciente y la falta de habilidad de comunicación del profesional. Sin embargo, es posible que el médico realice adecuadamente su labor, pero que no sea el momento adecuado para que el paciente reciba toda esta información. En atención especializada es habitual que el clínico informe de un diagnóstico negativo, como el de una enfermedad crónica, y que a continuación le detalle la información que el paciente necesita saber. En estos casos el problema es el momento, ya que el paciente probablemente se encuentre en la fase de *shock* que se produce ante el diagnóstico de una enfermedad crónica y sea incapaz de retener o incluso darse cuenta de la información que el médico le ha proporcionado. El resto de los profesionales de la salud no deben dudar de la buena actuación de sus colegas médicos y tienen que ayudar al paciente, bien proporcionando nuevamente la información (si se poseen conocimientos y datos suficientes) o bien sugiriéndole que vuelva al médico para resolver sus dudas.

El farmacéutico, por su parte, tiene una función clave, muchas veces olvidada o infravalorada: el control de la medicación prescrita antes de que sea administrada al paciente. Cualquier error en la prescripción de la medicación (por dosis demasiado altas o demasiado bajas, interacciones de la nueva medicación con otros medicamentos que el paciente ya está tomando, inadecuación de la prescripción por otros problemas de salud del paciente, etc.) puede y debería ser detectado por los profesionales de farmacia. Existen muchas fuentes de errores médicos y muchos esfuerzos se dirigen a minimizarlos en pro de la seguridad del paciente y del máximo beneficio en la salud. Esta labor es más difícil y a veces imposible de realizar en las oficinas de farmacia (ante un paciente nuevo), realizándose sobre cada prescripción en las farmacias hospitalarias. En la actualidad existen programas informáticos dirigidos precisamente a detectar interacciones de medicamentos que ayudan a que médicos y farmacéuticos no receten o dispensen dos fármacos incompatibles. El papel del farmacéutico en la adhesión terapéutica se centra en obtener información del paciente, informarle sobre la medicación y realizar estrategias de intervención específicas adaptadas a sus necesidades. Una de las ventajas del farmacéutico es que no es percibido por el paciente como una figura de tanta autoridad como el médico y suele interactuar con él de forma más relajada y ofreciendo más información que puede resultar de utilidad para intervenir en la adhesión terapéutica. Además, dispone de más tiempo para la interacción con sus pacientes, teniendo la posibilidad de citarlos en el despacho habilitado por ley para la atención farmacéutica, donde puede informarles e intervenir para incrementar su adhesión terapéutica. Su principal aportación para mejorar la adhesión terapéutica consiste en informar de manera apropiada sobre las prescripciones (farmacológicas y no farmacológicas), asegurando la comprensión por parte del paciente (en especial ante problemas asintomáticos o cuando se prescribe un cambio en el estilo de vida), la vía de administración, las dosis, los tiempos (ayudando al paciente a ajustarlo a su estilo de vida) y los posibles efectos secundarios, y resolver las dudas que el paciente pueda tener sobre el tratamiento en términos generales. Cuando la prescripción requiere la utilización de algún instrumento (jeringuilla, inhalador, etc.), es tarea del farmacéutico asegurarse de su correcta utilización, ya que en caso contrario los esfuerzos de adhesión del paciente resultarían en balde.

Otra de las figuras clave en el proceso de adhesión terapéutica es el personal de enfermería, y en particular en el caso de pacientes polimedicados o crónicos, cuya tasa de incumplimiento es especialmente alta. No son pocos los pacientes que salen de la consulta del médico sin entender por qué se les ha prescrito un medicamento, cómo deben tomarlo, cuáles son los efectos adversos, qué deben hacer si aparecen, interacciones con otros fármacos o restricciones que supone la toma del medicamento. En este sentido es muy importante el papel de la enfermería, ya que en muchos casos puede ser un profesional percibido por el paciente como más accesible, además de que una de las funciones de la consulta de enfermería es supervisar el cumplimiento de las indicaciones terapéuticas en pacientes con tratamientos prolongados. Para describir las conductas del paciente relativas al incumplimiento, existen diagnósticos enfermeros recogidos en la taxonomía de la North American Nursing Diagnosis Association (NANDA): «Gestión ineficaz de la propia salud (00078)» e «Incumplimiento (00079)». Como ya se ha descrito, son numerosas las estrategias posibles destinadas a promover la adhesión terapéutica, y la evidencia confirma que lo más efectivo es la combinación de varias de ellas y la individualización con cada paciente. La información oral y corroborada por escrito es una de las más recomendadas. Su objetivo es proveer al paciente (o en su defecto a la persona cuidadora principal) de la información necesaria sobre la enfermedad que padece y de los fármacos que son prescritos para esta. Una de las intervenciones de la *Nursing Interventions Classification* (NIC) recomendadas para estos diagnósticos es «Enseñanza de medicamentos prescritos (5616)», cuya definición es: «Preparación de un paciente para que tome de forma segura los medicamentos prescritos, y observar sus efectos». Todas y cada una de las actividades incluidas en esta intervención son realizadas cotidianamente por los enfermeros. En definitiva, debería incorporarse dentro de los programas de salud la valoración de la adhesión, en especial en el personal de enfermería de atención primaria, con el objetivo de evitar el incumplimiento terapéutico.

Por último, comentaremos la figura del psicólogo, que, aunque tiene una escasa representación en el sistema sanitario, en los casos en los que se trabaja conjuntamente con este profesional su aportación es fundamental. Su principal función se centra en la modificación de conductas, de pensamientos y sentimientos que puedan dificultar la adhesión terapéutica. En cada paciente debemos valorar una serie de variables cognitivas y emocionales que influirán en la realización o no de la conducta prescrita. Principalmente se trabajará con las creencias y expectativas del paciente, haciendo un análisis en profundidad y modificándolas cuando sea necesario. Los aspectos emocionales son muy relevantes, ya que cualquier miedo o aversión hacia el tratamiento prescrito puede ser suficiente para que la persona no se adhiera al tratamiento (miedo a las agujas, miedo a los efectos secundarios de la quimioterapia, etc.). Por tanto, la finalidad del trabajo del psicólogo consiste en determinar aquellos factores que están dificultando o impidiendo la correcta adhesión al tratamiento e intervenir en ellos para mejorar la adhesión.

Existen otros profesionales de la salud, de los que no hablaremos aquí, pero que también pueden, en determinados casos, contribuir de manera importante en la mejora de la adhesión terapéutica, como son los nutricionistas, los fisioterapeutas y los terapeutas ocupacionales.

Como conclusión, debemos señalar que se necesita una mayor colaboración interprofesional, que debe realizarse desde la base del respeto y la necesidad mutua. Podemos señalar los aspectos especialmente útiles en cada profesional, pero mejorando el conocimiento y la comunicación entre ellos se puede acceder y determinar de una manera más rápida y eficaz las necesidades de intervención en adhesión y el profesional más adecuado en cada caso. Aumentar la fluidez de la información interprofesional es la base para un trabajo eficaz en grupo sin solapamientos y sin intervenir en aspectos que a un profesional no le son propios. En los casos en que ya existen equipos multidisciplinarios (principalmente en el ámbito hospitalario o las clínicas privadas) esta comunicación es más sencilla y con pequeños cambios se alcanzarán grandes mejoras en adhesión. El problema reside en generar equipos entre profesionales por el simple hecho de que en ocasiones las interacciones no se consideran como algo habitual. Por ejemplo, un farmacéutico debe llamar por teléfono a un médico de cabecera para confirmar un tratamiento, para preguntar dudas o para pedirle consejo o sugerirle un cambio en el tratamiento prescrito sin que sea considerado una osadía o una infravaloración del médico. Asimismo, un médico debería poder hacer lo mismo antes de prescribir, en caso de dudas, sin que se ponga en entredicho su valía. Cualquiera de los dos podría pedir ayuda a un psicólogo para que intervenga en los miedos de su paciente o para que les ayude mejorando la percepción de autoeficacia de este, o en lo que se considere pertinente. Finalmente, el personal de enfermería puede ayudar enfatizando y recordando aquellos aspectos esenciales, así como informando al resto del equipo de las dificultades o resistencias que pueda detectar en su trato con el paciente. En definitiva, probablemente necesitamos una mayor implicación social del personal farmacéutico, del personal psicológico y del personal de enfermería en la adhesión terapéutica, una mayor concienciación del papel de cada uno de ellos en la población general, una mayor valoración por parte de las autoridades sanitarias de cada uno de estos profesionales y de la importancia del trabajo colaborativo para mejorar el trabajo multidisciplinario necesario en la adhesión terapéutica.

Bibliografía

Adams JS. Inequity in social exchange. In: Berkowitz E, editor. Advances in experimental social psychology. New York: Academic Press; 1965. p. 266-300.

Alonso MA, Álvarez J, Arroyo J, Ávila L, Aylón R, Gangoso A, et al. Adherencia terapéutica: estrategias prácticas de mejora. Notas Farmacoterapéuticas 2006;13:31-8.

Bandura A. Self-efficacy: the exercise of control. New York: Freeman and Co. Publishers; 1997.

Basterra M. El cumplimiento terapéutico. Pharm Care Esp 1999;1:97-106.

Becker MH, Rosenstock IM. Compliance with medical advice. In: Steptoe A, Mathews A, editors. Health care and human behaviour. London: Academic Press; 1984.

Bosworth HB, Granger BB, Mendys P, Brindis R, Burkholder R, Czajkowski SM, et al. Medication adherence: a call for action. Am Health J 2011;162:412-24.

Brus H, van der Laar M, Taal E, Rasker J, Wiegman O. Determinants of compliance with medication in patients with rheumatoid arthritis: the importance of self-efficacy expectations. Patient Education Counsel 1999;36:57-64.

Cramer JA, Mattson RH. Monitoring compliance with antiepileptic drug therapy. In: Cramer JA, Spilker B, editors. Patient compliance in medical practice and clinical trials. New York: Raven Press; 1991. p. 123-37.

DiMatteo MR, DiNicola DD. Achieving patient compliance: the psychology of the medical practitioner's role. New York: Pergamon; 1982.

Fajardo F, Cruz A. Adherencia terapéutica. In: Latorre JM, editor. Ciencias psicosociales aplicadas II. Madrid: Síntesis; 1995. p. 151-62.

Ferrer-Pérez VA. «Adherencia a» o «Cumplimiento de» prescripciones terapéuticas y de salud: concepto y factores psicosociales implicados. Revista de Psicología de la Salud 1991;7:35-61.

Haynes RB. Introduction. In: Haynes RB, Taylor DW, Sackett DL, editors. Compliance in health care. Baltimore: Johns Hopkins University Press; 1979. p. 1-10.

Haynes RB, Sackett DL, Taylor DW, Snow JC. Appendix 1: Annotated and indexed bibliography on compliance with therapeutic and preventive regimens. In: Haynes RB, Taylor DW, Sackett DL, editors. Compliance in health care. Baltimore: The Johns Hopkins University Press; 1979. p. 337-43.

Herrera J. El incumplimiento terapéutico como problema relacionado con medicamentos diferenciados. Pharm Care Esp 2001;3:446-8.

Jabary NS, Castrodeza J, Monfa JM, Sousa F, Plagaro MF, Martín A. Validación de un nuevo test para determinar el cumplimiento terapéutico en pacientes hipertensos: Test Hermes. Hipertensión 1999;16:298-303.

Jackson CA, Eliasson L, Barber N, Weinman J. Applying COM-B to adherence: a suggested framework for research and interventions. Eur Health Psychol 2014;16:7-17.

Johnson MJ. The Medication Adherence Model: a guide for assessing medication taking. Res Theory Nurs Pract 2002;16:179-92.

Kaplan De-Nour A, Czaczkes JW. Personality factors in chronic hemodialysis patients causing noncompliance with medical regimen. Psychosom Med 1972;34:333-44.

Kelley HH. Attribution theory in social psychology. In: Levine D, editor. Nebraska Symposium on Motivation. Lincoln: University of Nebraska Press; 1967. p. 192-238.

Kelley HH, Thibaut JW. Interpersonal relations: a theory of interdependence. New York: Wiley; 1978.

Knobel H, Alonso J, Casado JL, Collazos J, González J, Ruiz I, et al. Validation of a simplified medication adherence questionnaire in a large cohort of HIV-infected patients: the GEEMA Study. AIDS 2002;16:605-13.

Kucukarslan SN. A review of published studies of patients' illness perceptions and medication adherence: lessons learned and future directions. Res Social Adm Pharm 2012;8:371-82.

Legler SR, Beale EE, Celano CM, Beach SR, Healy BC, Huffman JC. State gratitude for one's life and health after an acute coronary syndrome: prospective associations with physical activity, medical adherence and re-hospitalizations. J Posit Psychol 2019;14:283-91.

Lehane E, McCarthy G. Intentional and unintentional medication non-adherence: a comprehensive framework for clinical research and practice. A discussion paper. Int J Nurs Stud 2007;44:1468-77.

Márquez Contreras E, Casado Martínez JJ, Márquez Cabeza JJ. Estrategias para mejorar el cumplimiento. Formación Médica Continuada 2001;8:558-73.

Márquez Contreras E, de la Figuera von Wichmann M, Roig Ponsa L, Naval Chamosa J. El cumplimiento terapéutico en la hipertensión arterial en España, según la opinión de los médicos de familia. Proyecto Cumplex. Aten Primaria 2007;39(8):417-23.

Matsui D, Hermann C, Klein J, Berkovitch M, Olivieri N, Koren G. Critical comparison of novel and existing methods of compliance assessment during a clinical trial of an oral iron chelator. J Clin Pharmacol 1994;34:944-9.

Morisky DE, Green LW, Levine DM. Concurrent and predictive validity of a self-reported measure of medication adherence. Med Care 1986;24:67-74.

Nogués X, Sorli ML, Villar J. Instrumentos de medida de adherencia al tratamiento. An Med Interna 2007;24:138-41.

Organización Mundial de la Salud. Adherencia a los tratamientos a largo plazo. Pruebas para la acción. Ginebra: OMS; 2004.

Orueta R. Evidencias disponibles para favorecer y mejorar la adherencia terapéutica. Rev Clin Med Fam 2006;1:185-92.

Raven BH. Interpersonal influence and social power. In: Raven BH, Rubin JZ, editors. Social psychology. New York: Wiley; 1983. p. 399-443.

Rigueira A. Cumplimiento terapéutico: ¿qué conocemos de España? Aten Primaria 2001;27:559-68.

Rodríguez MA, García-Jiménez E, Amariles P, Rodríguez A, Faus MJ. Revisión de tests de medición del cumplimiento terapéutico utilizados en la práctica clínica. Aten Primaria 2008;40:413-7.

Rodríguez-Marín J. Cumplimiento de regímenes terapéuticos y calidad asistencial. Revista de Calidad Asistencial 2006;21:255-63.

Rodríguez-Marín J. Cumplimiento terapéutico del paciente y seguridad clínica. Monografía Humanitas. Número Monográfico sobre Seguridad Clínica 2005;8:81-90.

Rodríguez-Marín J, Neipp MC. Manual de psicología social de la salud. Madrid: Síntesis; 2008.

Sackett DL, Haynes RB. Compliance with therapeutic regimens. Baltimore, MD: John Hopkins University Press; 1976.

Sitges E, Rodríguez-Marín J, Martín Aragón M, Pastor MA, Mira JJ. Cumplimiento terapéutico y autoeficacia percibida en la rehabilitación física. In: Piña JA, Obregón FJ, Vera JA, editors. Psicología y salud en Iberoamérica. Hermosillo: Universidad de Sonora; 2003. p. 215-34.

Vincent P. Factors influencing patient noncompliance: a theoretical approach. Nurs Res 1971;20:509-16.

Vrijens B, De Geest S, Hughes DA, Przemyslaw K, Demonceau J, Ruppar T, et al. A new taxonomy for describing and defining adherence to medications. Br J Clin Pharmacol 2012;73:691-705.

CAPÍTULO 25

Educación en salud

Diana Jiménez-Rodríguez Isabel Morales-Moreno

PUNTOS CLAVE

- La educación en salud ofrece una oportunidad de aprendizaje y de empoderamiento en salud de las personas, potenciando la motivación y la autoeficacia.
- La educación en salud abarca todas las estrategias que actúan sinérgicamente junto con otras iniciativas dirigidas a conseguir que la salud sea un patrimonio colectivo.
- La estrategia mundial sobre salud digital 2020-2025 de la Organización Mundial de la Salud pretende fortalecer la aplicación de tecnologías de salud digital con el fin de mejorar los sistemas de salud mediante el empoderamiento de los pacientes y hacer realidad la visión de la salud para todos.
- Existe un enorme potencial de las tecnologías de la información y la comunicación (TIC) aplicadas a la educación en salud por sus múltiples ventajas como la accesibilidad, la flexibilidad, la comunicación rápida, efectiva, económica y su potencial en la mejora de la salud.
- Para la implementación de las TIC es necesario abordar adecuadamente los desafíos existentes tanto a nivel del usuario como a nivel de los profesionales y de las instituciones sanitarias. Todo ello con el fin de promover un acceso universal, equitativo y asequible; además de poseer unas adecuadas infraestructuras y un marco jurídico apropiado.
- Las TIC aplicadas a la salud deben garantizar la seguridad y confidencialidad de los datos sensibles, impidiendo el acceso o el uso no autorizados.
- Las TIC pueden aplicarse en la prestación de servicios bajo la modalidad de telesalud, mejorando la provisión de atención de salud en los usuarios del sistema sanitario.
- El uso de las redes sociales en la mejora de la salud nos permite un movimiento de acercamiento del paciente a la persona.

La educación en salud: bases conceptuales, evolución y estrategias de intervención

En este capítulo se abordan los aspectos generales de la educación en salud y su evolución en el tiempo hasta conectar con las tecnologías de la información y la comunicación (TIC).

La educación en salud es un concepto integral que unifica los términos educación y salud, potenciándolos bajo dinámicas sinérgicas que se establecen entre ellos, adoptando así un alcance mucho más amplio que la suma de ambas partes.

Remontándonos a sus orígenes, la educación fue definida como fenómeno que caracteriza la vida del ser humano, siendo una constante en su realidad social tanto formal como informalmente, cuya función vital ha acompañado al ser humano a lo largo del transcurso de su historia. De igual manera, salud-enfermedad constituyen un proceso vital humano de carácter histórico, determinado socialmente, influenciado por los progresos en la concepción de la salud y por los avances de la sociedad del bienestar (Valadez et al., 2004).

Es un hecho conocido que los conocimientos y las prácticas en relación con la salud son muy importantes tanto en la prevención de las enfermedades como en su cuidado, pasando de unas generaciones a otras, influenciados por las creencias del momento y por los avances de la ciencia. De hecho, en el primer código de higiene escrito (siglo XV a. C.), se describen numerosas recomendaciones sobre conductas a adoptar por los individuos y por la comunidad para proteger tanto la salud individual como la colectiva (Hanlon et al., 1960).

Desde el punto de vista histórico, la educación sanitaria ha ido evolucionando de forma simultánea al concepto de salud y enfermedad, siendo difícil entender sus diversos enfoques si no se tienen en cuenta las coordenadas socioculturales, políticas e históricas del contexto en el que se han desarrollado. La conferencia de la Organización Mundial de la Salud (OMS) celebrada en Alma Ata en 1978 sirvió para lanzar la estrategia de atención primaria a nivel mundial, marcando un antes y un después incuestionable (Carbone et al., 2019).

La conferencia de Alma Ata supuso un verdadero motor de transformación de muchos sistemas sanitarios de todo el mundo, iniciando un camino sin precedentes hacia el preventivismo no solo en las ideas, sino también en las prácticas asistenciales.

Teniendo en cuenta este devenir histórico y este hito que marcó un antes y un después, según Salleras Sanmartí podemos distinguir dos grandes etapas o periodos en la evolución del concepto y contenido de la educación en salud (Salleras 1985):

1. Un primer periodo que podríamos llamar clásico, que va desde inicios del siglo XX hasta la década de 1970. En el concepto de educación sanitaria solo se incluían las acciones educativas dirigidas al individuo y que tendían a responsabilizarle de su propia salud, y su objetivo único eran las conductas relacionadas con el fomento y protección de la salud. Se trataba de modificar las conductas insanas relacionadas con lo que hoy en día conocemos como promoción de la salud.
2. Una segunda etapa se inicia a finales de la década de 1970, donde los conceptos y objetivos sufrieron un cambio importante. La modificación de los factores externos (y no solo los internos) en sentido favorable pasó a ser uno de los objetivos de la educación sanitaria, la cual, además de incidir sobre los individuos, debía promover también cambios ambientales y sociales que fuesen necesarios para que el cambio de conducta pudiese llevarse a cabo y mantenerse.

Así, la educación de los pacientes se integró dentro de la educación sanitaria, al comprobarse que la conducta humana no solo es importante en la fase de promoción de la salud, sino que también lo es en la restauración de esta, en especial en las situaciones de cronicidad, en las cuales la participación activa del paciente y el cumplimiento del régimen terapéutico son fundamentales para su curación o control. Finalmente, y también como consecuencia del desarrollo del concepto de salud a nivel comunitario, la capacitación de individuos, grupos y colectividades fue considerada como uno de los retos de la educación sanitaria (Salleras, 1985).

Ese proceso de formación, de responsabilización del individuo a fin de que adquiera los conocimientos, actitudes y hábitos básicos para la promoción de la salud tanto a nivel individual como a nivel colectivo es como la OMS lo definiría años después, ya cruzado el umbral del siglo XXI, cuando la digitalización de prácticamente todos los entornos de nuestra vida ya se había iniciado, habiendo importantes connotaciones de innovación en este ámbito (Organización Mundial de la Salud, 2005). Mejorar la salud desde la educación se erigía como una metodología de trabajo hacia la población, orientada a la adquisición tanto de conocimientos como de habilidades en el autocuidado y en la toma de decisiones sobre su propia salud.

Quizá haya tantas definiciones como organismos intervinientes en la mejora de la salud de las personas, hecho común a otras problemáticas de tipo sociosanitario. Pero todas las definiciones evidencian que, al igual que ocurre con el concepto de salud, la educación sanitaria también es un proceso dinámico, de ahí la necesidad de enmarcarla como un verdadero proceso evolutivo y permanente.

En el estudio conceptual, cabe identificar las diferencias entre educación en salud y educación para la salud; si bien ambos términos denotan sentidos similares, no son sinónimos. La educación para la salud se entiende como una herramienta (Salleras, 1985); tiene un marcado carácter instrumental, no comprendiendo un fin en sí misma, y, por ende, abarca todas aquellas medidas que sirven para conseguir los objetivos de la educación en salud.

En 1954 la OMS, en uno de sus primeros informes sobre educación sanitaria, agrupó en tres grandes bloques sus objetivos generales (World Health Organization, 1954):

1. Integrar la educación sanitaria en los valores reconocidos por la comunidad.
2. Ofrecer conocimientos suficientes y capacidad práctica para resolver problemas de salud.
3. Favorecer el desarrollo de los servicios sanitarios.

A partir de ahí, los objetivos se han ido modificando, adaptando y enfocando hacia aspectos más específicos, que en todo momento permitan (Macías y Arocha, 1996):

- Modificar las conductas negativas relacionadas con la promoción y restauración de la salud.
- Favorecer conductas nuevas, positivas, favorables a la promoción y restauración de la salud.
- Capacitar a los individuos para que puedan participar en la toma de decisiones sobre la salud de su comunidad.
- Promover cambios ambientales favorables a los cambios conductuales preconizados.

Desde que se sentaran las bases de la educación sanitaria y la educación para la salud, muchas han sido las transformaciones que han experimentado las sociedades y, por tanto, también la situación de salud de las personas. Veinte años después, analizamos cómo esos pilares fundamentales siguen permitiendo informar, motivar, ayudar, propiciar cambios, promover la enseñanza e incrementar conocimientos para que todas las personas, sean cuales sean sus edades, sus circunstancias o sus problemáticas de salud, dispongan de herramientas para poder cuidar y mejorar su salud.

En este tiempo, han aparecido algunos conceptos relacionados con el campo de la educación sanitaria, tales como la alfabetización en salud. La alfabetización en salud es un concepto emergente considerado por la OMS como un determinante social de la salud básico para las poblaciones, que incorpora elementos propios del campo de la salud y del campo educativo, siendo un indicador de resultado de la educación sanitaria (Nutbeam, 1998). La alfabetización en salud se ha construido bajo la idea de que tanto la salud como la alfabetización son elementos básicos para la vida diaria. Nuestro nivel de alfabetización afecta directamente a nuestra capacidad no solo para actuar sobre la información de salud que recibamos, sino también para tener más control de nuestra salud como individuos, familia o comunidad. Se hace necesario, por tanto, evaluar las deficiencias o potencialidades de las capacidades de la población y obtener indicadores que nos permitan generar actuaciones sobre la base de datos científicos, que se adapten a las necesidades y capacidades de esta, con el fin de mejorar los resultados en salud de la población (Bas et al., 2015).

Si bien hay infinidad de modelos y métodos, se partió de una clasificación inicial que podemos resumir de forma muy sencilla en dos grandes tipologías que Salleras adaptó de la propuesta de la OMS: métodos unidireccionales o indirectos y métodos bidireccionales o directos (Salleras, 1985). La diferencia estriba en la manera de establecer la comunicación y el intercambio de mensajes; son bidireccionales si permiten un intercambio dinámico y continuo y unidireccionales si no permiten el *feedback* o retroalimentación.

Existen métodos que resultan difíciles de incluir en esta clasificación, puesto que a lo largo del tiempo han cambiado las distintas concepciones, haciendo que algunos medios que antes eran claramente unidireccionales contengan en la actualidad una clara interrelación dinámica entre las dos partes que intervienen en el proceso educativo.

Teniendo en cuenta todas estas etapas, cómo se han ido moldeando los objetivos y también cómo diferentes aspectos influyen en la capacidad de las personas para adquirir conocimientos y nuevos comportamientos que mejoren su estado de salud, cabe plantearse cuál es la mejor estrategia o el mejor método para conseguirlo, en un entorno cambiante donde la vida diaria se digitaliza a gran velocidad, con nuevas formas de comunicación humana, de relacionarnos e informarnos a través de las TIC.

La evidencia sobre las intervenciones para el cambio de conducta ha ido demostrando en los últimos años la utilidad de las estrategias cognitivo-conductuales en educación sanitaria (Alcántara et al., 2015).

Las intervenciones para el cambio de conducta más intensivas se asocian con mayor magnitud y duración del beneficio. Las intervenciones individuales sobre un solo factor de riesgo tienen escaso impacto en la salud de las personas y sus determinantes, por lo que se aconseja el abordaje integral de las conductas susceptibles de cambio para mejorar el estilo de vida (Ministerio de Sanidad, Servicios Sociales e Igualdad, 2015).

Múltiples intervenciones para el cambio de conducta se han basado en el modelo de los estadios del cambio (Zimmerman et al., 2000). Las personas cambian su conducta transitando a través de una serie de etapas, por lo que el profesional debe hacer una intervención adaptada al estadio en el que se encuentre la persona. Este modelo tiene limitaciones para abordar comportamientos complejos o para intervenir sobre más de una conducta al mismo tiempo, y la evidencia sobre su efectividad en atención primaria es controvertida (Córdoba et al., 2020).

Más recientemente se promueve el modelo de la rueda del cambio, donde en el centro se hallan la capacidad, la motivación y la oportunidad como fuentes de comportamiento, y a su alrededor otros factores que influyen (Michie et al., 2011). La mayoría de las recomendaciones internacionales proponen que las intervenciones conductuales y de consejo se basen en la estrategia de las cinco aes del *U.S. Preventive Services Task Force* (USPSTF): averiguar, aconsejar, acordar, ayudar y asegurar (U.S. Preventive Services Task Force, 2014).

Se recomienda evaluar los diferentes riesgos para la salud presentes en un individuo en un momento determinado, su disposición a cambiar una conducta, el apoyo social y el acceso a recursos de su comunidad (Kottke et al., 2016).

A partir de esta valoración, el profesional sanitario intervendrá intentando aumentar la motivación y la autoeficacia del individuo, recomendando un asesoramiento personalizado, priorizando la conducta a cambiar según el riesgo, pero también según la disposición al cambio de la persona, estableciendo metas factibles a corto y medio plazo, en una toma de decisiones compartida (Córdoba et al., 2020).

Con estas evidencias de las intervenciones en educación sanitaria que poseen mayor efectividad, terminamos este apartado, en el cual hemos compilado de una forma sencilla la evolución conceptual y metodológica de la educación sanitaria, así como de los elementos relacionados con ella, para conseguir una meta que no ha cambiado desde el principio y que, en definitiva, fue y sigue siendo conseguir que la salud sea un patrimonio colectivo.

Desafíos en el empleo de las TIC en educación en salud

Para la OMS, las tecnologías digitales son determinantes del futuro de la salud mundial y así lo indica en el vigente proyecto de estrategia mundial sobre salud digital 2020-2025 (Organización Mundial de la Salud, 2021), encaminado a la aplicación de tecnologías de salud digital con el fin de fortalecer los sistemas de salud mediante el empoderamiento de los pacientes y hacer realidad la visión de la salud para todos. Como antecedentes, el informe de Cibersalud (EB115/39) en 2004, la resolución WHA58.28 de la OMS en 2005 y posteriormente la Estrategia y Plan de acción sobre eSalud (2012-2017) de la OMS (Organización Mundial de la Salud, 2011) exigían una reestructuración profunda de los sistemas de información y se insistió en el potencial de las TIC para lograr un incremento en la eficacia de los servicios de salud, en el acceso y la calidad de la atención sanitaria. De esta forma, en las diferentes resoluciones e informes sobre cibersalud *(e-health)*, la Asamblea Mundial de la Salud insta a los Estados miembros a diseñar e implementar un plan estratégico de cibersalud a largo plazo de aplicación en los diferentes ámbitos de la salud, donde se indica la necesidad de promover un acceso universal, equitativo y asequible, además de poseer unas adecuadas infraestructuras y un marco jurídico apropiado.

En el cuadro 25.1 se pueden consultar los aspectos generales de la actual estrategia mundial sobre salud digital 2020-2025 (Organización Mundial de la Salud, 2021).

De esta forma, queda patente que el empleo de las TIC en salud es una recomendación internacional y que cada vez se utilizan más, fundamentalmente por la transformación digital que se está viviendo a nivel social y por los compromisos adquiridos por los Estados miembros de la OMS en esta materia.

En el caso concreto que nos ocupa, la educación en salud, consideramos las TIC un elemento muy adecuado para capacitar a la población. Además, puede contribuir a aumentar la participación y/o motivación de los pacientes hacia el seguimiento de programas saludables gestionados de forma remota. Esto se debe a que las TIC tienen la ventaja de ser una forma de comunicación rápida, efectiva y económica, ya que se realizan a través de dispositivos accesibles como pueden ser teléfonos inteligentes, ordenadores y tabletas (Gil y Rodríguez-Porrero, 2017). En sus inicios, el gran potencial de las TIC para mejorar la educación sanitaria se dirigía a su implementación para pacientes que residían en zonas rurales y de difícil acceso (Sargeant, 2005), pero poco a poco se ha generado la expansión de dichas tecnologías y, por supuesto, la pandemia por COVID-19 ha acelerado todos los procesos de implementación debido a la necesidad de generar entornos seguros y evitar la propagación del virus (Hagge et al., 2020).

No obstante, aunque existen múltiples ventajas en su empleo, la integración implica desafíos importantes que pasamos a describir a continuación.

DESAFÍOS PARA LOS USUARIOS

Emplear conferencias o seminarios *online* para la educación en salud, tanto individuales como grupales, puede ser una opción muy interesante para la mayor parte de la población, ya que se

CUADRO 25.1 ■ Aspectos generales de la estrategia mundial sobre salud digital 2020-2025

Principios rectores

1. Reconocer que la institucionalización de la salud digital en los sistemas de salud nacionales requiere que los países adopten decisiones y se comprometan.
2. Reconocer que las iniciativas de salud digital, para ser eficaces, precisan una estrategia integrada.
3. Promover el uso adecuado de las tecnologías digitales para la salud.
4. Reconocer la acuciante necesidad de abordar los principales obstáculos que enfrentan los países menos adelantados para implantar las tecnologías de salud digital.

Objetivos estratégicos

1. Promover la colaboración en el plano mundial y fomentar la transferencia de conocimientos de salud digital.
2. Impulsar la ejecución de estrategias nacionales de salud digital.
3. Fortalecer la gobernanza en pro de la salud digital en los planos mundial, regional y nacional.
4. Propugnar sistemas de salud centrados en las personas facilitados por medio de la salud digital.

Marco de acción

1. Comprometerse.
2. Catalizar.
3. Medir.
4. Mejorar e iterar.

pueden ver en tiempo real y/o cuando el usuario desee mediante el visionado de la grabación, lo que le permite revisar conceptos (Dedeilia et al., 2020). No obstante, en este sentido nos encontramos con varios desafíos:

- *Falta de competencias digitales o alfabetización digital.* Es necesario mejorar las actitudes, prácticas y alfabetización de la población. En este sentido, es importante diferenciar la existencia de dos protagonistas en la «migración digital»: los «nativos digitales», que poseen la facilidad innata para manejar y alcanzar niveles superiores de destrezas en el manejo de los dispositivos digitales debido a que pertenecen a generaciones cuya lengua nativa es el idioma digital de los ordenadores, los videojuegos e internet, y los «inmigrantes digitales», que pertenecen a generaciones de la era predigital y no están acostumbrados a estos dispositivos (Prensky, 2001). Y es precisamente esta población a la que hay que atender para saltar la brecha digital en la que se pueden encontrar. Esto es aplicable tanto para usuarios como para profesionales.
- *Problemas técnicos y falta de sustentabilidad.* Para que el usuario incorpore las TIC, es fundamental que cuente con un adecuado acompañamiento que pueda enseñar en el uso y resolver problemas técnicos (Carneiro et al., 2021).
- *Necesidad de interacción.* Ya sean conferencias, seminarios o cualquier otra herramienta en línea empleada, es necesario fomentar la interacción para proporcionar un aprendizaje activo y atractivo (Reinholz y French, 2020). Así, para una correcta adquisición de los conocimientos los usuarios deben comprometerse, implicarse e interaccionar.
- *Alfabetización mediática y de información.* Se refiere al uso de motores de búsqueda y la evaluación de la fiabilidad de la información de la amplia variedad de fuentes (Norman y Skinner, 2006). Este es un gran desafío, por lo que se debe evitar una inadecuada interpretación de la información encontrada.

DESAFÍOS PARA LOS PROFESIONALES

La pandemia por COVID-19 supuso una llamada a la acción para la implementación e integración de salud digital (Ohannessian et al., 2020), por lo que actualmente los profesionales sanitarios perciben las ventajas de su uso (Jiménez-Rodríguez et al., 2020). No obstante, se enfrentan a los siguientes desafíos:

- *Competencia digital.* Ciertamente las tecnologías lo están transformando todo y la pandemia por COVID-19 ha impulsado el uso de las TIC en distintos ámbitos como el que nos ocupa, la educación en salud. Por tanto, los profesionales precisan capacitación para poder adaptar y adecuar su trabajo a la demanda existente (Craig y Calleja, 2014; Jiménez-Rodríguez et al., 2020; Portnoy et al., 2020; Stoll et al., 2020). Dicha capacitación debe integrar conocimientos teóricos y experiencia práctica sobre cómo las TIC pueden ayudar a mejorar y agilizar su trabajo y planificación de servicios para una mayor eficiencia, alcance comunitario y capacidad de los profesionales (Sit et al., 2020).
- *Posible naturaleza impersonal.* Se sugiere tener en cuenta la naturaleza personal/impersonal de una TIC específica, pues puede ser un factor en su efectividad (Dogba et al., 2019). Por tanto, debe tenerse en cuenta cuando se diseña una estrategia de salud digital. La implementación exitosa de intervenciones de educación en salud precisa un liderazgo estable y una comunicación y una asociación efectivas (Sit et al., 2020).
- *Seguridad, confidencialidad y privacidad.* Este es uno de los grandes desafíos cuando se trabaja con las TIC y se gestionan datos sensibles (Stoll et al., 2020; Organización Mundial de la Salud, 2021). Para evitar problemas de esta índole, el profesional debe cumplir estrictamente la normativa vigente en materia de protección de datos personales (Ley Orgánica 3/2018, de 5 de diciembre, de Protección de Datos Personales y garantía de los derechos digitales, 2018). Así, los datos deben ser tratados garantizando su seguridad y confidencialidad, impidiendo el

uso o acceso no autorizado a los datos y al equipo utilizado, con sujeción al deber de secreto profesional. De la misma forma, debe seguir estrictamente las medidas de seguridad de la institución en la que trabaje y notificar los incidentes de seguridad que se detecten.

- *Problemas de comunicación específicos de la tecnología.* El entorno digital puede conllevar posibles problemas como una mayor dificultad para establecer una conexión con el paciente, la interrupción del flujo de la conversación, averías de las plataformas, etc. (Shaw et al. 2020).
- *Educación sanitaria basada en la evidencia.* Es un gran desafío para el profesional seguir trabajando sobre la base de la evidencia científica; por ello, consideramos adecuado incorporar redes de trabajo en TIC para apoyar la creación de herramientas con evidencia científica y que apoyen el aprendizaje de las competencias tecnológicas y su utilización en los más variados contextos (Carneiro et al., 2021). Además, se debe disponer de herramientas en las que se favorezca la búsqueda virtual segura de información, donde el usuario puede tener acceso a bases de información contrastada con la evidencia científica (Fernández et al., 2016).

DESAFÍOS PARA LAS INSTITUCIONES SANITARIAS

De forma general, las herramientas o las intervenciones de salud digital tienen un enorme potencial para mejorar la salud y la prestación de servicios de salud al mejorar la eficacia, la eficiencia, la accesibilidad, la seguridad y la personalización. No obstante, para lograr dichas mejoras las instituciones deben estudiar el impacto de la implementación en un entorno determinado (Murray et al., 2016). A continuación, se muestran algunos de los desafíos para las instituciones sanitarias:

- *Alcance y aceptación de la población.* Es necesario tener conocimiento de la percepción de la población sobre su aceptación. Existen diversos estudios que evalúan dicha percepción con resultados muy positivos para el empleo de herramientas digitales (Jiménez-Rodríguez et al., 2021). En añadido, la pandemia por COVID-19 ha impulsado la estrategia digital en todos los sectores de la sociedad.
- *Inversión económica y compromiso.* Los modelos de sostenibilidad e ingresos deben considerarse al principio del proceso de desarrollo (Murray et al., 2016), puesto que la aplicación de las TIC en salud supone una inversión económica y un compromiso para su sostenibilidad y eficacia.
- *Plataformas o redes digitales de comunicaciones seguras.* Como se ha explicado en el punto anterior de los desafíos para los profesionales, la seguridad, confidencialidad y privacidad de las herramientas empleadas es clave, puesto que se manejan datos sensibles (Jiménez-Rodríguez et al., 2021). Por ello, las instituciones sanitarias deben proveer de infraestructuras de plataformas o redes digitales de comunicaciones de tipo corporativo seguras que puedan usarse para el correcto desarrollo de la educación en salud.
- *Proporcionar los recursos para la formación.* La integración tiene como resultado el establecimiento de infraestructuras TIC (como mejoras en centros de tratamiento de información y equipamiento en centros sanitarios) y la formación de las personas que las van a utilizar (Pilabré et al., 2021); nos referimos a los profesionales y a la población a la que vaya destinada. Además, es precisa una planificación estratégica en TIC que identifique los factores de éxito para alcanzar los objetivos. Por último, se debe incluir una unidad TIC con un servicio técnico especializado con conexión con los profesionales.
- *Posibles desigualdades en el acceso.* Las organizaciones de atención sanitaria deben adoptar un enfoque universal diseñando servicios de e-salud para brindar accesibilidad a todos los pacientes (Smith y Magnani, 2019), siempre que sea posible. No obstante, siguiendo los principios del Plan de Calidad para el Sistema Nacional de Salud, con el fin de fomentar la equidad y la excelencia clínica, es preciso conocer las limitaciones que tiene esta atención y, en particular, quiénes pueden ser incluidos por ser una asistencia adecuada y quiénes no, para establecer la población diana (Jiménez-Rodríguez et al., 2021). Deben realizarse actividades alternativas e igual de efectivas en el resto de la población.

Definitivamente, aunque la transformación digital de la atención de la salud pueda ser perturbadora, proporciona la posibilidad de una continuidad asistencial y una mejora de los resultados sanitarios. Concretamente en educación, se genera un incremento del autocuidado y es una forma de ampliar los conocimientos basados en la evidencia, las aptitudes y los hábitos en salud (Organización Mundial de la Salud, 2021). En este punto, hay que aclarar que la digitalización no es un objetivo en sí mismo, sino un activo para cumplir los objetivos y misión de la salud pública (Odone et al. 2019). Así, recomendamos realizar un estudio antes del empleo de las diferentes herramientas digitales, teniendo en cuenta las ventajas, los desafíos y la población a las que van dirigidas. Puesto que no será lo mismo si la educación en salud se integra en un servicio de salud que ya tiene implantadas estrategias digitales operativas o en uno que no las tiene, o incluso si se desea realizar una educación en salud fuera del contexto público de salud.

Las tecnologías de la información y la comunicación en educación en salud

HERRAMIENTAS PARA DAR SERVICIO A LA POBLACIÓN

Las TIC pueden aplicarse en la prestación de servicios bajo la modalidad de telesalud, mejorando la provisión de atención de salud en los usuarios del sistema sanitario (Bebea, 2013) donde se engloba la educación en salud.

La OMS definió en el año 1997 la telemedicina, también conocida como telesalud, como «la prestación de servicios de salud en los que la distancia es un factor determinante por parte de profesionales sanitarios a través de la utilización de TIC para el intercambio de información válida para el diagnóstico, el tratamiento, la prevención de enfermedades, la investigación y la evaluación y para la formación continuada de profesionales sanitarios, todo ello con el objetivo final de mejorar la salud de la población y de las comunidades» (WHO Group Consultation on Health Telematics, 1998).

Dentro de las modalidades de la telesalud se incluyen (Jiménez-Rodríguez et al., 2021):

- Videoconsultas. En un primer momento, la videoconsulta se empleó para dar asistencia sanitaria a poblaciones rurales o de difícil acceso que estaban alejadas geográficamente de los centros sanitarios y que no contaban con estos en sus entornos. Asimismo, se empezaron a emplear para atender a pacientes y víctimas en catástrofes sanitarias, desastres naturales y emergencias médicas. Actualmente, se emplean en la mayoría de las especialidades y pueden utilizarse con fines asistenciales y/o para educar en salud (Jiménez-Rodríguez et al. 2020; Jiménez-Rodríguez et al., 2021). Esta modalidad puede usarse para realizar educación sanitaria de forma individual y/o grupal.
- Consultas telefónicas. Generalmente eran empleadas para un seguimiento puntual. Posteriormente como respuesta a la pandemia por COVID-19, en España las autoridades sanitarias implementaron principalmente llamadas telefónicas como sistemas de seguimiento a nivel de atención primaria (Vidal-Alaball et al., 2020).
- Control remoto y monitorización de constantes vitales mediante dispositivos específicos o sensores de seguimiento por GPS. Este tipo de dispositivos son muy utilizados por la población general y pueden ser de gran ayuda en educación en salud. Por ejemplo, pueden emplearse para el seguimiento de programas de entrenamiento, generación de retos que incentiven la motivación, etc.
- Programas informáticos que son capaces de ofrecer recomendaciones sanitarias mediante inteligencia artificial *(chatbots)*. Pueden servir de fuente de apoyo a la educación en salud porque permiten un aprendizaje personalizado e interactivo. No obstante, tener en cuenta la confianza de la población en este servicio es un requisito previo para su uso (Stathakarou et al., 2020). Por ello, recomendamos la necesidad de que exista un contacto directo con el profesional.

HERRAMIENTAS DE VISUALIZACIÓN Y/O GESTIÓN DE DATOS

Entre las posibles herramientas disponibles, se engloban los portales web de salud, los portales de pacientes y las *apps* de salud. Todos los anteriores ayudan a los pacientes a participar en su autocuidado. En el caso de los portales de pacientes, el empleo generalizado de estas herramientas aumenta el acceso de los pacientes a su información sanitaria y facilita la atención centrada en el paciente. Pero, por otro lado, la realidad es que, a pesar de tener un mayor acceso a sus datos de salud, no siempre comprenden esta información o sus implicaciones (Baldwin et al., 2017). En referencia a las aplicaciones móviles en salud, encontramos que su uso está muy extendido y tienen funciones más amigables para el usuario, son de fácil acceso y el seguimiento y visualización de datos se simplifica. Esto hace que las aplicaciones sean más intuitivas y fáciles de usar que los portales de pacientes (Baldwin et al., 2017). Así, existen múltiples aplicaciones centradas en cambios de comportamiento que emplean diferentes estrategias como la gamificación (Edwards et al., 2016). Por último, es importante tener en cuenta que en población adulta mayor el éxito depende en gran medida de la motivación y el apoyo que recibe cuando las utilizan (Kampmeijer et al., 2016).

OTRAS FORMAS DE COMUNICACIÓN Y EDUCACIÓN EN SALUD: DE LA WEB 2.0 A LA SALUD 2.0

La web 2.0 es un concepto que se utiliza desde hace casi 20 años, debido al auge de aplicaciones como los blogs y las redes sociales, que devolvieron al usuario un papel eminentemente activo, protagonista y lleno de dinamismo en el entorno web.

El concepto de web 2.0 fue introducido en 2004 por O'Reilly como «un conjunto de tendencias económicas, sociales y tecnológicas que colectivamente forman la base de la siguiente generación de internet, una más madura, caracterizada por la participación de los usuarios, su apertura y efectos de red» (O'Reilly, 2009). Son, por tanto, todas las aplicaciones que posibilitan a los usuarios compartir información, hecho que marcó toda una revolución en las formas de comunicación humana, llegando a prácticamente todos nosotros. El usuario crea su propio espacio de información personal que puede compartir a través de internet con absoluta inmediatez.

Del concepto de web 2.0 deriva el concepto de salud 2.0, que puede entenderse como el uso de herramientas específicas de la web 2.0 tales como blogs, *podcasts* o wikis, entre otras, por parte de profesionales de la salud, pacientes o científicos, usando los principios del acceso abierto, la generación de contenidos por los usuarios y el poder de las redes para personalizar el cuidado de la salud, colaborar y promover educación en salud. Tanto la web 2.0 como la salud 2.0 se caracterizan por ser muy participativas y se basan en el concepto de inteligencia colectiva y colaborativa (Van De Belt et al., 2010).

La educación entre iguales: de la figura del paciente experto a la comunidad de pacientes e-conectados

La OMS promueve la salud integral desde el apoyo al autocuidado como una de las estrategias clave para la aplicación del nuevo modelo de cuidados crónicos (Organización Mundial de la Salud, 2003). Este modelo consiste, básicamente, en ayudar a las personas a tomar las decisiones adecuadas y adquirir hábitos saludables gracias a la adquisición de habilidades, así como al apoyo de profesionales sanitarios y de otros pacientes. Al incorporar a otros pacientes en esta estrategia de ayuda a la persona en la adquisición de herramientas para su autocuidado, se abre una nueva dimensión de la educación sanitaria, que conecta directamente con la educación entre iguales, y nace así la figura del paciente experto, basada en el programa de Autocuidado de la Universidad de Stanford (Lorig et al., 2001; Lorig et al., 2013).

El paciente experto es aquel que no solo cuida de su propia salud, sino que adquiere el compromiso de ser modelo a seguir y de ejercer liderazgo ante otros pacientes, coliderando con profesionales sanitarios visitas o sesiones grupales. Así, los programas y las acciones de información y formación sanitaria, que tradicionalmente excluían a los pacientes y la ciudadanía, hoy los toman como corresponsables.

El movimiento del paciente experto se ha ido implantando en diferentes países, entre ellos, España; en nuestro caso, concretamente se ha llevado a cabo una adaptación del modelo Chronic Disease Self-Management Program de la Universidad de Stanford que promueve un cambio en las conductas de una forma muy participativa y colaborativa, consiguiendo la modificación de la conducta basada en la autoeficacia del grupo (Millaruelo, 2010). Las nuevas tecnologías, sobre todo las derivadas del uso de internet, permiten una mejor información, autocontrol y comunicación en los pacientes y su llegada favorece claramente el desarrollo de la figura del paciente experto.

Así, la formación de pacientes expertos y la formación entre iguales son estrategias que cada vez se incorporan más a las agendas políticas de salud pública (Ruiz-Azarola y Perestelo-Pérez, 2012).

La mayoría de las decisiones que tomamos, no solo relacionadas con el ámbito de la salud, sino con otras áreas de nuestra vida, están claramente influenciadas por las emociones (Sarmiento y Ríos, 2017). Nuestra toma de decisiones es más emocional que racional en gran medida, aspecto que ha despertado el interés en áreas como la neurobiología de las emociones y el reto de ser capaces de generar las emociones idóneas para la adquisición de hábitos saludables, así como potenciar otros beneficios como el crecimiento personal de forma integral. Aquí se abre un gran reto en la mejora de la salud de la población, en el que se da un paso más, desde la dimensión como paciente a la dimensión como persona de los ciudadanos. La llegada masiva del uso de las redes sociales a nuestra vida diaria nos permite realizar una proyección o extrapolación de la figura del paciente experto a un *infuencer* en salud. De esta forma, pasamos de trabajar en grupos delimitados de pacientes por problemas de salud a trabajar con toda la población.

Educación en salud a través de las redes sociales: los *influencers* en salud

Las redes sociales se han convertido en el nuevo gran fenómeno de internet, con cada vez más generaciones de nativos digitales. En las redes sociales, el usuario puede encontrar una vía donde desarrollar un liderazgo y ejercer un claro efecto de influencia en los comportamientos y actitudes de los demás. Es lo que entendemos por *influencer.*

Según el «Observatorio de palabras» de la Real Academia Española, la voz *influencer* es un anglicismo usado en referencia a una persona con capacidad para influir sobre otras, principalmente a través de las redes sociales. Como alternativa en español, se recomienda el uso de *influyente: Cómo ser un influyente en redes sociales.* También serían alternativas válidas *influidor* e *influenciador* (Real Academia Española, «Observatorio de palabras», 2016).

Se trata de nuevos líderes de opinión en el mundo digital que han establecido una nueva forma de comunicarnos en la sociedad global. El sector sanitario también ha sido imbuido de esta tendencia y también hace uso de esta nueva herramienta que proviene del *marketing* digital. La conexión y la empatía en un determinado sector, o poseer muchos seguidores en las redes sociales, además de ser una persona carismática, son algunos requisitos primordiales para generar lo que se conoce como *engagement.* El *engagement* es un término que proviene del área del *marketing,* aludiendo a la capacidad de atracción e interacción que se crea con los usuarios a nivel de empresa, con la intención de establecer relaciones sólidas y duraderas (Moder y Florensa, 2017). Un *influencer* en salud puede conseguir el *engagement* e influenciar sus comportamientos de forma masiva, llegando a miles y miles de personas desde un simple teléfono móvil.

El manejo del liderazgo, la capacidad de generar confianza o ser organizado son algunas de las características en las que destacan los *influencers.* Son las denominadas *soft skills* o habilidades blandas, conocidas como competencias personales, sociales, cualidades y actitudes que permiten a las personas llevar a cabo el desarrollo de sus competencias adecuadamente en su entorno. Se consideran determinantes para alcanzar las metas, junto con los conocimientos técnicos o profesionales (Alex, 2009).

Todo este conjunto de competencias son un verdadero reto para la comunidad educativa; desde el punto de vista del sector sanitario también lo es, ya que se trata de una dimensión en la que hablamos de una sociedad en la que todos, como ciudadanos interconectados, podemos construir el conocimiento, generar conductas saludables o promover la difusión del conocimiento. Sin embargo, es un ámbito ajeno al sector sanitario, pero a la vez común a todos nosotros; un ámbito en el que podemos participar a nivel más personal, aunque nos respalde nuestro rol profesional; un sector de los ciudadanos para los ciudadanos. Un nuevo campo que también ofrece grandes posibilidades para mejorar la salud, con tanto potencial como riesgo.

Bibliografía

Alcántara C, Klesges LM, Resnicow K, Stone A, Davidson KW. Enhancing the Evidence for Behavioral Counseling. Am J Prev Med. 2015;49(3):S184-93.

Alex K. Soft skills. Noida: S. Chand Publishing; 2009.

Baldwin JL, Singh H, Sittig DF, Giardina TD. Patient portals and health apps: Pitfalls, promises, and what one might learn from the other. Healthc (Amst) 2017;5(3):81-5.

Bas Sarmiento P, Fernández Gutiérrez M, Poza Méndez M, Pelicano Piris N. Propuesta de evaluación de la alfabetización en salud. Psychologia Latina 2015;6(1):1-11.

Bebea I. Cuadernos TIC para el Desarrollo Humano. Madrid: ONGAWA; 2013.

Carbone F, Tejada de Rivero D, Sánchez T, Ormachea J, Sánchez I. Alma Ata: experiencias que validan sus propuestas 40 años después, para proyectarlas al futuro. An Fac med 2019;80(2):222-8.

Carneiro R, Toscano JC, Díaz T. Los desafíos de las TIC para el cambio educativo. Madrid: Fundación Santillana; 2021.

Córdoba García R, Camarelles Guillem F, Muñoz Seco E, Gómez Puente JM, San José Arango J, Ramírez Manent JI, et al. Grupo de Educación Sanitaria y promoción de la Salud del PAPPS. Recomendaciones sobre el estilo de vida. Aten Primaria. 2020;52(Suppl 2):32-43.

Craig SL, Calleja Lorenzo MV. Can information and communication technologies support patient engagement? A review of opportunities and challenges in health social work. Soc Work Health Care 2014;53(9):845-64.

Dedeilia A, Sotiropoulos MG, Hanrahan JG, Janga D, Dedeilias P, Sideris M. Medical and Surgical Education Challenges and Innovations in the COVID-19 Era: A Systematic Review. In Vivo 2020;34(3 Suppl): 1603-11.

Dogba MJ, Dossa AR, Breton E, Gandonou-Migan R. Using information and communication technologies to involve patients and the public in health education in rural and remote areas: a scoping review. BMC Health Serv Res 2019;19(1):128.

Edwards EA, Lumsden J, Rivas C, Steed L, Edwards LA, Thiyagarajan A, et al. Gamification for health promotion: systematic review of behaviour change techniques in smartphone apps. BMJ Open 2016;6(10):e012447.

Fernández Cacho LM, Gordo Vega MA, Laso Cavadas S. Enfermería y Salud 2.0: Recursos TICs en el ámbito sanitario. Index Enferm 2016;25(1–2):51-5.

Gil González S, Rodríguez-Porrero C. Tecnología y personas mayores. Madrid: Ministerio de Sanidad, Servicios Sociales e Igualdad; 2017. Disponible en: https://ceapat.imserso.es/InterPresent1/groups/imserso/documents/binario/122017001_tecnologia-y-persona.pdf.

Hagge D, Knopf A, Hofauer B. Telemedicine in the fight against SARS-COV-2-opportunities and possible applications in otorhinolaryngology: Narrative review. HNO 2020;68(6):433-9.

Hanlon JJ, Rogers FB, Rosen G. A bookshelf on the history and philosophy of public health. Am J Public Health Nations Health 1960;50(4):445-58.

Jiménez-Rodríguez D, García Ménez JA, Arrogante Maroto O. La videoconsulta en la atención sanitaria. Bizkaia: SALUSPLAY Editorial; 2021.

Jiménez-Rodríguez D, Santillán García A, Montoro Robles J, Rodríguez Salvador MM, Muñoz Ronda FJ, Arrogante O. Increase in Video Consultations During the COVID-19 Pandemic: Healthcare Professionals' Perceptions about Their Implementation and Adequate Management. Int J Environ Res Public Health 2020;17(14):5112.

Kampmeijer R, Pavlova M, Tambor M, Golinowska S, Groot W. The use of e-health and m-health tools in health promotion and primary prevention among older adults: a systematic literature review. BMC Health Serv Res 2016;16(5):290.

Kottke J, Wilkinson C, Baechler C, Danner K, Erickson P. Healthy Lifestyles. Institute for Clinical Systems Improvement; 2016.

Ley Orgánica 3/2018, de 5 de diciembre, de Protección de Datos Personales y garantía de los derechos digitales. [BOE, núm. 294, de 6 de diciembre de 2018, pp. 119788-857] [consultado el 2 de noviembre de 2021]. Disponible en: https://www.boe.es/buscar/doc.php?id=BOE-A-2018-16673.

Lorig KR, Sobel DS, Ritter PL, Laurent D, Hobbs M. Effect of a self-management program on patients with chronic disease. Eff Clin Pract 2001;4(6):256-62.

Lorig K, Holman H, Sobel D. Living a healthy life with chronic conditions: For ongoing physical and mental health conditions. Bull Publishing Company; 2013.

Macías B, Arocha JL. Salud Pública y Educación para la Salud. Las Palmas: ICEPSS Editores; 1996.

Michie S, van Stralen MM, West R. The behaviour change wheel: A new method for characterising and designing behaviour change interventions. Implement Sci 2011;6:42.

Millaruelo Trillo JM. Importancia de la implicación del paciente en el autocontrol de su enfermedad: paciente experto. Importancia de las nuevas tecnologías como soporte al paciente autónomo. Aten Primaria 2010;42(1):41-7.

Ministerio de Sanidad. Servicios Sociales e Igualdad. Consejo Integral en Estilo de Vida en Atención Primaria, vinculado con recursos comunitarios en población adulta; 2015.

Moder A, Florensa P. Marketing digital: Healthcare. Ibukku; 2017.

Murray E, Hekler EB, Andersson G, Collins LM, Doherty A, Hollis C, et al. Evaluating Digital Health Interventions: Key Questions and Approaches. Am J Prev Med 2016;51(5):843-51.

Norman CD, Skinner HA. eHealth Literacy: Essential Skills for Consumer Health in a Networked World. J Med Internet Res 2006;8(2):e9.

Nutbeam D. Health promotion glossary. Health Promot Int 1998;13(4):349-64.

Odone A, Buttigieg S, Ricciardi W, Azzopardi-Muscat N, Staines A. Public health digitalization in Europe. Eur J Public Health 2019;29:28-35.

Ohannessian R, Duong TA, Odone A. Global Telemedicine Implementation and Integration Within Health Systems to Fight the COVID-19 Pandemic: A Call to Action. JMIR Public Health Surveill 2020;6(2):e18810.

O'Reilly T. What is web 2.0. O'Reilly Media, Inc.; 2009.

Organización Mundial de la Salud. 58.ª Asamblea Mundial de la Salud. WHA58. 28 Cibersalud 5. Ginebra: Organización Mundial de la Salud; 2005.

Organización Mundial de la Salud. Atención primaria de salud en las Américas: las enseñanzas extraídas a lo largo de 25 años y los retos futuros (N.° de publicación CD44/9). Ginebra: Organización Mundial de la Salud; 2003.

Organización Mundial de la Salud. Estrategia mundial sobre salud digital 2020-2025. Ginebra: Organización Mundial de la Salud; 2021.

Organización Mundial de la Salud. Estrategia y Plan de acción sobre eSalud [Internet]. 51.° Consejo Directivo; del 26 al 30 de septiembre del 2011; Washington. Washington: OMS; 2011.

Pilabré AH, Ngangue P, Barro A, Pafadnam Y. An Imperative for the National Public Health School in Burkina Faso to Promote the Use of Information and Communication Technologies in Education During the COVID-19 Pandemic: Critical Analysis. JMIR Med Educ 2021;7(2):e27169.

Portnoy JM, Waller M, Elliott T. Telemedicine in the era of COVID-19. J Allergy Clin Immunol Pract 2020;8(5):1489-91.

Prensky M. Digital Natives, Digital Immigrants. On the Horizon. MCB University Press 2001; 9 (5). Disponible en: http://www.marcprensky.com.

Real Academia Española. «Observatorio de palabras». Madrid; 2016.

Reinholz M, French LE. Medical education and care in dermatology during the SARS-CoV2 pandemia: challenges and chances. J Eur Acad Dermatol Venereol 2020;34(5):e214-6.

Ruiz-Azarola A, Perestelo-Pérez L. Participación ciudadana en salud: formación y toma de decisiones compartida. Informe SESPAS 2012. Gaceta Sanitaria 2012;26:158-61.

Salleras Sanmartí L. Educación sanitaria: principios, métodos y aplicaciones. Ediciones Díaz de Santos; 1985.

Sargeant JM. Medical education for rural areas: opportunities and challenges for information and communications technologies. J Postgrad Med 2005;51(4):301-7.

Sarmiento Rivera LF, Ríos Flórez JA. Bases neurales de la toma de decisiones e implicación de las emociones en el proceso. Rev Chil Neuropsicol 2017;12(2):32-7.

Shaw S, Seuren LM, Wherton J, Cameron D, A'Court C, Vijayaraghavan S, et al. Video consultations between patients and clinicians in diabetes, cancer, and heart failure services: Linguistic ethnographic study of video-mediated interaction. J Med Internet Res 2020;22(5):e18378.

Sit SMM, Lai AYK, Kwok TO, Wong HW, Wong YL, Lam EYW, et al. Process Evaluation and Experience Sharing on Utilizing Information Communication Technologies and Digital Games in a Large Community Family Health Event: Hong Kong Jockey Club SMART Family-Link Project. Front Public Health 2020;8:579773.

Smith B, Magnani JW. New technologies, new disparities: The intersection of electronic health and digital health literacy. Int J Cardiol 2019;292:280-2.

Stathakarou N, Nifakos S, Karlgren K, Konstantinidis ST, Bamidis PD, Pattichis CS, et al. Students' Perceptions on Chatbots' Potential and Design Characteristics in Healthcare Education. Stud Health Technol Inform 2020;272:209-12.

Stoll J, Müller JA, Trachsel M. Ethical Issues in Online Psychotherapy: A Narrative Review. Front Psychiatry 2020;10:993.

U.S. Preventive Services Task Force. Guide to Clinical Preventive Services; 2014.

Valadez Figueroa I, Villaseñor Farías M, Alfaro Alfaro NA. Educación para la Salud: la importancia del concepto. Revista de Educación y Desarrollo 2004;1:43-8.

Van De Belt TH, Engelen LJ, Berben SA, Schoonhoven L. Definition of Health 2.0 and Medicine 2. 0: a systematic review. J Med Internet Res 2010;12(2):e18.

Vidal-Alaball J, Acosta-Roja R, Pastor Hernández N, Sanchez Luque U, Morrison D, Narejos Pérez S, et al. Telemedicine in the face of the COVID-19 pandemic. Aten Primaria 2020;52(6):418-22.

WHO Group Consultation on Health Telematics. A health telematics policy in support of WHO's Health-for-all strategy for global health development: report of the WHO Group Consultation on Health Telematics, 11-16 December, Geneva, 1997. Geneva: World Health Organization; 1998. Disponible en: https://apps.who.int/iris/handle/10665/63857.

World Health Organization. Expert Committee on Health Education of the Public: first report. Geneva: World Health Organization; 1954.

Zimmerman GL, Olsen CG, Bosworth MF. A «stages of change» approach to helping patients change behavior. Am Fam Physician 2000;61(5):1409-16.

N

O

P

R